山东大学齐鲁医院骨科志

Annals of Orthopaedic Department of Qilu Hospital, Shandong University

李建民 主编

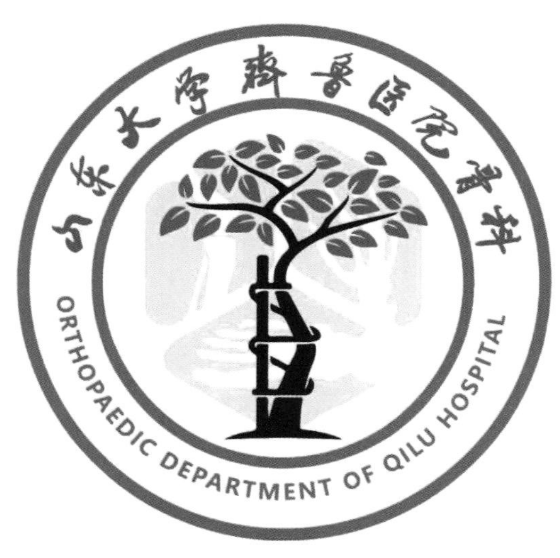

（1949～2020）

山东大学出版社
SHANDONG UNIVERSITY PRESS

图书在版编目(CIP)数据

山东大学齐鲁医院骨科志/李建民主编.—济南：
山东大学出版社,2021.6
ISBN 978-7-5607-6805-2

Ⅰ.①山… Ⅱ.①李… Ⅲ.①骨科学-医学史-山东
Ⅳ.①R68-092

中国版本图书馆 CIP 数据核字(2021)第 116672 号

责任编辑 李昭辉
封面设计 张 荔

出版发行 山东大学出版社
社　　址 山东省济南市山大南路 20 号
邮政编码 250100
发行热线 (0531)88363008
经　　销 新华书店
印　　刷 山东新华印务有限公司
规　　格 720 毫米×1000 毫米 1/16
23.25 印张 523 千字
版　　次 2021 年 6 月第 1 版
印　　次 2021 年 6 月第 1 次印刷
定　　价 120.00 元

《山东大学齐鲁医院骨科志》编委会

山东大学齐鲁医院（济南中心院区）骨科全体医护人员合影留念
2020年9月29日

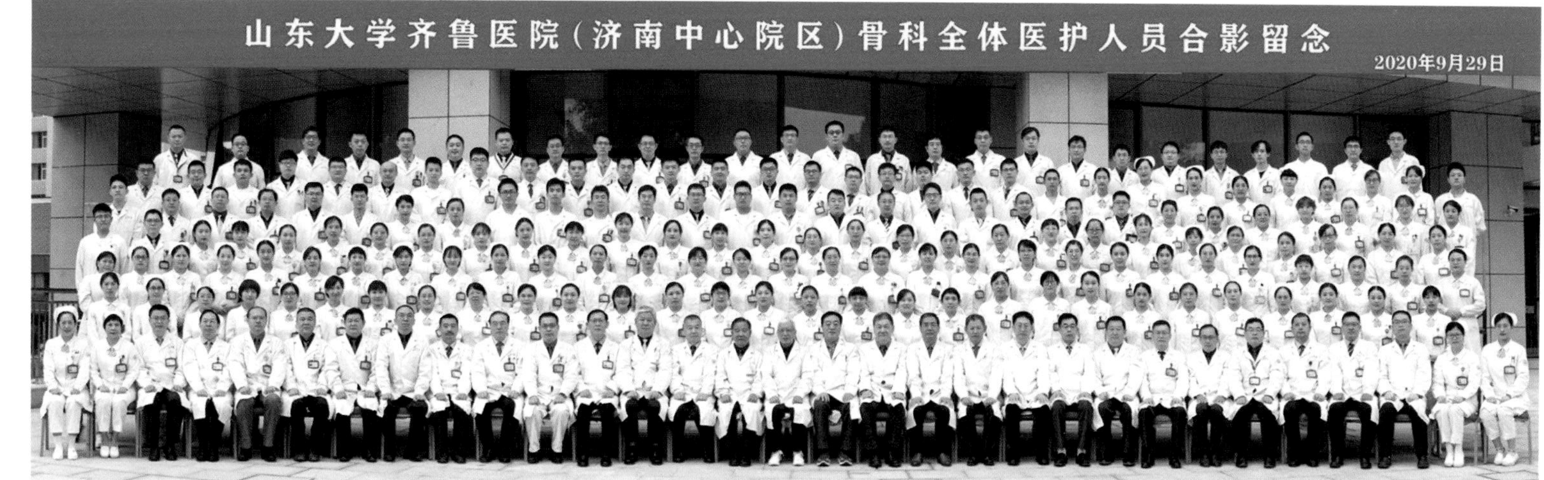

第一排　乔　丽　刘巧慧　祁　磊　程　雷　刘新宇　张　力　戴国锋　潘　新　朱　磊　陈允震　李建民　刘　琦　李　明　聂　林　宫良泰　汤继文
李炳海　李　牧　孙　刚　郑燕平　桑锡光　贾玉华　杨志平　刘培来　李　昕　许庆家　侯　勇　刘海春　司海鹏　张世君　王　霞

第二排　朱美燕　冯祥帅　杨　阳　王　伟　于晓凤　原琳琳　张　玉　姜淑伟　韩云芝　赵晓瑜　刘　静　吴　双　王瑞雪　杨　娜　鲍珊惠　张温燕
刘英华　刘亚楠　陈艳丽　付玲玲　田玉亭　陈沐含　席光娣　赵秀芳　宋　荔　唐　文　提　蕾　刘永娟　王焕楠

第三排　郝　霞　李锐锐　翟欢欢　任　影　宋美燕　王　霞　邵利娜　王天奇　苏文韬　吴梦娟　唐艳琪　廉　伟　王伟华　唐明蜂　刘倩男　李文静
孙　建　由　扬　于凤英　李　丽　韩莎莎　曲璐杰　邹盼盼　刘慧敏　张　婷　牛艳华　陈　曦　李　清　陈红霞　王　惠

第四排　张圣明　程　林　陈　静　毕伟悦　张雨欢　刘　翠　戴彦君　刘明霞　肖　茜　邢淑涵　张颖丽　刘　哲　任百红　董金玲　米　雪　张明艳
杜艾林　程晓雪　党　伟　段卫红　王　敏　孟非非　李　颖　迟贞艳　靖　薇　黄倩倩　王海霞　李　培　姜　桐

第五排　卞长伟　李德强　王　呈　孙鹏飞　李　昊　吴建楠　杨林林　刘倩倩　娄　凯　张国庭　魏　鹏　颜廷宾　吴云鹏　吴仕强　姜　昆　崔宜栋
林俊豪　王　刚　郭永园　阎　峻　裴艳涛　张　虹　张　娜　李书红　任廷廷　唐晨璐　袁晶玉　李　茜　张　苹

第六排　张庆猛　高　原　李忠宽　郑　强　杨　强　王松刚　丁　健　李学洲　王连磊　王永刚　田吉光　王　亮　武文亮　张元凯　李振峰　焦广俊
李　乐　郜献雷　张元强　马小远　刘　峰　周俊霞　隋丽丽　侯文秀　曹现粉　张飞红　韩　笑　韩　杰　王　宁　胡建邦

第七排　秦　涛　王洪亮　田永昊　王志勇　李　卡　徐万龙　邸　楷　马　良　柳　豪　刘　奔　赵　华　司　萌　原所茂　卢群山　蔚建鲁　张　帅
李玉华　丛梦琳　马鹤城　孙玉亮　张宝庆　颜　兵　夏国禄　苏崇龙　赵云鹏　赵　新

山东大学齐鲁医院（青岛院区）骨科医护人员合影留念
2018年12月21日

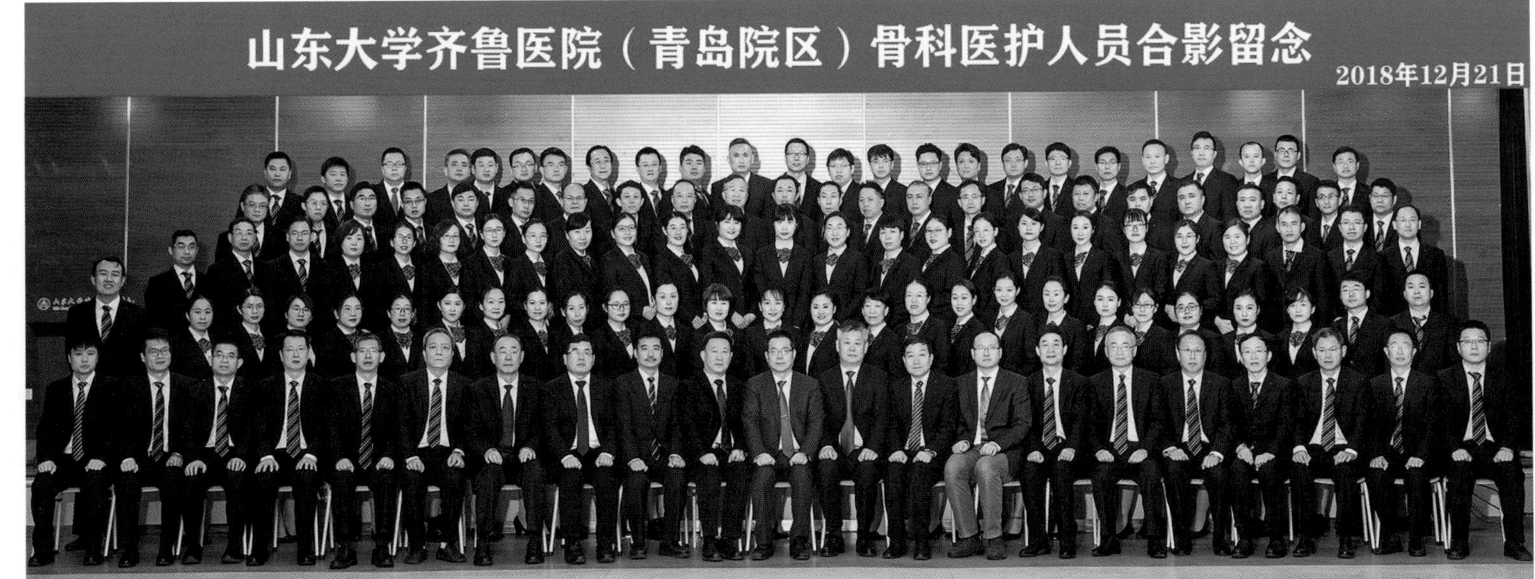

第一排　刘　涛　许洪涛　吕夫新　张亦军　张　鹏　胡义明　黄　勇　许庆家　朱　磊　杨志平　李建民　李　明　张增方　刘新宇　吕秉仑　万连平
张　强　张丙磊　郑燕平　吴玉仙　刘金伟

第二排　连　军　朱瑞芹　孙　洁　管　丽　石盼盼　沈　颖　李　若　曹　莹　于静萍　牟惠惠　李　前　胡晓岩　王卫南　宋　涛　林　静　张　莉
韩晓梅　周丽雯　周丽莉　毛　鑫　李枭萌　李小娜　王晓君　马晓燕　王海娇　周　超　郑良孝

第三排　范　明　张典虎　袁百胜　于　杨　廉海峰　林均馨　马晓钰　房露露　李　苏　牛之荣　胡璐璐　毕翠萍　任佩佩　秦蓉蓉　郝军平　赵延丽
徐晓莉　蓝　慧　王　雪　姜彩云　孙晓新　李春梅　孔杰　孙伟　高升焘

第四排　刘泽淼　李　萌　陈　剑　韩磊祥　王大伟　林　涛　李爱民　焦　峰　刘建宏　余　枫　李晓辉　庄　建　陈东亮　李宏韬　陈志学　赛佳明
黄东生　李华道　宋佳林　鲍飞龙　李玉椿　纪玉清　史风雷

第五排　纪　伟　王　辉　王光辉　万　波　孙正考　刘　鹏　夏海鹏　朱朝晖　姜文晓　张　路　殷　军　江　涛　亢世杰　李少博　宋晓峰　刘得恒
丛　伟　侯晓升　杨　斌　仲　杰　臧崇尚　甘煜东　王宝山　李当科

序言

在编写《山东大学齐鲁医院骨科志》一书时，正逢山东大学齐鲁医院130周年院庆。回顾山东大学齐鲁医院130年的发展史，可谓历经沧桑、薪火相传，齐鲁骨科前辈们进取、奉献、传承的精神历历在目。例如，赵常林教授在中华人民共和国成立前就是国内知名教授，被誉为“骨科圣手”；张学义教授是齐鲁医院骨科的创始人之一，他也是有名的“严师”，对教学和手术的要求都非常严格，是我国外科手术领域“三基”（基本理论、基础知识、基本技能）的倡导者和励行者，手术中消毒、铺巾操作不符合无菌技术要求的，他都会毫不客气地让撤掉重新操作，不给青年医生留情面，也不给可能的手术感染留漏洞；陈国瑞教授是从局部解剖学教研室转到骨科从事临床工作的，他对人体组织结构的熟稔奠定了他娴熟精准的操作手法的基础，每次做手术时，他都是边操作，边讲解应如何辨认，如何操作，如何避免误伤组织，极具教学意识。

山东大学齐鲁医院的骨科前辈们虽然饱经沧桑和风雨变幻的磨难，但他们孜孜不倦的奉献精神却在激励着一代又一代的年轻医务工作者们！

1997年，山东大学齐鲁医院骨科（原山东医科大学附属医院）建成了骨科学博士点，其后又设立了山东大学齐鲁医院骨科博士后流动站，逐年培养及引进了大量优秀的青年骨科人才。在李建民主任的带领下，山东大学齐鲁医院骨科在各方面都取得了突飞猛进的发展，并在国内外骨科界获得了良好的声誉和相应的地位，包括临床先进技术手段的应用，在国内外重要期刊上发表了一系列论文，在中华医学会骨科各专业分会担任副主任委员及委员等职务，组织主持了国内外骨科各专业的大型学术交流会和研讨会，获得了国家级和省级的科研立项及科研奖项，等等。这一切都远不是一本骨科志所能完全包含的。

《山东大学齐鲁医院骨科志》既是对一个时期的记录和回顾，更是对骨科老前辈们的缅怀和致敬。在编写本书的过程中，我们新一代的齐鲁医院骨科人更感到责任重大。我们有决心，一定要把齐鲁骨科人的精神传承弘扬下去，为创建国内外一流的知名骨科专业科室而努力奋斗！

汤继文

2020年10月16日

前言

骨科是外科的重要组成部分。进入20世纪以来，医学的发展日新月异，骨科亦取得了飞速的进步。早在20世纪30年代，和吴英恺、方先之、陈景云等同期留学回国的赵常林教授就出任齐鲁大学医院(现山东大学齐鲁医院)院长兼外科主任，他把从国外带回的先进骨科治疗理念和技术在山东省传播，开创了山东省现代骨科事业的先河，为山东省培养了一批早期的骨科专家，从而为山东省骨科事业的发展打下了坚实的基础。1949年，赵常林院长(兼外科主任)率先在齐鲁医院外科创立了骨外科专业组，1950年单独设骨科(矫形)，这标志着骨科作为一个独立的专业，开始在山东大学齐鲁医院发展壮大。自骨外科专业组成立以来，山东大学齐鲁医院骨科在专业分工方面逐渐细化。在赵常林、张学义、王永惕、王集锷等历任主任的带领下，经过几代齐鲁医院骨科人的不懈努力，山东大学齐鲁医院骨科现在已经发展成为成熟完善的、涵盖骨科领域所有亚专业的科室，包括骨肿瘤专业、脊柱外科专业、关节外科专业、运动医学专业、创伤骨科专业、手足外科专业和小儿骨科专业共七大骨科亚专业。目前，山东大学齐鲁医院骨科队伍已具相当规模，主要包括济南院区和青岛院区，多人出任全国及山东省多个学术委员会的主委、副主委及委员等职务，有的人甚至已经走上国际舞台，参加了国际性学术团体。

为追溯山东大学齐鲁医院骨科之源头，厘清其发展脉络，激励后人继承前辈的优良传统，以温故知新，奋发图强，再创辉煌，我们组织编写了《山东大学齐鲁医院骨科志》一书。全书以山东大学齐鲁医院骨科的发展历程为线索，主要记录了从山东大学齐鲁医院骨外科专业组成立到2020年年终骨科的大事，共分七篇和两个附录。其中，第一篇为山东大学齐鲁医院骨科简介，第二篇为山东大学齐鲁医院骨科发展简史，从1949年骨外科专业组的正式成立到2020年骨科的大事均有记述；第三篇分五章，主要介绍了山东大学齐鲁医院济南院区骨科各个亚专业的发展情况，包括开展的新技术、难度较大的手术、所获荣誉奖励、研究课题和发表的论文著作等，以及各专业副高职称以上人员的个人简介等；第四篇介绍了山东大学齐鲁医院骨科的教学与在职培训情况；第五篇介绍了山东大学齐鲁医院(青岛院区)骨科合并到山东大学齐鲁医院以来的发展情况；第六篇分两章，分别介绍了山东大学齐鲁医院骨科济南院区和青岛院区的护理发展简史，包括护理人员的组成、在骨科护理工作中应用的新技术、获得的荣誉奖励以及相关病区护士长的简介等；第七篇介绍了山东大学齐鲁医院老一辈的著名骨科专家，包括赵常林、张学义、王永惕、陈国瑞、王集锷、陈增海等已故的老前辈。最后的两个附录分别记录了曾在山东大学齐鲁医院骨科攻读硕士或博士学位研究生的信息和在山东大学齐鲁医院骨科进修过的医生的信息。

中国清代思想家龚自珍说过："欲知大道，必先为史。"为医学修史，就是为了接续传统，传承经典。纵观数千年有文字记载的中外医学史，但凡新的进步和发明创造，基本都是在前人成就的基础上继续攀登探索的结果。因此，总结过去并引以为鉴，将成为我们继往开来、发展事业的宝贵财富。

李建民

2020 年 12 月

目 录

第一篇 山东大学齐鲁医院骨科简介

山东大学齐鲁医院骨科（济南中心院区）始建于1949年（原济南齐鲁医院），是由当时的医院院长、著名骨科专家赵常林教授一手创立并发展起来的。目前，山东大学齐鲁医院骨科济南中心院区拥有骨肿瘤外科、脊柱外科、关节与运动医学外科、创伤骨科及手足外科等病区，正式开放床位310张；青岛院区拥有脊柱外科、骨肿瘤外科、关节外科、运动医学外科、创伤外科、手足外科及小儿骨科等病区，正式开放床位190张。科室拥有术中3D-CT、天玑机器人、脊柱手术神经电位监护系统、微波治疗仪、骨伤治疗仪、动静脉脉冲系统、持续被动活动机、高速磨钻、显微镜、椎间盘镜、椎间孔镜、关节镜、C型臂、G型臂、O型臂、关节灌洗系统、血栓泵、冰毯等先进的医疗设备，技术力量雄厚。科室年均门诊量25.0万余人次（济南中心院区14.3万余人次，青岛院区11.7万余人次），年均手术量2万余台次（济南中心院区1.5万余台次，青岛院区0.5万余台次）。科室现有医生157人（济南中心院区81人，青岛院区76人），其中正高职称者33人（济南中心院区23人，青岛院区10人），副高职称者41人（济南中心院区20人，青岛院区21人），主治及住院医师85人（济南中心院区38人，青岛院区47人）。学历方面，有博士研究生学历者73人（济南中心院区65人，青岛院区8人），硕士研究生学历者66人（济南中心院区39人，青岛院区37人）。

◎ 临床工作

目前，山东大学齐鲁医院骨科除能够独立开展卫生部重点专科规定的四肢及脊柱骨折内固定术、全膝关节置换术、人工关节翻修术、关节镜下交叉韧带重建、髋关节置换术、肩肘髋膝关节镜手术、股骨头减压肌骨瓣移植术、颈椎后路椎管扩大成形术、颈前路椎管减压内固定术、脊柱侧凸矫形术、胸椎椎管狭窄症减压术、脊柱微创手术、腰椎开窗髓核摘除术、脊柱肿瘤切除术、恶性肿瘤保肢术、肿瘤人工关节置换术、骶骨肿瘤切除术、骨盆肿瘤切除术、断指（肢）再植等显微外科手术外，还可开展脊柱肿瘤全脊椎整块切除术、腓肠肌肌瓣/胫骨前肌肌瓣在胫骨近端肿瘤切除重建中的应用、股骨头无菌坏死病灶刮除植骨合并股方肌肌骨瓣移植术、腰骶髂骨固定术、椎板截骨再植术、颈椎人工椎间盘置换术、单一后路脊柱畸形截骨矫形术、腹主动脉球囊阻断下骶骨肿瘤切除术、关节外全膝关节切除术、套接式翻修假体、心脏移植术后的关节置换术、胸/腰椎经多裂肌外侧肌间隙微创治疗胸/腰椎疾病手术、腰椎内窥镜及椎间孔镜下椎间盘切除术、腰椎微创经孔椎体间融合术（TLIF）等微创手术、腰椎髓核置换术、经口咽齿状突切除术、枕骨大孔减压术、植骨融合内固定术、高龄粗隆间骨折的关节置换术、股骨头缺血坏死的介入治疗术、腕/踝关节镜手术、踝关节置换术、肩关节镜内窥术、交叉韧带断裂后关节镜下人工加强系统（LARS）韧带重建术等多项为国际、国内首创及富有特色的手术。

◎ 教学工作

1983 年，山东大学齐鲁医院（原山东医学院附属医院）骨科成为全国医疗系统内第一批被国务院批准授权为可授予硕士学位的医院科室。1998 年，山东大学齐鲁医院（原山东医科大学附属医院）骨科成为山东省内骨科界首家被批准可授予博士学位的医院科室。目前，齐鲁医院骨科有博士生导师 5 人，硕士生导师 11 人。近 5 年来，共培养博士后、博士及硕士研究生 100 余人，同时承担起了山东大学齐鲁医学院八年制及五年制本科生的相关教学工作。近 5 年来，山东大学齐鲁医院骨科共吸引了来自四川、贵州、新疆、重庆等全国各地的 110 名医生前来进修。

◎ 科研工作及学术交流

在学科带头人李建民主任的带领下，山东大学齐鲁医院骨科的学术活动取得了突飞猛进的发展，科室技术水平及科研能力在国内获得了较高的评价。在中华医学会骨科学分会每年举办的国际学术大会（COA）上，山东大学齐鲁医院骨科的论文发言、展板数量始终位列山东省各大医院之首。在科研水平方面，山东大学齐鲁医院骨科也做到了山东省内领先，作为山东省骨科科研工作的龙头科室，医院骨科近 5 年来在国际（被 SCI 收录）及国内核心学术期刊上发表论文 200 余篇，主编或参编学术著作 30 余部，承担国家自然科学基金、山东省科技厅、山东省卫生厅科研课题 30 余项，获得成果 20 余项，获得山东省科技进步二等奖、山东省科技进步三等奖及医学科技进步奖等 10 余项。

目前，山东大学齐鲁医院骨科有多人担任中华医学会骨科学分会委员、中华医学会骨科学分会骨肿瘤学组副组委、中华医学会骨科学分会脊柱外科学组委员、中华医学会骨科学分会关节外科学组委员、中华医学会运动医疗分会青年委员会副主任委员、中华医学会创伤外科分会常委、中华医学会手外科学分会委员、中华医学会显微外科学分会委员、中国康复医学会脊柱脊髓损伤专业委员会副主委、中国老年学会脊柱关节疾病委员会常委、中国抗癌协会肉瘤专业委员会常委、中国康复医学会骨与关节及风湿病专业委员会常务常委、中国医师协会骨科医师分会常委、山东省医学会骨科学分会主任委员及副主任委员、山东省医学会手外科学分会主任委员、山东省创伤学会主任委员、山东省医师协会骨科分会主任委员、山东省医学会运动医疗分会主任委员、山东医师协会运动医学医师分会主任委员、山东省老年学会老年脊柱关节疾病委员会主任委员、山东省医学会骨科学分会各学组（包括微创学组、骨质疏松学组、脊柱学组、骨肿瘤学组、关节镜学组、关节学组及创伤学组）组长或副组长。

此外，山东大学齐鲁医院骨科还有多人担任《中华外科杂志》《中华骨科杂志》《中华关节外科杂志》《中华显微外科杂志》《生物骨材料与临床研究》《中国矫形外科杂志》《中国骨肿瘤骨病》《中国修复重建外科杂志》《中国脊柱脊髓杂志》《脊柱外科杂志》《临床骨科杂志》《山东医药》《颈腰痛杂志》《中国骨与关节杂志》《中国骨与关节外科杂志》的编委及通讯编委。

在对外学术交流方面，近 5 年来，山东大学齐鲁医院骨科先后有 30 余人次赴美国、加拿大、英国、德国、意大利、西班牙、日本等地进行长期或短期的学习及学术交流。

第二篇
山东大学齐鲁医院骨科发展简史

早在 1949 年，院长赵常林（兼外科主任、骨外科专家）即在外科创立了骨外科专业组，次年单独设骨科（矫形）。

1951 年 1 月，医院正式开设骨科专业门诊，单独对外挂号，直至 1955 年上半年；以后又和外科其他专业的患者一起挂号。

1952 年 10 月，骨外科专业组有 1 名教授（赵常林）、2 名主治医师（张学义、米嘉祥）。当时，医院骨外科专业组的患者住院为发散收住，男性骨外科患者收住共合楼东上病房，女性骨外科患者收住南三病房等。

1954 年年底，健康楼启用，北三病房遂成为骨外科专业组病房，设床位 37 张。

1957 年，骨外科专业组有 1 名教授（赵常林）、1 名副教授（张学义），米嘉祥已调离医院。

1965 年，张达调入骨外科专业组工作。

1972 年，汤继文调入骨外科专业组工作。

1981 年，李炳海调入骨外科专业组工作。

1983 年，骨外科专业组有教授（张学义）、主任医师（王永惕）、副研究员（陈国瑞）各 1 名（赵常林教授已于 1980 年病逝）。8 月，宫良泰调入骨外科专业组。同年，齐鲁医院骨外科被国务院批准为可授予硕士学位的科室。

1984 年 7 月，郑燕平分配至骨外科专业组。

1985 年 10 月，张学义教授出任第二届山东省医学会骨科学分会主任委员，李牧调入骨外科专业组。

1986 年，骨外科专业组除 3 名正高级职称医师（张学义、王永惕、陈国瑞）外，还有副主任医师 2 名（张达、王集锷）。9 月，陈允震调入骨外科专业组。

1987 年 7 月，骨外科专业组从大外科中分出，单独建立骨外科，王永惕任科主任，王集锷任科副主任，病房仍为北三病房，门诊是在外科门诊中专设房间以诊察骨外科患者。同年，李建民分配至骨外科。

1989 年 4 月，王永惕教授出任第三届山东省医学会骨科学分会主任委员。当年年底，新病房大楼启用，骨外科病房由北三病房迁入西三病房，专业病床增加

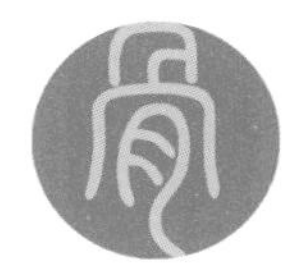

到43张。10月，马素元分配至骨外科。

1990年，骨外科共有医生21人，其中有3名为正高职称，2名为副高职称，6名主治医师，10名住院医师（含学校编制人员8人，其中手术学教研室和外科教研室各4人）。

1991年，王集锷任外科副主任兼骨外科主任，宫良泰任骨外科副主任，陈国瑞和王永惕教授退休返聘。

1992年，杨志平调入骨外科，郑延颛分配至骨外科。

1994年，郑延颛赴美留学。

1996年，李昕分配至骨外科。12月，马素元离开骨科。

1997年，宫良泰任外科副主任兼骨外科副主任，主持骨外科工作；王韶进与李建民同时被任命为骨外科副主任；王集锷等2人调至山东大学第二医院工作；张达教授退休返聘。当年全科医生共19人，其中主任医师1名，副主任医师与主治医师各8名，住院医师2名；骨外科床位数增加至49张。

1998年10月24日，由山东医科大学附属医院骨外科承办的山东省髋关节疾病基础与临床专题研讨会在济南召开。同年，山东医科大学附属医院骨外科成为山东省内骨科界首家被批准可授予博士学位的科室。

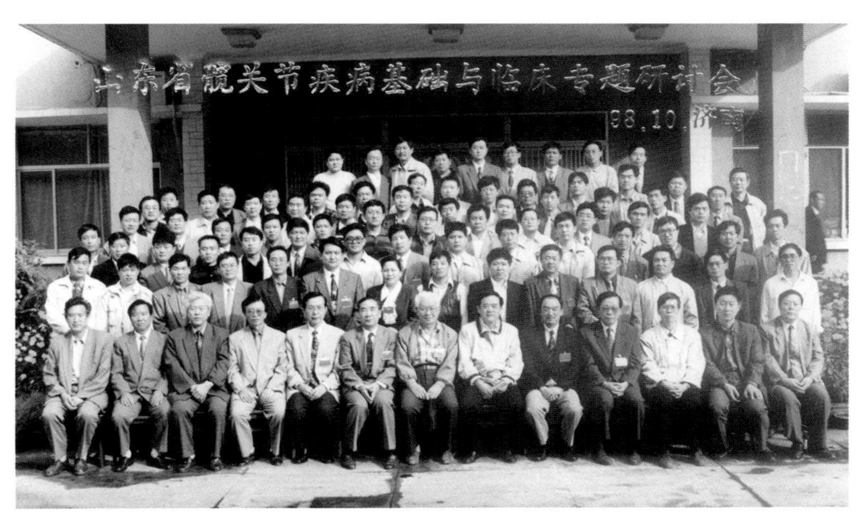

1998年10月24日，山东省髋关节疾病基础与临床专题研讨会在济南召开

2000年4月，山东大学齐鲁医院调整临床科室及其负责人，李建民任外科副主任兼骨外科主任，宫良泰、王韶进任骨外科副主任，郭公英任骨外科护士长；李牧任外科副主任兼创伤外科主任，组建创伤外科，聂林、陈允震任创伤外科副主任，闫琰任创伤外科副护士长。此时，山东大学齐鲁医院骨外科共有医师11人，其中2名为正高职称，7名为副高职称，3名主治医师；护士16人，其中3名主管护师，1名护师，12名护士；另外科室还有王永惕和陈国瑞2位退休返聘老教授。创伤外科有正高职称者7名，副高职称者3名，主治医师4名。

为了骨外科的长远发展，自2000年4月开始，在李建民主任的主持下，将骨外科划分为4个专业组：肿瘤组、关节组、创伤组和脊柱组，分别由李建民、王韶进、李明和郑燕平担任组长，各专业组各司其职。骨外科进一步完善临床制度建设，推进学术活动进一步发展，制定了每周大查房制度、每周病例讨论制度、每日英文交班制度、每周骨科新进展讲座、每周继续教育系列学习讲座等特色制度。为促进科室团结，调动医护人员的积极性，自2000年开始，骨外科首创了年终表彰制度，年底召开了骨外科第一次年终表彰会，奖励内容包括发表学术论文，科研基金申报，科研成果奖励，各类国家级、省级、校级与院级获奖情况，科室临床工作情况（门诊量、手术量、住院量）等。年终表彰会与科室年终联谊会共同举行，以鼓励科研、教学及临床工作的进步。

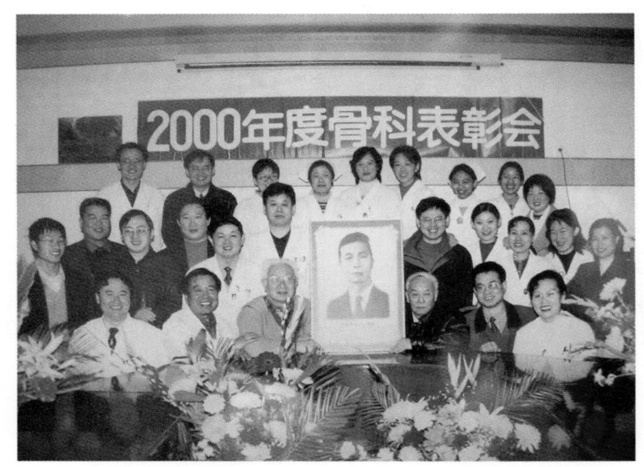

2000年度第一次骨科年终表彰会

2001年，山东大学齐鲁医院骨科博士后流动工作站成立。

2002年6月28~30日，由山东大学齐鲁医院承办的山东省膝关节修复与重建专题研讨会在济南召开。7月，刘新宇分配至骨外科，祁磊分配至骨创科。

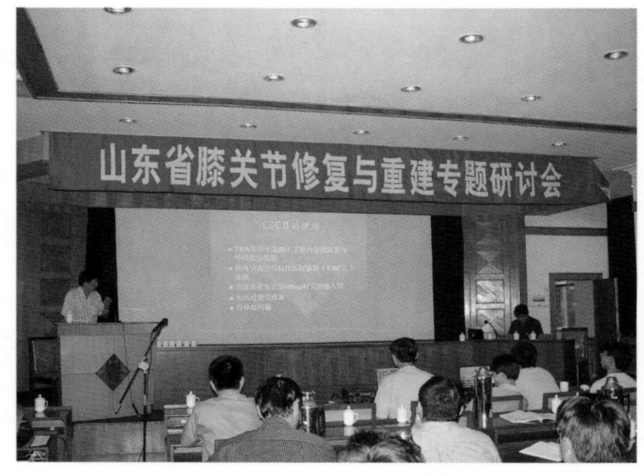

2002年6月28~30日，山东省膝关节修复与重建专题研讨会在济南召开

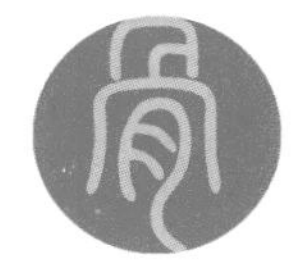

2003 年，颜廷宾分配至骨创科。为扩大科室影响，加大科室宣传力度，山东大学齐鲁医院骨外科开始筹备建设自己的网站——齐鲁骨科网，并于 2004 年 1 月正式开通。

2004 年 3 月 27 日，由山东大学齐鲁医院承办的国际胸椎疾患诊治研讨会在济南召开。4 月，骨外科郭公英护士长退休，刘巧慧接任骨外科护士长。

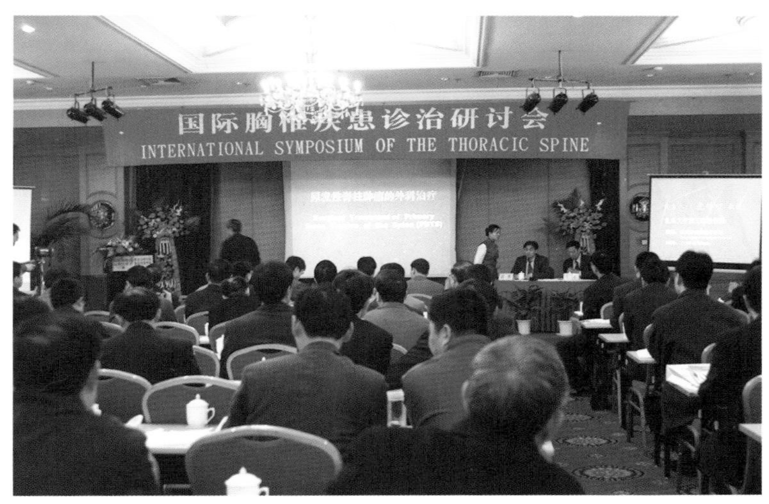

2004 年 3 月 27 日，国际胸椎疾患诊治研讨会在济南召开

2004 年 7 月，刘培来、张元凯分配至骨外科。

2005 年 7 月 30 日，由山东大学齐鲁医院承办的全国骨肿瘤治疗进展及并发症防范策略学术研讨会在济南召开；刘海春、王松刚分配至骨创科。

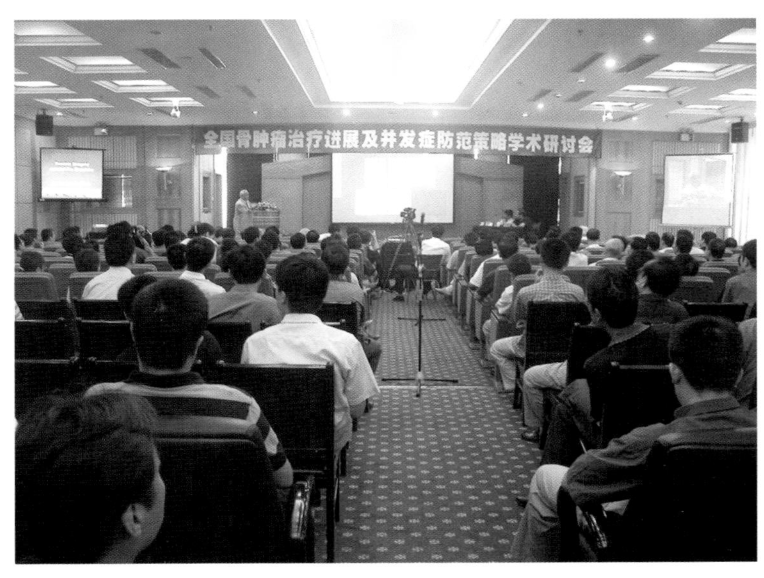

2005 年 7 月 30 日，全国骨肿瘤治疗进展及并发症防范策略学术研讨会在济南召开

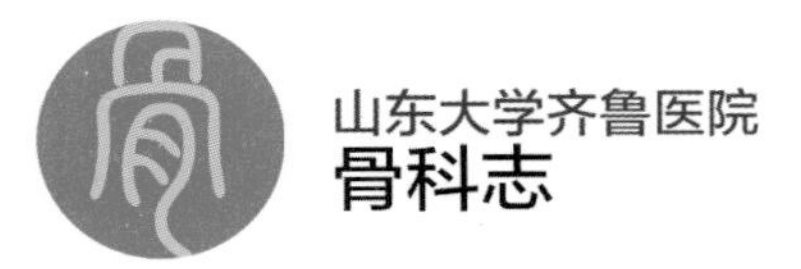

2006 年 3 月，李炳海退休返聘。6 月 16～18 日，由山东大学齐鲁医院承办的第八届全国骨肿瘤学术会议在青岛召开。12 月，闫琰调至总务处，张世君继任骨创科副护士长。

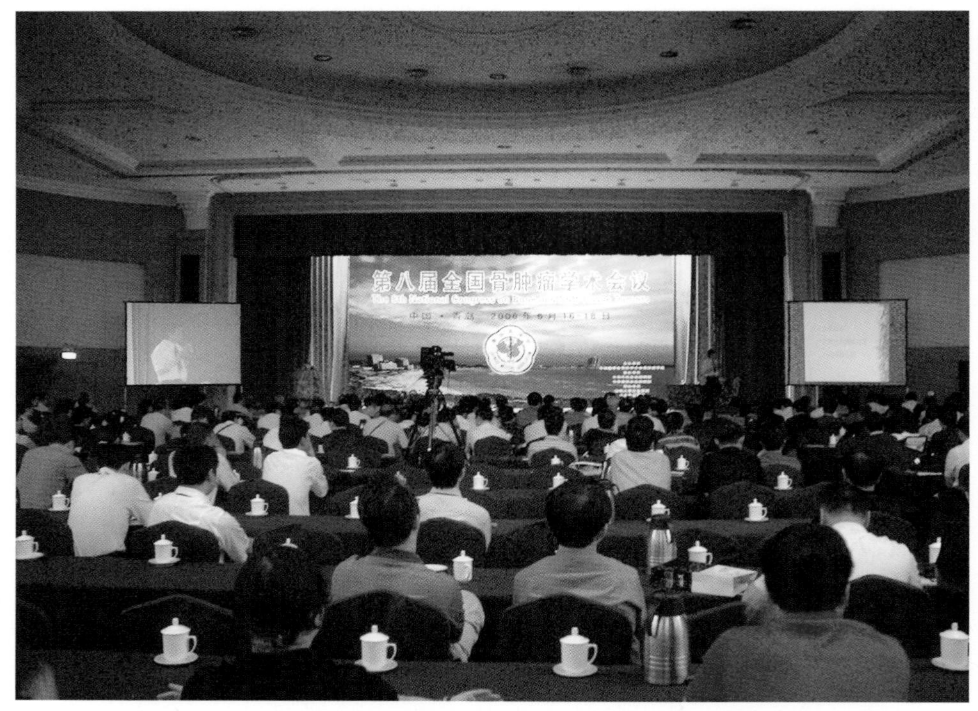

2006 年 6 月 16～18 日，第八届全国骨肿瘤学术会议在青岛召开

2007 年 7 月，李振峰分配至骨外科，孙鹏飞分配至骨创科。

2008 年 1 月，王韶进调至山东大学第二医院任骨科主任。

2008 年 6 月，山东大学齐鲁医院成立急诊外科病房（济众楼西下病房），主要收治骨科、普外科及神经外科的急诊患者，桑锡光任急诊外科主任，其中创伤骨科专业组主要人员有桑锡光、柳豪、王志勇、程林、李玉华。同年，秦涛分配至急诊外科创伤骨科专业组。

2009 年 5 月，宫良泰教授退休返聘。7 月，原所茂、李德强和田永昊分配至骨外科，邸楷分配至急诊外科骨科组。

2010 年 6 月 18 日，为了让学科实现更好的发展，山东大学齐鲁医院将骨科划分为四个专业科室，即骨肿瘤科、脊柱外科、创伤骨科及关节外科。李建民任骨科主任兼骨肿瘤科主任，李牧任骨科副主任兼脊柱外科主任，聂林任骨科副主任兼脊柱外科副主任，陈允震任骨科副主任兼创伤骨科主任，李明任骨科副主任兼关节外科主任，贾玉华任关节外科副主任。7 月，杨强、阎峻分配至骨外科。7 月 9 日，第一届鲁宁校际骨科高级论坛在山东大学齐鲁医院召开。

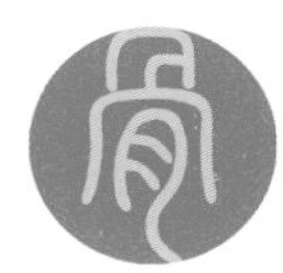

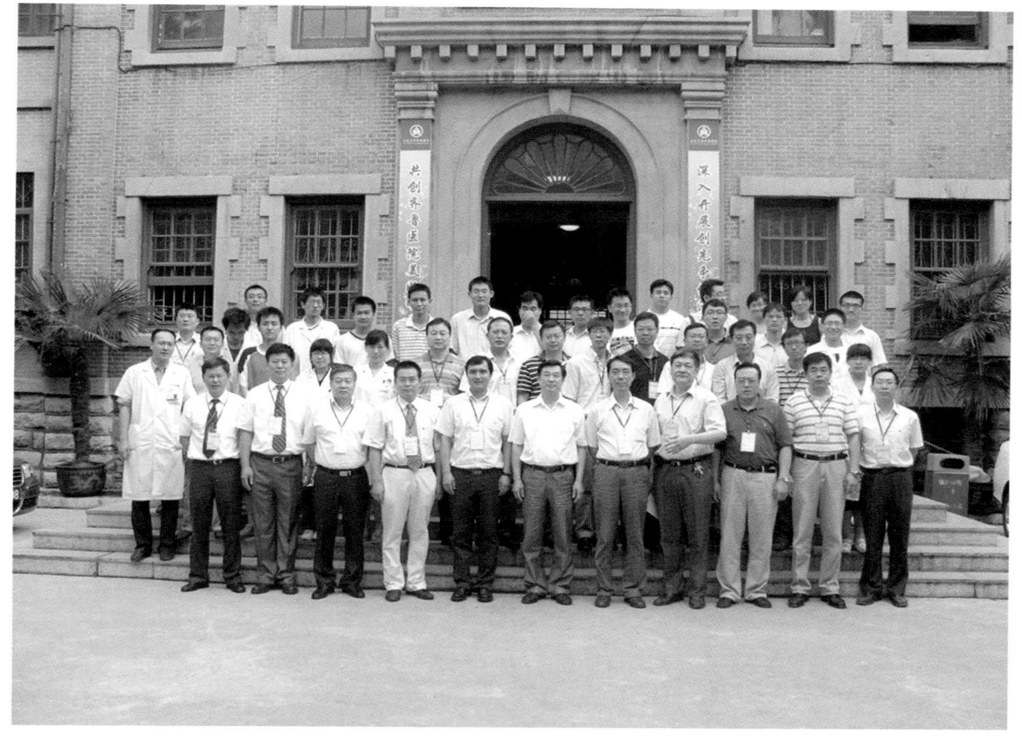

2010 年 7 月 9 日，第一届鲁宁校际骨科高级论坛在山东大学齐鲁医院召开

2011 年 7 月，随着华美楼的启用，骨科病房迁至华美楼，共有 3 个病房，即 F7B 病房、F7C 病房和 F7D 病房；王呈分配至关节外科专业，武文亮分配至脊柱外科专业。12 月，李建民教授出任第九届山东省医学会骨科学分会主任委员。11 月 9 日，骨科成立手足外科，朱磊任骨科副主任兼手足外科主任，许庆家任手足外科副主任，乔丽任护士长，病房位于 F8B 病房。手足外科成立之初，崔宜栋主治医师、林俊豪医师和裴艳涛医师分配至该专业科室，科室设有常规床位 52 张。

2012 年 7 月，司海朋分配至脊柱外科，张帅分配至关节外科专业，王俊涛、王刚分配至手足外科专业。8 月 20 日，第三届鲁宁骨科、神经外科高级论坛在山东大学齐鲁医院召开。

2013 年 6 月 14~16 日，由山东大学齐鲁医院承办的山东省第十二次骨科学术会议暨第二届山东骨科沙龙、第二届山东省骨科青年医师论坛在济南召开。8 月，郑燕平教授任山东大学齐鲁医院中心院区骨外科副主任、青岛院区骨外科常务副主任，郭永园分配至关节外科专业，司萌、李昊、赵云鹏、姜云鹏、李乐分配至脊柱外科专业，孙玉亮、张虹分配至手足外科专业，李永刚分配至急诊外科创伤骨科专业。11 月，杨志平教授任外科学教研室（骨外科）副主任。12 月 26 日，青岛市骨伤科医院并入山东大学齐鲁医院青岛院区，成立了山东大学齐鲁医院（青岛院区）骨科中心。

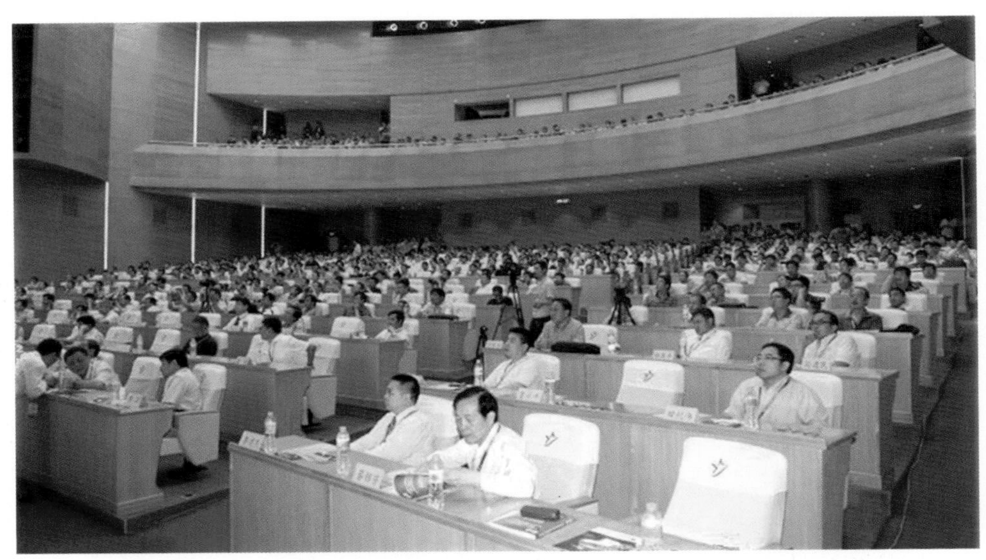

2013 年 6 月 14~16 日，山东省第十二次骨科学术会议暨第二届山东骨科沙龙、第二届山东省骨科青年医师论坛在济南召开

2014 年 8 月，卢群山、吴云鹏分配至关节外科专业。8 月 30 日，由李建民教授和周东生教授主编的《山东省骨科志》一书在青岛举行首发仪式。8 月 30~31 日，由山东大学齐鲁医院承办的第 185 场中国工程科技论坛——骨质疏松症防控的转化医学研究在青岛召开。9 月 12 日，由山东大学齐鲁医院主办的鲁宁骨科高峰论坛在青岛召开。

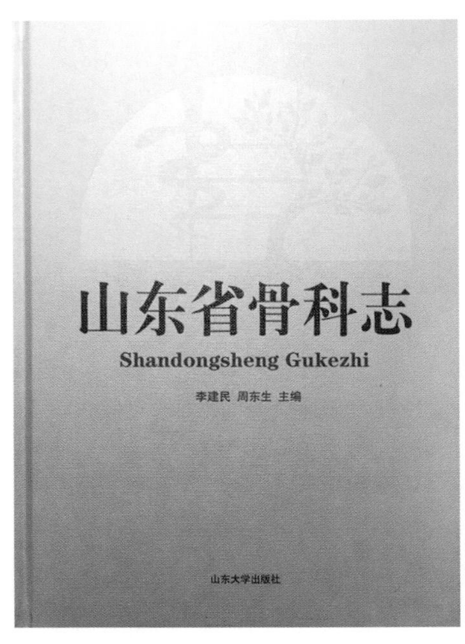

2014 年 8 月 30 日，《山东省骨科志》一书在青岛举行首发仪式

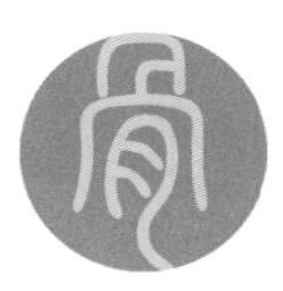

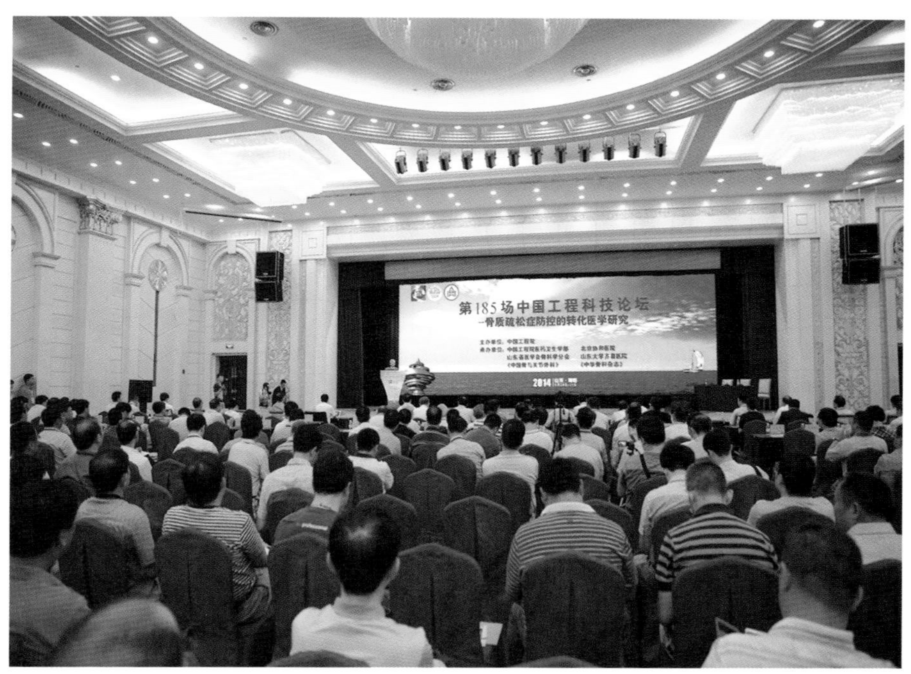

2014 年 8 月 30~31 日，第 **185** 场中国工程科技论坛——骨质疏松症防控的转化医学研究在青岛举办

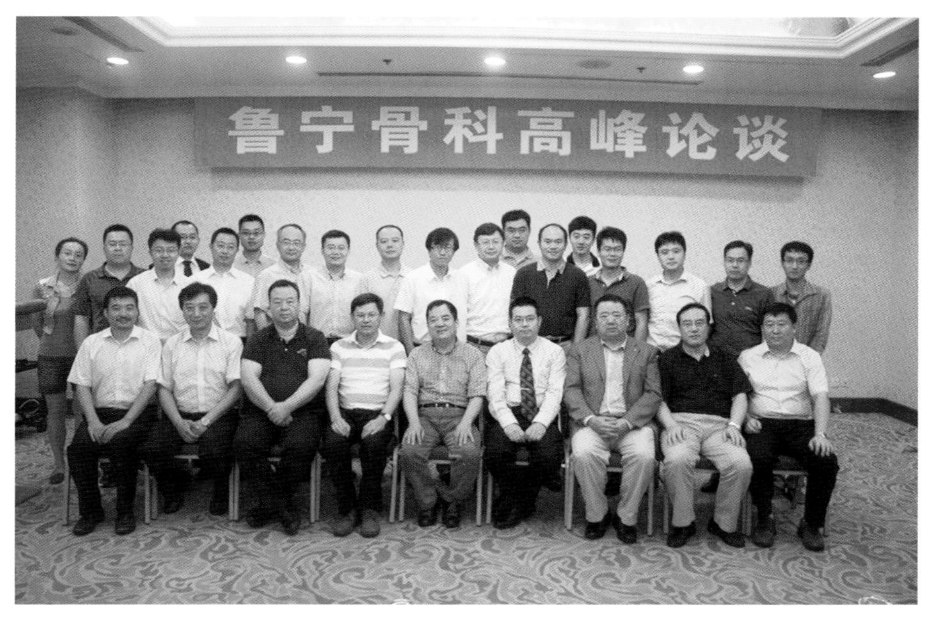

2014 年 9 月 12 日，鲁宁骨科高峰论坛在青岛举办

2015 年 7 月 16~19 日，2015 新鲁宁外科高峰论坛在乌鲁木齐召开。7 月24~26 日，由山东大学齐鲁医院承办的山东省第十三次骨科学学术会议、第四届山东骨科沙龙、第三届山东省骨科青年医师论坛、“精·点病例”全国骨科病例高峰研

讨会在青岛召开。8 月，王亮、焦广俊、赵华、马鹤成分配至脊柱外科专业，刘奔分配至手足外科专业，田吉光分配至急诊外科创伤骨科专业。8 月 30 日，由李建民教授和周东生教授主编的《天南地北齐鲁骨科人》一书在青岛举行首发仪式。9 月，第八届鲁台骨科学术高峰论坛召开。

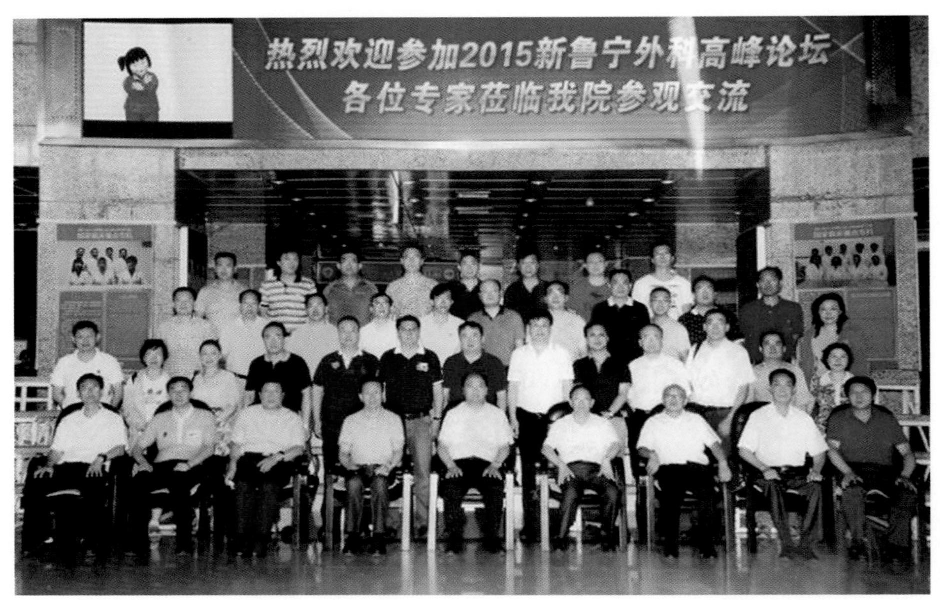

2015 年 7 月 16～19 日，2015 新鲁宁外科高峰论坛在乌鲁木齐举办

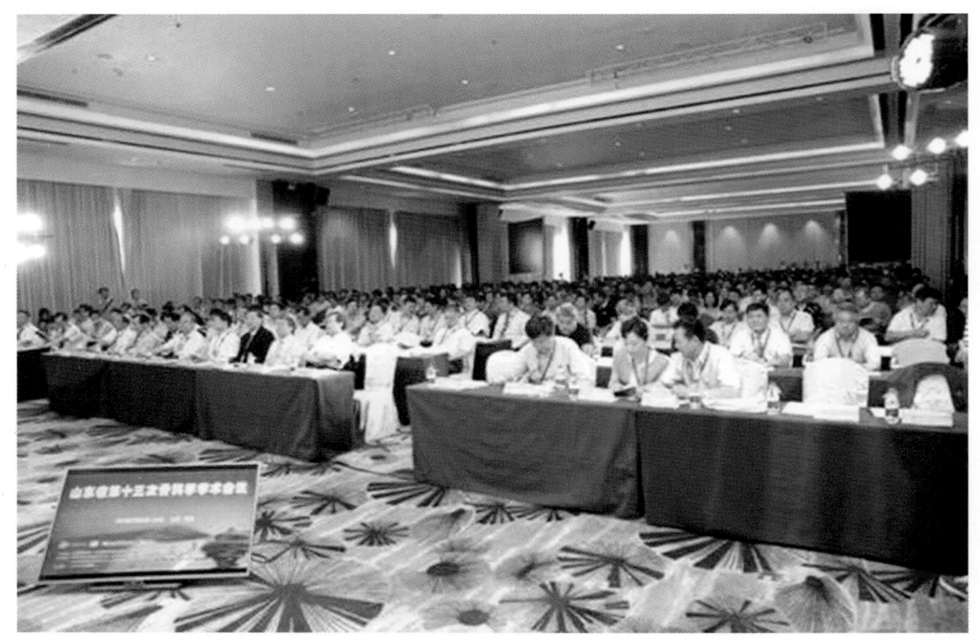

2015 年 7 月 24～26 日，山东省第十三次骨科学学术会议在青岛召开

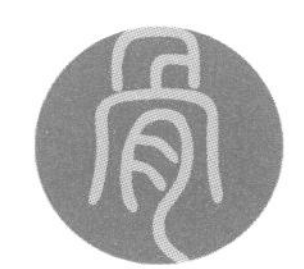

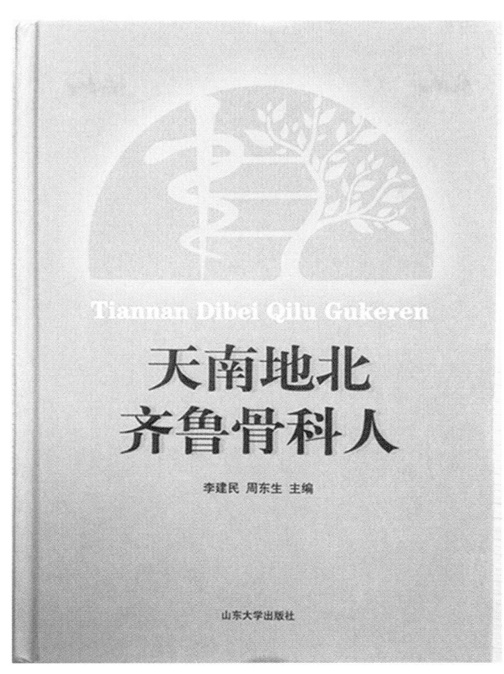

2015 年 8 月 30 日，《天南地北齐鲁骨科人》在青岛举行首发仪式

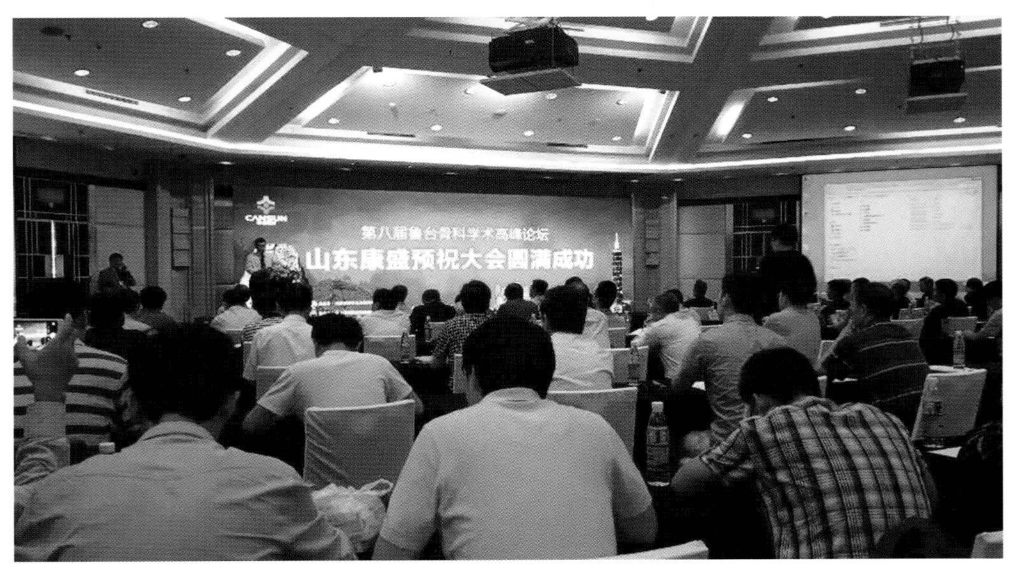

2015 年 9 月，第八届鲁台骨科学术高峰论坛举办

2016 年 1 月，马良分配至关节外科专业。4 月，李牧教授退休返聘。8 月，王洪亮、丛梦琳、蔚建鲁、徐万龙分配至脊柱外科专业，李学州分配至关节外科专业，张宝庆分配至手足外科专业，张庆猛分配至急诊外科创伤骨科专业。10 月，李明教授退休返聘。

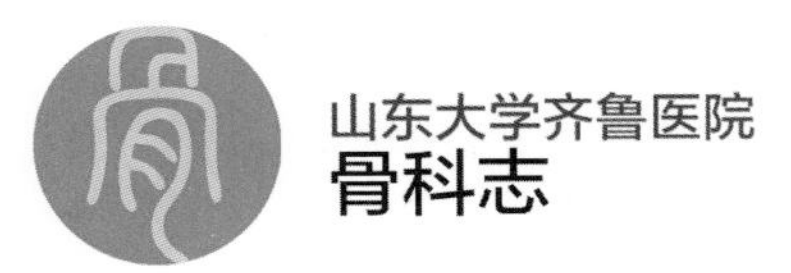

2017 年 3 月，骨外科调整各专业主任，李建民任骨外科主任兼骨肿瘤科主任，杨志平任骨肿瘤科副主任，陈允震任骨外科副主任兼脊柱外科主任，潘新、刘新宇任脊柱外科副主任，贾玉华任关节与运动医学科主任，戴国锋、刘培来任关节与运动医学科副主任，桑锡光任创伤骨科主任（兼）。5 月 6 日，上海交通大学医学 3D 打印创新研究中心下属的山东大学齐鲁医院分中心成立。7 月 20～23 日，由山东大学齐鲁医院承办的山东省第十四次骨科学学术会议、第五届山东骨科沙龙、第四届山东省骨科青年医师论坛在青岛召开。8 月，马小远分配至关节外科专业，李卡分配至骨与软组织肿瘤外科专业，赵新分配至急诊外科创伤骨科专业。

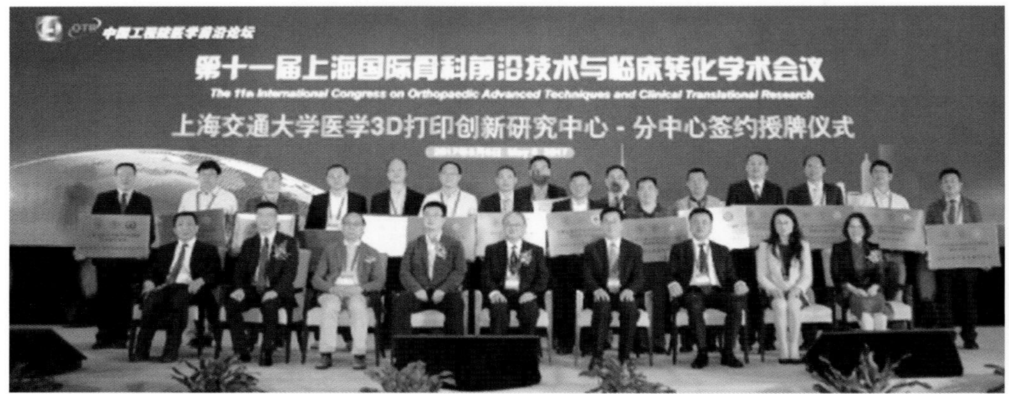

2017 年 5 月 6 日，上海交通大学医学 3D 打印创新研究中心下属的山东大学齐鲁医院分中心成立

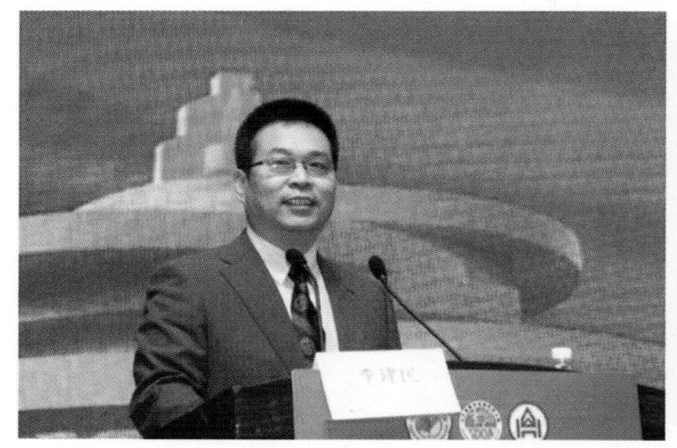
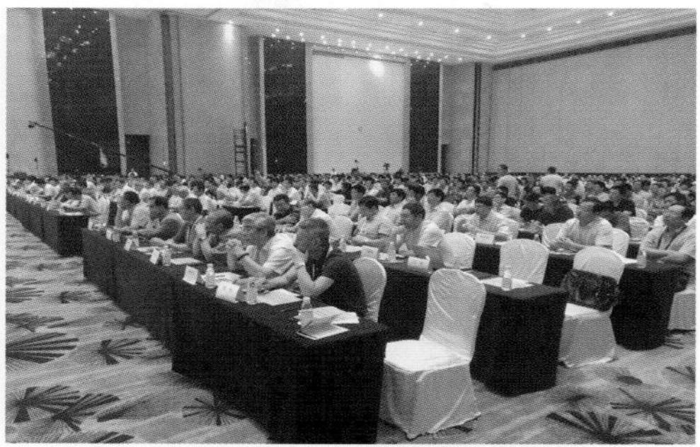
2017 年 7 月 20～23 日，山东省第十四次骨科学学术会议在青岛召开

2018 年 3 月 9 日，由山东大学齐鲁医院承办的山东省疼痛医学会骨外科专业委员会选举大会暨第一届学术会议在济南召开，杨志平教授当选为首届主任委员。6 月 4 日，山东大学齐鲁医院（青岛院区）邱贵兴院士工作站成立。8 月，郜献雷分配至脊柱外科专业。9 月 12 日，由山东大学齐鲁医院主办的 2018 鲁宁骨科高峰论坛在青岛召开。10 月，孙刚教授退休返聘。

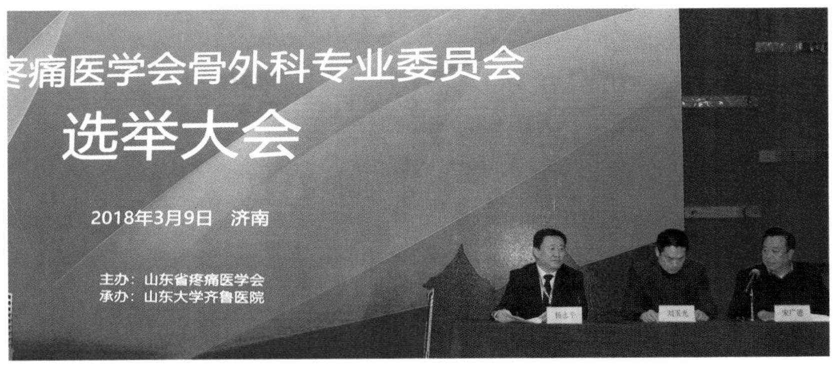

2018 年 3 月 9 日，山东省疼痛医学会骨外科专业委员会选举大会暨第一届学术会议在济南召开

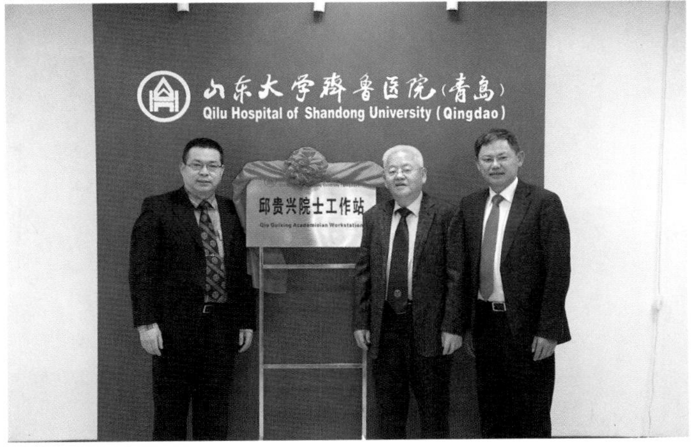

2018 年 6 月 4 日，山东大学齐鲁医院（青岛院区）邱贵兴院士工作站成立

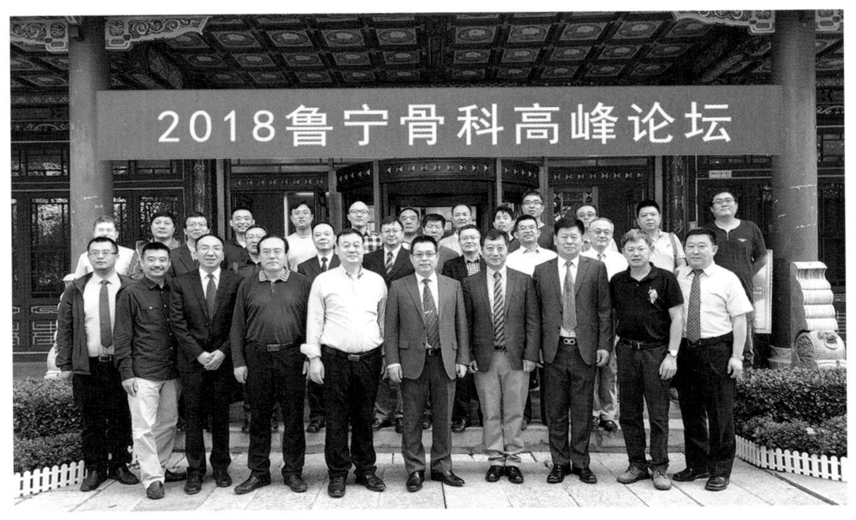

2018 年 9 月 12 日，2018 鲁宁骨科高峰论坛在青岛召开

2019年5月31日，山东大学齐鲁医院戴尅戎院士工作站成立。6月1~2日，由山东大学齐鲁医院承办的山东省第十五次骨科学学术会议、第六届山东骨科沙龙、第五届山东省骨科青年医师论坛在济南召开。7月13日，由山东大学齐鲁医院承办的山东省老年医学学会骨科分会2019年年会在济南召开。8月，高原分配至脊柱外科专业。12月，李建民教授连任第十届山东省医学会骨科学分会主任委员。

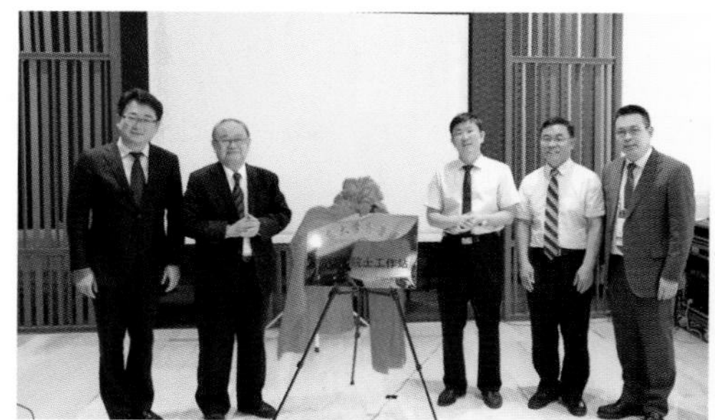
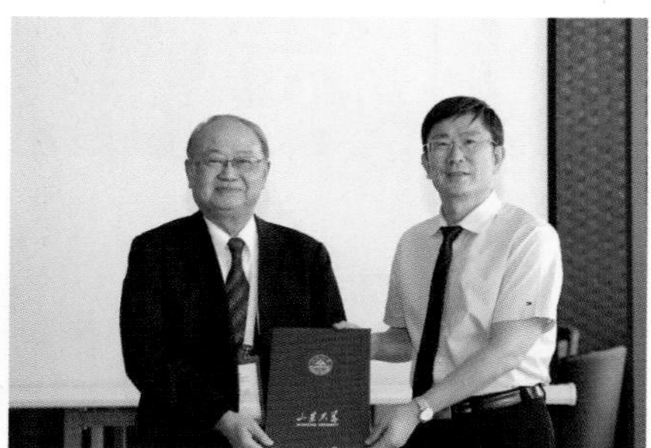

2019年5月31日，戴尅戎院士受聘山东大学兼职讲席教授
暨山东大学齐鲁医院戴尅戎院士工作站成立

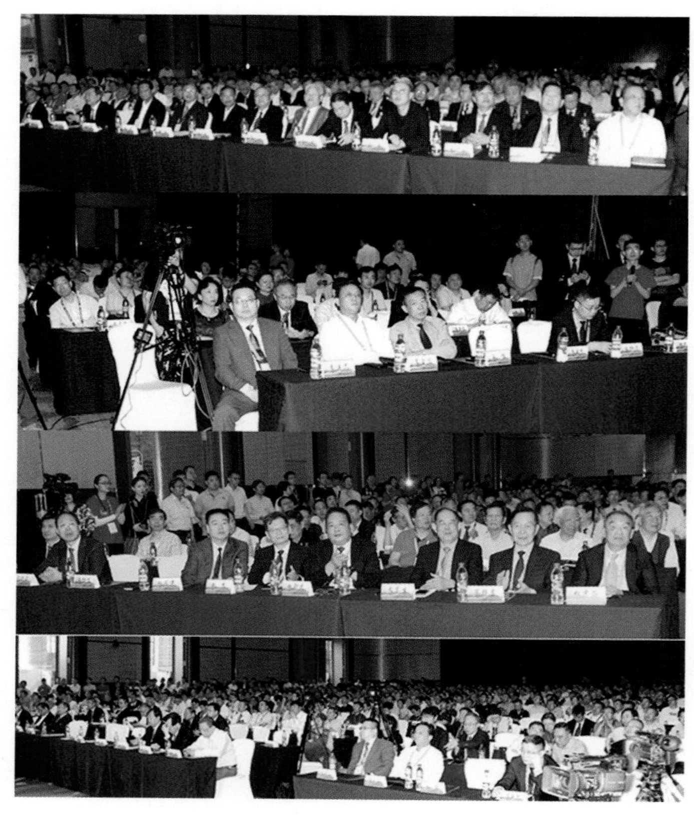

2019年6月1~2日，山东省第十五次骨科学学术会议、第六届山东骨科沙龙、
第五届山东省骨科青年医师论坛在济南召开

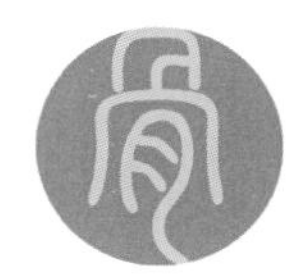

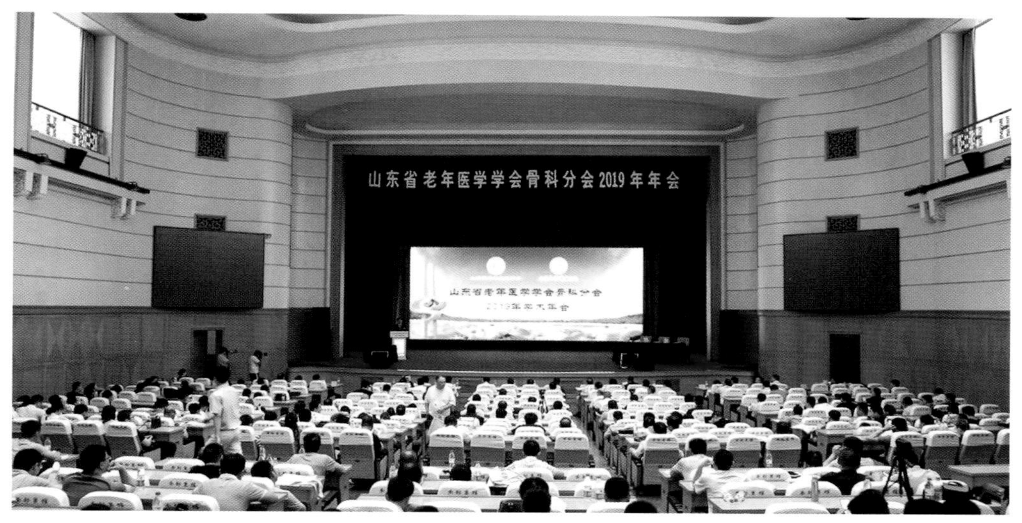

2019 年 7 月 13 日，山东省老年医学学会骨科分会 2019 年年会在济南召开

2020 年 1 月，刘琦教授退休返聘。8 月，张元凯副教授任山东大学齐鲁医院规培处副处长，王连雷、张元强分配至脊柱外科。12 月，刘新宇教授任骨科常务副主任，朱磊教授任骨科副主任，刘培来教授任骨科副主任，程雷教授任骨科副主任，桑锡光教授任骨科副主任（兼）。

目前，山东大学齐鲁医院骨科有脊柱外科专业、骨与软组织肿瘤外科专业、关节与运动医学科专业、创伤骨科专业及手足外科专业共 5 个病区，正式开放床位 310 张，术后监护观察室 5 个；有正高职称者 22 人，副高职称者 18 人，主治及住院医师 42 人；年均门诊量 12 万余人次，年均手术量 1 万余台次。山东大学齐鲁医院骨科已拥有手术导航机器人、术中 3D-CT、全透视手术床、脊柱手术神经电位监护系统、微波治疗仪、骨伤治疗仪、动静脉脉冲系统、持续被动活动机、高速磨钻、显微镜、椎间盘镜、椎间孔镜、关节镜、C 型臂、关节灌洗系统、血栓泵、冰毯等先进的医疗设备。

第三篇
山东大学齐鲁医院骨科各科室志

第一章　山东大学齐鲁医院骨肿瘤外科志

山东大学齐鲁医院骨肿瘤科由国内著名骨肿瘤专家李建民教授作为学科带头人，现有主任医师 3 名，副主任医师 2 名，主治医师 1 名。山东大学齐鲁医院骨肿瘤科主要进行骨与软组织肿瘤的诊断、手术及综合治疗。

自 20 世纪 70 年代起，山东大学齐鲁医院骨科便开展了骨与软组织肿瘤的诊断与治疗工作。2000 年，李建民、杨志平及李昕正式成立了骨肿瘤专业组，由李建民担任组长，李振峰及杨强分别于 2007 年及 2010 年分配至该组。2010 年 6 月，骨肿瘤科正式成立，由李建民担任主任，杨志平担任副主任，2017 年李卡分配至骨肿瘤科。

通过多年的知识更新及经验积累，山东大学齐鲁医院骨肿瘤科形成了先进、成熟、规范的诊疗模式。目前，该科室在经口穿刺活组织检查术、经鼻穿刺活组织检查术、脊柱肿瘤全切根治术（En-block 切除术）、全骶骨肿瘤切除术、骨盆肿瘤切除术、3D 打印假体重建术、四肢肿瘤的保肢治疗术、肿瘤假体翻修术、以新辅助化疗为基础的肿瘤综合治疗术等方面处于国内先进水平，现设有 3D 打印实验室，拥有骨科机器人、消融微波、超声骨刀等先进设备。多年来，山东大学齐鲁医院骨肿瘤科一直秉承多学科交流（MDT）明确诊断及指定治疗方案的模式，并且与国内外众多医院建立了良好的合作关系。

◎ 医疗业务发展

1952 年，开展了首例胸椎结核后路病灶清除术、腰椎结核腹膜外病灶清除术、髋关节结核病灶清除术。

1964 年，开展了首例颈椎结核前路病灶清除术和胸椎结核侧前方病灶清除减压术。

1974 年，开展了首例同种异体骨移植治疗。

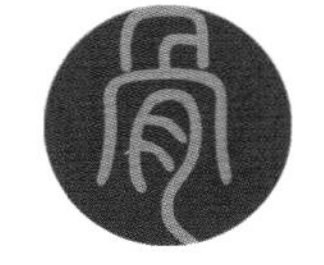

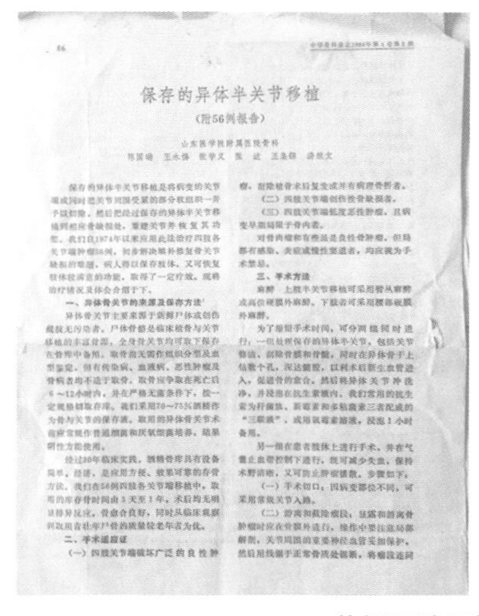

保存的异体半关节移植

（附56例报告）

山东医学院附属医院骨科

一、异体骨关节的来源及保存方法

二、手术适应证

三、手术方法

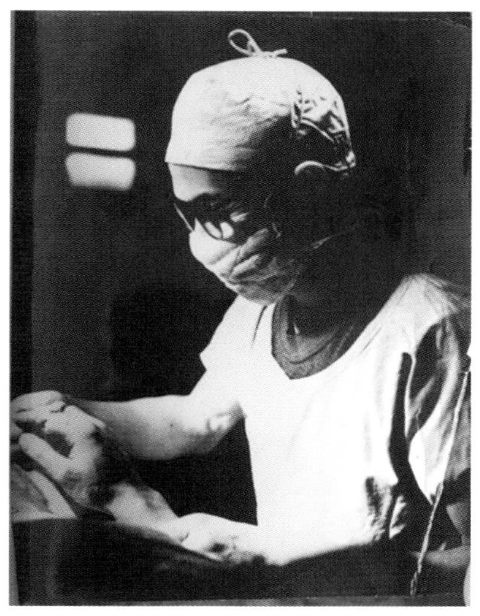

首例同种异体骨移植治疗

1978 年，开展了首例上肢肿瘤段切除远侧肢体再植术。

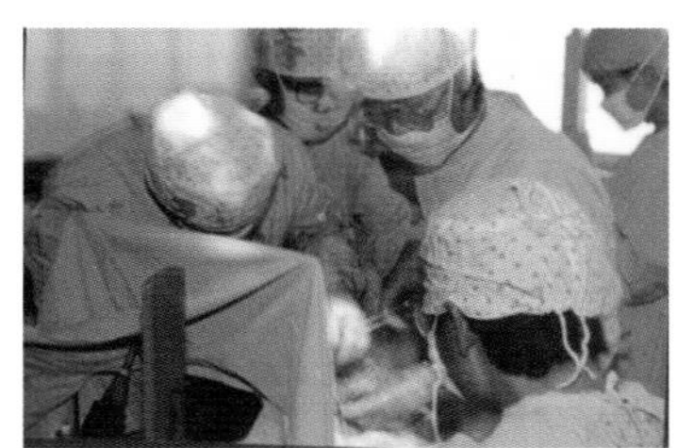

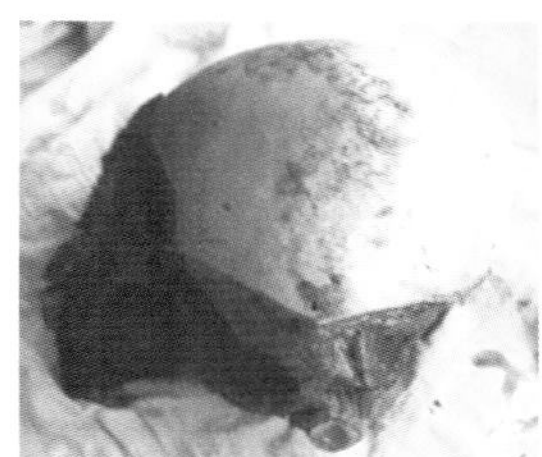

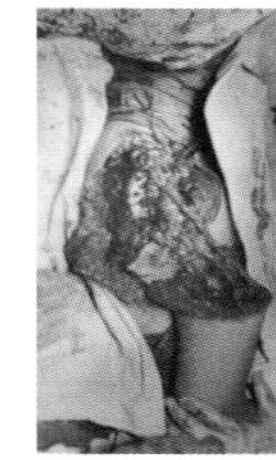

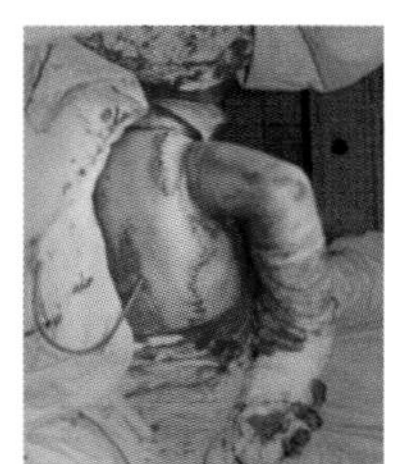

首例上肢肿瘤段切除远侧肢体再植术

1980 年，开展了首例骨巨细胞瘤异体全膝关节移植术。

1980 年，开展了首例上肢肿瘤瘤段切除远侧肢体再接术和骨牵伸肢体延长术（“伊里扎洛夫法”）。

1985 年，开展了首例经腋入路第一肋骨肿瘤切除术。

1987 年，进行了首例恶性骨肿瘤的动脉灌注化疗。

1988 年 9 月，开展了首例肱骨恶性肿瘤广泛切除、骨水泥假体重建术。

1988 年 12 月，开展了首例肱骨恶性肿瘤广泛切除、人工肘关节重建术。

1988 年，开展了首例骨水泥加抗癌药物填充肌肿瘤缺损。

1989 年 10 月 17 日，开展了首例肱骨软骨肉瘤瘤段肢体广泛切除术（含肱骨上段、锁骨中外段及肩胛骨）。

1991 年，开展了首例瘤段切除后应用含抗肿瘤药物骨水泥假体修复骨缺损。

1991 年，进行了首例恶性骨肿瘤的新辅助化疗。

1991~1992 年，开展了首例股骨远端骨巨细胞瘤瘤段骨切除 1/4 异体骨关节移植、异体骨取出、带蒂髌骨移位术。

1992 年 9 月 22 日，开展了首例股骨近端软骨肉瘤髋旋转成形术。

1993 年 11 月 24 日，开展了首例股骨远端外侧恶性肿瘤在体灭活含 MTX 骨水泥填充术。

1993 年，开展了首例微孔型生物微晶玻璃人工骨植入术，以治疗骨纤维异样增殖症。

1994 年，开展了首例 CT 引导下经皮椎弓根脊柱肿瘤穿刺活检术。

1995 年 6 月 15 日，开展了首例胫骨近端肿瘤保留半月板的胫骨单侧髁切除重建术。

1995 年 7 月 14 日，开展了首例股骨内侧髁肿瘤并病理骨折，带肌蒂髌骨重建股骨髁手术。

1995 年，开展了首例恶性骨肿瘤切除、定制人工膝关节假体重建术。

1996 年，开展了首例 MTX/BGC 载体人工骨治疗术，用于治疗坎帕纳奇Ⅱ～Ⅲ（Campanacci Ⅱ～Ⅲ）级骨巨细胞瘤及单发性骨髓瘤。

1996 年，开展了首例含药物栓塞物处理骨肿瘤穿刺后通道术。

1997 年 3 月 11 日，开展了首例第 11 胸椎椎体肿瘤（骨髓瘤）经单一后路全脊椎分块切除术。

1997 年 3 月 19 日，开展了首例右肘人工假体断裂假体取出术。

1997 年，开展了首例胫骨上端骨巨细胞瘤复发人工膝关节置换术。

1997 年，开展了首例骨肿瘤患者自体预存血的术中应用。

1997 年，开展了首例胫骨前肌肌瓣联合腓肠肌内侧头移植术。

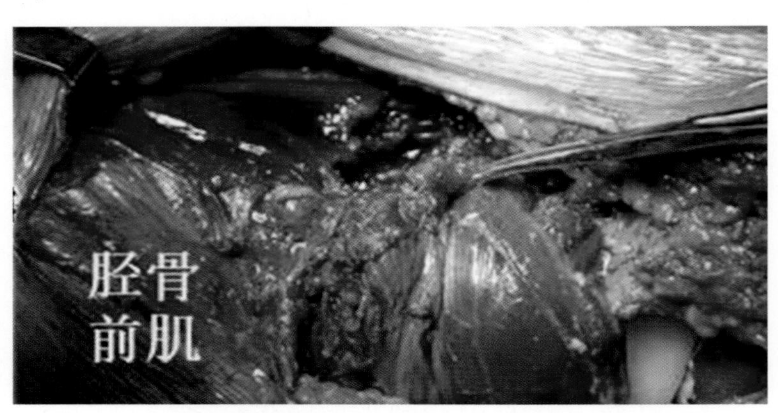

首例胫骨前肌肌瓣联合腓肠肌内侧头移植术

1998 年 4 月 7 日，开展了首例跟骨全切除后（骨巨细胞瘤）自体髂骨板重建术。

1998 年 6 月 11 日，开展了首例肱骨上段恶性肿瘤切除定制假体重建术。

1998 年 8 月 20 日，开展了首例桡骨远端骨巨细胞瘤铜网保护、瘤腔微波灭活术。

1998 年 9 月 16 日，开展了首例股骨远端骨肉瘤铜网保护、在体瘤段骨微波灭活术。

1998 年，开展了首例跟骨动脉瘤样骨囊肿患者的跟骨全切除、髂骨板重建术。

1998 年，开展了首例倍骼生（PerioGlas）生物材料填充骨缺损、微波灭活保肢结合新辅助化疗及树突状细胞回输综合治疗肢体肉瘤的手术。

1999 年 6 月 25 日，开展了首例股骨远端骨肉瘤瘤段骨体内灭活及树突状细胞应用手术。

1999 年，开展了首例骶骨肿瘤经后路次全切除术。

2000 年 3 月，开展了首例股骨近端骨巨细胞瘤假体松动异体骨打压植骨、骨水泥全髋假体翻修术。

2001 年 6 月 15 日，开展了首例骨盆肿瘤切除定制人工半骨盆假体置换术。

2004 年 2 月 13 日，开展了首例肩胛骨骨肉瘤切除、全肩胛骨置换术。

2004 年 6 月 18 日，开展了首例胸椎 1～3 椎体及椎管内神经纤维瘤上胸椎后外侧入路切除术。

2005 年 9 月 19 日，开展了首例股骨近段套接假体断裂后翻修术。

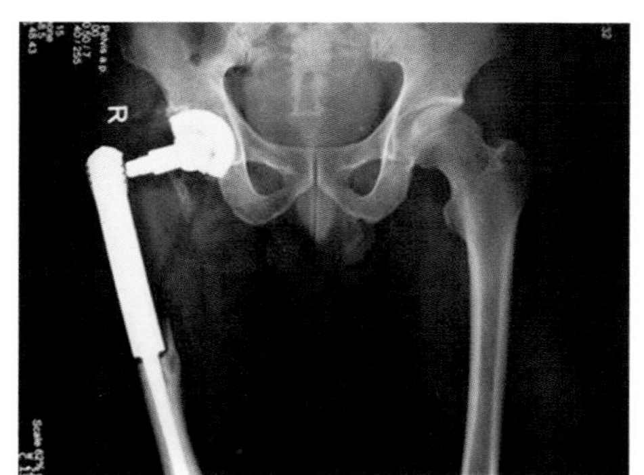

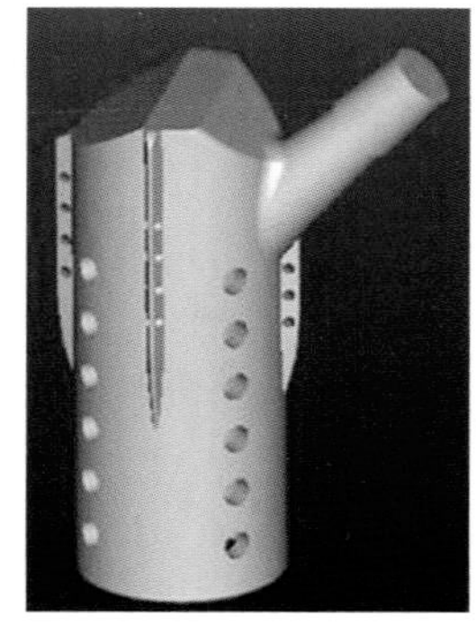

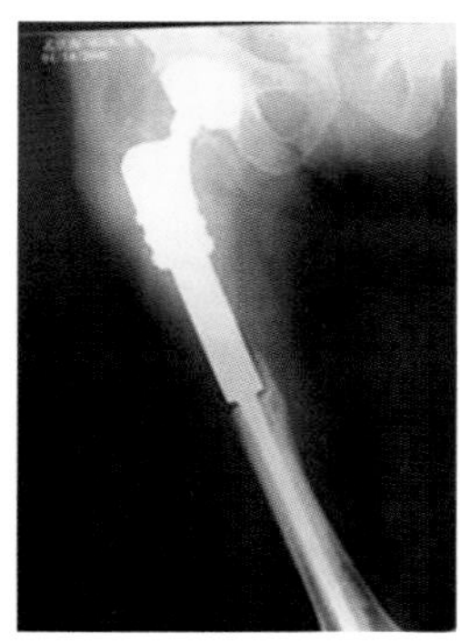

首例股骨近段套接假体断裂后翻修术

2007 年 10 月 30 日，开展了首例胸椎肿瘤——第 8 胸椎浆细胞瘤的富田（Tomita）手术。

2007 年 12 月 7 日，开展了首例第 4 腰椎神经母细胞瘤前后路联合全脊椎整块切除术。

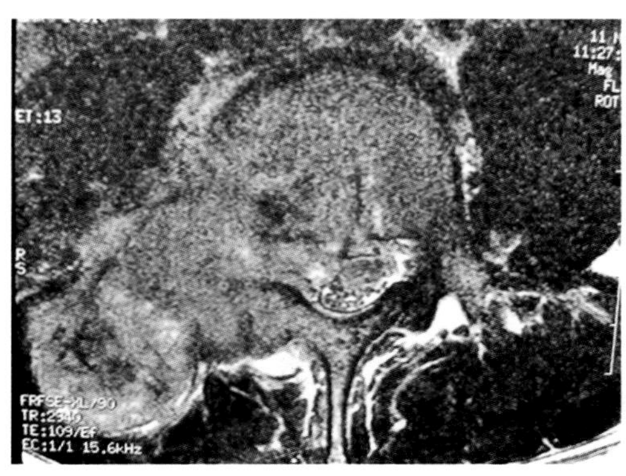

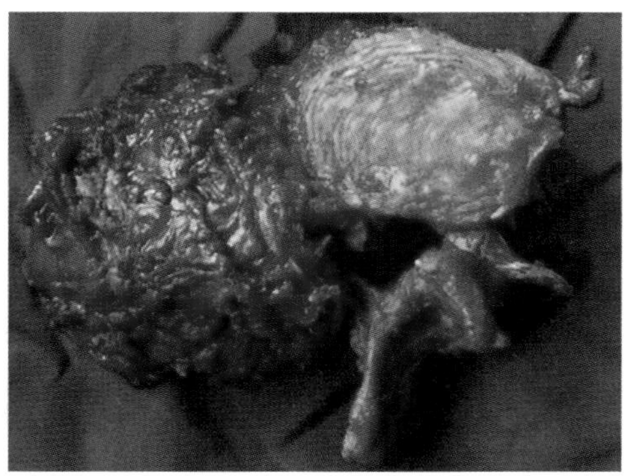

首例第 4 腰椎神经母细胞瘤前后路联合全脊椎整块切除术

2007 年，开展了首例胸椎单一后路全脊椎整块切除重建术。

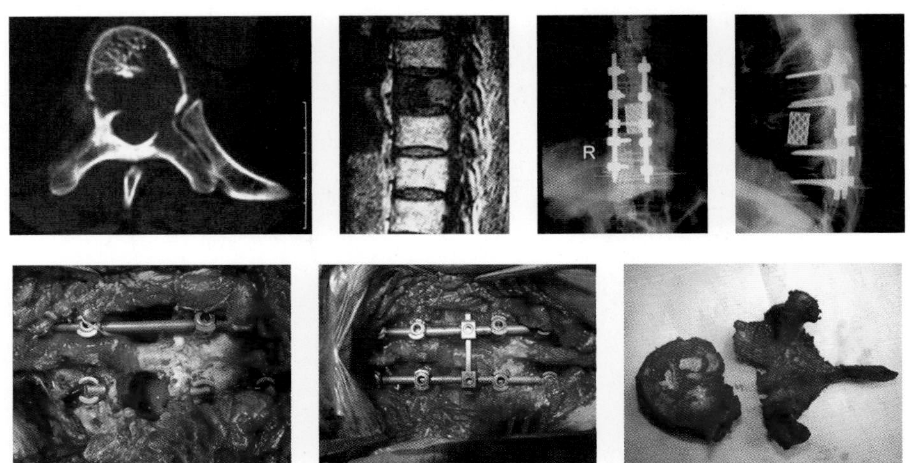

首例胸椎单一后路全脊椎整块切除重建术

2010 年 5 月 11 日，开展了首例胫骨近端骨肉瘤患者的膝关节外肿瘤切除+定制假体置换+腓肠肌内侧头肌瓣移植术。

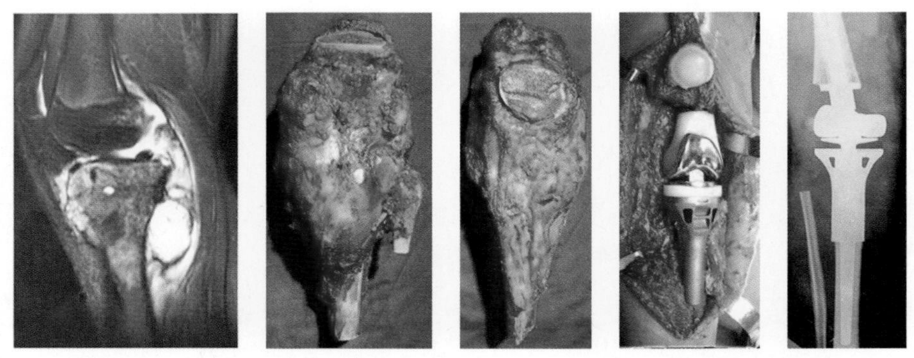

首例胫骨近端骨肉瘤患者的膝关节外肿瘤切除+定制假体置换+腓肠肌内侧头肌瓣移植术

2010 年 11 月 27 日，开展了首例骨盆骨肉瘤超半骨盆（骨盆+半侧骶骨）截肢术。

2011 年 3 月 11 日，开展了首例第一肋骨 ABC 颈根部入路整块切除术。

2012 年 1 月，开展了首例第 5 腰椎单一后路全脊椎切除重建术。

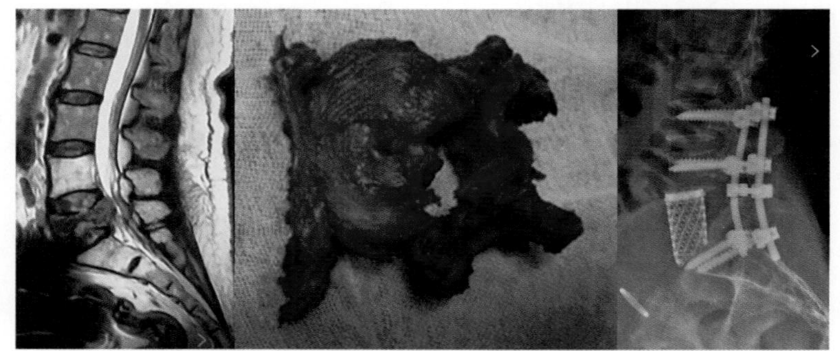

首例第 5 腰椎单一后路全脊椎切除重建术

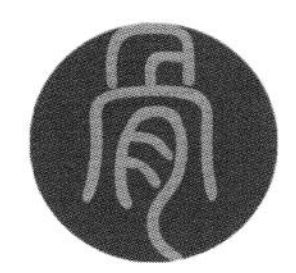

2012 年，进行了首例药物浓度监测下的大剂量 MTX 化疗。

2014 年 2 月 11 日，开展了首例股骨假体松动、翻修异体骨打压植骨术。

2014 年 7 月 30 日，开展了首例寰椎脊索瘤、经鼻内镜辅助寰椎穿刺活检术。

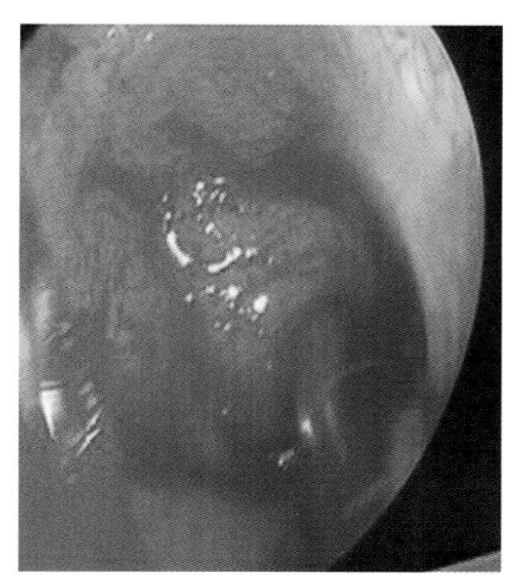

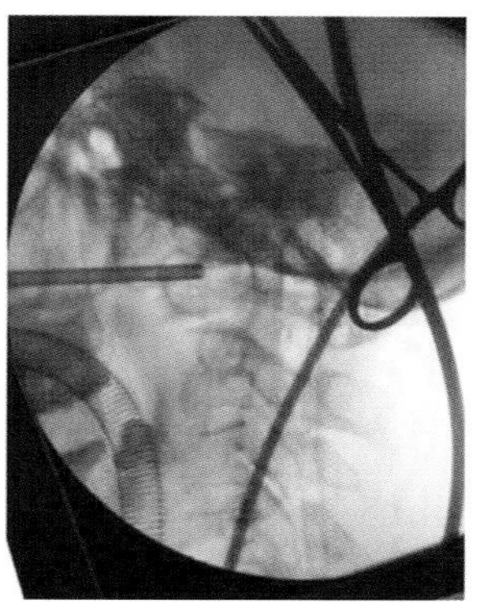

首例寰椎脊索瘤、经鼻内镜辅助寰椎穿刺活检术

2014 年 12 月 1 日，开展了首例股骨骨肉瘤术后感染患者用含抗生素骨水泥 SPACER 治疗肿瘤假体周围感染。

2014 年，开展了首例经口枢椎穿刺术。

2015 年 3 月 10 日，开展了首例骶骨脊索瘤腹主动脉球囊置入+一期后路全骶骨整块切除、同种异体腓骨移植后内固定术。

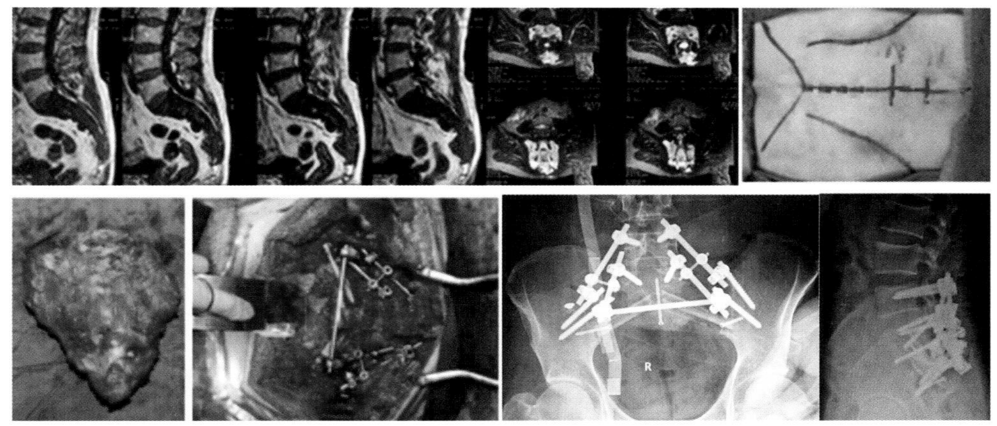

首例骶骨脊索瘤腹主动脉球囊置入+一期后路全骶骨整块切除、同种异体腓骨移植后内固定术

2016 年 4 月 16 日，开展了首例定制 3D 打印髋臼后柱假体重建术。

2017 年 5 月 19 日，开展了首例胸骨软骨肉瘤复发切除、3D 打印假体重建术。

2017 年 11 月 21 日，开展了首例骶骨骨巨细胞瘤分块切除、3D 打印组配悬挂全骶骨假体重建术。

2018 年 4 月 27 日，开展了首例桡骨骨巨细胞瘤切除、3D 打印假体重建术。

2018 年 12 月 5 日，开展了首例骶骨肿瘤术后翻修，同时应用混合现实影像技术的手术。

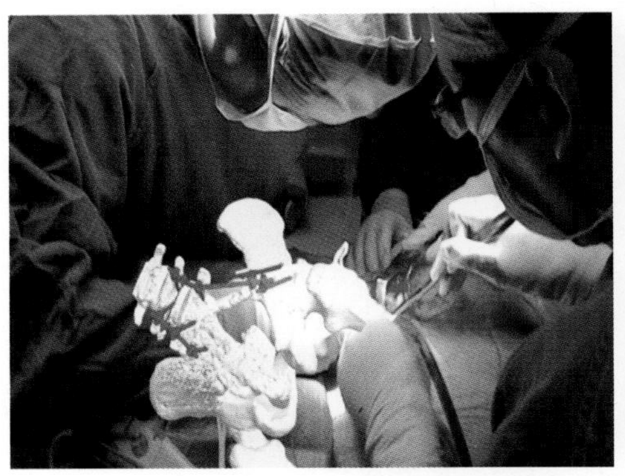
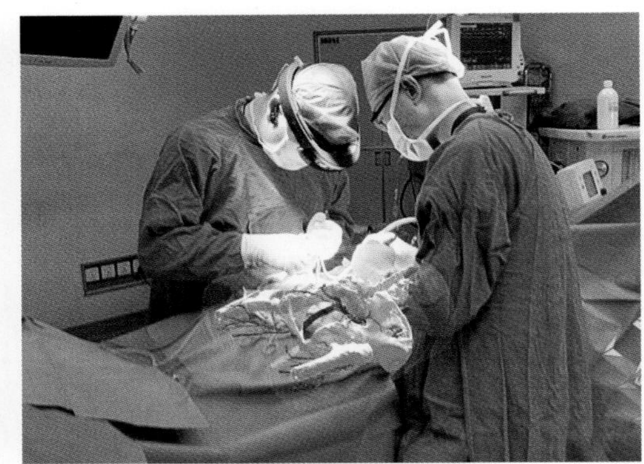

首例骶骨肿瘤术后翻修，同时应用混合现实影像技术的手术

2019 年 9 月 24 日，开展了首例髋关节关节外肿瘤切除术。

2019 年 10 月，开始了机器人导航在髋关节肿瘤治疗中的应用。

2020 年 4 月 17 日，开展了首例纤维肉瘤转移、恶性肿瘤广泛切除、内收肌肌瓣移植重建术。

◎ 科研与学术交流活动

山东大学齐鲁医院骨肿瘤科自成立以来，秉承基础研究与临床试验综合发展的科研思路，目前，科室实验室已经拥有细胞培养、分子生物学实验等所需的仪器设备，临床资料收集系统完善，除对科室内资料进行系统管理外，还通过多个大数据交流平台或联合试验项目与国内众多知名医院实现了临床数据互通，成为医院药物临床试验基地的重要科室之一。

（一）获奖情况

2001 年，李建民教授等获得当年国家教育部颁发的“科技成果完成者证书”，项目名称为“医用生物活性微晶玻璃人工骨的临床应用研究”。

2001 年，李建民教授等获得 2001 年山东省轻工业科技进步一等奖，获奖项目名称为“医用生物活性玻璃微孔材料的研制”。

2003 年，李建民教授等获得山东省医学科技奖—科技创新成果奖三等奖，获奖项目名称为“保留半月板的胫骨近端骨巨细胞瘤切除及膝关节重建研究”。

2011 年，李建民教授等获得山东省科技进步奖二等奖，获奖项目名称为“膝关节周围骨肿瘤大块切除最佳骨切除范围和骨及软组织重建的研究”。

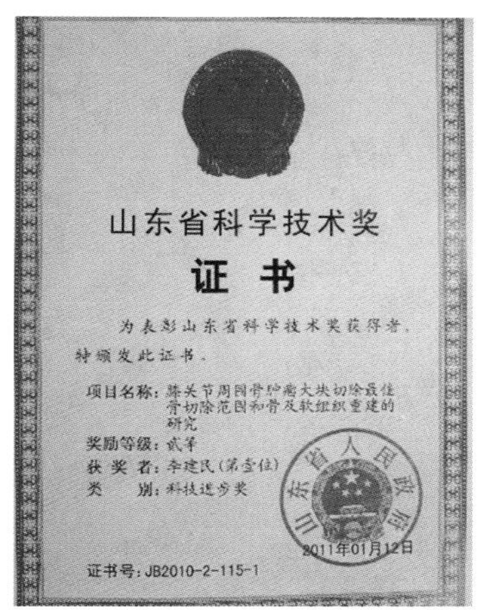

山东省科学技术奖

证　书

为表彰山东省科学技术奖获得者，特颁发此证书。

项目名称：膝关节周围骨肿瘤大块切除最佳骨切除范围和骨及软组织重建的研究

奖励等级：贰等

获 奖 者：李建民（第壹位）

类　　别：科技进步奖

2011年01月12日

证书号：JB2010-2-115-1

“膝关节周围骨肿瘤大块切除最佳骨切除范围和骨及软组织重建的研究”获奖证书

2015年，李建民教授等获得山东省科技进步奖二等奖，获奖项目名称为“骨肉瘤治疗的基础与临床研究”。

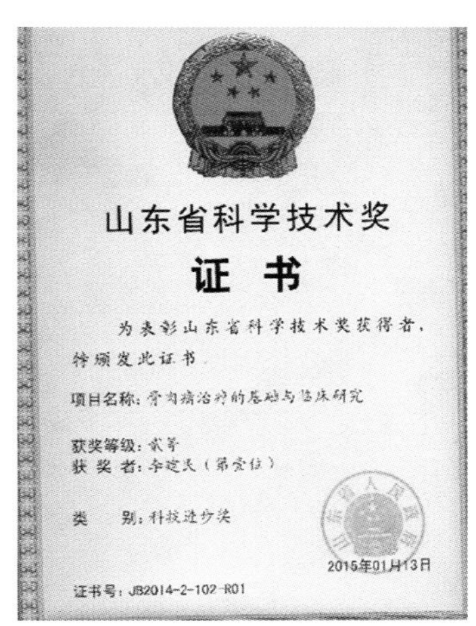

山东省科学技术奖

证　书

为表彰山东省科学技术奖获得者，特颁发此证书。

项目名称：骨肉瘤治疗的基础与临床研究

获奖等级：贰等

获 奖 者：李建民（第壹位）

类　　别：科技进步奖

2015年01月13日

证书号：JB2014-2-102-R01

“骨肉瘤治疗的基础与临床研究”获奖证书

（二）主编及参编专著

《脊柱肿瘤外科治疗手术技巧》，李建民等主编，人民军医出版社2014年出版。

《骨肿瘤诊治纲要》，李建民等主编，山东科学技术出版社2009年出版。

《骨科学》，李建民等编，人民卫生出版社2016年出版。

（三）专利成果

李建民：

一种套接翻修假体，实用新型专利，专利号：ZL200720019399.3。

一种椎弓根截骨骨刀，实用新型专利，专利号：ZL200820019326.9。

一种用于全脊椎整块切除术的脊髓保护器，实用新型专利，专利号：ZL200920017201.7。

一种椎体剥离牵开器，实用新型专利，专利号：ZL200920029765.2。

一种直角截骨刀，实用新型专利，专利号：ZL200920226188.6。

3D打印人工椎体内固定装置，实用新型专利，专利号：ZL201820741693.3。

悬挂式定制组配式全骶骨假体，实用新型专利，专利号：ZL201820848247.2。

（四）研究课题

山东大学齐鲁医院骨肿瘤科积极申请各项科研基金及项目，主办、承办并参加了各级学术会议，以交流学术经验，共同提高业务水平。

课题名称	课题编号	授予单位及等级	时间	负责人
MARK2在骨肉瘤肿瘤干细胞化疗耐药中的作用及分子机制研究	81672655	国家自然科学基金面上项目	2017年	李建民
以DNA依赖蛋白激酶为靶点逆转骨肉瘤肿瘤干细胞化疗耐药及其分子机制的研究	81172551	国家自然科学基金面上项目	2011年	李昕
大蒜素对骨肉瘤多药耐药株肿瘤干细胞作用效果及分子机制研究	30973018	国家自然科学基金面上项目	2009年	李建民
DNA-PKcs通过调节Rho/ROCK信号通路参与骨肉瘤转移的研究	81902742	国家自然科学基金青年项目	2019年	李卡
卡瓦胡椒素A诱导滑膜肉瘤细胞和肿瘤干细胞凋亡和逆转耐药机制及动物研究	2014WSB20029	山东省卫计委项目	2014年	李振峰
恶性肿瘤侵入膝关节内的临床评估及切除与重建的相关研究	2014GSF118014	山东省科技发展计划项目	2014年	李建民
以DNA依赖性蛋白激酶催化亚单位在骨肉瘤细胞转移中的作用及其分子机制研究	ZR2011HM037	山东省自然科学基金面上项目	2012年	李昕
全脊椎整块切除术治疗脊柱肿瘤的技术改进与肿瘤切除的彻底性研究	2011GGH21831	山东省科技厅	2011年	李建民
载甲氨蝶呤（MTX）的磷酸钙骨水泥（CPC）的基础研究	—	山东省科技发展计划项目	2003年	杨志平

续表

课题名称	课题编号	授予单位及等级	时间	负责人
膝关节周围骨肿瘤大块切除最佳骨切除范围和骨及软组织重建的研究	—	山东省医药卫生发展计划	2002 年	李建民
碱性磷酸酶及其同工酶在骨肉瘤预后判断中的价值	—	山东省医药卫生科技发展计划	2001 年	杨志平

（五）学术论文汇总

1. 中文论文

李建民,杨志平,孙明孚,等.螺旋刃活检针在骨肿瘤诊断中的应用价值[J].临床肿瘤学杂志，1999，4（1）：15-17.

李建民，杨志平，马祥兴. CT 引导下经皮经椎弓根脊椎肿瘤穿刺活检[J].山东大学学报（医学版），2000，38（3）：293-294.

杨志平，李建民，李庆波，等. 定制人工膝关节假体治疗膝关节周围恶性骨肿瘤[J].山东医科大学学报，2000，38（4）：69-70.

李建民，杨志平，贾玉华，等. 腓肠肌移位在胫骨近端肿瘤保肢术中的应用价值[J].中国修复重建外科杂志，2001，15（1）：9-11.

李建民，杨志平，李昕，等. 胫骨近端单髁骨巨细胞瘤切除膝关节重建术[J].中国矫形外科杂志，2002，10（9）：915-916.

李建民，杨志平，李昕，等. 保留半月板的胫骨近端复发性骨巨细胞瘤切除及膝关节重建术[J].山东大学学报：医学版，2002，40（2）：146-147.

杨志平，李建民，李昕，等. 膝关节周围恶性骨肿瘤原位微波灭活术初探[J].山东大学学报（医学版），2002，40（5）：479-479.

丰荣杰，李建民. 骨肉瘤围手术期术前储血式自体血回输的预后观察[J].山东医药，2002，42（17）：31-32.

杨志平，李建民，李昕，等. 应用 Pyramesh 钛网融合器植骨加 Orion 钛板内固定治疗颈椎椎体肿瘤[J].中国骨肿瘤骨病，2003，2（1）：20-22.

李建民，杨志平，李昕，等. 含 BMP 的骨填充材料在骨肿瘤与瘤样病变手术中的应用[J].生物骨科材料与临床研究，2003，1（1）：30-31.

杨志平，李建民，李昕，等. 磷酸钙骨水泥修复良性骨肿瘤骨缺损[J].山东大学学报（医学版），2003，41（4）：75-77.

杨强，李建民. 骨肿瘤诊断和治疗[J].医学研究杂志，2003，32（10）：51-52.

李昕，汤继文，李建民，等. Bcl-XL、Bcl-Xs/L 以及 Bcl-6 在骨肉瘤组织中的表达及临床意义[J].山东大学学报：医学版，2003，41（5）：511-513.

李建民，杨志平，杨强. 软组织内软骨肉瘤的诊断与治疗（附 5 例报告）[J].山东医药，2003，43（20）：16-17.

杨强，李建民，杨志平，等. 膝关节肿瘤假体置换术后的处理及功能康复[J]. 中国矫形外科杂志，2004，12（9）：660-662.

李昕，李建民，杨志平，等. MMP-7、MMP-9 及 MMP-10 与骨肉瘤侵袭转移的关系及临床意义[J].山东大学学报（医学版），2004，42（5）：593-595.

孙广智，杨志平，李建民. 骨缺损修复材料的研究进展[J].生物骨科材料与临床研究，2005，2（1）：35-38.

李昕，李建民，杨志平，等. Bcl-xL 及 DNA-PKcs 在ⅡB 期骨肉瘤中的表达及临床意义[J].中国骨肿瘤骨病，2005，4（1）：23-26.

姜鹏翔，李建民. 恶性骨肿瘤保肢手术并发症的原因及防治[J].临床骨科杂志，2005，8（2）：116-120.

李建民，杨强，杨志平，等. 骨肉瘤髓腔内侵袭范围 MRI 测量与确定合理截骨平面的相关研究[J].中国矫形外科杂志，2005，013（23）：1792-1794.

丰荣杰，李建民，李恩惠，等. 脊柱转移瘤的外科处理（附 22 例报告）[J]. 山东医药，2005，45（15）：6-8.

杨志平，孙广智，李建民，等. 重组合异种骨修复良性骨肿瘤及瘤样病变骨缺损[J].生物骨科材料与临床研究，2006，3（1）：15-17.

韩键，杨志平，李昕，等. 载甲氨蝶呤的磷酸钙骨水泥的力学性能测定及显微结构观察[J].生物骨科材料与临床研究，2006，3（4）：8-11.

李振峰，李建民，杨志平，等. 近端胫骨骨肉瘤的保肢术[J].生物骨科材料与临床研究，2006，3（6）：15-17.

谢飞彬，李建民，杨志平，等. 股骨近端骨肿瘤及瘤样病变骨缺损的修复重建[J].生物骨科材料与临床研究，2006，3（6）：36-38.

杨强，李建民，杨志平，等. 胫骨近端瘤段骨切除定制假体置换术后腓总神经损伤的原因探讨[J].中国骨肿瘤骨病，2006，5（2）：87-89.

李昕，杨志平，李建民. 动静脉联合化疗与单纯静脉化疗对骨肉瘤疗效的比较[J].中国骨肿瘤骨病，2006，5（6）：330-332.

谢飞彬，李建民，千建荣，等. 脊柱病变为主的骨髓瘤的诊断和外科治疗[J]. 中国矫形外科杂志，2006，14（9）：660-662.

丰荣杰，千建荣，谢飞彬，等. 成分输血对骨肉瘤患者细胞免疫功能的影响[J].基础医学与临床，2006，26（6）：655-656.

丰荣杰，李建民，杨志平，等. 骨肉瘤患者围手术期细胞免疫功能的变化[J]. 山东大学学报（医学版），2006，44（2）：173-177.

丰荣杰，谢飞彬，千建荣，等. 双特异性单链抗体治疗骨肉瘤的免疫活性研究[J].山东大学学报（医学版），2006，44（9）：900-904.

李昕，李建民，杨志平. ⅡB 期骨肉瘤临床预后相关因素分析（附 40 例报告）[J].山东医药，2006，46（3）：6-7.

李建民，丰荣杰. 腰椎肿瘤 [J]. 山东医药，2006，46（3）：69.

李建民，杨志平，李昕，等. 肿瘤型假体关节置换术后二次手术治疗的研究

[J].中华关节外科杂志（电子版），2007，1（5）：278-280.

谢飞彬，李建民，杨志平，等. 股骨近端纤维结构不良的手术治疗［J］. 临床骨科杂志. 2007，10（2）：168-170.

李恩惠，刘新宇，杨志平，等. 颈椎肿瘤单侧关节突关节切除后的稳定性重建[J].中国脊柱脊髓杂志，2007，17（7）：512-515.

李振峰，李建民，李传福，等. 骨与软组织肿瘤的磁共振氢质子波谱分析[J].实用放射学杂志，2007，23（3）：368-370.

张永奎，李建民. 二烯丙基三硫化物抗肿瘤的作用机制[J].中国老年学，2007，27（20）：2053-2056.

千建荣，李建民，谢飞彬，等. 骨的恶性纤维组织细胞瘤诊治分析[J].中国矫形外科杂志，2007，175（5）：351-354.

李振峰，李建民，杨志平，等. 胫骨近段骨肉瘤的切除和功能重建[J].山东大学学报（医学版），2007，45（3）：322-324.

李建民，杨志平，李昕，等. 上胫腓关节切除在胫骨近端骨肉瘤保肢中的应用[J].中华外科杂志，2007，45（10）：673-676.

李建民，杨志平，李昕，等. 保留半月板的胫骨近端骨巨细胞瘤切除及膝关节重建长期随访[J].中国骨与关节外科，2008，1（3）：185-189.

李栋，李建民，李振峰，等. 足踝部骨与关节肿瘤及瘤样病变 103 例分析[J].生物骨科材料与临床研究，2008，5（2）：14-17.

李建民，杨强. 人工假体在骨肿瘤保肢术中的应用及发展[J].中国医疗器械信息，2008，14（11）：9-15.

张帅，李建民，丰荣杰，等. 同种异体半关节移植 20 年以上远期疗效评价[J].山东大学学报：医学版，2008，46（3）：301-304.

刘文广，李建民，刘凯红，等. 定制肿瘤人工髋关节假体断裂三维有限元分析及套接式翻修假体的初步应用[J].山东大学学报（医学版），2008，46（4）：430-432.

李建民，阎峻，杨志平，等. 胸腰椎肿瘤全脊椎整块切除初步应用及手术方法改进[J].中国矫形外科杂志，2009，17（1）：14-16.

杨志平，刘文广，李昕，等. 套接式假体的设计及在定制肿瘤假体断裂翻修术中的应用[J].中国医学科学院学报，2009，31（3）：348-348.

李建民，杨强. 颈椎肿瘤的诊断与手术治疗[J].山东医药，2009，49（14）：111-112.

杨强，李建民，杨志平，等. 肩胛带区骨肿瘤的保肢治疗[J].中华关节外科杂志（电子版），2010（1）：33-39.

卢群山，李建民，杨强，等. 膝关节肿瘤假体与骨结合部皮质外骨桥的影像学观察[J].中国矫形外科杂志，2010，18（15）：1254-1257.

杨志平，杨强，李昕，等. 胫骨上端恶性骨肿瘤广泛切除与重建[J].中国矫形外科杂志，2011，19（14）：1145-1148.

杨志平，田永昊，杨强，等. 定制肿瘤型铰链膝关节假体置换术后假体生存率及并发症分析[J].中华骨科杂志，2011，31（6）：617-622.

杨强，李建民，杨志平，等. 胸腰椎肿瘤全脊椎切除术后的稳定性重建及其并发症[J].中华骨科杂志，2011，31（6）：658-663.

李建民，杨强，卢群山. 关节外全膝关节切除术治疗膝关节周围恶性骨肿瘤的研究进展[J].中华骨科杂志，2011，31（6）：706-709.

李振峰，李建民，杨志平，等. 复发性软组织肉瘤 21 例疗效分析[J].中华外科杂志，2011，49（11）：995-996.

祁磊，李建民，相龙占，等. 局部短时间应用高浓度蒸馏水顺铂溶液对骨肉瘤细胞作用的实验研究[J].山东大学学报（医学版），2011，49（2）：75-78.

祁磊，李建民，王亮，等. 大鼠脊髓周围应用高浓度蒸馏水顺铂溶液对脊髓的影响[J].中华外科杂志，2011，49（12）：1142-1143.

杨强，李建民，杨志平，等. 关节外全膝关节切除术的解剖学观察和临床应用[J].中华骨科杂志，2012，32（11）：1060-1065.

李昕，李建民，杨志平，等. 两种切除方式下腱鞘巨细胞瘤复发率的对比分析[J].实用骨科杂志，2013，19（4）：321-324.

杨强，李建民，杨志平，等. 全脊椎整块切除术治疗胸腰椎肿瘤及稳定性重建结果[J].中华肿瘤杂志，2013，35（3）：225-230.

张庆宇，李振峰，李建民，等. 关于多中心骨巨细胞瘤的系统回顾[J].中国矫形外科杂志，2015，23（23）：57-60.

杨强，王鲁强，杨志平，等. 定制肿瘤型关节假体髓外柄断裂的有限翻修技术[J].中华骨科杂志，2015，35（2）：127-132.

杨强，王鲁强，杨志平，等. 定制肿瘤型关节假体髓外柄断裂的有限翻修技术[J].中华骨科杂志，2015，35（2）：127-132.

王亚鹏，杨志平. 褪黑素联合顺铂、甲氨蝶呤对骨肉瘤 SaOS-2 细胞增殖的影响[J].中国医学科学院学报，2015，37（2）：215-220.

塔里甫江·帕拉提，杨志平，杨强，等. 股骨远端套接式翻修假体的生物力学研究及临床应用[J].中国矫形外科杂志，2017，25（7）：641-645.

杨强，李建民，杨志平，等. 伴脊髓压迫的脊椎侵袭性血管瘤手术方式选择[J].中国脊柱脊髓杂志，2018，28（3）：228-233.

李建民，李振峰. 中国脊柱肿瘤外科治疗存在问题及面临的挑战[J].中华骨科杂志，2018，38（10）：577-579.

杨强，李建民，杨志平，等. 脊柱骨巨细胞瘤全脊椎切除术后复发的治疗[J].中华骨科杂志，2018，38（10）：595-600.

李卡，杨强，李振峰，等. 老年骨肉瘤 10 例治疗总结[J].中华老年骨科与康复电子杂志，2019，5（2）：87-92.

李卡，李建民，杨志平，等. 恶性骨与软组织肿瘤手术部位感染的危险因素分析[J].中国骨与关节杂志，2019，8（9）：672-675.

李卡，李建民，杨志平，等. 3D 打印假体结合保留骨骺技术治疗儿童骨肉瘤 1

例报道[J].中华骨与关节外科杂志，2019，12（5）：381-383.

2. 外文论文

Li JM，Yang ZP，Li ZF，et al. Knee Reconstruction With Preservation of the Meniscus in Tibial Giant Cell Tumor[J].Clin Orthop Relat Res. 2008，466（12）：3101-3107.

Li X，Yang ZP，Li JM. Soft Tissue Reconstruction With Sagittal Split Anterior Tibial Muscle Transfer and Medial Gastrocnemius Transposition in Limb-Salvage Surgery of Bone Tumors in a Proximal Tibia[J].Ann Plast Surg. 2008，61（2）：204-208.

Zhang Y，Yang ZP，Li JM，et al. Custom Prosthetic Reconstruction for Proximal Tibial Osteosarcoma With Proximal Tibiofibular Joint Involved[J].Surg Oncol. 2008，17（2）：87-95.

Hao Y，Zhang Y，Li JM，et al. The Accuracy of Magnetic Resonance Imaging in Determining the Osteotomy Plane in Osteosarcoma[J].Orthopedics. 2008，31（6）：544.

Li J，Liu W，Li JM，et al. Diallyl Trisulfide Reverses Drug Resistance and Lowers the Ratio of CD133+ Cells in Conjunction With Methotrexate in a Human Osteosarcoma Drug-Resistant Cell Subline[J].Mol Med Rep. 2009，2（2）：245-252.

Yang Q，Li JM，Yang ZP，et al. Limb Sparing Surgery for Bone Tumours of the Shoulder Girdle：The Oncological and Functional Results[J].Int Orthop. 2010，34（6）：869-875.

Li Xin，Moretti VM，Ashana AO，et al. Perioperative Infection Rate in Patients With Osteosarcomas Treated With Resection and Prosthetic Reconstruction[J].Clin Orthop Relat Res. 2011，469（10）：2889-2894.

Li Xin，Ashana AO，Moretti VM，et al. The Relation of Tumour Necrosis and Survival in Patients With Osteosarcoma[J].Int Orthop. 2011，35（12）：1847-1853.

Liu Y，Li J，Hu Y. Transplantation of Gene-Modified Nucleus Pulposus Cells Reverses Rabbit Intervertebral Disc Degeneration[J].Chin Med J（Engl）. 2011，124（16）：2431-2437.

Li Y，Zhang J，Li JM，et al. Curcumin Inhibits Proliferation and Invasion of Osteosarcoma Cells Through Inactivation of Notch-1 Signaling[J].FEBS J. 2012，279（12）：2247-2259.

Zhang L，Li Y，Li JM，et al. Increased Frequencies of Th22 Cells as Well as Th17 Cells in the Peripheral Blood of Patients With Ankylosing Spondylitis and Rheumatoid Arthritis[J].PLoS One. 2012，7（4）：e31000.

Li Xin，Moretti VM，Ashana AO，et al. Impact of Close Surgical Margin on Local Recurrence and Survival in Osteosarcoma[J].Int Orthop. 2012，36（1）：131-137.

Si M，Zhao J，Li JM，et al. Reversion Effects of Curcumin on Multidrug Resistance of MNNG/HOS Human Osteosarcoma Cells in Vitro and in Vivo Through Regulation of P-glycoprotein[J].Chin Med J（Engl）. 2013，126（21）：4116-4123.

Li Y，Zhang J，Li JM，et al. Diallyl Trisulfide Inhibits Proliferation，Invasion and

Angiogenesis of Osteosarcoma Cells by Switching on Suppressor microRNAs and Inactivating of Notch-1 Signaling[J].Carcinogenesis. 2013, 34 (7): 1601-1610.

Li ZF Li JM, Yan J, et al. Prevention of Contamination by Biopsy Needle Track Contamination Using a Novel Adriamycin-Loaded Gelatin Sponge[J].World J Surg Oncol. 2013, 11: 169.

Tian D, Jing J, Li JM, et al. Comparison of Two Different Double-Plate Fixation Methods With Olecranon Osteotomy for Intercondylar Fractures of the Distal Humeri of Young Adults[J].Exp Ther Med. 2013, 6 (1): 147-151.

Si M, Yang Z, Li JM, et al. Anterior Versus Posterior Fixation for the Treatment of Lumbar Pyogenic Vertebral Osteomyelitis[J].Orthopedics. 2013, 36 (6): 831-836.

Zhu X, Zuo J, Li JM, et al. Osteogenesis of Umbilical Mesenchymal Stem Cells Is Enhanced in Absence of DNA Methyltransferase 3B (DNMT3B) Through Upregulatin Runx2 Expression[J].Eur Rev Med Pharmacol Sci, 2014, 18 (20): 3004-3009.

Qin T, Sun Y, Li JM, et al. Period2 Deficiency Blunts Hypoxia - Induced Mobilization and Function of Endothelial Progenitor Cells [J]. PLoS One. 2014, 9 (9): e108806.

Tian J, Li X, Li JM, et al. CD271 + Osteosarcoma Cells Display Stem - Like Properties[J].PLoS One. 2014, 9 (6): e98549.

Wang Z, Xia Q, Li JM, et al. Reversion of P-glycoprotein-mediated Multidrug Resistance by Diallyl Trisulfide in a Human Osteosarcoma Cell Line[J].Oncol Rep. 2014, 31 (6): 2720-2726.

Fan Q, Hu Y, Li JM, et al. Melittin Protein Inhibits the Proliferation of MG63 Cells by Activating Inositol-Requiring protein-1α and X-box Binding Protein 1-mediated Apoptosis[J].Mol Med Rep. 2014, 9 (4): 1365-1370.

Sun P, Miao B, Li JM, et al. The Effect of Resveratrol on Surgery-Induced Epidural Fibrosis in Laminectomy Rats [J]. Evid Based Complement Alternat Med. 2014, 2014: 574236.

Yan J, Li K, Li JM, et al. The Ipsilateral Adjacent Laminae: A Reliable Guide in Determining the Direction of Subaxial Cervical Pedicle Axis in the Sagittal Plane[J].Spine (Phila Pa 1976). 2015, 40 (21): 1647-1652.

Li X, Tian J, Li JM, et al. Targeting DNA-PKcs Increased Anticancer Drug Sensitivity by Suppressing DNA Damage Repair in Osteosarcoma Cell Line MG63[J]. Tumour Biol. 2015, 36 (12): 9365-9372.

Chen N, Hao F, Li JM, et al. Capillarisin Exhibits Anticancer Effects by Inducing Apoptosis, Cell Cycle Arrest and Mitochondrial Membrane Potential Loss in Osteosarcoma Cancer Cells (HOS) [J].Drug Res (Stuttg). 2015, 65 (8): 422-427.

Yang Q, Sun P, Li JM, et al. Skeletal Lesions in Primary Hyperparathyroidism[J]. Am J Med Sci. 2015, 394 (4): 321-327.

Zhang Q, Li J, Li ZF, et al. Comments on Li H Et Al. "A Systematic Review of Matrix Metalloproteinase 9 as a Biomarker of Survival in Patients With Osteosarcoma" [J].Tumour Biol. 2015, 36 (1): 5-6.

Li K, Yan J, Li JM, et al. The Effect of Void Creation Prior to Vertebroplasty on Intravertebral Pressure and Cement Distribution in Cadaveric Spines With Simulated Metastases[J].J Orthop Surg Res. 2015, 10: 20-26.

Chen F, Wang C, Li JM, et al. Salvianolic Acid B Reduced the Formation of Epidural Fibrosis in an Experimental Rat Model[J].J Orthop Surg Res. 2016, 11 (1): 141-147.

Li K, Li X, Li JM, et al. Downregulation of DNA - PKcs Suppresses P - gp Expression via Inhibition of the Akt/NF-κB Pathway in CD133-positive Osteosarcoma MG-63 Cells[J].Oncol Rep. 2016, 36 (4): 1973-1980.

Wang H, Sun N, Li JM, et al. Assay of Peripheral Regulatory Vδ1 T Cells in Ankylosing Spondylitis and Its Significance [J]. Med Sci Monit. 2016, 22 (6): 3163-3168.

Sun Q, Li P, Li JM, et al. Anterior Cervical Discectomy and Fusion for Noncontiguous Cervical Spondylotic Myelopathy. Indian J Orthop. Jul-Aug 2016, 50 (4): 390-396.

Zhang Q, Yang Qiang, Li JM, et al. HER-2 Expression in Biopsy and Surgical Specimen on Prognosis of Osteosarcoma: A Systematic Review and Meta-Analysis of 16 Studies[J].Medicine (Baltimore). 2016, 95 (23): e3661.

Wang H, Sun N, Li JM, et al. Diallyl Trisulfide Induces Osteosarcoma Cell Apoptosis Through Reactive Oxygen Species-Mediated Downregulation of the PI3K/Akt Pathway[J].Oncol Rep. 2016, 35 (6): 3648-3658.

Li ZF, Shao XH, Li JM, et al. Transnasal Endoscopic Biopsy Approach to Atlas Tumor With X-ray Assisted and Related Radiographic Measure[J].Orthop Surg. 2016, 8 (2): 179-185.

Zhang Q, Liu F, Li JM, et al. Internal Versus External Fixation for the Treatment of Distal Radial Fractures: A Systematic Review of Overlapping Meta-Analyses[J].Medicine (Baltimore). 2016, 95 (9): e2945.

Sun Q, Sun L, Li JM, et al. A Comparison of Zero-Profile Devices and Artificial Cervical Disks in Patients With 2 Noncontiguous Levels of Cervical Spondylosis[J].Clin Spine Surg. 2016, 29 (2): E61-E66.

Xu M, Li JM. MicroRNA-181b Promotes Osteosarcoma Cell Proliferation, Invasion and Migration in Vitro via Targeting RASSF8[J].Int J Clin Exp Pathol 2016, 9 (6): 6145-6153.

Wang H, Sun N, Li JM, et al. Simvastatin Suppresses Cell Migration and Invasion, Induces G0/G1 Cell Cycle Arrest and Apoptosis in Osteosarcoma Cells[J].Int J Clin Exp

Pathol 2016，9（6）：5837-5848.

Li J，Li T，Li JM，et al. Using Side-Opening Injection Cannulas to Prevent Cement Leakage in Percutaneous Vertebroplasty for Osteoporotic Vertebral Compression Fractures，Does It Really Work[J]. J Orthop Sci. 2017，22（5）：811-815.

Sun Y，Wang F，Li JM，et al. MicroRNA-433 Regulates Apoptosis by Targeting PDCD4 in Human Osteosarcoma Cells[J].Oncol Lett. 2017，14（2）：2353-2358.

Tian H，Guan D，Li JM. Identifying Osteosarcoma Metastasis Associated Genes by Weighted Gene Co-Expression Network Analysis（WGCNA）[J].Medicine（Baltimore）. 2018，97（24）：e10781.

Sun C，Wang B，Li JM，et al. Quantitative Measurement of Breast Carcinoma Fibrosis for the Prediction in the Risk of Bone Metastasis[J].Am J Transl Res，2018，10（6）：1852-1859.

Yuan B，Ji W，Li JM，et al. Combined Analysis of Gene Expression and Genome Binding Profiles Identified Potential Therapeutic Targets of Ciclopirox in Ewing Sarcoma[J].Mol Med Rep，2018，17（3）：4291-4298.

Sun C，Li JM，Wang B，et al. Tumor Angiogenesis and Bone Metastasis-Correlation in Invasive Breast Carcinoma[J].J Immunol Methods，2018，452：46-52.

Yuan B，Ji W，Li JM，et al. Association Analysis Between thrombospondin-2 Gene Polymorphisms and Intervertebral Disc Degeneration in a Chinese Han Population[J]. Medicine（Baltimore），2018，97（2）：e9586.

Li ZF，Lv ZR，Li JM，et al. Successful Treatment of a Primary Thoracic Dumb-Bell Yolk Sac Tumor Presenting With Severe Spinal Cord Compression：Case Report[J]. Medicine（Baltimore），2019，98（43）：e17610.

Li ZF，Lv ZR，Li JM. Total En Bloc Spondylectomy for the Fifth Lumbar Solitar Metastasis by a Posterior-only Approach. World Neurosurg[J].World Neurosurg，2019，140：235-239.

Lv ZR，Li ZF，Li JM，et al. One-Step Reconstruction With a Novel Suspended，Modular，and 3D-Printed Total Sacral Implant Resection of Sacral Giant Cell Tumor With Preservation of Bilateral S1-3 Nerve Roots via a Posterior-only Approach[J].Orthop Surg，2020，12（1）：58-66.

（六）对外学习交流活动

李建民于2002年参加香港中文大学创伤培训班，2006年赴英国皇家骨科医院（Royal Orthopaedic Hospital）研修，2011年赴意大利里佐利骨科医院（Rizzoli Orthopaedic Hospital）交流访问。

杨志平于2000年赴德国埃斯卡拉普学院（Aesculap College）学习。

李昕于2009年经考试选拔考取国家留学基金委全额资助公派留学资格，作为访问学者赴美国宾夕法尼亚大学（University of Pennsylvania）公派留学1年。

李振峰于2012年赴美国UCI医学中心访问学习，2020年在美国犹他州盐湖城医学中心和癌症中心访问学习3周。

2名博士生分别于2007年赴美国梅奥（Mayo）医学中心和2014年赴宾夕法尼亚大学学习。

（七）主办、承办的会议及学习班等

2002年11月，山东省骨与软组织肿瘤学术会议召开。

2005年8月，全国骨肿瘤治疗进展及并发症防范策略学术研讨会召开。

2006年，全国医学会第八次骨肿瘤年会召开。

2009~2019年，第一至十届全国骨肿瘤治疗进展及并发症防范策略学术研讨会召开。

2011年、2013年、2015年、2016年，中国抗癌协会肉瘤专业委员会骨转移瘤学组第一、二、四、五次工作会议暨全国骨转移性肿瘤诊治专题研讨会召开。

2016年11月，中国医疗保健国际交流促进会骨科分会骨肿瘤外科学组第一次学术会议、中国医师协会骨科医师分会骨肿瘤工作委员会脊柱骨盆肿瘤学组第二次学术会议召开。

2017年9月，中国医疗保健国际交流促进会骨科分会骨肿瘤外科学组第二届学术会议、2017年山东省医学会骨科学分会骨肿瘤学组学术会议召开。

2018年9月，2018骨肿瘤大手术围手术期出血防控研讨会召开。

2019年12月，山东省骨与软组织恶性肿瘤大数据科技创新联盟成立会召开。

2016年、2017年、2018年、2019年，第一至四届齐鲁骨肿瘤论坛举办。

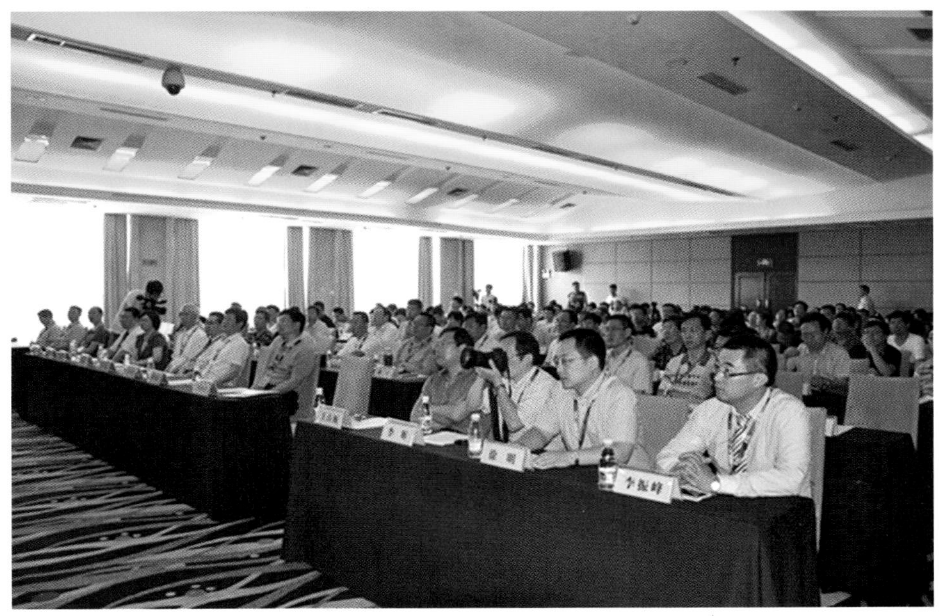

2014年，第六届全国骨肿瘤治疗进展及其并发症防范策略学术研讨会召开

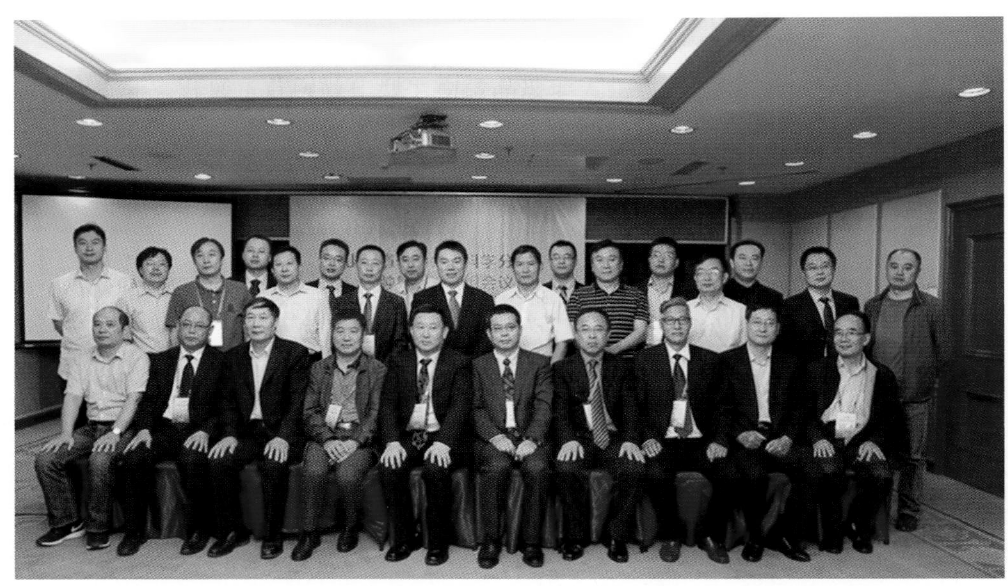

2017 年，第八届全国骨肿瘤治疗进展及并发症防范策略学术研讨会
暨 2017 年山东省骨肿瘤学术会议召开

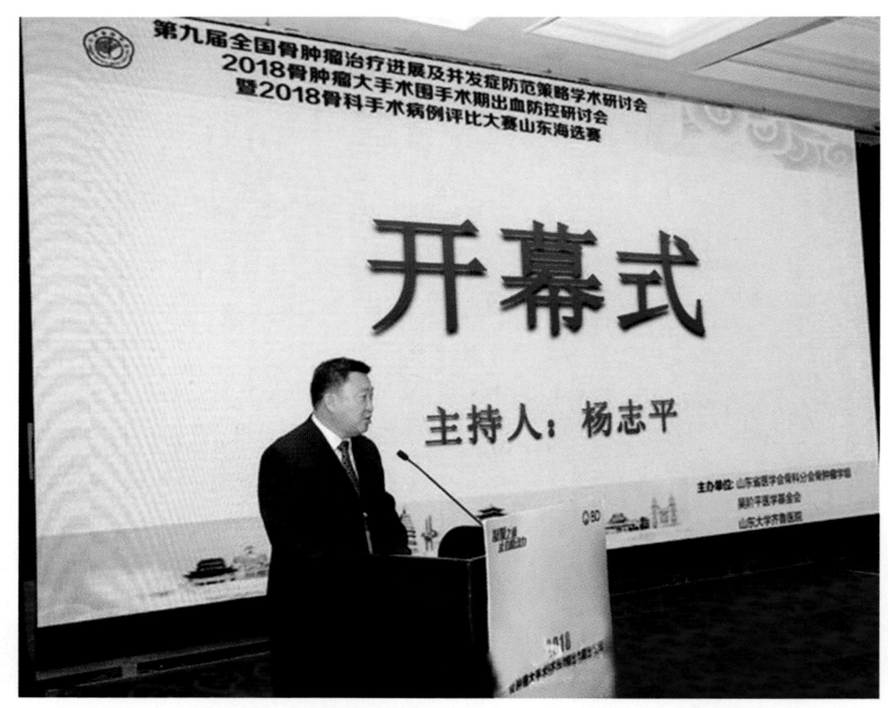

2018 年，第九届全国骨肿瘤治疗进展及并发症防范策略学术研讨会
暨 2018 骨肿瘤大手术围手术期出血防控研讨会召开

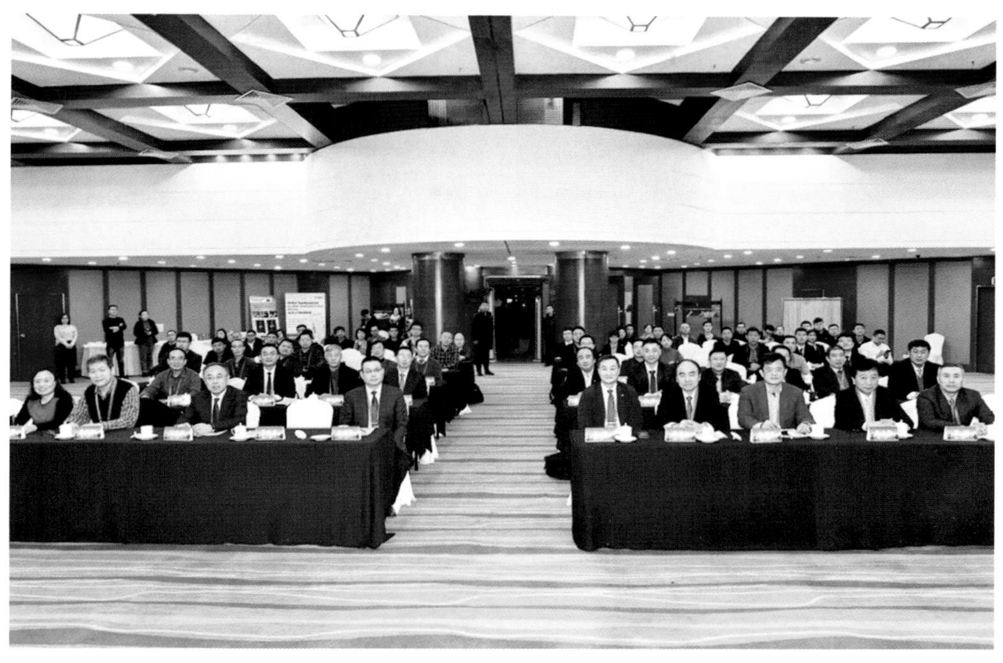

2019 年，第十届全国骨肿瘤治疗进展及并发症防范策略学术研讨会顺利召开
暨山东省骨与软组织恶性肿瘤大数据科技创新联盟成立

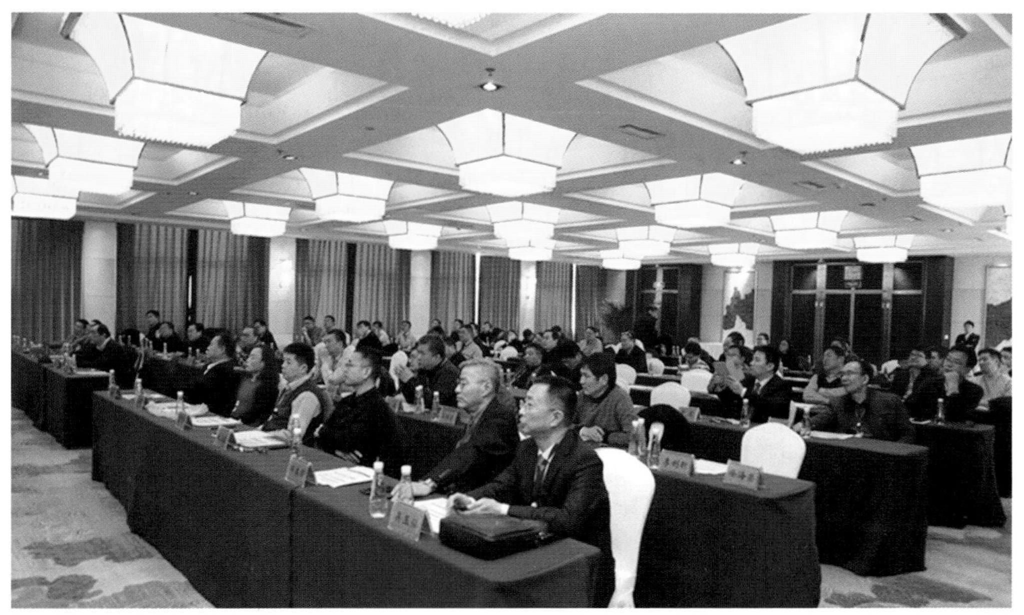

2019 年，第四届齐鲁骨肿瘤论坛学术交流大会召开

◎ 社会卫生工作及医疗技术指导

山东省医师协会骨科医师分会巡回培训会（2008 年 12 月赴北站滨州，2009 年 4 月赴南站临沂，2009 年 9 月赴东站青岛）。

山东省骨与软组织肿瘤规范化诊治巡讲 17 次（2014 年赴东营、滨州、滕州，2015 年赴青岛、聊城、莱芜、文登）。

2018 年 6 月，李振峰赴陕北榆林清涧县支援。

◎ 科室成员简介

李建民

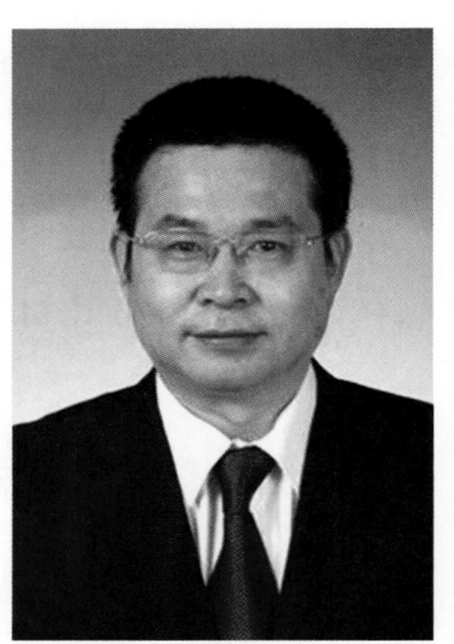

李建民，男，1961 年 10 月出生，中共党员，主任医师，教授，博士生导师，目前任山东大学齐鲁医院骨科主任兼骨肿瘤科主任。

【教育背景】

1977 年 9 月至 1982 年 7 月就读于滨州医学院，获学士学位。1984 年 9 月至 1987 年 7 月在中山医科大学师从黄承达教授，攻读骨科硕士研究生，获医学硕士学位。2000 年 9 月至 2003 年 7 月在山东大学师从汤继文教授，攻读骨科博士研究生，获医学博士学位。

【工作经历】

1982~1984 年任淄博中心医院骨科医师，1987 年至今在山东大学齐鲁医院骨科，历任住院医师、主治医师、副主任医师、主任医师。2002 年参加香港中文大学创伤培训班，2006 年赴英国皇家骨科医院研修。

【工作专长】

四肢骨肿瘤的切除与保肢治疗，脊柱肿瘤的全脊椎整块切除术，骶骨与骨盆肿瘤的切除与重建，恶性骨科肿瘤的化疗及骨与软组织肿瘤的基础研究等。

【学术兼职】

现任中华医学会骨科学分会第十一届委员会委员、中华医学会骨科分会骨肿瘤学组副主任委员、中国医师协会骨科医师分会委员及骨肿瘤工作委员会副主任委员、国际保肢协会（ISOLS）委员、国际脊髓协会委员、国际矫形与创伤外科学会（SICOT）中国部骨肿瘤学会副主任委员、中国抗癌协会肉瘤专业委员会副主任委员、中国残疾人康复协会肢体残疾康复专业委员会副主任委员、中国残疾人康复协会脊髓损伤康复专业委员会副主任委员、中国医疗保健国际交流促进会骨科分会骨肿瘤外科学组组长及软组织肿瘤分会常务委员兼躯体软组织肿瘤学组副组长、中国研究型医院学会骨科创新与转化专业委员会骨肿瘤外科学组副主任委员、

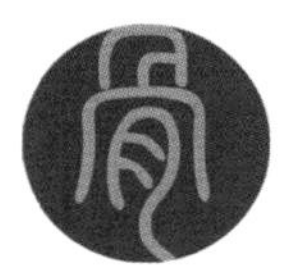

中国预防医学会骨与关节病预防与控制专业委员会常委、中国康复医学会骨与关节及风湿病专业委员会常务委员、中国医药教育协会血液病专业委员会多发性骨髓瘤外科专业委员会副主任委员和骨与软组织肿瘤专业委员会副主任委员、中国老年学和老年医学学会老年骨科分会常委兼老年骨肿瘤学组组长、中国老年保健老年医学研究会老年骨与关节病分会第二届委员会常委、亚太骨科学会委员、山东省骨科学会主任委员等。

【个人感言】

医者仁心，大爱无疆。

杨志平

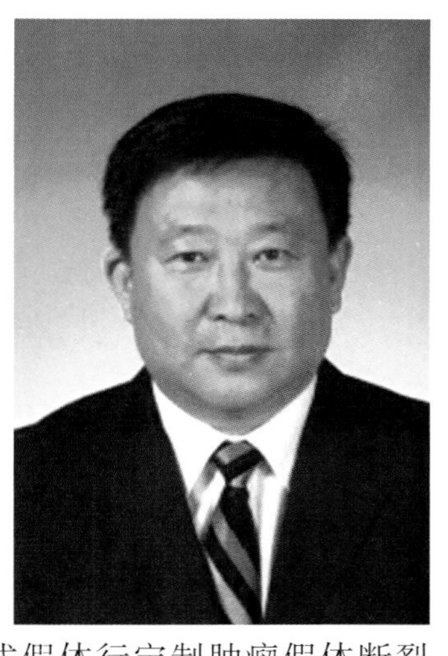

杨志平，男，1963 年 2 月出生，主任医师，教授，硕士生导师，目前任山东大学齐鲁医院骨肿瘤科副主任，外科教研室副主任。

【教育背景】

1986 年从山东医科大学医学系毕业，获学士学位。

【工作经历】

1982~1992 年任山东医科大学附属医院（现山东大学齐鲁医院）外科医师，1992 年至今在山东大学齐鲁医院骨科工作，历任主治医师、副主任医师、主任医师。2000 年赴德国埃斯卡拉普学院学习。

【工作专长】

骨与软组织肿瘤的诊断和治疗；创新利用了套接式假体行定制肿瘤假体断裂翻修术，利用结构植骨结合打压植骨行肿瘤假体松动翻修术，膝关节周围恶性骨肿瘤关节外肿瘤整块切除假体重建术等术式。

【学术兼职】

现任中华医学会骨科分会骨肿瘤学组委员、四肢工作委员会副主任委员、中华医学会医学工程分会数字骨科学组脊柱与骨病工作委员会委员、中国医师协会骨科分会骨与软组织肿瘤工作委员会委员、中国医师协会骨科分会四肢骨肿瘤工作组委员、中国医师协会骨科分会脊柱骨盆肿瘤工作组委员、中国抗癌协会肉瘤专业委员会委员，骨转移瘤学组副主任委员、中国抗癌协会肉瘤专业委员会脊柱肿瘤学组委员、国际矫形与创伤外科学会 SICOT 中国部骨肿瘤学会常务委员、中国研究型医院学会骨科创新与转化专业委员会骨肿瘤学组常务委员、中国老年学和老年医学学会骨质疏松分会骨肿瘤专业委员会副主任委员、中国医疗保健国际交流促进会骨科分会骨肿瘤外科学组委员、中国整形美容协会肿瘤整复分会常务委员、《中国骨与关节杂志》编委、《中华骨科杂志》审稿专家、山东省疼痛医学会骨科专业委员会主任委员、山东省医师协会骨科分会骨肿瘤专业委员会主任委员、山东省医学会骨科分会骨肿瘤学组副组长、山东省医学会数字医学分会骨科学组副主委、山东省中西医结合委员会骨科专业委员会副主任委员、山东省抗癌协会骨与软组织肿瘤分会副主任委员、山东省医师协会骨科分会委员、山东省残疾人康复协会理事、山东省残疾人康复协会肢体伤残康复委员会副主任委员。

【个人感言】

急患者所急，想患者所想。

李　昕

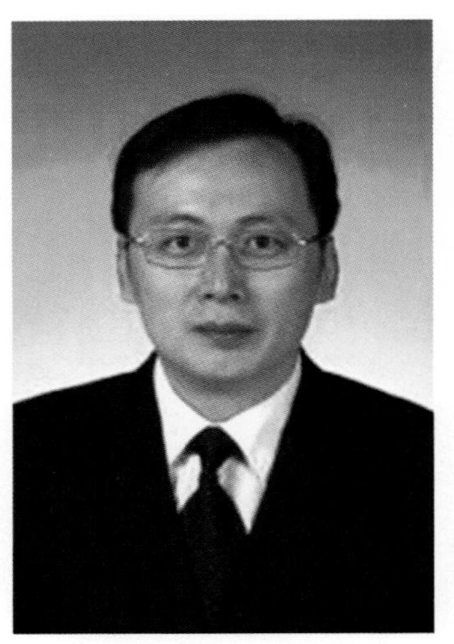

李昕，男，1970 年 1 月出生，医学博士，主任医师，目前任职山东大学齐鲁医院骨科。

【教育背景】

1993 年从山东医科大学临床专业本科英语班毕业，获学士学位。1996 年获医学硕士学位，师从王集锷教授。2003 年获医学博士学位，师从汤继文教授。

【工作经历】

1996 年至今在山东大学齐鲁医院骨科工作，历任住院医师、主治医师、副主任医师、主任医师。2009 年，经考试选拔考取国家留学基金委全额资助公派留学资格（提前批），作为访问学者赴美国宾夕法尼亚大学公派留学 1 年。

【工作专长】

骨与软组织肿瘤等，四肢骨与软组织肿瘤保肢治疗、化疗，脊柱骨盆骶骨肿瘤以及肿瘤骨转移手术和微创治疗。

【学术兼职】

现任山东省医学会骨科专业委员会骨肿瘤学组委员、中国抗癌协会肉瘤委员会青年委员会委员、中国抗癌协会骨盆环学组委员、中国健康教育学会多发性骨髓瘤外科学组委员、中国抗癌协会肉瘤专业委员会化放疗学组委员、中国抗癌协会肉瘤专业委员会保肢学组委员。

【个人感言】

医路漫漫，明辨慎思笃行。

李振峰

李振峰，男，1976 年 1 月出生，中共党员，医学博士，副主任医师，目前任职山东大学齐鲁医院骨科。

【教育背景】

1993 年 9 月至 1998 年 7 月就读于山东医科大学，获学士学位。2002 年 9 月至

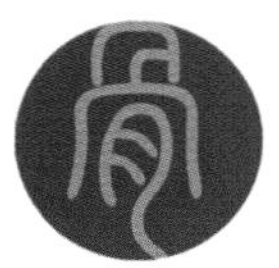

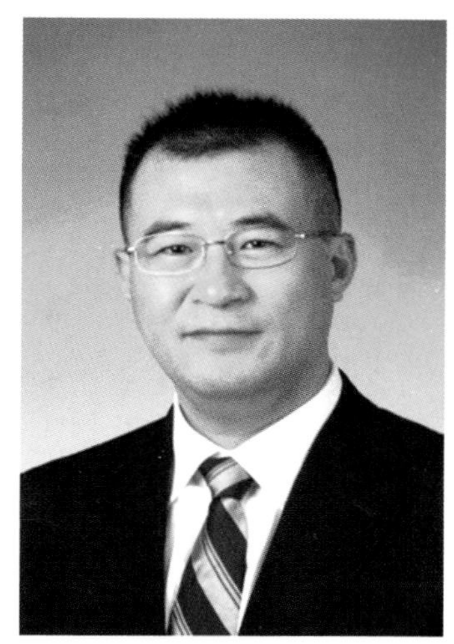

2007年7月攻读山东大学医学院研究生，师从李明教授及李建民教授，获医学博士学位。

【工作经历】

2007年至今在山东大学齐鲁医院骨科工作，历任住院医师、主治医师、副主任医师。2012年赴美国UCI医学中心访问学习。

【工作专长】

擅长骨肿瘤骨病等的诊治，原发与转移性骨与软组织肿瘤、骨病的诊治和新辅助化疗，脊柱、骨盆等疑难部位肿瘤的穿刺活检术及肿瘤靶向治疗。

【学术兼职】

现任中华医学会骨科分会第十一届青委会青年委员和青委会骨肿瘤学组副组长，中国医师协会骨科分会青委会委员，山东省医学会骨科分会秘书，青年学组和学术提升学组副组长，第五、六届骨肿瘤学组委员，中国抗癌协会第六、七届肉瘤专业委员会骨转移瘤学组秘书和委员，肉瘤专业委员会转化与创新学组副组长，中国抗癌协会第七届肉瘤专业委员会青委会委员，中国医师协会骨科学分会骨科康复专业委员会委员，山东省医师协会第二届骨外科医师分会秘书，中国医促会骨科学分会第一届骨肿瘤学组秘书和委员，骨科在线第二届编辑委员会副主委，医学参考报骨质疏松频道第二届编委，中国研究型医院学会骨科创新与转化专业委员会第一届骨肿瘤学组委员，中国老年学和老年医学学会骨质疏松分会第一届骨肿瘤专委会委员，中国医药生物技术协会第三届骨组织库分会委员，中国生物材料学会第三届骨修复材料与器械分会委员，中国康复协会肢残康复专业委员会第一届青年委员会委员，山东省预防医学会肿瘤风险评估与控制分会青委会副主委。

【个人感言】

努力学习，勇于担当，时刻为患者着想。

杨 强

杨强，男，医学博士，山东大学齐鲁医院骨科副主任医师。

【教育背景】

1996年7月至2001年7月在山东大学医学院（原山东医科大学）临床医学专业学习，获学士学位。2001年9月至2004年7月在山东大学医学院外科学专业学习，导师为李建民教授，获硕士学位。2007年9月至2010年7月在山东大学医学院外科学专业学习，导师为李建民教授，获博士学位。

【工作经历】

2004年8月至2007年8月在山东省千佛山医院工作，任住院医师。2010年8月至2010年12月在山东大学齐鲁医院工作，任住院医师。2011年1月至2020年

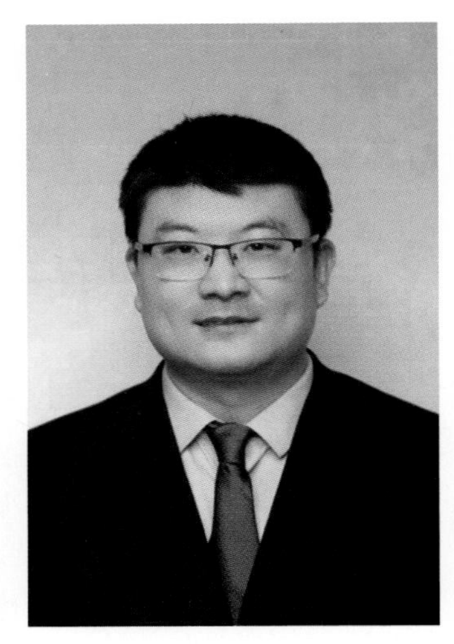

8月在山东大学齐鲁医院工作，任主治医师。2020年9月至今在山东大学齐鲁医院工作，任副主任医师。

【工作专长】

擅长骨肿瘤和软组织肿瘤的精准诊断与个性化、规范化治疗，参与过骨髓瘤、癌症骨转移的多学科综合治疗。专注于骨与软组织肿瘤的诊治与相关基础研究，常规开展良性骨肿瘤的切除、恶性骨肿瘤的保肢治疗、脊柱与骨盆原发肿瘤的切除与重建、脊柱转移瘤的姑息手术和分离手术治疗、良性骨肿瘤和转移瘤的微创手术和射频消融术治疗、骨与软组织恶性肿瘤的化疗等工作。参加过肿瘤发病机制与化疗耐药、骨缺损修复重建、3D打印技术和机器人在骨科的应用等研究工作。

【学术兼职】

中华医学会医学工程学分会数字骨科学组委员、中华预防医学会骨与关节病预防与控制专业委员会第一届青年委员会委员、山东省医学会骨外科分会骨肿瘤学组秘书与青年委员、山东省医师协会骨科医师分会骨肿瘤亚专业委员会委员兼秘书、中国整形美容协会肿瘤整形分会委员、山东省疼痛医学会骨外科专业委员会委员兼秘书等。

【个人感言】

有时治愈，常常帮助，总是安慰。

第二章　山东大学齐鲁医院脊柱外科志

山东大学齐鲁医院脊柱外科专业是自赵常林教授于1952年开展“腰椎间盘突出症髓核摘除术（开窗法）”以来，经过几代脊柱外科医生的不懈努力而逐渐发展壮大起来的。为适应脊柱外科的学科发展，2010年6月，山东大学齐鲁医院正式成立脊柱外科，李牧教授任骨科副主任兼脊柱外科主任，聂林教授任骨科副主任兼脊柱外科副主任。2011年8月，山东大学齐鲁医院骨科整体搬迁至华美楼后，脊柱外科分成脊柱一科和脊柱二科，李牧教授任骨科副主任兼脊柱一科主任，聂林教授任骨科副主任兼脊柱二科主任。2013年12月，山东大学齐鲁医院（青岛院区）正式开诊，郑燕平教授任山东大学齐鲁医院骨科副主任、山东大学齐鲁医院（青岛院区）常务副主任兼脊柱外科主任。2017年3月，山东大学齐鲁医院骨科各专业科主任调整，陈允震教授任骨科副主任兼脊柱外科主任，潘新教授及刘新宇教授任脊柱外科副主任。

截至2019年12月底，山东大学齐鲁医院脊柱外科共有编制床位148张，其中

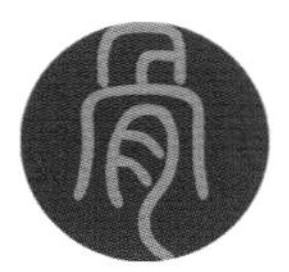

中心院区 103 张，青岛院区 45 张。济南中心院区医师 34 名，其中主任医师 13 名，副主任医师 7 名，2019 年门诊量 50074 人次，手术量 3393 台次。青岛院区医师 18 人，其中主任医师 4 人，副主任医师 5 人，2019 年门诊量 40635 人次，手术量 917 台次。经过多年的不懈努力，山东大学齐鲁医院脊柱外科目前已发展成为全国脊柱外科专业领域中具有一定影响力和规模的专业学科。

山东大学齐鲁医院脊柱外科目前拥有脊柱外科手术机器人、术中 3D-CT、术中神经电位监护系统、超声骨刀、手术显微镜、椎间孔镜及配套器械、椎间盘镜、高速磨钻、C/G 型臂、微波治疗仪、血栓泵、冰毯等先进医疗设备。山东大学齐鲁医院脊柱外科除开展颈椎、胸椎、腰椎常见疾病的诊疗外，还积极探索，不断开拓创新。目前，科室的主要特色手术有复杂脊柱畸形矫正术；机器人辅助下脊柱外科手术，尤其是脊柱畸形及微创手术等；各类脊柱微创手术，包括腰椎椎间盘镜内窥术、经皮脊柱全内镜内窥术、双通道脊柱内镜下椎间盘切除术、椎管减压术、全内镜下椎体间融合术、侧方入路腰椎椎体间融合术等；腰椎椎间盘切除术后纤维环修复术，颈椎人工椎间盘置换术等。

山东大学齐鲁医院脊柱外科目前有博士生导师 6 名，硕士生导师 6 名。科室目前承担着山东大学齐鲁医学院临床医学学生骨科部分的授课、见习、实习等教学工作，每学期均有教学任务，教学对象包括八年制、七年制（5+3）、五年制临床医学专业学生和留学生。作为山东省住院医师规范化培训中心，山东大学齐鲁医院脊柱外科承担着本院和山东省社会化住院医师的规范化培训工作，每年培训 50 余人。此外，每年山东省内外各级医院的医师来山东大学齐鲁医院脊柱外科进修学习者达 20 余人。

目前，山东大学齐鲁医院脊柱外科共在国际期刊（SCI）上发表论文 187 篇，在国内核心学术期刊上发表论文 125 篇，主编或参编学术著作 18 部；共承担科研课题 69 项，其中国家级课题 19 项、省级课题 29 项，各项科研基金 1000 余万元。山东大学齐鲁医院脊柱外科先后获山东省科技进步二等奖 1 项、山东省科技进步三等奖 1 项、山东省医学科技进步奖二等奖 1 项、山东省医学科技进步奖三等奖 2 项。

目前，山东大学齐鲁医院脊柱外科有多人担任中华医学会分会常委、学组副组长、委员，中国医师协会分会委员、学组组长，中国康复医学会脊柱脊髓损伤专业委员会委员，中国老年学会脊柱关节疾病委员会常委，山东省医学会骨科学分会副主任委员、山东省医学会骨科学分会各学组（脊柱学组、微创学组、骨质疏松学组）组长或副组长，山东省康复医学会腰背疼痛康复分会，骨质疏松分会主任委员，山东省老年医学学会骨科分会主任委员，山东省老年学会脊柱与关节专业委员会主任委员。多人担任《神经修复杂志》（*Journal of Neurorestoratology*）、《中华创伤杂志》（英文版）和《中华外科杂志》《中华创伤杂志》《中华创伤骨科杂志》《中华骨科杂志》《中国骨与关节外科杂志》《中国矫形外科杂志》《中国修复重建外科杂志》《中国脊柱脊髓杂志》《脊柱外科杂志》《生物骨科材料与临床研究》《中华现代中西医杂志》《骨科》等杂志和骨科杂志在线编委会编委及通讯编委等。

◎ 医疗业务发展

1952 年，开展腰椎间盘突出症髓核摘除术（“开窗法”）、胸椎结核后路病灶清除术、腰椎结核腹膜外病灶清除术。

1955 年，采用石膏背心楔形切开术矫正脊柱侧弯畸形，并于后方开窗行脊柱融合术。

1959 年，开展了腰椎间盘髓核切除用环钻的研制和临床应用，减少了术后神经根黏连，提高了疗效，废弃了惯用的后纵韧带十字切开摘除髓核的方法。

1960 年，对临床多发病慢性腰腿痛总结了“直腿扳拿疗法”，并予以推广应用。

1982 年，施行了哈林顿（Harrington）棒矫正脊柱侧凸畸形术。

1987 年，慕小瑜和张学义用秋水仙碱治疗了腰椎间盘突出症。

1987 年，应用改良卢克（Luque）棒治疗脊柱畸形。

1988 年，开展经颈前路多节段减压锁骨肌瓣植骨的方法治疗脊髓型颈椎病。

1988 年，李牧率先开展了颈椎后路双开门手术。

1988 年，陈允震率先开展了经皮棘上韧带、棘间韧带松解术。

1990 年，陈国瑞开展了经颈前路减压及原位植骨术，以治疗颈椎病。

1990 年，王永惕等开展了椎板截骨回植术，以治疗腰椎疾患。

1990 年，李牧在国内资料有限的情况下和厂家合作，仿制了 CD 脊柱内固定器械，并用于脊柱骨折、腰椎滑脱及脊柱侧凸、脊柱后凸畸形等手术。

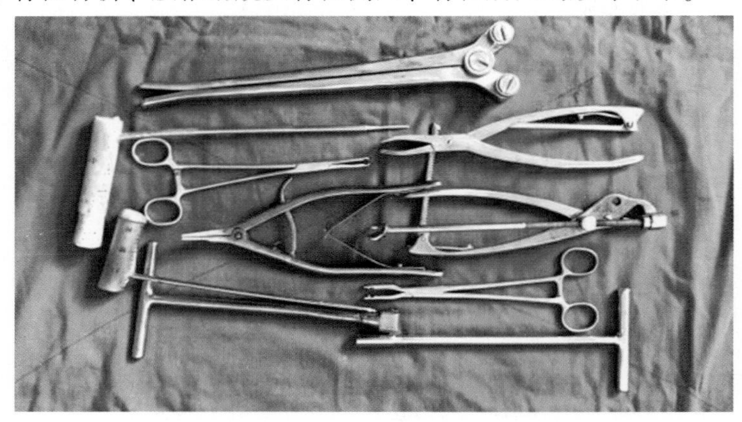

仿制的 **CD** 脊柱内固定器械

1991 年，开展了双侧开窗椎管成形术治疗腰椎间盘突出症，还开展了显微外科腰椎间盘突出髓核摘除术。

1991 年，汤继文开展了生物活性微晶玻璃（BEG）人工骨椎板置入椎管成形术，以治疗颈椎骨折脱位合并不完全瘫痪。

1991 年，宫良泰开展了椎板切除后皮肤隔膜置入术，以防止硬脊膜黏连。

1991 年，宫良泰率先开展了改良颈后路单开门椎管扩大术，以治疗脊髓型颈椎病。

1991 年，李牧开展了椎弓根钉短棒复位固定术，以治疗胸椎和腰椎的骨折脱位。

1991 年，开展了腰椎板截骨转位再植术，以治疗腰椎间盘突出症及腰椎管狭窄症。

1992 年，李牧开展了 CD 器械椎弓根固定矫形术，以治疗脊柱侧凸；椎板关节突多节段“V”形截骨椎弓根螺钉矫形固定术，以治疗强直性脊柱炎后凸畸形。

1992 年，开展了 1/4 椎板截骨原位再植—腰椎间盘髓核摘除术。

1992 年 6 月，李牧开展了单节段复位固定三柱融合术，以治疗峡部不连滑脱。

1993 年，陈国瑞开展了经前路腹膜外腰椎间盘突出切除术。

1994 年，郑燕平开展了经关节突入路治疗胸椎间盘突出症。

1994 年，开展了 CT 引导下经皮椎弓根脊柱肿瘤穿刺活检术，并用 DICK 钉内固定术治疗胸椎和腰椎的骨折脱位。

1995 年，用斯特菲（Steffee）钢板治疗腰椎滑脱，用胸椎波形钢板固定术治疗中上段胸椎骨折脱位，用梯形钢板关节突螺钉内固定术治疗下颈椎骨折脱位。

1995 年，郑燕平开展了椎体楔形截骨术，以治疗脊椎畸形。

1995 年，郑燕平开展了后路半脊椎切除术，以治疗先天性脊柱侧凸。

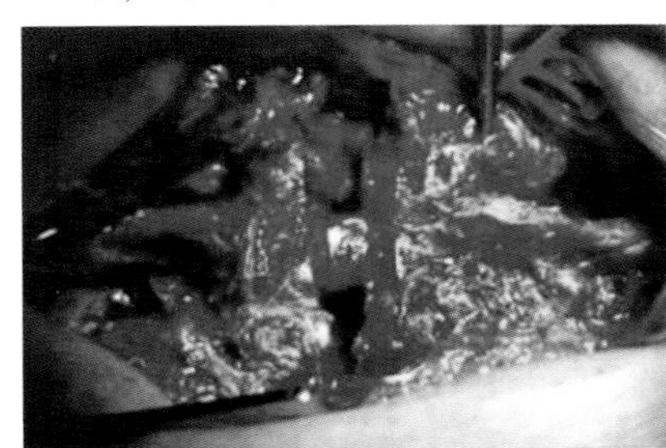
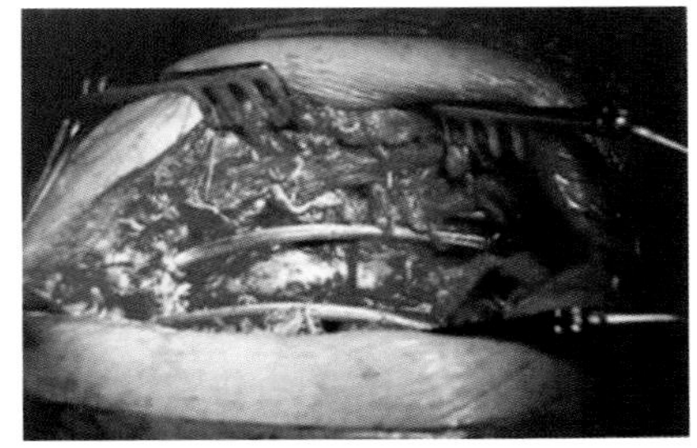

经后路多节段楔形截骨 CD 胸椎椎弓根钉系统治疗强直性脊柱炎后凸畸形

1995 年，郑燕平开展了后路椎弓根钉棒系统矫正大角度脊柱侧凸畸形术；还开展了胸椎椎板截骨原位再植、肿瘤切除术，以治疗胸椎椎管内的肿瘤。

1995 年，李牧开展了经椎间椎体截骨术，以治疗胸椎和腰椎后凸；还开展了颈椎后路侧块螺钉固定术。

1995 年，李牧设计了脊柱椎弓根钉钩板（PSHP）器械，应用于腰椎峡部裂的固定手术。

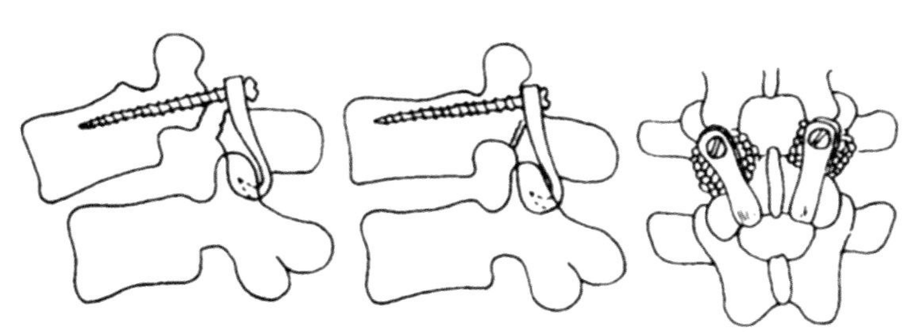
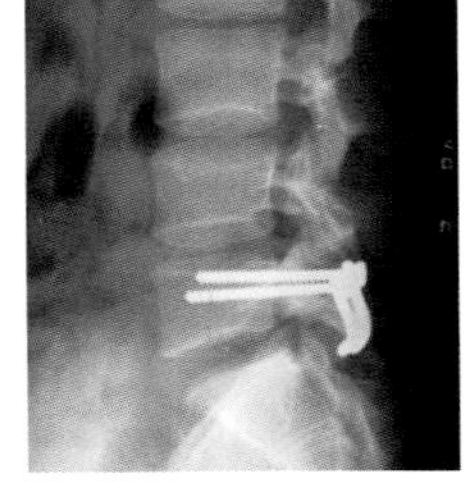

PSHP 结构和手术复位原理示意

1996 年，郑燕平开展了上胸段多脊椎楔形截骨术，以治疗强直性脊柱炎大角度脊柱后凸畸形。

1996 年，用钢丝绑扎复位固定术治疗腰椎滑脱，在腰椎滑脱中开展了巴克（Buck）手术。

1996 年，聂林开展了后路椎板夹固定寰枢椎融合术，以治疗寰枢椎脱位。

1996 年，李牧开展了多个胸椎板整块切除旋转 90°再植椎管扩大术，以治疗胸椎管狭窄。

1997 年，郑燕平开展了经胸多椎体楔形截骨术，以治疗脊柱畸形；还开展了颈前路多节段减压原位植骨术，以治疗脊髓型颈椎病。

1997 年，开展了 LSRF 钉复位固定术，以治疗腰椎滑脱；还开展了带蒂半椎板截骨原位再植术及后路侧块螺钉固定融合术，以治疗寰枢椎脱位。

1998 年，郑燕平用胸椎椎弓根钉治疗上胸椎骨折。

1998 年 4 月，郑燕平开展了联合颈前、后路手术 I 期治疗陈旧性颈椎双侧小关节脱位。

1998 年，聂林开展了颈椎半椎板切除 Gui 式椎管扩大成形术，以治疗颈椎病。

1998 年，李牧开展了枕颈融合复位固定术，以治疗枕颈交界畸形脱位。

1998 年，开展了上胸椎椎间截骨矫形环脊髓减压术，以治疗胸椎管狭窄症；开展了颈前后路联合 I 期手术，以治疗颈椎双侧小关节脱位合并椎体Ⅲ度前滑脱；用颈后路钩形钢板治疗颈椎外伤性脱位；开展了开胸椎体截骨术，以治疗脊柱侧凸畸形；开展了胸椎后路多段全脊椎“V”形截骨术，以治疗强直性脊柱炎胸椎后凸畸形。

1999 年，在汤继文教授的指导下，潘新、刘新宇、侯勇等陆续开展了脊柱脊髓疾病的诱发电位诊断及脊柱手术监护工作。

1999 年，骨外科开展了外伤性颈椎脱位前后路联合手术，后路双开门椎管成形及椎间盘摘除术，以治疗颈椎间盘突出合并椎管狭窄症；开展了 Ventro Fix 脊柱前路固定术，以治疗椎体骨折或肿瘤；还开展了胸椎板截骨减压黄韧带切除椎板原位再植术，胸椎板及椎体截骨脊髓探查 CDI 复位内固定术，经后路硬膜外经椎间盘摘除颈髓减压术。

2000 年，宫良泰引进了德国鲁道夫（Rudolf）腰椎间盘镜手术系统，成功开展了椎间盘镜下腰突出髓核摘除的微创手术 400 多例，在山东省内的同类手术中位居前列，填补了山东大学齐鲁医院该项手术的空白。宫良泰独创的“非 C 臂定位后路腰椎间盘镜技术”受到了国内同道的关注，天津中医学院第一附属医院、天津天河医院派科主任来山东大学齐鲁医院专项进修腰椎间盘镜技术，河北省邯郸市人民医院、山西省长治市第二人民医院、安徽省安庆市中医院、内蒙古自治区林业局总医院、中国人民解放军 91 医院、淄博齐都医院、文登正骨医院等省内外医院也都派人来院参观腰椎间盘镜手术演示，并相继在各自的医院开展了该项手术。宫良泰还多次应邀赴天津市、福建省、河南省、内蒙古自治区及山东省内的医院开展该项手术。2001 年，宫良泰被天津中医学院第一附属医院聘为该院的骨伤科技术顾问。

2001 年，李牧发明并开展了胸椎递增孔距钉板低切迹、低应力内固定术，以治疗胸椎疾病。

2001 年，郑燕平开展了颈后路双开门棘突嵌入植骨椎管扩大成形术，以治疗颈椎管狭窄症。

2001 年，郑燕平开展了相邻 1/4 棘突椎板截骨原位再植椎管成形术，以治疗腰椎间盘突出症。

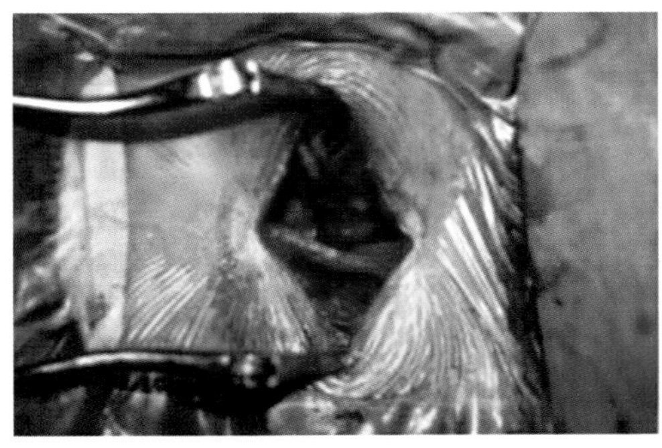
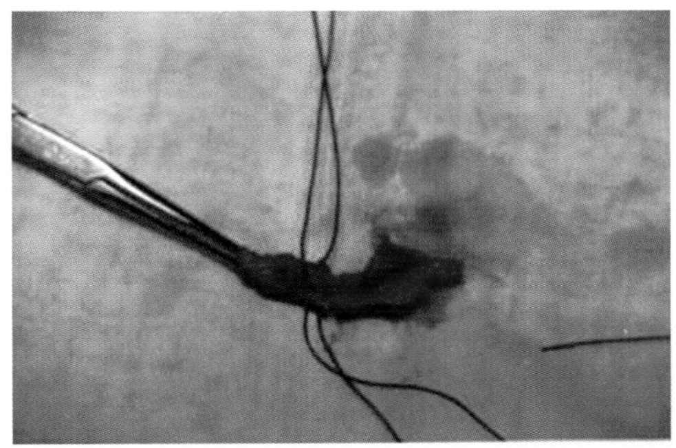

相邻 1/4 棘突椎板截骨原位再植椎管成形术

2001 年，郑燕平开展了相邻椎体 1/2 椎板截骨原位回植术（ILSLISR），以治疗单节段腰椎管狭窄症。

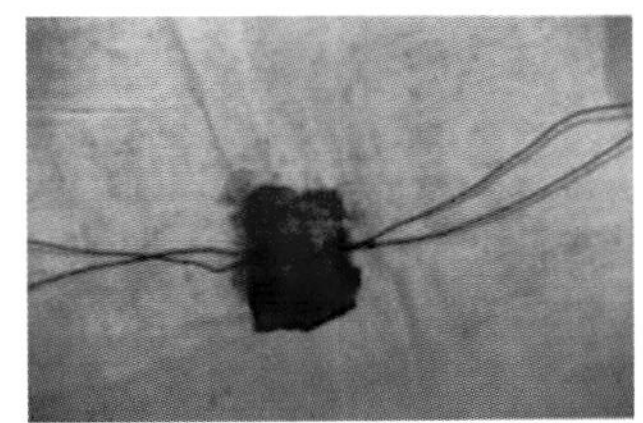
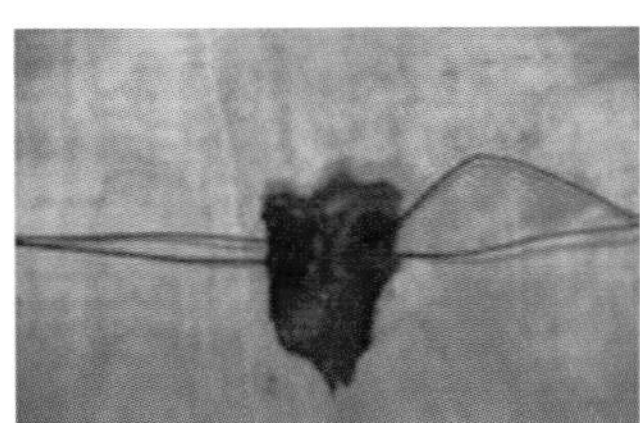
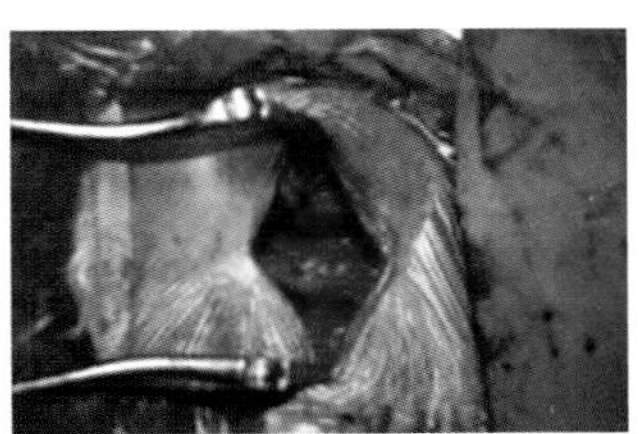

相邻椎体 1/2 椎板截骨原位回植术（ILSLISR）

2002 年，郑燕平开展了内窥镜下前路颈椎间盘切除及椎间融合术。

2002 年，陈允震率先在国内提出了骨胶原在骨质疏松发病中的作用及重要意义。

2002 年 10 月，郑燕平开展了计算机导航及内窥镜下颈前路齿突螺钉固定术。

2003 年，郑燕平开展应用了脊柱导航系统经椎间盘镜治疗新鲜齿状突骨折，腰椎后路全椎板截骨再植，椎体间 PEEKCage+自体骨融合治疗腰椎不稳等新手术。

2003 年 5 月 20 日，聂林开展了山东省第一例腰椎人工椎间盘置换术，手术报告如右图所示。

2003 年，李牧在山东省内率先开展了腰椎间盘摘除人工髓核植入术，设计并首创了髓核固定技术。

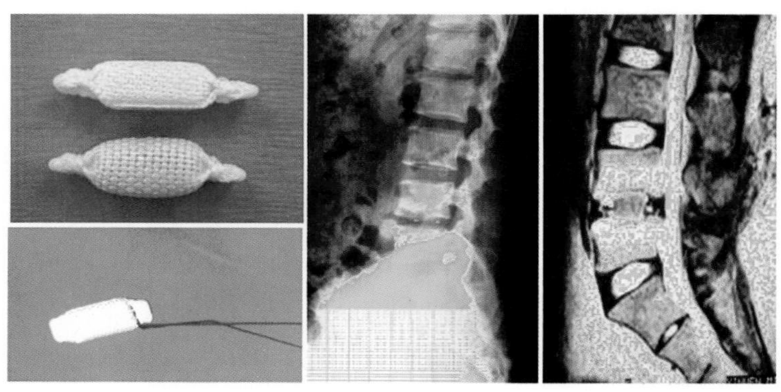

髓核固定技术

2004 年，李牧改进了腰椎椎体间植骨融合术，采用碎骨配合植骨块或融合器的方法，提高了融合率。

2004 年，聂林开展了经胸腹联合入路术，以治疗胸椎和腰椎结核。

2004 年，聂林开展了劈胸骨经纵膈术，以治疗上胸椎结核。

2004 年 4 月 21 日，郑燕平开展了全椎板截骨再植椎管扩大成形术，以治疗胸椎黄韧带骨化症。

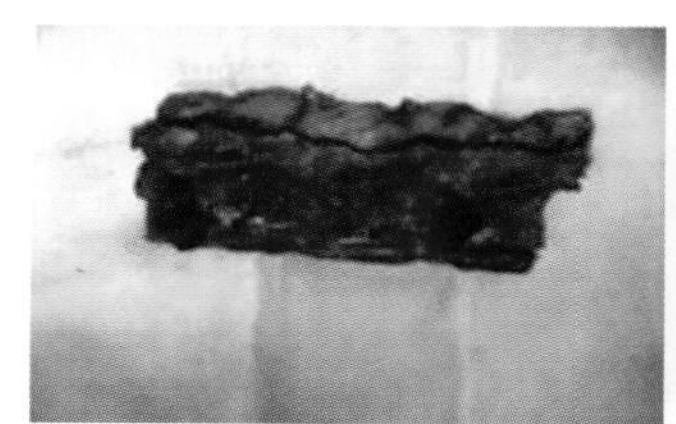

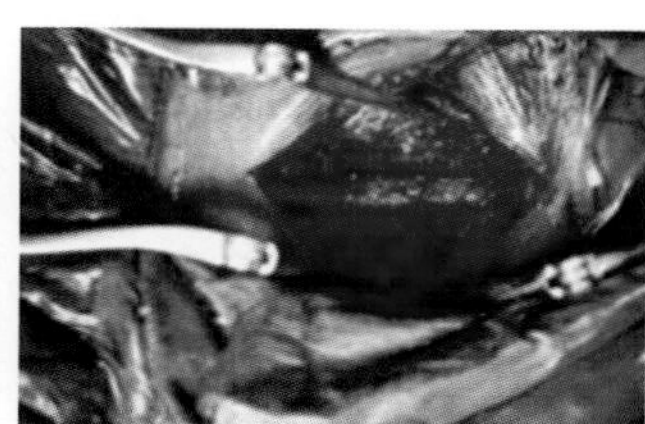

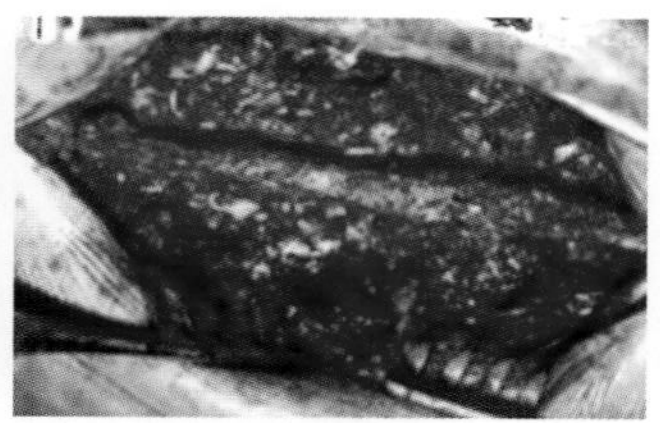

全椎板截骨再植椎管扩大成形术治疗胸椎黄韧带骨化症

2004 年 9 月 10 日，郑燕平开展了一期病灶清除、脊髓减压、前方畸形矫正、植骨融合内固定术，以治疗胸椎和腰椎结核。

2005 年 7 月 19 日，聂林开展了山东省第一例颈椎人工椎间盘置换术。

2005 年，李牧开展了单一钩棒联合行椎间融合和邻椎峡部裂固定术。

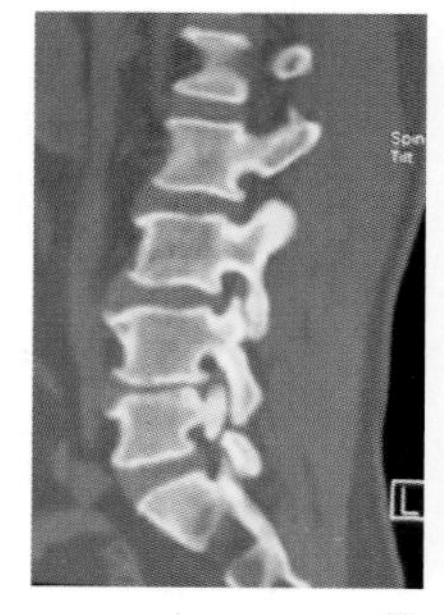

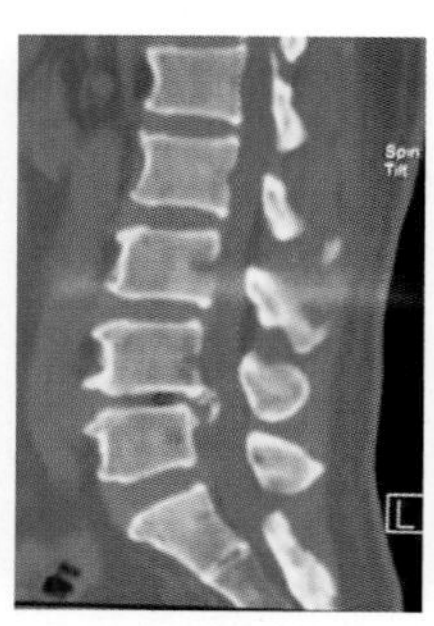

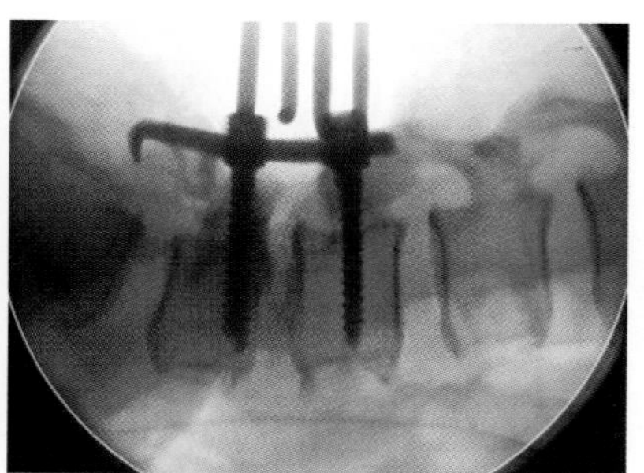

单一钩棒联合行椎间融合和邻椎峡部裂固定技术

2005 年，郑燕平开展了大角度颈椎后凸畸形的手术矫正。

2005 年 7 月，郑燕平开展了环脊髓减压术，以治疗多节段胸椎管狭窄症。

2008 年，郑燕平开展了一期前后联合入路手术，以治疗上颈椎畸形。

2008 年，开展了颈后路寰枢椎经椎弓根侧块螺钉固定融合术，以治疗寰枢椎骨折脱位。

2009 年 9 月 5 日，郑燕平开展了留棘突椎板的经关节突入路术，以治疗胸椎椎间盘突出症。

2009 年 11 月 17 日，郑燕平开展了多裂肌外侧间隙入路（Wiltse 入路）经椎间孔腰椎椎体间融合术，以治疗单节段腰椎峡部裂性滑脱。

2009 年，刘新宇开展了改良黑川法颈椎后路双开门椎管扩大成形术、脊柱侧凸蛋壳技术截骨矫形固定融合术和脊柱后凸蛋壳技术截骨矫形固定融合术。

2009 年，王松刚率先在院内开展了“U”形棒治疗腰椎峡部裂的手术。

2010 年，郑燕平开展了佩戴头戴式光源及放大镜系统（Loop 系统）下的脊柱手术操作，开展了经关节突入路胸椎间盘切除术和保留棘突椎板的经关节突入路胸椎间盘切除术。

2011 年，李牧应用翼状工作通道，采取微创手术的方法治疗了胸椎和腰椎骨折。

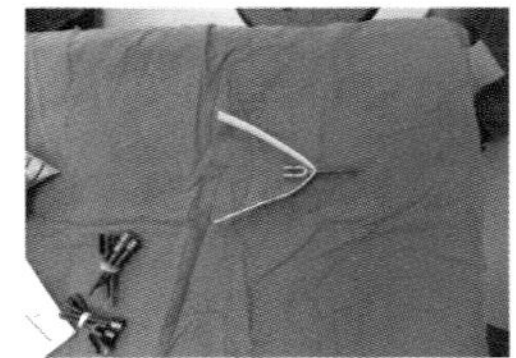
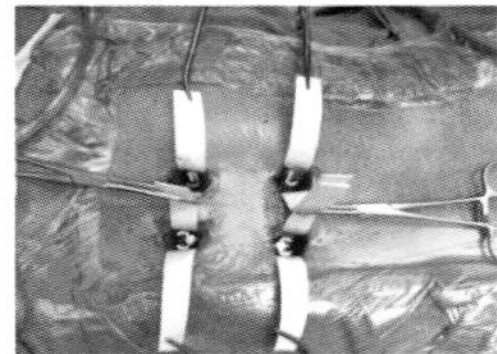
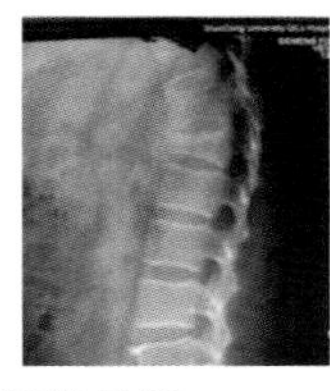
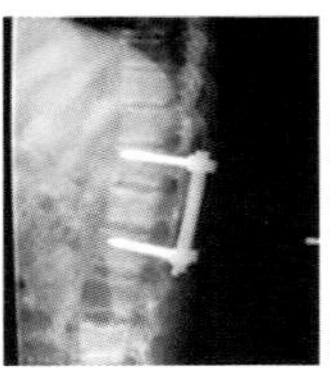

翼状工作通道微创治疗胸腰椎骨折

2011 年 9 月，潘新开展了腰椎椎板间入路全内镜下髓核摘除术。

2012 年 1 月 10 日，郑燕平开展了一期多裂肌外侧间隙入路（Wiltse 入路）病灶清除植骨内固定术，以治疗胸椎椎体结核。

2012 年，李牧发明了前路寰枢椎复位器，应用于难复性寰枢椎脱位的前路松解手术。

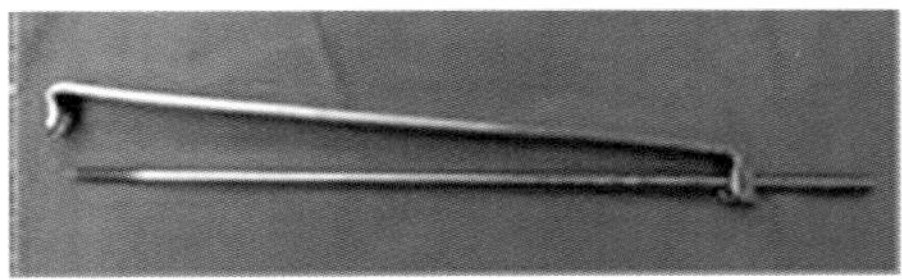
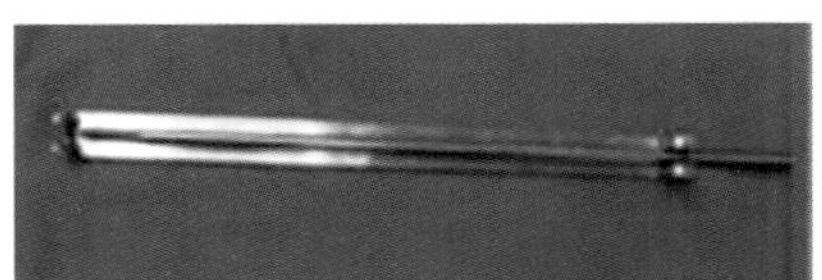

前路寰枢椎复位器

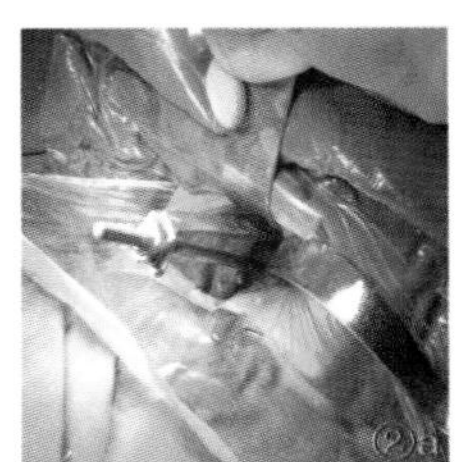
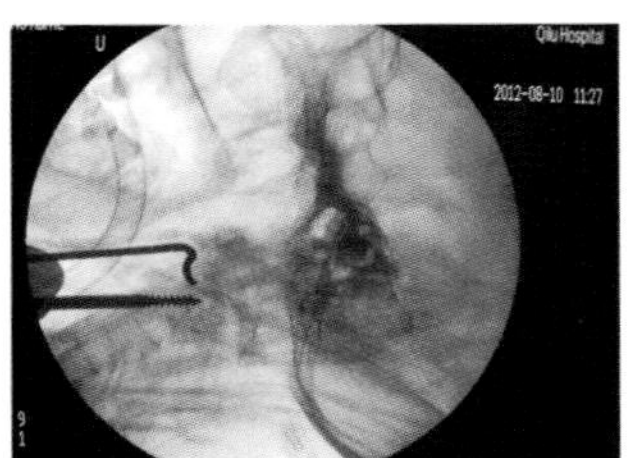

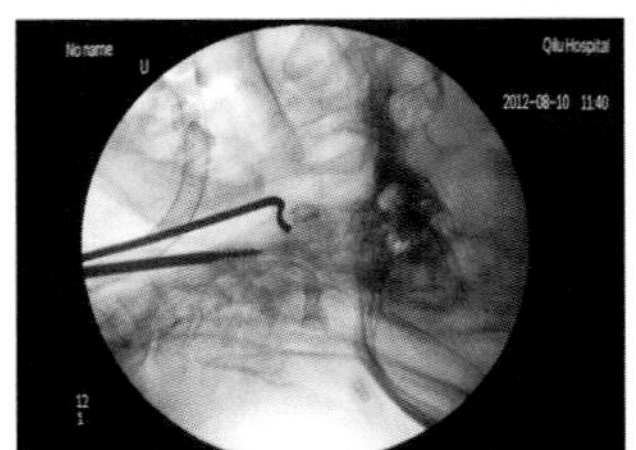

难复性寰枢椎脱位的前路松解手术

2012 年，李牧开展了椎间盘镜下“射流引线”纤维环缝合术。

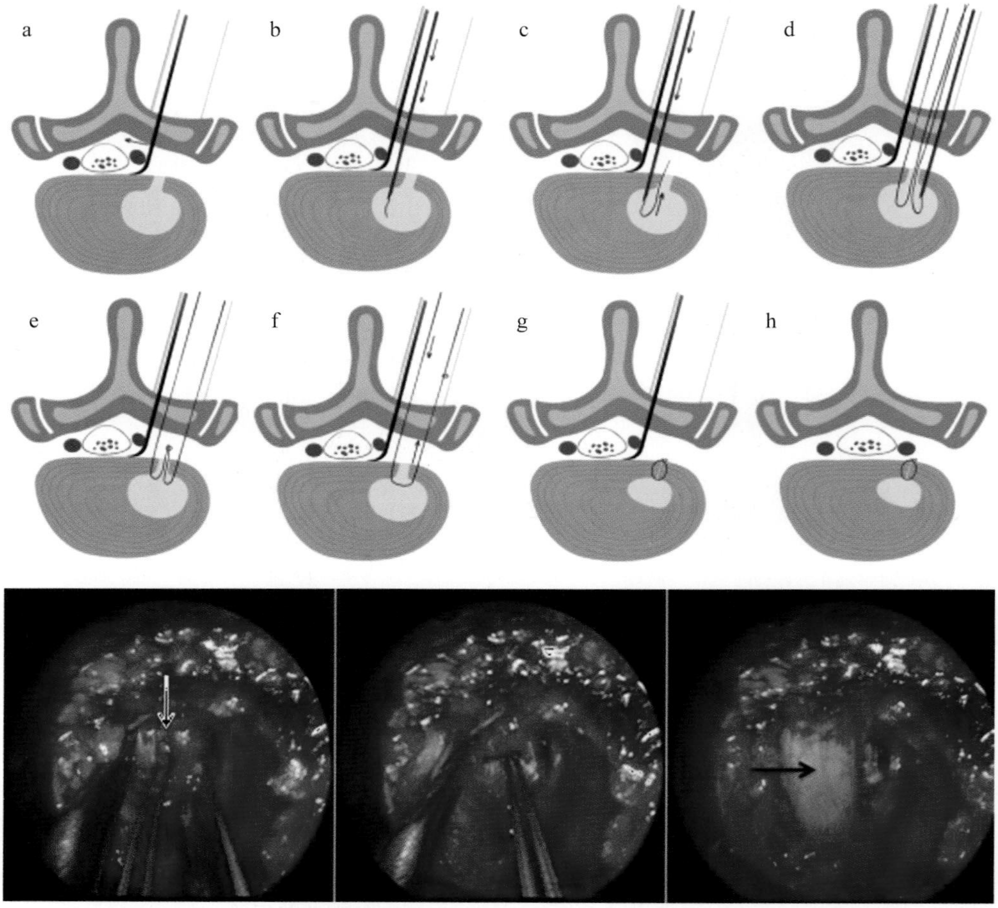

椎间盘镜下“射流引线”纤维环缝合术

2012 年，刘新宇开展了经皮椎弓根螺钉固定-微创通道下经椎间孔椎体间融合术（MIS-TLIF）。

2012 年 9 月，刘新宇、原所茂开展了复杂寰枢椎骨折的后路非融合椎弓根螺钉内固定术。

2013 年 6 月 19 日，刘新宇开展了山东大学齐鲁医院首例侧路椎间孔镜下髓核摘除术。

2013 年 7 月，李牧开展了颈前入路内窥镜下寰齿关节清理术。

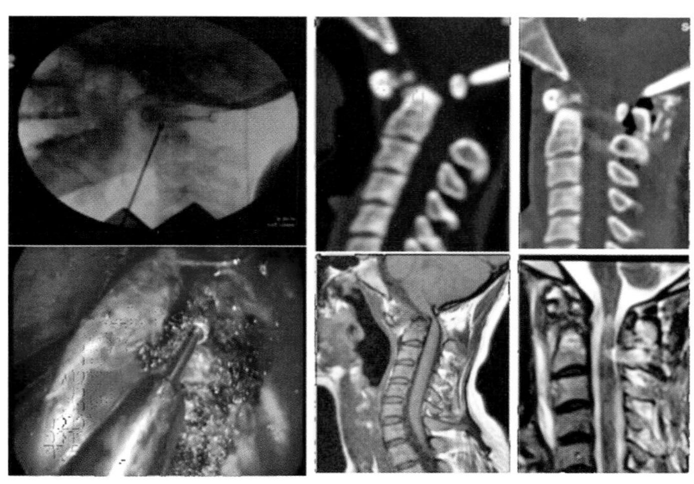

前入路内窥镜下寰齿关节清理术

2013 年，王松刚开展了侧开口推杆椎体成形术。

2015 年，陈允震率先在国内提出，应根据骨代谢指标在骨质疏松的治疗中精准用药。

2015 年 7 月 18 日，刘新宇率先在国内开展了小切口施瓦布（Schwab）四级截骨结合经皮椎弓根螺钉固定术，以治疗脊柱后凸畸形。

2016 年 6 月 8 日，刘新宇率先在国内开展了空心去旋转螺钉固定术，以治疗脊柱侧凸畸形。

2016 年 8 月，潘新开展了非透视下寰椎椎弓根徒手置钉术。

2016 年 12 月，郑燕平开展了椎体内植骨术，以治疗迟发性外伤性脊椎压缩骨折（Kummell 病）。

2017 年 3 月，潘新提出了一种重建颈椎后方棘突韧带复合体的颈后路单开门术式。

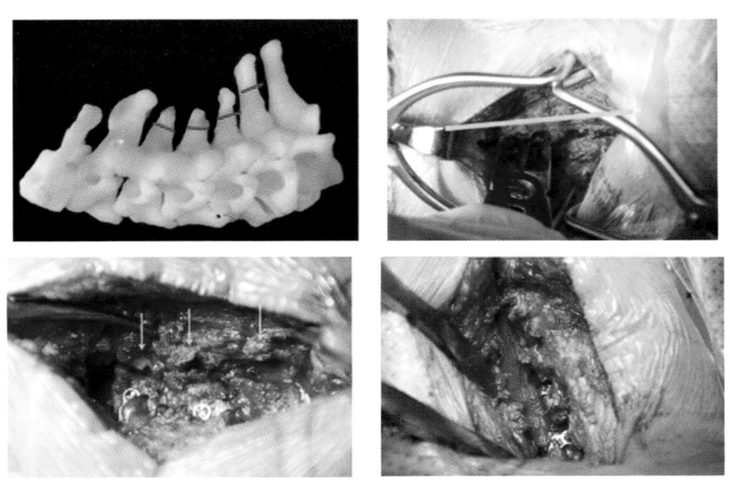

重建颈椎后方棘突韧带复合体的颈后路单开门术式

2017 年 5 月 23 日，潘新提出了一种保留后方稳定结构的椎板峡部精准减压术式，以治疗胸椎和腰椎的爆裂性骨折。

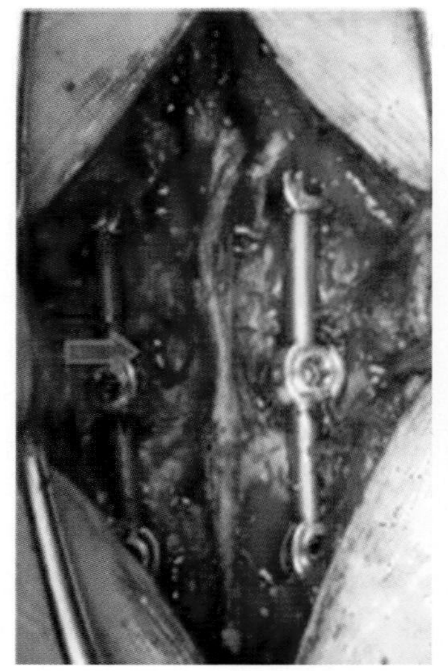

椎板峡部开窗

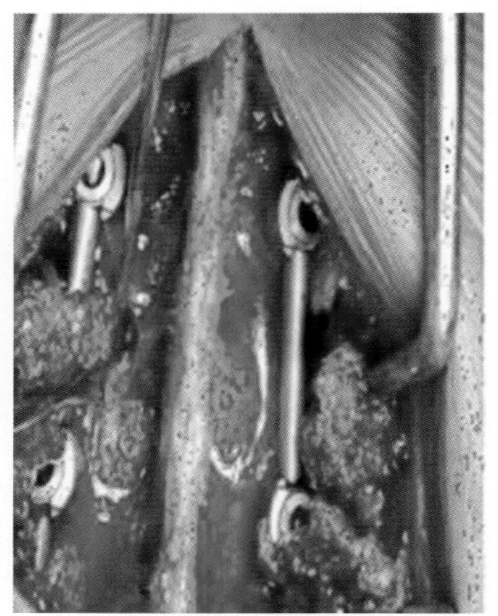

由外向内

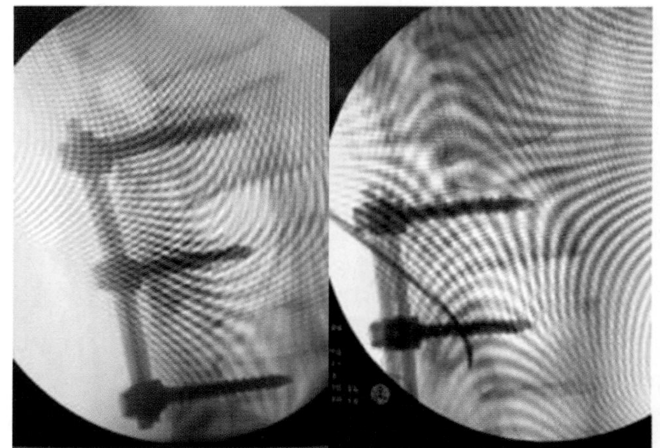

经椎间孔探查前方骨块

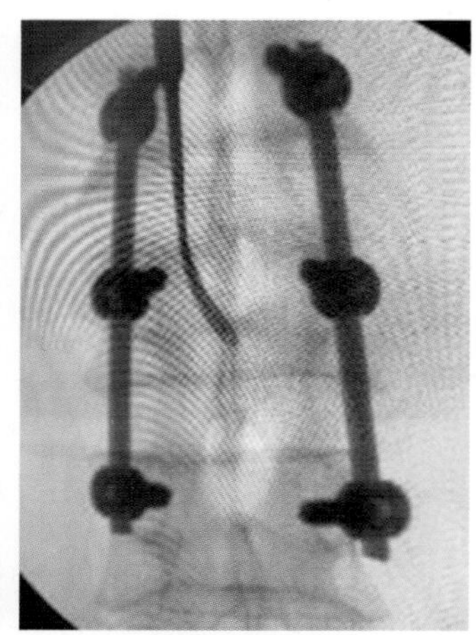

确认椎管减压彻底

后方稳定结构的椎板峡部精准减压术

2017 年 6 月 20 日，刘新宇开展了院内首例经皮内镜下可视化环锯下椎间孔成型术。2017 年，齐鲁医院脊柱外科整合成立了新的脊柱外科，人员合影如下图所示。

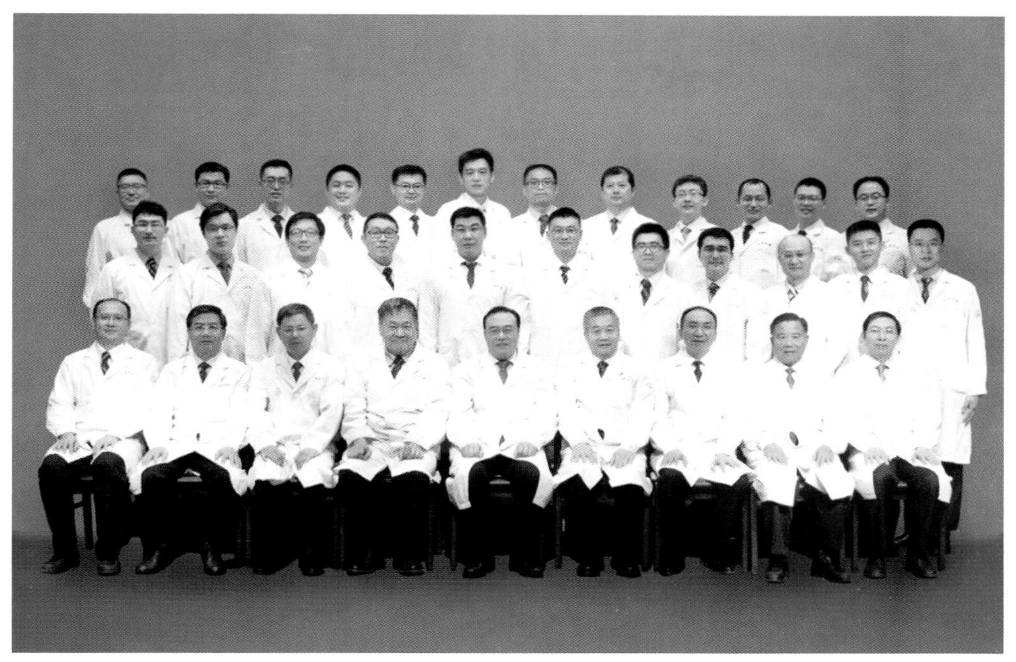

新的脊柱外科人员合影

2017 年，陈允震首次提出联合应用氨甲环酸和利伐沙班用于腰椎后路融合术，以减少出血并防止血栓形成。

2018 年 1 月 19 日，刘新宇开展了院内首例颈椎经皮内镜下椎间盘切除术。

2018 年 5 月，潘新开展了短节段骨水泥钉棒一体化手术，以治疗 Kummell 病。

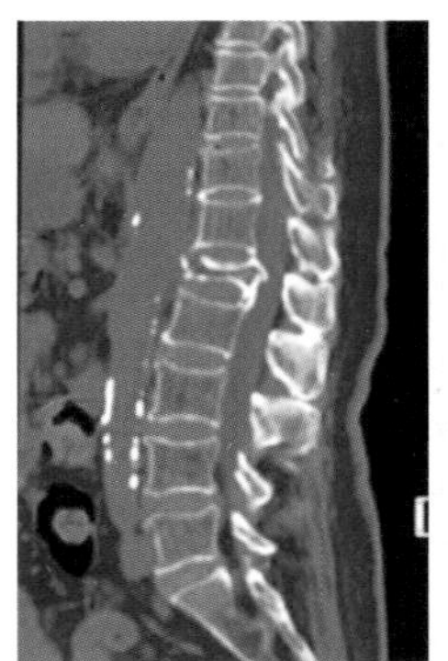

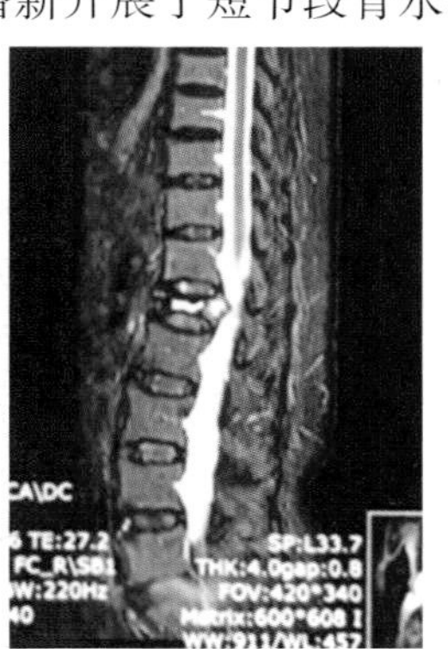

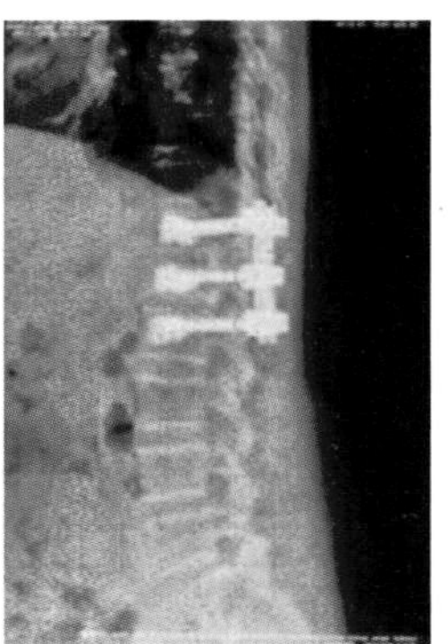

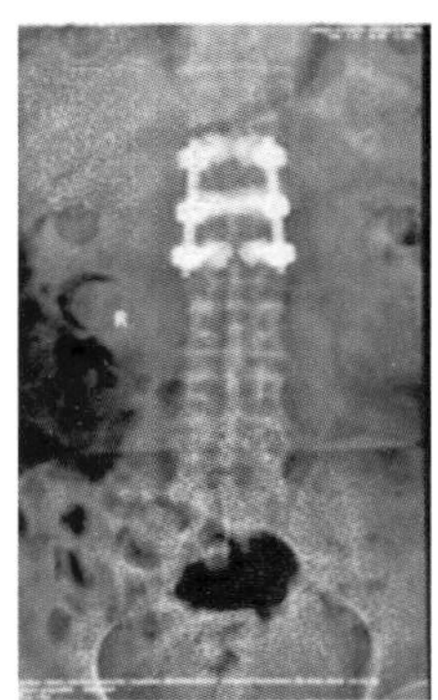

短节段骨水泥钉棒一体化手术

2018 年 6 月 6 日，刘新宇开展了经皮皮质骨轨迹（CBT）螺钉置入术。

2018 年 7 月，潘新开展了前路人工椎体结合后路骨水泥钉棒治疗 Kummell 病的翻修技术。

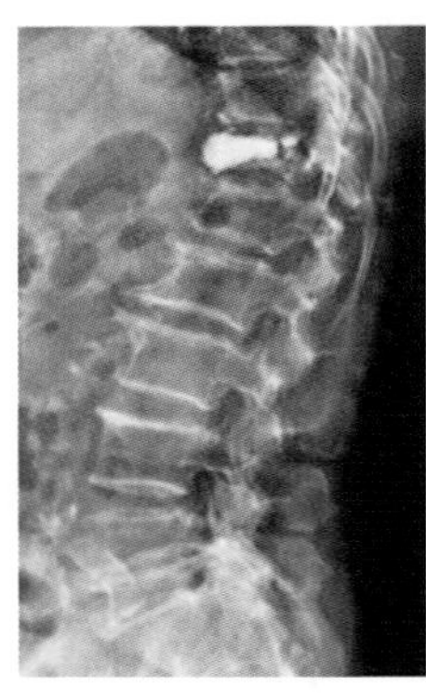
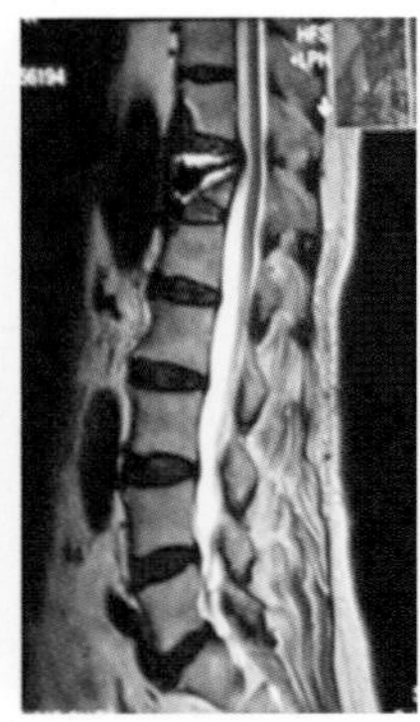
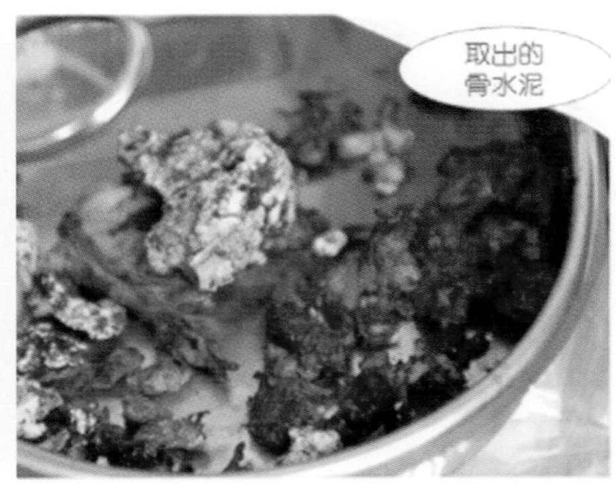

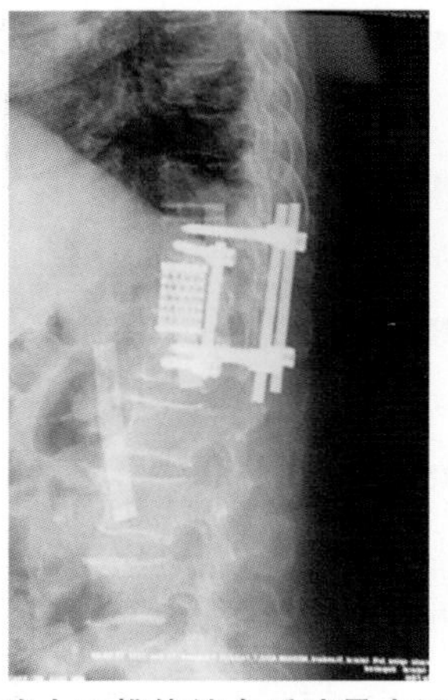
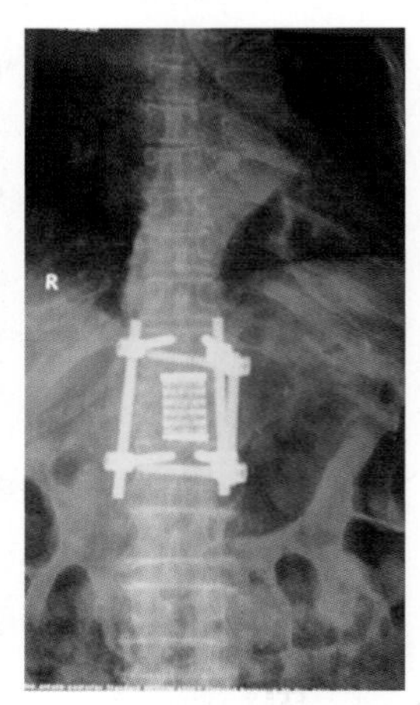

前路人工椎体结合后路骨水泥钉棒治疗 Kummell 病的翻修技术

2018 年 11 月 19 日，刘新宇开展了院内首例 Delta 镜下腰椎管减压术。

2018 年 6 月 3 日，刘新宇开展了腰椎侧方融合术（CLIF）。

2018 年 9 月 28 日，聂林开展了微创腰椎椎间融合术（OLIF）。

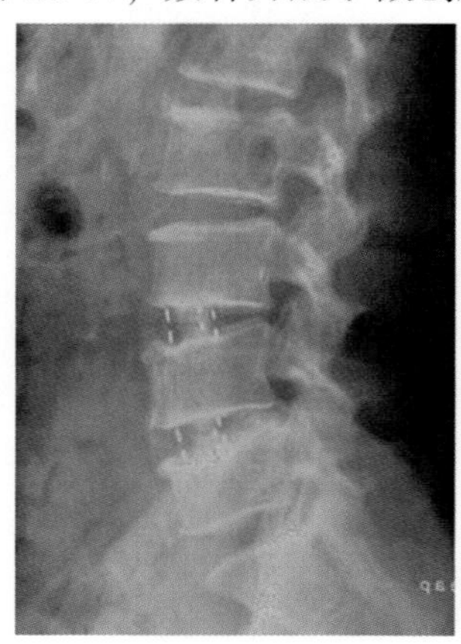
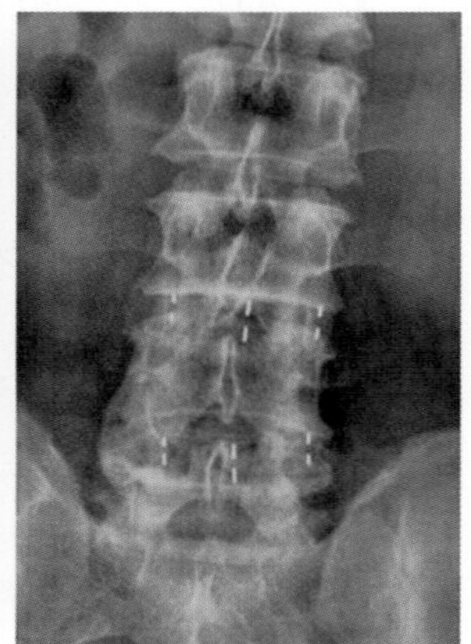

OLIF 手术

2019 年 1 月 18 日，潘新开展了四节段 360°环脊髓减压术，以治疗胸椎后纵韧带骨化合并重度胸椎管狭窄症，此为高难度手术。

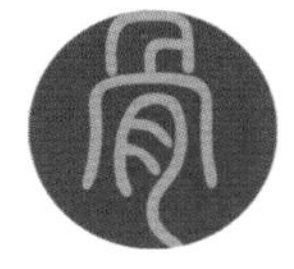

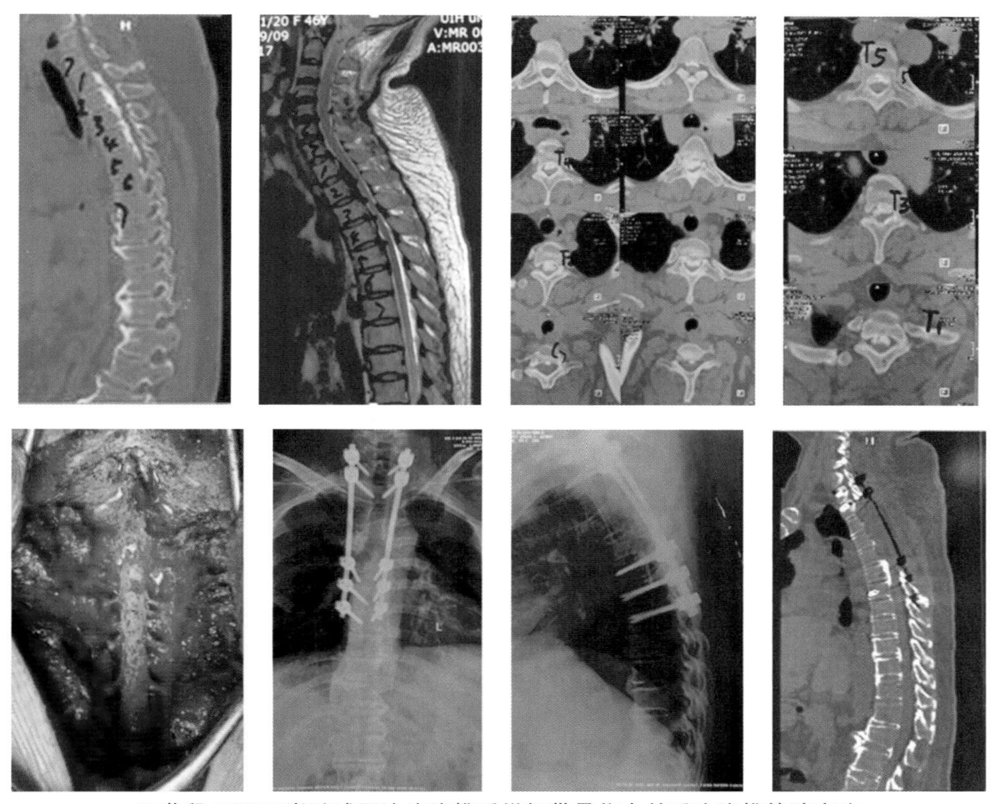

四节段 360°环脊髓减压治疗胸椎后纵韧带骨化合并重度胸椎管狭窄症

2019 年，王松刚开展了椎体内植骨融合内固定术，以治疗 Kummell 病和安德森（Anderson）损害。

2019 年 3 月 11 日，刘新宇开展了镜下纤维环缝合手术。

2019 年 3 月，王松刚和李玉华用椎体开槽法治疗了颈椎后纵韧带骨化和游离脱垂颈椎间盘突出。

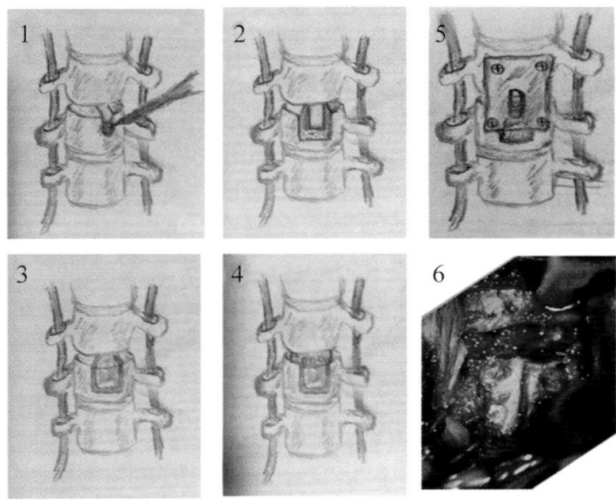

用椎体开槽法治疗了颈椎后纵韧带骨化和游离脱垂颈椎间盘突出

2019 年 4 月 1 日，刘新宇开展了镜下微创融合（O-FUSE）手术。

2019 年 4 月 16 日，司海朋在院内首次开展了术中 3D-CT 引导下寰枢椎难复性脱位微创通道前路松解后路固定术。

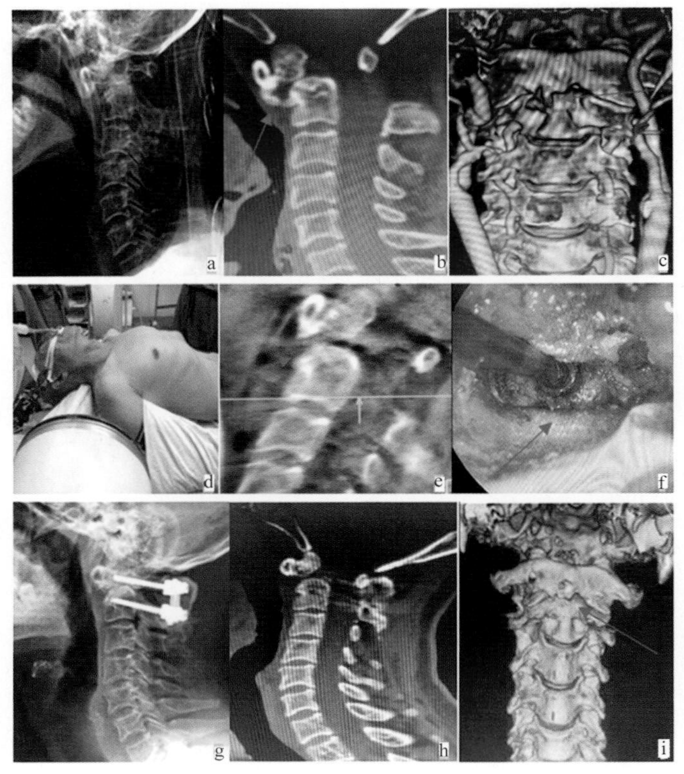

术中 3D-CT 导航下寰枢椎难复性脱位微创通道前路松解后路固定手术

2019 年 6 月 19 日，祁磊开展了山东省内首例腰椎内镜下腰椎间融合术（ZELIF），以治疗腰椎滑脱症。

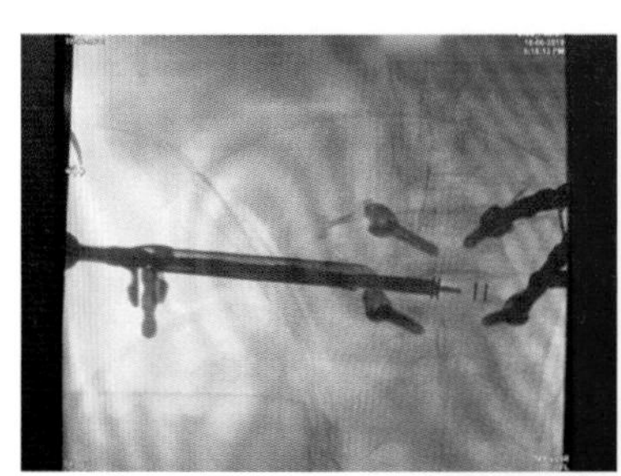

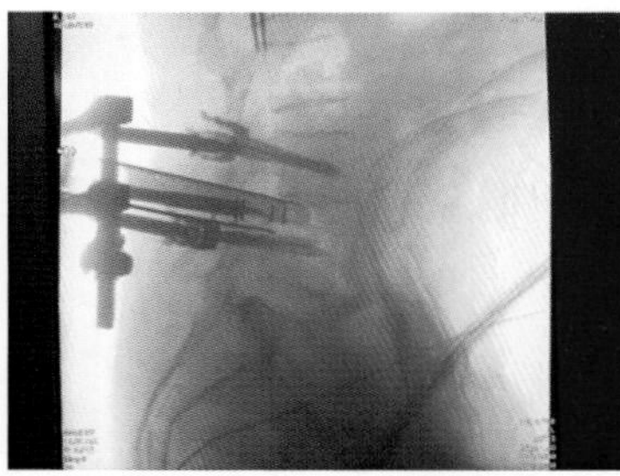

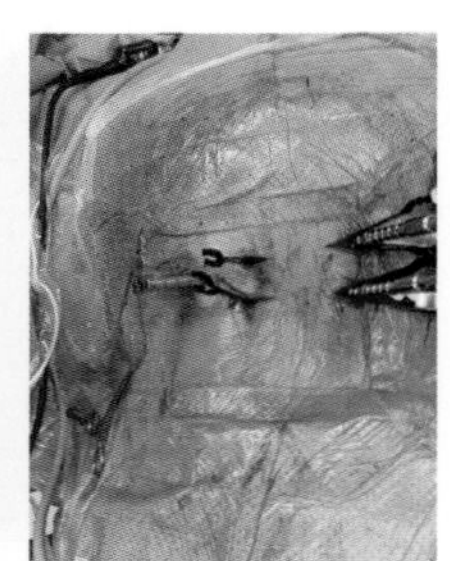

腰椎内镜下 ZELIF 手术治疗腰椎滑脱症

2019 年 7 月，李牧开展了单侧双通道脊柱内镜术（UBE），以治疗腰椎间盘突出症。

2019 年 9 月 29 日，潘新在山东省内率先开展了颈椎前路椎体骨化物前移融合术（ACAF），以治疗多节段颈椎后纵韧带骨化症。

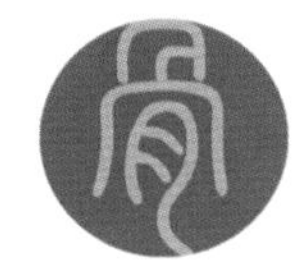

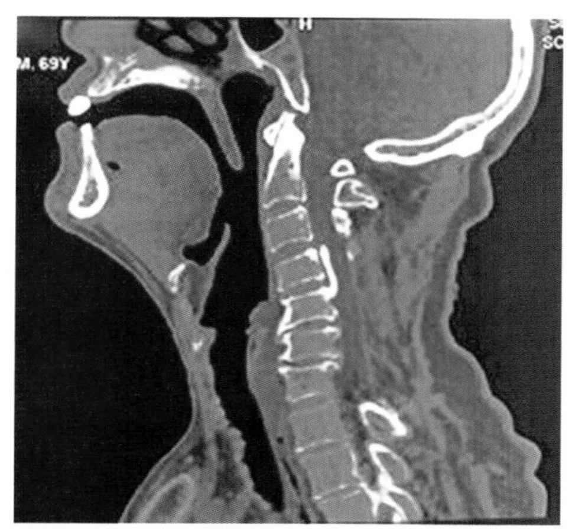

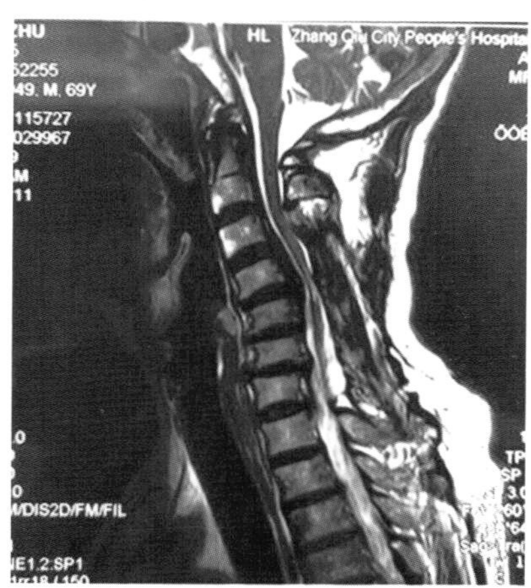

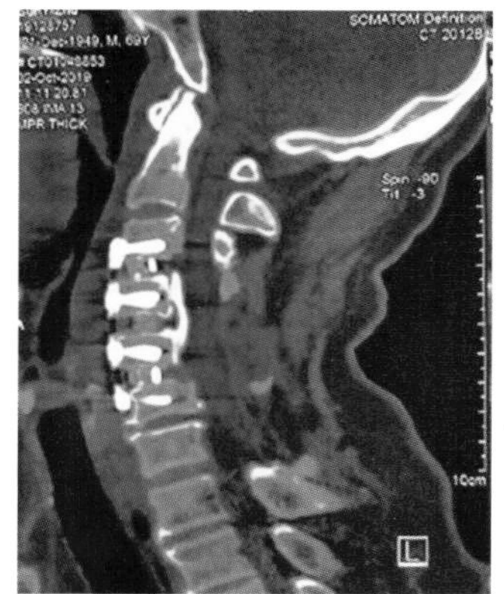

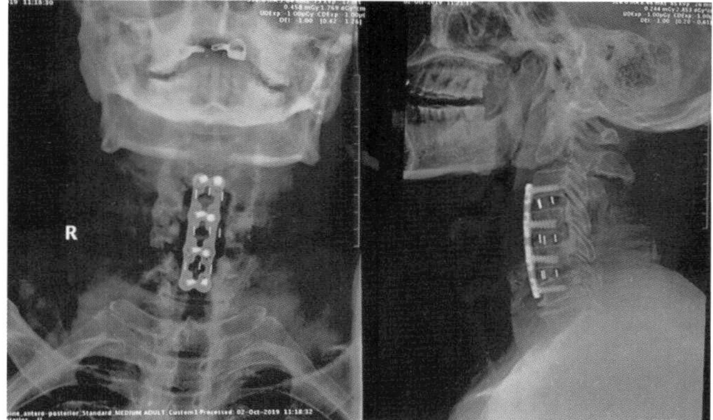

颈椎前路椎体骨化物前移融合术（ACAF）治疗多节段颈椎后纵韧带骨化症

2019 年 10 月 14 日，原所茂开展了院内首例机器人辅助下 S2AI 螺钉置入术。

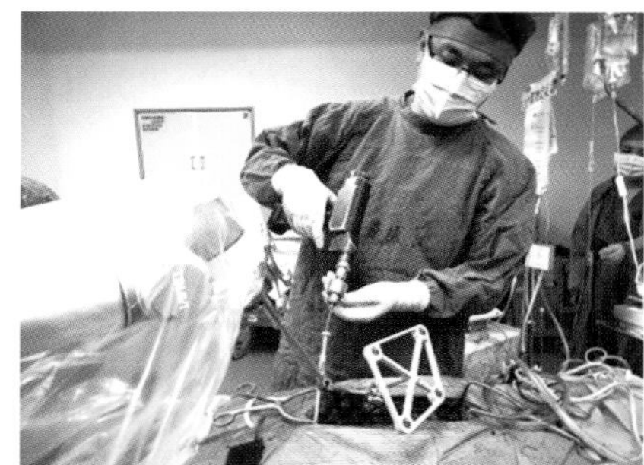

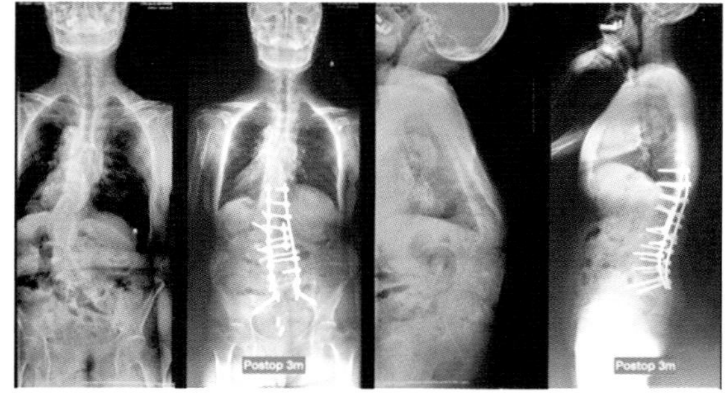

机器人辅助下 S2AI 螺钉置入术

2019 年 10 月 28 日，刘新宇率先在国内开展了机器人辅助全内镜经椎间孔椎间植骨融合内固定术（TLIF）。

2019 年 10 月 30 日，司海朋率先在山东省内开展了机器人辅助颈前路齿状突螺钉内固定术。

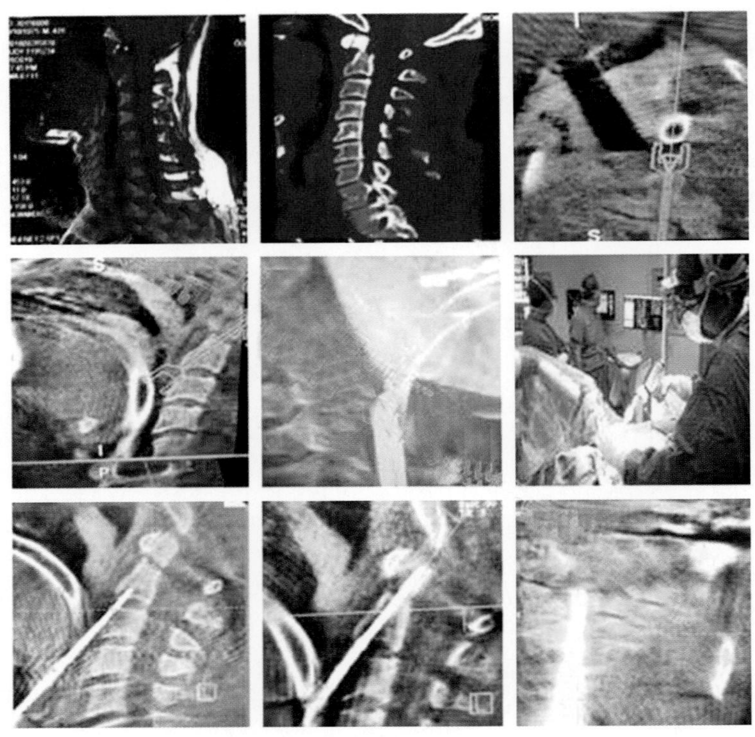

机器人辅助颈前路齿状突螺钉内固定手术

2019 年 11 月 1 日，祁磊开展了单侧双通道脊柱内镜术（UBE），行单侧入路双侧减压以治疗腰椎管狭窄症。

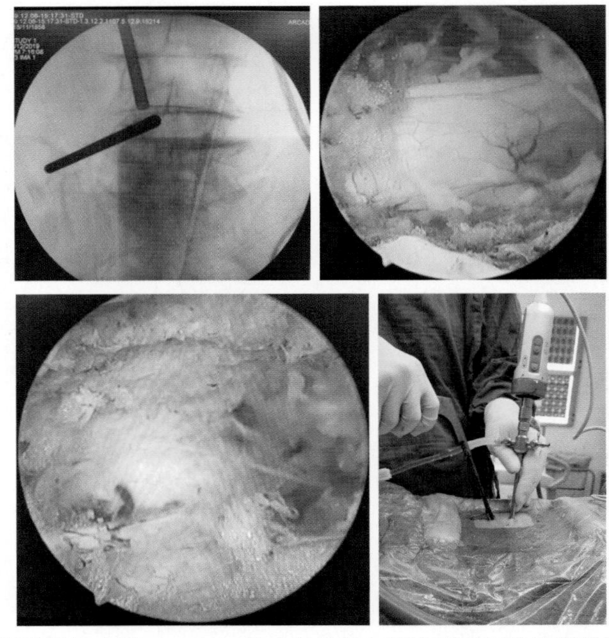

单侧双通道脊柱内镜（**UBE**）技术行单侧入路双侧减压治疗腰椎管狭窄症

2019 年 11 月 13 日，侯勇率先开展了皮质骨轨道（CBT）、椎弓根双螺钉固定术。

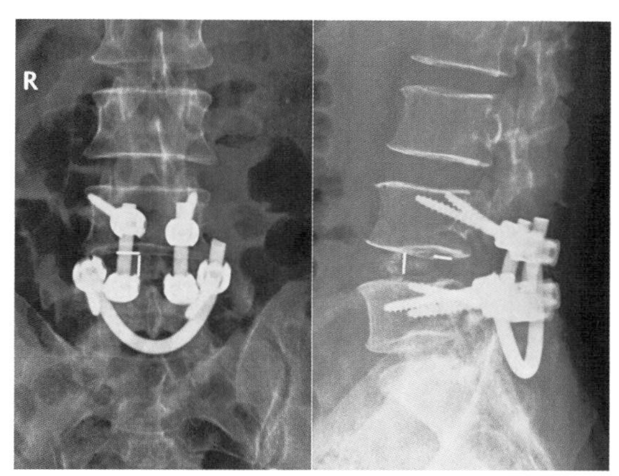

皮质骨轨道（CBT）、椎弓根双螺钉固定术

2019 年 12 月 25 日，司海朋开展了院内首例多节段胸椎后纵韧带骨化选择性截骨去后凸减压内固定术。

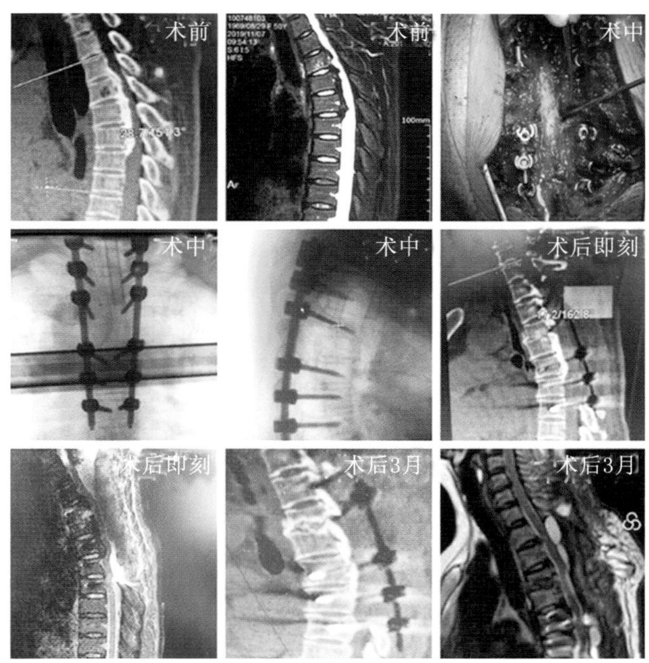

多节段胸椎后纵韧带骨化选择性截骨去后凸减压内固定手术

2020 年 6 月 17 日，刘新宇开展了单侧双通道脊柱内镜（UBE）辅助 TLIF 治疗腰椎滑脱症手术。

2020 年 7 月 9 日，李牧和祁磊开展了单侧双通道脊柱内镜（UBE）下颈椎“锁眼”（Keyhole）手术，以治疗颈椎间盘突出症。

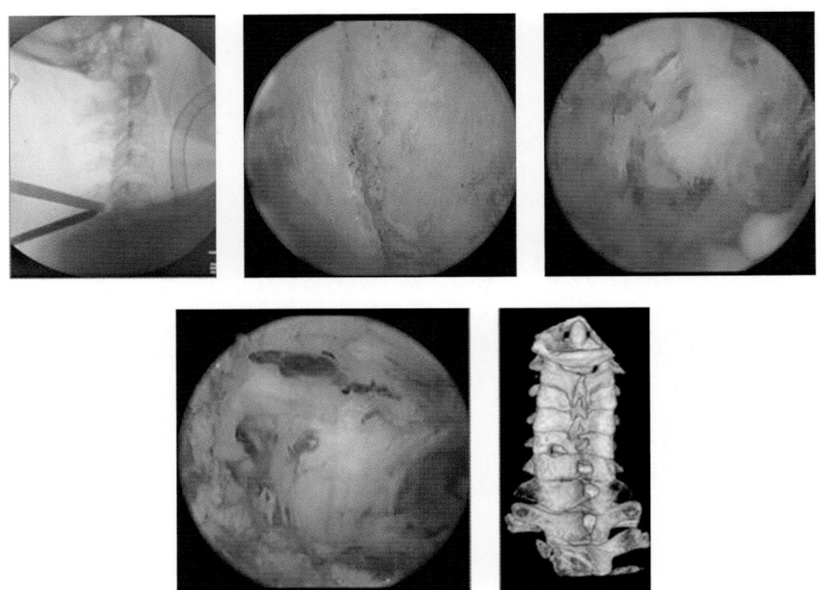

单侧双通道脊柱内镜（UBE）下颈椎 Keyhole 手术治疗颈椎间盘突出症

2020 年 9 月 7 日，潘新在山东省内率先开展了多裂肌外侧间隙入路颈后路单开门椎管成形术，以治疗脊髓型颈椎病。该手术经多裂肌外侧间隙入路，不剥离椎旁肌，保留了颈椎棘突及韧带，组织创伤小，术后无轴性疼痛等并发症，疗效很好。

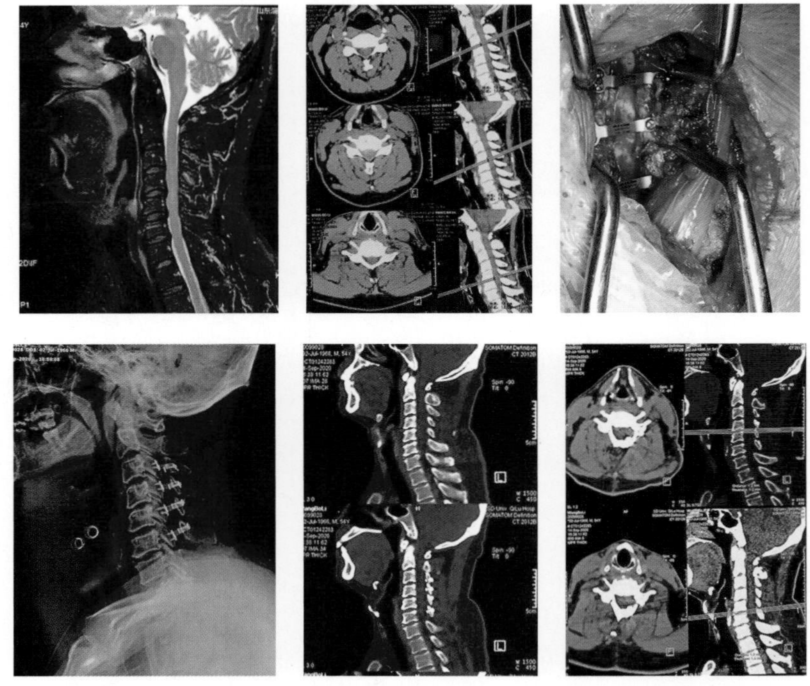

多裂肌外侧间隙入路颈后路单开门椎管成形术治疗脊髓型颈椎病

◎ 科研与学术交流活动

（一）获奖情况

汤继文在教学方面曾获卫生部、高教部“利用多媒体教学在外科手术学教学中的应用”三等奖，并先后获得山东大学教学成果二等奖一项和三等奖一项。

1998 年 10 月，汤继文的“医用生物活性微晶玻璃人工骨的临床应用研究”获山东省科技进步二等奖。

汤继文的“生物活性微晶玻璃人工骨的基础实验与临床应用研究”获山东省卫生厅科技三等奖。

1998 年，宫良泰的“椎板切除后皮肤隔膜植入防止硬脊膜黏连动物实验和临床研究”获山东省卫生厅科技进步三等奖。

2003 年，陈允震、王琛等的“指数曲线电刺激治疗周围神经损伤的研究”获山东省科技进步奖三等奖。

2004 年 3 月，汤继文的“医用生物活性微晶玻璃人工骨复合体及组织工程学研究”获山东省科技创新成果二等奖。

2004 年 11 月，汤继文的“医用生物活性微晶玻璃人工骨复合体及组织工程学研究”获山东省科技进步三等奖。

2007 年，郑燕平的“胸椎后路一期全脊髓肿瘤切除并稳定性重建的临床研究”获山东省医学科技奖三等奖。

2011 年，陈允震的“联合应用指数曲线电刺激和骨髓基质干细胞移植治疗脊髓损伤的基础研究”获山东省科技创新成果奖二等奖。

2019 年，郑燕平的“脊柱畸形临床治疗的系列研究”获山东省医学科技奖科技创新成果奖三等奖。

刘新宇、原所茂、田永昊、郑燕平的“腰椎系列微创手术基础及临床研究”获山东省医学科技进步奖二等奖。

程雷的“山东省脊髓型颈椎病患者手术治疗、经济负担及生存质量分析”获山东省软科学优秀成果三等奖。

（二）主编及参编专著

《诊断学高等医学教材》，汤继文等编，吉林卫生出版社 2000 年出版。

《手术学高等医学教材》，汤继文等主编，山东科学技术出版社 2002 年出版。

《手术学高等医学教材》，汤继文等主编，人民军医出版社 2007 年出版。

《急诊学》，汤继文等编，人民卫生出版社 1998 年出版。

《外科学国家执业医师考试辅导》，汤继文等主编，人民卫生出版社 2000 年出版。

《骨外科学全真模拟试卷》，汤继文等主编，人民军医出版社 2007 年出版。

《普通外科学全真模拟试卷》，汤继文等主编，人民军医出版社 2007 年出版。

《脊柱运动功能重建学——脊柱非融合理论与手术技术》，聂林等主编，山东科学技术出版社 2008 年出版。

《骨科常见问题 300 问》，陈允震等主编，山东科学技术出版社 2002 年出版。

《颈椎后路双开门术》，陈允震等主编，人民卫生出版社（声像）2011 年出版。

《手术学》（第二版），刘新宇等担任副主编，人民军医出版社 2007 年出版。

《癌症：肿瘤学原理与实践》，刘新宇等译，山东科学技术出版社 2002 年出版。

《手术学》，刘新宇等编，山东科学技术出版社 2002 年出版。

《主治医师考试冲关捷径丛书——骨外科学全真模拟试卷》，刘新宇等编，人民军医出版社 2007 年出版。

《主治医师考试冲关捷径丛书——普通外科学全真模拟试卷》，刘新宇等编，人民军医出版社 2007 年 2 月出版。

《微创脊柱外科学》，刘新宇等译，上海科技出版社，2016 年出版。

《骨肿瘤的基础与临床研究》，刘新宇等编，上海交通大学出版社，2017 年出版。

《物理医学与康复学指南与共识》，刘新宇等编，人民卫生出版社 2019 年出版。

此外，聂林还担任《中国矫形外科杂志》的主编，《中国脊柱脊髓损伤杂志》的编委；郑燕平还担任《中华外科杂志》的通讯编委，《中国脊柱脊髓杂志》《脊柱外科杂志》《中国骨与关节外科》《生物骨科材料与临床研究》《中华现代中西医杂志》的编委，陈允震还担任《中华创伤杂志》《中华创伤杂志（英文版）》《中华创伤骨科杂志》的编委；刘新宇还担任《中国脊柱脊髓杂志》的青年编委，《脊柱外科杂志》《骨科》的通讯编委以及《中华骨科杂志》审稿专家。

（三）专利成果

汤继文：

人工骨椎板，实用新型专利，专利号：ZL97232352. X。

李牧：

一种终板钻，实用新型专利，专利号：201620856977. 8。

一种用于微创手术的导光通道，专利号：201520540871. 2。

全封闭测压针，专利号：97244672. 9。

螺旋刃活检针，专利号：88219629. 4。

螺纹挡环锯，专利号：88219895. 5。

聂林：

一种颈椎成型钢板，实用新型专利，专利号：ZL201220276574. 8。

陈允震：
疏密复合螺纹椎弓根钉，专利号：CN202027700U。
颈椎病治疗专用刀，专利号：CN2251978。
定时充气止血带，专利号：CN2243862。

郑燕平：
组合式骨水泥螺钉，实用新型专利，专利号：2019200999042。

程雷：
一种用于骨肿瘤活检后防止肿瘤扩散装置，发明专利，专利号：ZL200810014493.9。

祁磊、李牧：
寰枢椎脱位前路复位器，实用新型专利，专利号：CN201120277639.6。
射流引线器，发明专利，专利号：ZL201510483028.X。

侯勇：
颈椎后路开门支撑固定板，实用新型专利，专利号：ZL201410013741.3。
促进骨折愈合的中药，发明专利，专利号：ZL201210148816.X。
防脱位足部锻炼器，发明专利，专利号：ZL201210148800.9。

徐万龙：
定量注射装置，专利号：201420767351.0。
多层防护型鼠放疗固定架，专利号：ZL201320428048.3。
防护型鼠放疗固定架，专利号：ZL201320428047.9。
可调节型双臂防旋鞋，专利号：ZL201320428074.6。
小鼠麻醉面罩，专利号：201420767395.3。

（四）研究课题

课题名称	课题编号	授予单位及等级	时间	负责人
Circ 010567－miRNA141靶向调控TGF－β1－ALK1/5双通路对黄韧带细胞外基质重塑的影响及机制研究	81874022	国家自然科学基金	2019年1月～2022年12月	刘新宇

续表

课题名称	课题编号	授予单位及等级	时间	负责人
IL17-TNFα-ADAMTS-7分子网络在椎间盘退变与炎症过程中的作用机制及PGRN靶向治疗价值研究	81572191	国家自然科学基金	2016年1月~2019年12月	程雷
Decorin基因转染调控TGF-beta/Smad抑制腰椎黄韧带增生的实验研究	81277024	国家自然科学基金	2013年1月~2016年12月	刘新宇
三维适形调强放疗对新疆骨包虫的杀灭作用及其机制	81360276	国家自然科学基金	2014年1月~2017年12月	徐万龙
寰枢椎脱位模型构建与后路动态软性固定系统治疗的可行性研究	81572215	国家自然科学基金	2016年1月~2019年12月	郑燕平
机器臂辅助遥控推注改良载药磷酸钙骨水泥成形术微创治疗椎体骨质疏松症的相关研究	81401849	国家自然科学基金青年基金	2015年1月~2017年12月	阎峻
生长因子Progranulin通过TNFα-TNFR信号系统调控软骨分化再生的功能与机制研究	81501880	国家自然科学基金	2016年1月~2018年12月	赵云鹏
促生长激素神经肽信号系统在神经再生修复中的作用及其机制	81501935	国家自然科学基金青年基金	2016年1月~2018年12月	李昊
BMPR2介导非经典信号通路在骨肉瘤药耐药过程中的功能及机制研究	81602361	国家自然科学基金青年基金	2017年1月~2019年12月	焦广俊
RTK-PI3K-Akt轴调控CDNF介导的Raf-JNK-c-Jun通路对脊髓损伤神经炎症的作用	81601067	国家自然科学基金青年基金	2017年1月~2019年12月	赵华

续表

课题名称	课题编号	授予单位及等级	时间	负责人
lncRNA-H19/Osteoglycin促进间充质干细胞成骨分化的分子机制及在后纵韧带骨化中的作用研究	81902276	国家自然科学基金青年基金	2020年1月~2022年12月	王亮
Th17/threg失衡及相关细胞因子在椎间盘突出症的作用	20110131120079	教育部新教师基金	2011年1月~2014年12月	程雷
慢病毒介导的CDNF基因转染骨髓间质干细胞对大鼠脊髓损伤的影响	20120131110069	教育部博士点基金	2013年1月~2015年12月	聂林
放射治疗对骨包虫的杀灭作用及其机制	2014M552566XB	中国博士后科学基金	2014年1月~2015年4月	徐万龙
以铁调素为信号因子构建骨复合体修复骨缺损的实验研究	21300075311097	中国博士后科学基金	2016年1月~2019年12月	司海朋
外泌体介导miR-9在骨肉瘤血管生成中的作用及机制研究	2018M642668	中国博士后科学基金会	2019年1月~2021年12月	焦广俊
CDNF介导RTK相关通路在脊髓损伤神经炎症中的作用机制	2019M652394	中国博士后科学基金面上项目	2019年7月~2022年6月	赵华
黄韧带细胞外基质重塑对腰椎管狭窄症的影响及机制研究	2019M652397	中国博士后科学基金	2019年6月~2021年6月	徐万龙
H19/OGN促成骨分化及在后纵韧带骨化中的作用机制研究	2019M650165	中国博士后科学基金	2020年1月~2021年12月	王亮
AP-1信号通路在IL-17介导的退变椎间盘炎症反应中的作用机制	ZR2013HM095	山东省自然科学基金	2013年1月~2016年1月	程雷

续表

课题名称	课题编号	授予单位及等级	时间	负责人
晚期糖基化终末产物对椎间盘退变中蛋白聚糖降解及炎性细胞浸润作用的机制研究	ZR2015HM053	山东省自然科学基金	2015 年 7 月 ~ 2017 年 12 月	祁磊
卵泡抑素样相关蛋白 FSTL-1 调控椎间盘退变的作用研究	2019GSF108029	山东省自然基金	2019 年 1 月 ~ 2020 年 12 月	程雷
峡部裂性腰椎滑脱的病理改变及手术方法选择	—	山东省卫生厅	2003 年 ~ 2005 年	李牧
椎体截骨后脊髓短缩对脊髓功能影响的临床与基础研究	—	山东省卫生厅	2003 年 ~ 2008 年	刘新宇
胸椎椎体截骨在脊柱矫形外科中的可行性研究	2004GWZ10824	山东省科技发展计划	2004 年 1 月 ~ 2008 年 1 月	郑燕平
脑多巴胺能神经营养因子对脊髓损伤神经炎症的调控作用及分子机制研究	2016WSB20015	山东省医药卫生科技发展计划	2016 年 12 月 ~ 2019 年 12 月	赵华
PLGA/NHA-AL 微球构建大孔 CPC 修复兔股骨髁骨缺损的实验研究	ZR2011HQ058	山东省科技厅	2012 年 1 月 ~ 2014 年 12 月	李玉华
应用诱发电位确定脊髓损伤手术时机的实验研究	2008BS03061	山东省优秀中青年科学家科研奖励基金	2008 年 12 月 ~ 2010 年 12 月	侯勇
循环应力刺激诱导颈椎后纵韧带成骨分化的实验研究	2010GWZ20207	山东省科技发展计划	2010 年 12 月 ~ 2013 年 12 月	祁磊
TIEG1 基因在骨肉瘤发病机制中作用的实验研究	BS2012YY020	山东省优秀中青年科学家科研奖励基金	2012 年 7 月 ~ 2014 年 12 月	祁磊

续表

课题名称	课题编号	授予单位及等级	时间	负责人
纳米羟基磷灰石/壳聚糖复合 Hepcidin 转染 BMSCs 构建骨复合体修复骨缺损的实验研究	ZR2013HQ064	山东省自然科学基金青年基金目	2013 年 10 月 ~ 2018 年 10 月	司海朋
联合应用自体骨髓基质干细胞、富血小板血浆及体外冲击波治疗骨折不愈合的实验及临床应用研究	2014GSF118097	山东省科技厅	2014 年 12 月 ~ 2016 年 12 月	陈允震
生长因子 progranulin 在椎间盘退变中的作用机制及潜在临床治疗价值研究	2015GSF118115	山东省重点研发项目	2015 年 1 月 ~ 2016 年 12 月	赵云鹏
IGF-1 对谷氨酸损伤的感觉和运动神经元的保护作用及其机制研究	ZR2014HQ065	山东省自然科学基金青年基金项目	2014 年 12 月 ~ 2017 年 12 月	李昊
PGRN-CHA 复合支架的制备及其在组织工程椎间盘再生中的应用研究	BS2014YY048	山东省自然科学基金青年项目	2015 年 1 月 ~ 2017 年 12 月	赵云鹏
骨形态发生蛋白 7 基因转染骨髓基质干细胞对股骨头坏死修复的作用	26010104020658	山东省科技厅	2015 年 1 月 ~ 2017 年 1 月	潘新
颈椎后路翼型支撑钛板的研制与应用	2015GSF118111	山东省重点研发计划	2015. 1 ~ 2016 年 12 月	侯勇
3D 打印构建载普伐他汀磷酸钙组织工程骨的材料学性能和生物相容性研究	ZR2016HM53	山东省科技厅	2016 年 1 月 ~ 2018 年 12 月	李玉华
基于 Keapl - Nrf2/ARE 信号通路探讨 miR-455-3p 在成骨细胞氧化应激损伤中的保护作用及机制研究	2017GSF218047	山东省科技厅（山东省重点研发计划项目）	2017 年 1 月 ~ 2018 年 12 月	刘海春

续表

课题名称	课题编号	授予单位及等级	时间	负责人
原硅酸诱导成骨细胞分化及防治骨质疏松的作用研究	2017GSF18160	山东省科技厅（山东省重点研发计划项目）	2017年1月~2018年12月	陈允震
基于术中神经监测与视觉信息融合算法的脊柱外科手术机器人安全控制策略研究	2019GSF108032	山东省科技厅（山东省重点研发计划项目）	2019年7月~2020年12月	祁磊
基于3D打印技术的磷酸钙-PGRN-干细胞复合组织工程骨在治疗大面积骨缺损中的作用机制以及疗效研究	2019GSF108152	山东省科技厅	2019年1月~2021年12月	李玉华
Decorin基因转染调控TGF-beta/Smad抑制腰椎黄韧带增生的实验研究	81277024	山东省自然科学青年基金	—	刘新宇
人类MESP基因多态性与先天性脊柱侧凸发病易感性的关联分析	2015WS0303	山东省医药卫生科技发展计划	2015年12月~2018年12月	原所茂
三维适形调强放疗对新疆骨包虫的杀灭作用及其机制	2012211B34	新疆维吾尔自治区自然科学基金青年基金	2012年1月~2014年12月	徐万龙
放射治疗对新疆骨包虫的杀灭作用及其机制》	2013731013	新疆维吾尔自治区青年科技创新人才培养工程-青年博士科技人才培养项目	2013年1月~2014年12月	徐万龙
骨细粒棘球蚴病放射治疗的实验研究	2013911129	新疆维吾尔自治区科技援疆项目	2013年1月~2015年12月	徐万龙

续表

课题名称	课题编号	授予单位及等级	时间	负责人
放治对骨包虫的杀灭作用及其机制	2014M552566XB	新疆维吾尔自治区优秀博士后项目	—	徐万龙
重度脊柱侧凸脊椎截骨术致脊髓短缩对脊髓功能影响及安全范围的基础研究	26010110138540	济南市科技局重点项目	2003 年 1 月 ~ 2011 年 3 月	郑燕平
骨转换标志物对骨质疏松症药物治疗的临床意义研究	201805042	济南市科技发展计划项目	2018 年 1 月 ~ 2020 年 12 月	陈允震
新型设计的脊柱椎弓根螺钉与钉道不同部位强化的生物力学研究及机制探讨	19-6-1-8-nsh	青岛市科技局，科技惠民重点项目	2019 年 8 月 ~ 2021 年 8 月	郑燕平
脊髓短缩长度与脊髓电生理改变的相关性研究	—	山东大学齐鲁医院	2003 年 ~ 2005 年	刘新宇
关于腰椎管狭窄症间歇性跛行距离测定等临床研究	kyxm-51455	企事业单位委托项目	2014 年 1 月 ~ 2016 年 12 月	郑燕平
机械应力刺激对颈椎 OPLL 患者后纵韧带细胞 Runx2 表达的影响	2012TS158	山东大学自主创新基金自然科学类专项 2012TS158	2012 年 1 月 ~ 2014 年 12 月	祁磊
基于三维术前设计与动态跟踪技术的骨科数字手术机器人关键技术研究	2015JC032	山东大学基本科研业务费资助项目（交叉学科培育项目）	2015 年 1 月 ~ 2017 年 1 月	祁磊
人工虎骨粉治疗骨质疏松大鼠的作用机制研究	26010112671727	金花企业股份有限公司（横向课题）	2016 年 12 月 ~ 2019 年 12 月	陈允震
神经干细胞移植联合电刺激对脊髓损伤修复作用及治疗方法研发	26010112671701	山东银丰生物科技有限公司（横向课题）	2017 年 2 月 ~ 2019 年 12 月	陈允震

续表

课题名称	课题编号	授予单位及等级	时间	负责人
干细胞与雪旺细胞共同移植联合电刺激对脊髓损伤的修复作用及治疗方法研发	26010104011424	山东银丰生物科技有限公司（横向课题）	2018年8月~2023年7月	陈允震
基于骨质疏松精细化管理的“医养结合”养老新模式的探究	26010189395627	山东大学医养健康产业项目基金会	2019年6月~2019年12月	司海朋
骨质疏松智慧医疗慢病管理系统	26010112001933	山东大学横向课题	2019年8月~2022年8月	司海朋
特立帕肽对于腰椎融合的作用	26010112001934	山东大学横向课题	2019年8月~2022年8月	司海朋
骨科专业硕士研究生典型案例在线课程	26010189397207	山东大学齐鲁医学院	2019年7月~2019年11月	司海朋
人工虎骨粉（金天格）治疗肌少症的应用研究	26010111001924	金花企业股份有限公司（横向课题）	2019年12月~2021年9月	陈允震
义诊为民，实践育人——医疗义诊与研究生德育培养的结合模式	21520082037204	山东大学“研究生课程思政项目”专项计划	2020年6月~2020年12月	司海朋
经皮全内窥镜下椎体间融合技术（PE-TLIF）的临床研究	—	山东大学齐鲁医院创新基金	2018年7月~2021年7月	刘新宇
TGF-beta1/Smad信号传导通路调控NF-κB依赖炎症因子在腰椎黄韧带增生中作用	ZR2009CQ020	山东大学自主创新基金	—	刘新宇
CDNF调控MAPKK-JNK-c-Jun-Cox-2-PGE2信号通路对脊髓损伤后神经炎症和轴突再生的作用及机制研究	2016QLQN04	山东大学齐鲁医院科研基金-青年项目	2017年1月~2019年12月	赵华

（五）学术论文汇总

1. 中文论文

慕小瑜，张学义，陈国瑞. 腰椎间盘突出症的秋水仙碱治疗[J]. 中华外科杂志，1989，27（12）：768-769.

郑燕平，李牧，李明. 颈椎手术致瘫痪的原因及处理[J]. 山东医药，1992，（11）：32.

郑燕平，李明. 腰椎间盘突入蛛网膜下腔 1 例[J]. 山东医药，1993，（10）：45.

宫良泰，王永惕，王集锷. 根动脉保留法脊髓移位术治疗脊柱侧凸并不完全性截瘫[J]. 中国脊柱脊髓杂志，1994，4（3）：103-105.

宫良泰，王永惕，胡振生，等. 临床体征和影像学检查对腰椎间盘突出症的诊断价值[J]. 中华骨科杂志，1994，14（12）：759-763.

王永惕，陈增海，李牧，等. 腰椎管扩大成形术—椎板截骨再植与棘突植骨的临床应用[J]. 中华骨科杂志，1995，15（10）：644-647

李牧，王永惕，王集锷. 椎弓根钉复位固定融合治疗脊椎滑脱症[J]. 山东医药，1995，（9）：14-15.

李牧，王永惕，王集锷，等. CDI 椎弓钉复位固定治疗胸腰椎骨折脱位[J]. 山东医药，1995，（4）：15-17.

陈国瑞，徐建广，聂林，等. 颈前路多节段减压原位植骨治疗脊髓型颈椎病[J]. 山东医科大学学报，1998，36（1）：65-67.

宫良泰，许复郁，王永惕，等. 椎板切除后自体中厚皮片植入防止硬脊膜黏连的实验及临床研究[J]. 中国脊柱脊髓杂志，1998，8（2）：3-5.

郑燕平，王韶进. 颈前、后路 I 期手术治疗陈旧性下颈椎双侧小关节脱位 1 例[J]. 中国脊柱脊髓杂志，1999，9（6）：28.

李牧，潘新，张力，等. 后路侧块钢板螺钉内固定治疗下颈椎骨折脱位[J]. 山东医药，2000，40（15）：5-6.

李牧，陈允震，王永惕. 单 FSU 复位固定三柱融合治疗腰椎峡部不连滑脱[J]. 山东医科大学学报，2001，39（1）：83-84.

宫良泰，许复郁，戴国锋，等. 明胶海绵对硬脊膜作用的实验研究[J]. 山东医科大学学报，2001，39（4）：373-374.

郑燕平. 相邻 1/4 棘突椎板截骨原位再植椎管成形术治疗腰椎间盘突出症[J]. 中国脊柱脊髓杂志，2001，11（3）：192.

郑燕平. 颈后路双开门棘突嵌入植骨椎管扩大成形术治疗颈椎管狭窄症[J]. 中国脊柱脊髓杂志，2001，11（1）：43-44.

郑燕平，王韶进，李建民. 全脊椎切除术治疗脊柱肿瘤及稳定性重建[J]. 山东医科大学学报，2001，39（3）：256-257.

宫良泰，许复郁，宋若先，等. 免疫反应在实验性游离型腰椎间盘突出自然吸收中的意义[J]. 山东大学学报（医学版），2002，40（12）：255-256.

宫良泰，李炳海，袁振. X 线平片加手法定位后路腰椎间盘镜技术临床研究.[J]. 山东大学学报（医学版），2002，40（3）：255-256.

刘新宇，潘新，周长青，等. 皮层诱发电位（CSEP）在脊柱手术监护中的应用[J].中国矫形外科杂，2002，9（1）：17-19

郑燕平，刘新宇，李慧武. 后路全脊椎切除治疗单节段原发胸椎肿瘤及脊柱稳定性重建[J]. 中国脊柱脊髓杂志，2002，12（3）：75-76.

郑燕平，汤继文，刘新宇，等. 椎体楔形截骨术在脊柱侧弯矫形中的应用[J].山东大学学报（医学版），2002，40（6）：530-532.

郑燕平，汤继文，刘新宇，等. 椎体楔形截骨在脊柱矫形外科中的应用[J]. 山东大学学报：医学版，2002，40（2）：184-184.

刘新宇，汤继文，潘新，等. 脊髓型颈椎病 MRI T2 相高信号与患者预后的相关性分析[J].中国矫形外科杂志，2003，11（2）：81-84

郑燕平，祝玉堂，刘新宇，等. 胸椎楔形截骨术矫正胸段侧凸畸形[J].脊柱外科杂志，2003，1（6）：326-329.

郑燕平，刘新宇，王洪彬，等. 后路椎板截骨原位再植、PEEK Cage 椎间融合术的临床应用[J]. 脊柱外科杂志，2003，1（3）：145-148.

郑燕平，汤继文，李建民，等. 经后路一期全脊椎切除治疗胸椎单脊椎肿瘤的临床疗效[J]. 中华骨科杂志，2003，23（1）：26-30.

郑燕平，宫良泰，刘新宇，等. 内窥镜下前路颈椎间盘切除及椎间融合术[J]. 中华骨科杂志，2004，24（2）：19-22.

郑燕平，刘新宇，李慧武，等. PEEK Cage 在颈椎外科中的初步应用体会[J]. 山东大学学报（医学版），2004，42（1）：123-124.

郑燕平，关涛，刘新宇，等. 胸椎椎板截骨原位再植在胸椎椎管内肿瘤手术治疗中的应用[J]. 脊柱外科杂志，2004，2（4）：193-195.

郑燕平，刘新宇，杜伟，等. 全椎板截骨再植椎管扩大成形术治疗胸椎黄韧带骨化症[J]. 中华骨科杂志，2004，24（12）：27-31.

宫良泰，刘新宇，刘英华. 改良颈后路单开门椎管扩大成形术治疗脊髓型颈椎病的 86 例分析[J]. 山东大学学报（医学版），2005，43（4）：365-366.

郑燕平，刘新宇，杜伟，等. 颈椎前路手术早期并发症[J]. 中国矫形外科杂志，2005，13（9）：666-669.

郑燕平，关涛，刘新宇，等. 胸椎间盘突出症的手术治疗[J]. 中国脊柱脊髓杂志，2005，15（6）：349-352.

郑燕平，刘新宇，杜伟，等. 胸、腰椎脊柱结核一期病灶清除前方钛网支撑矫形内固定[J]. 脊柱外科杂志，2005，3（3）：129-132+144.

郑燕平，刘新宇，杜伟，等. Ⅰ期病灶清除植骨内固定治疗胸、腰椎结核的疗效观察[J]. 中国脊柱脊髓杂志，2005，15（12）：762-763.

孙刚，高金亮. 急性脊髓损伤后某些血清元素变化的实验研究[J]. 山东大学学报（医学版），2005，43（3）：20-22.

刘新宇，郑燕平，杜伟，等. 皮层体感诱发电位在胸椎手术中监护价值的评价[J].中国骨与关节损伤杂志，2005，20（2）：125-126.

刘新宇，郑燕平，原所茂，等. 脊柱侧凸术中皮层诱发电位监护的应用价值[J].脊柱外科杂志，2005，3（4）：231-233.

杜伟，郑燕平，刘新宇，等. 胸椎手术并发症原因分析及治疗对策[J].脊柱外科杂志. 2005，3（1）：16-19.

孙刚，高金亮. 创伤性脊柱骨盆分离的手术治疗[J]. 中国矫形外科杂志，2006，14（2）：153-154.

陈允震，张剑锋，刘海春，等. 雌激素对骨质疏松大鼠骨胶原的影响[J].山东医药，2006，46（18）：10-11.

刘新宇，郑燕平，原所茂，等. 皮层体感诱发电位监护在胸椎管狭窄症手术中的应用[J].中国脊柱脊髓杂志，2006，16（5）：362-365.

刘新宇，郑燕平，原所茂，等. 胸椎多节段骨折的后路手术治疗[J].脊柱外科杂志，2006，4（2）：69-72.

郑燕平，刘新宇，原所茂，等. 计算机导航及内窥镜下颈前路齿突螺钉固定术[J]. 中华骨科杂志，2006，26（3）：175-178.

郑燕平，刘新宇，李宪笃，等. 胸椎单脊椎原发性肿瘤后路全脊椎切除的临床疗效[J]. 脊柱外科杂志，2006，4（3）：129-132.

陈允震，刘海春，张剑锋，等. 骨胶原与骨质疏松骨密度及骨生物力学的相关性研究[J].中华创伤骨科杂志，2007，9（10）：955-958.

金传锋，王宁，陈允震. 高压氧治疗脊髓损伤分析[J].社区医学杂志，2007，5（11）：84-85.

金传峰，王宁，陈允震. 脊髓损伤的治疗进展[J].社区医学杂志，2007，5（9）：38-41.

刘新宇，郑燕平. 腰椎黄韧带肥厚的研究进展[J].脊柱外科杂志，2008，6（6）：374-376.

姜云鹏，李牧，祁磊，等. 颈椎单间隙融合后椎间高度的改变对邻近节段退变的影响[J]. 医学与哲学，2008，29（20）：33-35.

刘新宇，郑燕平，李建民，等. 胸椎椎弓根钉的钉道 CT 影像学分析[J].中华外科杂志，2008，46（11）：858-859

祁磊，李牧，李玉华，等. 峡部裂性腰椎滑脱的后路手术治疗[J]. 山东大学学报（医学版），2008，46（4）：438-440.

刘新宇，郑燕平，李建民，等. 胸椎椎弓根钉的钉道 CT 影像学分析[J].中华外科杂志，2008，46（11）：858-859.

刘新宇，郑燕平. 腰椎黄韧带肥厚的研究进展[J].脊柱外科杂志，2008，6（6）：374-376.

祁磊，桑锡光，李牧，等. 创伤性腰骶盆损伤的临床特征及外科治疗[J]. 中华外科杂志，2009，47（24）：1892-1895.

刘新宇，郑燕平，李建民，等. 脊椎截骨后脊柱短缩安全范围的实验研究[J].中华骨科杂志，2009，29（5）：503-507.

杜伟，郑燕平，刘新宇，等. 相邻椎体1/2椎板截骨原位回植术治疗单节段腰椎管狭窄症[J].中国脊柱脊髓杂志，2009，19（4）：258-263.

刘新宇，Shunsuke Konno，Masabumi Miyamoto，等. 腰椎管狭窄症的腰椎体感诱发电位评价[J].中国骨与关节外科，2009. 2（1）：18-24.

郑燕平，刘新宇，贾龙，等. 腰椎后路椎间融合术后椎间融合的X线片及三维CT评价[J].中华骨科杂志，2009，29（12）：1104-1108.

杜伟，郑燕平，沈炳华，等. 腰椎椎板截骨原位回植术后腰椎生物力学评价[J].中华实验外科杂志，2009，26（2）：265.

郑燕平，李伟，刘新宇，等. 椎板截骨原位回植术治疗腰椎管狭窄症远期疗效分析[J].中国骨肿瘤骨病，2009，8（1）：3-5.

郑燕平. 脊髓型颈椎病的手术治疗[J]. 山东医药，2009，49（14）：109-110.

李永刚，李牧，祁磊，等. 胸椎管狭窄症的临床分型与术式选择. 医学与哲学，2009，30（12）：35-36.

刘海春，张剑锋，陈允震. 骨质疏松大鼠股骨生物力学特性与骨胶原质量变化的相关研究［J］. 山东大学学报（医学版），2009，47（5）：41-45.

刘海春，桑锡光，陈允震. 脊髓髓外冲击负荷后脊髓血流与诱发电位变化的相关研究[J].中国矫形外科杂志，2009，17（6）：459-461.

刘新宇，郑燕平，李建民，等. 脊椎截骨后脊柱短缩安全范围的实验研究[J].中华骨科杂志，2009，29（5）：503-507.

刘新宇，Shunsuke Konno，Masabumi Miyamoto，等. 经颅磁刺激运动诱发电位（TMS-MEPs）在腰椎管狭窄症临床评价中的应用价值[J].中华骨科杂志，2009，29（1）：22-26.

刘新宇，Shunsuke Konno，Masabumi Miyamoto，等. 腰椎管狭窄症的腰椎体感诱发电位评价[J].中国骨与关节外科杂志，2009，2（1），18-23.

苏彬，刘新宇，郑燕平，等. 肌间隙入路与传统入路经椎间孔腰椎椎体间融合术治疗腰椎滑脱症的比较研究[J].医学与哲学（临床决策论坛版），2010，31（9）：36-38.

郑燕平，原所茂，刘新宇. 经关节突入路治疗胸椎间盘突出症[J].中华骨科杂志，2010，30（11）：1073-1076.

王延国，刘新宇，吴晓娟，等. 腰椎后路不同显露方式对多裂肌影响的实验研究[J].中华骨科杂志，2010，30（2）：203-208.

裴保安，段姗姗，陈允震，等. 脊髓电刺激对坐骨神经损伤大鼠背根神经节神经元和脊髓神经元的保护作用[J].中华实验外科杂志，2011，28（11）：1964-1966.

刘新宇，张凯，郑燕平，等. 枢椎椎板螺钉固定的解剖学与影像学测量比较[J].解剖学报，2011，42（6）：810-814.

刘新宇，王芳，原所茂，等. 皮层体感诱发电位及经颅电刺激运动诱发电位联合监护在脊柱畸形矫正术中的应用[J].中国脊柱脊髓杂志，2011，21（3）：212-215.

张 凯，刘新宇，黄晓慧，等. 寰椎侧块-枢椎椎板螺钉固定的有限元分析[J].中国脊柱脊髓杂志，2011，21（2）：125-128.

刘新宇，原所茂，田永昊，等. 腰椎棘突劈开椎管减压术治疗退变性腰椎管狭窄症[J].中国脊柱脊髓杂志，2011，21（8）：650-653.

王亮，祁磊，李牧，等. 颈椎前后路联合手术治疗严重多节段颈椎管狭窄症的临床疗效评价[J]. 医学与哲学，2011，32（14）：44-46.

祁磊，李牧，侯勇，等. Mobi-C 人工颈椎椎间盘治疗颈椎病的早期临床观察[J]. 脊柱外科杂志，2011，09（5）：298-301.

祁磊，李建民，王亮，等. 大鼠脊髓周围应用高浓度蒸馏水顺铂溶液对脊髓的影响[J]. 中华外科杂志，2011，49（12）：1142-1143.

王磊，原所茂，郑燕平，等. Wiltse 入路与传统后正中入路对椎旁肌影响的比较研究[J].医学与哲学（临床决策论坛版），2011，32（11）：28-30.

郑燕平，刘新宇，原所茂. Wiltse 人路经椎间孔腰椎椎体间融合术治疗单节段腰椎峡部裂性滑脱[J].中华骨科杂志，2011，31（9）：921-926.

刘新宇，王芳，原所茂，等. 皮层体感诱发电位及经颅电刺激运动诱发电位联合监护在脊柱畸形矫正术中的应用[J].中国脊柱脊髓杂志，2011，21（3）：212-215.

郑燕平，刘新宇. 胸椎手术入路及其优缺点[J].脊柱外科杂志，2012，10（4）：195-197.

赵华，陈允震，刘海春，等. 电刺激对大鼠脊髓损伤后自体骨髓间充质干细胞移植的影响[J].中华创伤杂志，2012，28（2）：165-169.

刘海春，辛涛，杨凯云，等. 大鼠皮层神经元机械性损伤模型中 p75 NTR、Bax、Bcl-2 表达及细胞凋亡[J].中华创伤杂志，2012，28（2）：179-183.

刘新宇，原所茂，田永昊，等. 一期后前路联合手术治疗多节段脊髓型颈椎病[J].中国脊柱脊髓杂志，2012，19（1）：29-33.

周珂，祁磊，李牧，等. 颈椎后纵韧带骨化症的临床分型及手术方式的选择[J].医学与哲学，2012，33（10）：24-26.

刘新宇，郑燕平，原所茂，等. 腰椎后路不同显露方式对多裂肌影响的动物实验研究 [J].2013.

刘新宇，原所茂，田永昊，等. 棘突劈开、单侧进入双侧减压与椎板切除减压治疗退变性腰椎管狭窄症的比较[J].中华骨科杂志，2013，33（10）：984-989.

郑燕平，原所茂，刘新宇，等. 保留棘突椎板的经关节突入路治疗胸椎椎间盘突出症[J].脊柱外科杂志，2012，10（4）：220-223.

郑燕平，田永昊，刘新宇，等. 一期后路经 Wiltse 入路病灶清除植骨内固定术治疗胸椎椎体结核[J].脊柱外科杂志，2012，10（6）：321-324.

刘新宇，原所茂，田永昊，等. 扩大“蛋壳”结合闭合-张开技术治疗胸腰椎角状后凸畸形[J].中国脊柱脊髓杂志，2014. 24（9）：779-783.

裴保安，訾金花，吴立生，等. 制备坐骨神经损伤大鼠模型：脊髓与局部神经电刺激的修复效果比较[J].中国组织工程研究，2015，19（49）：7982-7987.

刘新宇，原所茂，田永昊，等. 两种经椎间孔椎体间融合治疗单节段腰椎退行性疾病的疗效比较[J].中华创伤杂志，2015，31（6）：507-511.

卜祥鹏，刘新宇. 经皮与开放胸腰椎椎弓根螺钉内固定术螺钉置入准确性及安全性比较[J].山东医药，2015，55（6），63-64.

王连雷，刘新宇，原所茂，等. 青少年特发性脊柱侧凸患者颈椎矢状位曲度变化及影响因素分析[J].中国临床解剖学杂志，2015，33（6），712-716.

祁磊，李牧，司海朋，等. 应用翼状工作通道经椎旁肌间隙入路治疗胸腰椎骨折疗效分析[J]. 中华外科杂志，2015，53（4）：294-299.

周超，田永昊，郑燕平，等. 经椎间孔腰椎椎体间融合术治疗单节段退变性腰椎滑脱的疗效分析[J].山东大学学报（医学版），2015，53（12）：71-75.

刘新宇，原所茂，田永昊，等. 两种经椎间孔椎体间融合治疗单节段腰椎退行性疾病的疗效比较[J].中华创伤杂志，2015，31（6）：507-511.

刘新宇，原所茂，田永昊，等. 微创经椎间孔腰椎椎体间融合术内固定相关并发症及对策[J].中华骨科杂志，2016，36（22）：1426-1434.

刘新宇，原所茂，田永昊，等. 微创经椎间孔腰椎椎体间融合术内固定相关并发症及对策[J].中华骨科杂志，2016，36（22）：1426-1434.

刘新宇，原所茂，田永昊，等. 微创经椎间孔腰椎椎间融合在腰椎退行性疾病翻修中的应用[J].中华骨科杂志，2017，37（3）：137-144.

刘新宇，原所茂，田永昊，等. 前路小切口病灶清除结合后路微创内固定治疗单节段腰椎结核[J].天津医药，2017，45（2）116-120.

刘新宇，阎峻，原所茂，等. 小切口 Schwab 4 级截骨结合经皮微创椎弓根螺钉治疗陈旧性胸腰段骨折伴后凸畸形[J].中华创伤杂志，2017，33（3）202-207.

徐大霞，侯楠，李晓峰，等. 糖皮质激素性骨质疏松症骨代谢与糖皮质激素用药时间的相关性[J].山东大学学报（医学版），2017，55（5）：103-107.

李晓峰，徐大霞，王闯，等. 骨代谢生化标志物在原发性骨质疏松症药物治疗中的应用 [J]. 中国矫形外科杂志，2017，25（13）：1193-1197.

中华医学会骨质疏松和骨矿盐疾病分会. 骨质疏松性骨折围手术期干预指南（2018）[J]. 中华骨质疏松和骨矿盐疾病杂志，2018，11（5）：438-448.

刘新宇，原所茂，田永昊，等. 腰椎经皮内镜手术后疗效不佳的原因分析[J]. 中华骨科杂志，2018，38（8）：497-503.

刘新宇，原所茂，田永昊，等. 经皮内镜椎间孔入路椎间盘切除术中常规行椎间孔成形的必要性[J].中华骨科杂志，2019，39（19）：1165-1172.

刘新宇，贾军. 腰椎管狭窄症脊柱-骨盆矢状位参数研究进展[J].山东大学学报（医学版），2019，57（5）：30-35.

贾军，赵钇伟，原所茂，等. 腰椎管狭窄单节段经椎间孔椎体间融合手术前后矢状位参数值的变化[J].山东大学学报（医学版），2019，57（5）：36-41.

陈希，刘新宇，范立霞，等. 老年脊柱疾病应用颈动脉超声评估缺血性脑卒中风险的临床价值[J].山东大学学报（医学版），2019，39（11）：1-11.

贾军，刘新宇，原所茂，等. 微创与开放经椎间孔腰椎间融合术后中期临近节段影像学退变的比较[J].中华骨科杂志，2019，39（11）：1-11.

高兴帅，刘新宇，原所茂，等. 选择性椎板成形术和传统椎板成形术治疗脊髓型颈椎病的中期疗效[J].脊柱外科杂志，2019，17（5）：308-313.

夏海鹏，郑燕平，周超，等. 骨形态发生蛋白结合后外侧融合在腰椎退行性疾病手术中的应用[J].山东大学学报（医学版），2019，57（5）：62-66.

刘鹏辉，郑燕平，阎峻，等. 颈椎前路术后食管瘘甲状腺及其被膜修补1例报道并相关文献复习[J].中华骨科杂志，2019，39（22）：1399-1404.

郑燕平，周超. 腰椎后外侧融合术在腰椎退变性疾患手术中应用的再认识[J].山东大学学报（医学版），2019，57（5）：18-22.

王复案，陈允震. 骨质疏松性椎体压缩性骨折诊疗现状及其对策［J］. 中国骨质疏松杂志，201，25（5）：590-594.

张保良，陈允震. 骨质疏松性椎体压缩骨折住院患者的人口学特征及临床特征分析［J］. 中华骨科杂志，2019，39（24）：1523-1535.

陈希，刘新宇，杨青，等. 颈椎椎间孔螺钉、侧块螺钉及椎弓根螺钉的生物力学强度比较[J].中华骨科杂志，2020，40（40）：236-243.

买若鹏，刘新宇，原所茂，等. Leriche综合征漏诊一例报告[J].中华骨科杂志，2020，40（1）：52-54.

赵钇伟，原所茂，刘武博，等. 微创经椎间孔腰椎椎体间融合术中上位关节突关节侵扰的危险因素分析[J].中国脊柱脊髓杂志，2020，30（1）：36-44.

刘鹏辉，郑燕平，阎峻，等. 退变性腰椎滑脱患者多裂肌萎缩与滑脱程度相关性研究[J].中华骨科杂志，2020，40（2）：82-87.

2. 外文论文

Liu X，ZHENG Y，LI J. Hemilaminoplasty for the treatment of lumbar disc herniation[J]. International Orthopaedics，2009，33（5）：1323-1327.

Liu X，Yanping Z，LI J. Laminoplasty for the treatment of extramedullary intradural tumors in the thoracic and lumbar spine：greater than two - year follow - up [J]. Orthopaedic Surgery，2009，1（4）：275-279.

Lei Cheng，Jie Jiang，Ran Gao，et al. B7-H4 expression promotes tumorigenesis in ovarian cancer [J]. International Journal of Gynecological Cancer，2009，19（9）：1481-1486.

ZHENG Y. Thoracic discectomy via trans-facet-joint approach[J]. China Medical Abstracts（Surgery），2011，02：98.

LIU X，WANG Y，WU X，et al. Impact of surgical approaches on the lumbar multifidus muscle：an experimental study using sheep as models [J]. Journal of Neurosurgery-spine，2010，12（5）：570-576.

Liu X，Yuan S，Tian Y，et al. Expansive open-door laminoplasty and selective

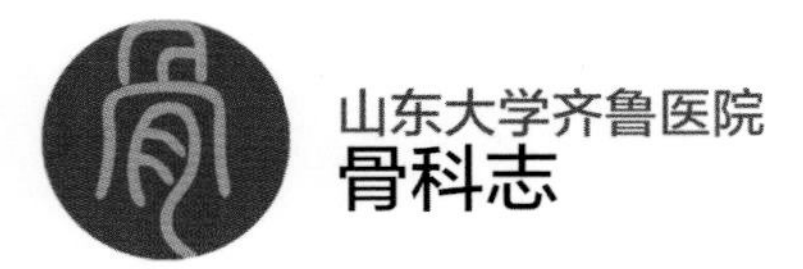

anterior cervical decompression and fusion for treatment of multilevel cervical spondylotic myelopathy[J].Orthopaedic Surgery, 2011, 3 (3): 161-166.

Yan J, Li J, Runge MB, et al. Cross-linking characteristics and mechanical properties of an injectable biomaterial composed of polypropylene fumarate and polycaprolactone co-polymer[J].Biomater Sci Polym Ed, 2011, 22 (4-6): 489-504.

Huang ZQ, Zheng ZM, Yan J. Transgenic expression of human IGF1 in intervertebral degenerative discs[J].Journal of International Medical Research, 2011, 39 (2): 446-455.

Wu W, Zhao, Xie B, et al. Implanted spike wave electric stimulation promotessurvival of the bone marrow mesenchymal stem cells and functional recovery in the spinal cord injured rats[J].NEUROSCIENCE LETTERS, 2011, 491 (1): 73-78.

Cheng L, Nie L, Li M, et al. Superiority of the Bryan (81)308153prosthesis for cervical myelopathy: a randomized study with 3-year followup[J].Clinical Orthopaedics and Related Researchted Research, 2011, 469 (12): 3408-3414.

LIU X, Zhang K, Gong L, et al. The anatomic and radiographic measurement of C2 lamina in Chinese population[J].Eurupen Spine Journal, 2011, 20 (12): 2261-2266.

Zhang L, Li YG, Li YH, et al. Increased Frequencies of Th22 Cells as well as Th17 Cells in the Peripheral Blood of Patients with Ankylosing Spondylitis and Rheumatoid Arthritis[J].PLoS One, 2012, 7 (4): e31000.

Yin H, Li YG, Si M, et al. Simvastatin-loaded macroporous calcium phosphate cement: Preparation, in vitro characterization, and evaluation of in vivo performance[J].J Biomed Mater Res A, 2012, 100 (11): 2991-3000.

Chen Y, Liu H, Wu W, et al. Osteopontin genetic variants are associated with overall survival in advanced non-small-cell lung cancer patients and bone metastasis[J]. Journal of Experimental & Clinical Cancer Research, 2013, 32 (1): 45.

Wu W, Ding Y, Chen Y, et al. Susceptibility to ankylosing spondylitis: evidence for the role of ERAP1, TGFb1 and TLR9 gene polymorphisms[J]. Rheumatol Int, 2012, 32 (8): 2517-2521.

Liu HC, Chen YZ, Sang XG, et al. Management of lumbosacropelvic fracture-dislocation using lumbo-iliac internal fixation[J]. Injury, 2012, 43 (4): 452-457.

Liu H, Yang K, Xin T, et al. Implanted electro-acupuncture electric stimulation improves outcome of stem cells' transplantation in spinal cord injury[J]. Artif Cells Blood Substit Immobil Biotechnol, 2012, 40 (5): 331-337.

Li H, Zhang W, Liu G, et al. Expression of tyrosine kinase receptors in cultured dorsal root ganglion neurons in the presence of monosialoganglioside and skeletal muscle cells[J].J Muscle Res Cell Motil, 2012, 33 (5): 341-350.

Si Haipeng, Peng Changliang, Li Jingjing, et al. RNAi-mediated knockdown of ERK1/2 inhibits cell proliferation and invasion and increases chemosensitivity to cisplatin in human osteosarcoma U2-OS cells in vitro[J]. Int J Oncol, 2012, 40 (4):

1291-1297.

Wenliang Wu, Yan Ding, Yunzhen Chen, et al. Susceptibility to ankylosing spondylitis: evidence for the role of ERAP1, TGFb1 and TLR9 gene polymorphisms[J]. Rheumatol Int, 2012, 32 (8): 2517-2521.

XU Wanlong, Xilinbaoleri, Liu Hao, et al. Spinal cord biological safety of image-guided radiation therapy versus conventional radiation therapy[J]. Neural Regeneration Research, 2012, 7 (35): 2755-2760.

Liu X, Yuan S, Tian Y. Modified Unilateral Laminotomy for Bilateral Decompression for Lumbar Spinal Stenosis: Technical Note[J]. Spine (Phila Pa 1976), 2013, 38 (12): E732-E737.

Qi L, Li M, Zhang S, et al. Comparative effectiveness of PEEK rods versus titanium alloy rods in lumbar fusion: a preliminary report[J]. Acta Neurochir (Wien), 2013, 155 (7): 1187-1193.

Li Y, Zhang J, Zhang L, et al. Diallyl trisulfide inhibits proliferation, invasion and angiogenesis of osteosarcoma cells by switching on suppressor microRNAs and inactivating of Notch-1 signaling[J]. Carcinogenesis, 2013, 34 (7): 1601-1610.

Liu H, Wu W, Li Y, et al. Protective effects of preserving the posterior complex on the development of adjacent-segment degeneration after lumbar fusion: clinical article [J]. Journal of Neurosurgery-spine, 2013, 19 (2): 201-206.

Liu H, Li Y, Chen Y, et al. Cervical curvature, spinal cord MRIT2 signal, and occupying ratio impact surgical approach selection in patients with ossification of the posterior longitudinal ligament[J].European Spine Journa, 2013, 22 (7): 1480-1488.

Lin J, Sun B, Jiang C, et al. Sirt2 suppresses inflammatory responses in collagen-induced arthritis[J].BiochemBiophys Res Commun, 2013, 441 (4): 897-903.

Li H, Zhang P, Fu G, et al. Alterations in tyrosine kinase receptor (Trk) expression induced by insulin-like growth factor-1 in cultured dorsal root ganglion neurons [J]. BRAIN RESEARCH BULLETIN, 2013, 90: 25-34.

Li H, Dong H, Li J, et al. Neuroprotective effect of insulin-like growth factor-1: Effects on tyrosine kinase receptor (Trk) expression in dorsal root ganglion neurons with glutamate-induced excitotoxicity in vitro [J]. Brain Research Bulletin, 2013, 97: 86-95.

Zhang W, Nie J, Wang Y, et al. CCL20 Secretion from the Nucleus Pulposus Improves the Recruitment of CCR6-Expressing Th17 Cells to Degenerated IVD Tissues [J]. PLoS One, 2013, 8 (6): e66286.

Lei Cheng, Wenqiang Fan, Ben Liu, et al. Th17 lymphocyte levels are higher in patients with ruptured than non-ruptured lumbar discs, and are correlated with pain intensity[J].Injury, 2013, 44 (12): 1805-1810.

Cheng L, Liu Y, Zhao H, et al. Lentiviral-mediated transfer of CDNF promotes nerve regeneration and functional recovery after sciatic nerve injury in adult rats[J]. Biochemical and Biophysical Research Communications, 2013, 440 (2): 330-335.

Lei Cheng, Hua Zhao, Wen Zhang, et al. Overexpression of conserved dopamine neurotrophic factor (CDNF) in astrocytes alleviates endoplasmic reticulum stress-induced cell damage and inflammatory cytokine secretion [J]. Biochemical and Biophysical Research Communications, 2013, 435 (1): 34-39.

Zhao H, Liu Y, Cheng L, et al. Mesencephalic astrocyte-derived neurotrophic factor inhibits oxygen-glucose deprivation-induced cell damage and inflammation by suppressing endoplasmic reticulum stress in rat primary astrocytes [J]. The Journal of Molecular Neuroscience, 2013, 51 (3): 671-678.

Zhang HX, Shao YD, Chen Y, et al. A prospective, randomised, controlled multicentre study comparing cervical disc replacement with anterior cervical decompression and fusion[J].INTERNATIONAL ORTHOPAEDICS, 2014, 38 (12): 2533-2541.

Jiao Guangjun, Guo Wei, Ren Tingting, et al. BMPR2 inhibition induced apoptosis and autophagy via destabilization of XIAP in human chondrosarcoma cells[J]. Cell Death Dis, 2014, 5 (12): e1571.

Wan-long XU, Xibin Zhao, Qing Wang, et al. Three-dimensional conformal intensity-modulated radiation therapy of left femur foci does not damage the sciatic nerve [J]. Neural Regeneration Research, 2014, 9 (20): 1824-1829.

Wu N, Yuan S, Liu J, et al. Association of LMX1A Genetic Polymorphisms With Susceptibility to Congenital Scoliosis in Chinese Han Population[J]. Spine (Phila Pa 1976), 2014, 39 (21): 1785-1791.

LIU X, Suomao Yuan, Yonghao Tian, et al. Expanded eggshell procedure combined with closing-opening technique (a modified vertebral column resection) for the treatment of thoracic and thoracolumbar angular kyphosis [J]. Journal of Neurosurgery-spine, 2015, 23 (1): 42-48.

LIU X, Wang lianlei, Yuan Suomao, et al. Multiple-level Lumbar Spondylolysis and Spondylolisthesis[J]. Journal of Neurosurgery-spine, 2015, 22 (3): 283-287.

Zhao G, Liu Y, Fang J, et al. Dimethyl fumarate inhibits the expression and function of hypoxia-inducible factor-1α (HIF-1α) [J]. Biochemical and Biophysical Research Communications, 2014, 448 (3): 303-307.

Yang X, Liu X, Zheng Y. Surgical treatment of thoracic disc herniations using a modified transfacet approach[J]. Indian J Orthop, 2014, 48 (2): 158-162.

Xia LZ, Zheng YP, Xu HG, et al. Effect of anterior cervical discectomy and fusion on adjacent segments in rabbits [J]. International journal of clinical and experimental medicine, 2014, 7 (11): 4291-4299.

Du W, Wang C, Tan J, et al. Management of subaxial cervical facet dislocation through anterior approach monitored by spinal cord evoked potential[J]. Spine (Phila Pa

1976), 2014, 39 (1): 48-52.

Wen Zhang, Lin Nie, Ying-jun Guo, et al. Th17 Cell Frequency and IL-17 Concentration Correlate With Pre- and Postoperative Pain Sensation in Patients With Intervertebral Disk Degeneration[J]. Orthopedics, 2014, 37 (7): e685-e691.

Hua Zhao, Lei Cheng, Yi Liu, et al. Mechanisms of anti-inflammatory property of conserved dopamine neurotrophic factor: inhibition of JNK signaling in lipopolysaccharide-induced microglia [J]. The Journal of Molecular Neuroscience, 2014, 52 (2): 186-192.

Liu Y, Nie L, Zhao H, et al. Conserved dopamine neurotrophic factor-transduced mesenchymal stem cells promote axon regeneration and functional recovery of injured sciatic nerve[J]. PLoS One, 2014, 9 (10): e110993.

Wang Q, Pan X, Wong HH, et al. Oral and topical boswellic acid attenuates mouse osteoarthritis[J]. Osteoarthritis Cartilage, 2014, 22 (1): 128-132.

Zhang W, Zhang J, Zhang M, et al. Protective effect of Asarum extract in rats with adjuvant arthritis[J].Experimental and Therapeutic Medicine, 2014, 8 (5): 1638-1642.

Zhu Z, Wang C, Zhang Y, et al. MicroRNA-100 resensitizes resistant chondrosarcoma cells to cisplatin through direct targeting of mTOR[J]. Asian Pac J Cancer Prev, 2014, 15 (2): 917-923.

Wang SS, Zhang W, Zhang YQ, et al. IL-17A enhances ADAMTS-7 expression through regulation of TNF-α in human nucleus pulposus cells[J]. Journal of Molecular Histology, 2015, 46 (6): 475-483.

Li JK, Cheng L, Zhao YP, et al. ADAMTS-7 exhibits elevated expression in cartilage of osteonecrosis of femoral head and has a positive correlation with TNF-α and NF-κB P65[J].Mediators of Inflammation, 2015, 2015: 196702.

Zhang H, Xiao G, Wang X, et al. Biocompatibility and osteogenesis of calcium phosphate composite scaffolds containing simvastatin-loaded PLGA microspheres for bone tissue engineering[J].J Biomed Mater Res A, 2015, 103 (10): 3250-3258.

Yan B, Nie L. Clinical comparison of Zero-profile interbody fusion device and anterior cervical plate interbody fusion in treating cervical spondylosis[J].International journal of clinical and experimental medicine, 2015, 8 (8): 13854-13858.

Wang C, Ma J, Zhang C, et al. Comparison of high-viscosity cement vertebroplasty and balloon kyphoplasty for the treatment of osteoporotic vertebral compression fractures [J].Pain Physician, 2015, 18 (2): E187-E194.

Liu X, Yuan S, Tian Y, et al. Expanded eggshell procedure combined with closing-opening technique (a modified vertebral column resection) for the treatment of thoracic and thoracolumbar angular kyphosis[J]. Journal of Neurosurgery-spine, 2015, 23 (1): 42-48.

Tian Y, Liu X. Clinical outcomes of two minimally invasive transforaminal lumbar interbody fusion (TLIF) for lumbar degenerative diseases[J].Eur J Orthopaedic Surgery Traumatol, 2016, 26 (7): 745-751.

Xu W, Tayierjiangjulaiti, Zhao X, et al. Experimental study on optimum scheme of spinal IGRT based on expression of Caspase-3 in spinal cord neurons by orthogonal design [J].GENETICS AND MOLECULAR RESEARCH, 2015, 14 (2): 3223-3233.

Yan J, Li K, Zheng Y, et al. The Ipsilateral Adjacent Laminae: A Reliable Guide in Determining the Direction of Subaxial Cervical Pedicle Axis in the Sagittal Plane[J]. Spine (Phila Pa 1976), 2015, 40 (21): 1647-1652.

Qi L, Li M, Zhang S, et al. C1-c2 pedicle screw fixation for treatment of old odontoid fractures[J]. Orthopedics, 2015, 38 (2): 94-100.

Zhang L, Zhao G, Xu X, et al. Integrin-β1 regulates chondrocyte proliferation and apoptosis through the upregulation of GIT1 expression [J]. International Journal of Molecular Medicine, 2015, 35 (4): 1074-1080.

Li Y, Wang Z, Wang W, et al. The biocompatibility of calcium phosphate cements containing alendronate - loaded PLGA microparticles in vitro [J]. Exp Biol Med (Maywood), 2015, 240 (11): 1465-1471.

Sun X, Zhang J, Qu X. Arthroscopic posterior cruciate ligament reconstruction with allograft versus autograft[J].Archives of Medical Science, 2015, 11 (2): 395-401.

Du W, Zhao C, Wang J, et al. Comparison of rivaroxaban and parnaparin for preventing venous thromboembolism after lumbar spine surgery[J]. J Orthop Surg Res, 2015, 10: 78..

Ni J, Zheng Y, Liu N, et al. Radiological evaluation of anterior lumbar fusion using PEEK cages with adjacent vertebral autograft in spinal deformity long fusion surgeries[J]. European Spine Journa, 2015, 24 (4): 791-799.

Zhao Y, P Liu B, Tian QY, et al. Progranulin protects against osteoarthritis through interacting with TNF-α and β-Catenin signalling[J].Annals of the Rheumatic Diseases, 2015, 74 (12): 2244-2253.

Zhao YP, Tian QY, Liu B, et al. Progranulin knockout accelerates intervertebral disc degeneration in aging mice[J].Scitific Report, 2015, 5: 9102.

Zhao H, Cheng L, Hou L, et al. Multi-level cervical disc arthroplasty (CDA) versus single-level CDA for the treatment of cervical disc diseases: a meta-analysis[J]. European Spine Journa, 2015. 24 (1): 101-112.

Wang S, Zhang W, Nie L, et al. IL-17A enhances ADAMTS-7 expression through regulation of TNF-a in human nucleus pulposus cells[J]. Journal of Molecular Histology, 2015, 46 (6): 475-483.

Li Z, Zhao Y, Jia W, et al. Surgical Treatment of Cervical Spondylotic Myelopathy Associated Hypertension-A Retrospective Study of 309 Patients[J]. PLoS One, 2015, 10 (7): e0133828.

Hou Y, Zhang H, Pan X, et al. Posttraumatic spinal cord herniation[J]. Acta Neurol Belg, 2015, 115 (4): 715-718.

Zhang J, Sun X, Liu J, et al. The role of matrix metalloproteinase 14 polymorphisms in susceptibility to intervertebral disc degeneration in the Chinese Han population[J]. Archives of Medical Science, 2015, 11 (4): 801-806.

Li W, Zhao Y, Xu X, et al. Rebamipide suppresses TNF-α mediated inflammation in vitro and attenuates the severity of dermatitis in mice[J]. FEBS J, 2015, 282 (12): 2317-2326.

Zhao YP, Wei JL, Tian QY, et al. Progranulin suppresses titanium particle induced inflammatory osteolysis by targeting TNFα signaling [J]. Scientific Reports, 2016, 6: 20909.

Li H, Liu Z, Chi H, et al. The Effects of IGF-1 on Trk expressing DRG neurons with HIV-gp120-induced neurotoxicity[J]. Curr HIV Res, 2016, 14 (2): 154-164.

Yao Z, Nie L, Lei Cheng. Salubrinal Suppresses IL-17-Induced Upregulation of MMP-13 and Extracellular Matrix Degradation through the NF-kB Pathway in Human Nucleus Pulposus Cells[J].Inflammation, 2016, 39 (6): 1997-2007.

Cheng K, Liu Y, Cheng L, et al. Follistatin-like protein 1 suppressed pro-in 8430 B234 ammatory cytokines expression during neuroinflammation induced by lipopolysaccharide [J]. Journal of Molecular Histology, 2017, 48 (2): 63-72.

Zhang Y, Jingkun LI, Wang S, et al. Interleukin-9 Promotes TNF-α and PGE2 Release in Human Degenerated Intervertebral Disc Tissues[J]. Spine (Phila Pa 1976), 2016, 41 (21): 1631-1640.

Li J, Nie L, Cheng L, et al. IL-17 mediates inflammatory reactions via p38/c-Fos and JNK/c-Jun activation in an AP-1-dependent manner in human nucleus pulposus cells[J]. J Transl Med, 2016, 14: 77.

Zhang Y, Liu L, Wang S, et al. Production of CCL20 on nucleus pulposus cells recruits IL-17-producing cells to degenerated IVD tissues in rat models[J]. Journal of Molecular Histology, 2016, 47 (1): 81-89.

Zhao H, Cheng L, Du X, et al. Transplantation of Cerebral Dopamine Neurotrophic Factor Transducted BMSCs in Contusion Spinal Cord Injury of Rats: Promotion of Nerve Regeneration by Alleviating Neuroinflammation[J].Molecular neurobiology, 2016, 53 (1): 187-199.

Zhang H, Pan X, Hou Y, et al. Severe thoracic kyphosis[J]. Spine J, 2016, 16 (1): e17-e18.

Y Hou, L Nie, X Pan, et al. Effectiveness and Safety of Mobi-C for Treatment of Single-Level Cervical Disc Spondylosis: A Randomised Control Trial With a Minimum of Five Years of Follow-Up[J]. Bone Joint J, 2016, 98-B (6): 829-833.

Zhang Y, Zhao Y, Wang M, et al. Serum lipid levels are positively correlated with lumbar disc herniation-a retrospective study of 790 Chinese patients[J].Lipids in Health and Disease, 2016, 15: 80.

Ji CJ, Duan XD, Nie L. Whole mitochondrial genome sequence of a rat rheumatoid arthritis E3 strain[J]. Mitochondrial DNA A DNA Mapp Seq Anal, 2016, 27 (3): 2004-2005.

Zhang H, Zhang X, Xiao G, et al. In vitro and in vivo evaluation of calcium phosphate composite scaffolds containing BMP-VEGF loaded PLGA microspheres for the treatment of avascular necrosis of the femoral head[J]. Materials Science & Engineering C-Materials for Biological Application, 2016, 60: 298-307.

Zhu ZJ, Huang P, Chong YX, et al. MicroRNA-181a promotes proliferation and inhibits apoptosis by suppressing CFIm25 in osteosarcoma [J]. Molecular Medicine Reports, 2016, 14 (5): 4271-4278.

Qi L, Li M, Si H, et al. The clinical application of " jetting suture" technique in annular repair under microendoscopic discectomy: A prospective single - cohort observational study[J]. Medicine (Baltimore), 2016, 95 (31): e4503.

Tian Y, Liu X. Clinical outcomes of two minimally invasive transforaminal lumbar interbody fusion (TLIF) for lumbar degenerative diseases[J]. Eur J Orthopaedic Surgery Traumatol, 2016, 26 (7): 745-751.

Wang L, Liu X. Cervical sagittal alignment in adolescent idiopathic scoliosis patients (Lenke type 1-6) [J].Journal of Orthopaedic Science, 2017, 22 (2): 254-259.

Dong M, Jiao G, Liu H, et al. Biological Silicon Stimulates Collagen Type 1 and Osteocalcin Synthesis in Human Osteoblast - Like Cells Through the BMP - 2/Smad/ RUNX2 Signaling Pathway[J]. Biol Trace Elem Res, 2016, 173 (2): 306-315.

Li W, Wu X, Xu X, et al. Coenzyme Q10 Suppresses TNF - α - Induced Inflammatory Reaction In Vitro and Attenuates Severity of Dermatitis in Mice [J]. Inflammation, 2016, 39 (1): 281-289.

Zhang G, Bi H, Gao J, et al. Inhibition of autophagy and enhancement of endoplasmic reticulum stress increase sensitivity of osteosarcoma Saos - 2 cells to cannabinoid receptor agonist WIN55, 212-2[J].Cell Biochem Funct, 2016, 34 (5): 351-358.

Zhou C, Tian YH, Zheng YP, et al. Mini-invasive Transforaminal Lumbar Interbody Fusion through Wiltse Approach to Treating Lumbar Spondylolytic Spondylolisthesis[J]. Orthopaedic Surgery, 2016, 8 (1): 44-50.

Li W, Wu X, Qu R, et al. Ghrelin protects against nucleus pulposus degeneration through inhibition of NF-κB signaling pathway and activation of Akt signaling pathway [J]. Oncotarget, 2017, 8 (54): 91887-91901.

Zhao Y, Wang W, Wu X, et al. Mangiferin antagonizes TNF - α - mediated inflammatory reaction and protects against dermatitis in a mice model[J]. International

Immunopharmacology, 2017, 45: 174-179.

Hang D, Li F, Che W, et al. One-Stage Positron Emission Tomography and Magnetic Resonance Imaging to Assess Mesenchymal Stem Cell Survival in a Canine Model of Intervertebral Disc Degeneration[J]. Stem Cells Dev, 2017, 26 (18): 1334-1343.

Chen B, Liu Y, Cheng L. IL-21 Enhances the Degradation of Cartilage Through the JAK-STAT Signaling Pathway During Osteonecrosis of Femoral Head Cartilage [J]. Inflammation, 2018, 41 (2): 595-605.

Ding H, Wei J, Zhao Y, et al. Progranulin derived engineered protein Atsttrin suppresses TNF-α-mediated inflammation in intervertebral disc degenerative disease[J]. Oncotarget, 2017, 8 (65): 109692-109702.

Chen B, Liu Y, Zhang Y, et al. IL-21 Is Positively Associated with Intervertebral Disc Degeneration by Interaction with TNF-α Through the JAK-STAT Signaling Pathway [J].Inflammation, 2017, 40 (2): 612-622.

Cheng K, Liu Y, Han Y, et al.. Follistatin-like protein 1 suppressed pro-inflammatory cytokines expression during neuroinflammation induced by lipopolysaccharide [J].Journal of Molecular Histology, 2017, 48 (2): 63-72.

Liu Y, Wei J, Zhao Y, et al. Follistatin-like protein 1 promotes inflammatory reactions in nucleus pulposus cells by interacting with the MAPK and NFκB signaling pathways[J]. Oncotarget, 2017, 8 (26): 43023-43034.

Wang S, Xiang Y, Wang X, et al. Anterior corpectomy comparing to posterior decompression surgery for the treatment of multi-level ossification of posterior longitudinal ligament: A meta-analysis[J]. Int J Surg, 2017, 40: 91-96.

Wang S, Zhang D, Han S, et al. Fibulin-3 promotes osteosarcoma invasion and metastasis by inducing epithelial to mesenchymal transition and activating the Wnt/β-catenin signaling pathway[J].Scientific Reports, 2017, 7 (1): 6215.

Han Y, Si M, Zhao Y, et al. Progranulin Protects Against Osteonecrosis of the Femoral Head by Activating ERK1/2 Pathway[J]. Inflammation, 2017, 40 (3): 946-955.

Wu W, Zhang S, Chen Y, el at. Biological Function and Mechanism of Bone Marrow Mesenchymal Stem Cells-packed Poly (3, 4-ethylenedioxythiophene) (PEDOT) Scaffolds for Peripheral Nerve Injury: The Involvement of miR-21-Notch Signaling Pathway[J].Current Neurovascular Research, 2017, 14 (1): 19-25.

Liu X, Yuan S, Tian Y, et al. Comparison of percutaneous endoscopic transforaminal discectomy, microendoscopic discectomy, and microdiscectomy for symptomatic lumbar disc herniation: minimum 2-year follow-up results[J].Journal of Neurosurgery-spine, 2018, 28 (3): 317-325.

Zhang D, Wang S, Chen J, et al. Fibulin-4 promotes osteosarcoma invasion and metastasis by inducing epithelial to mesenchymal transition via the PI3K/Akt/mTOR pathway[J].Int J Oncol, 2017, 50 (5): 1513-1530.

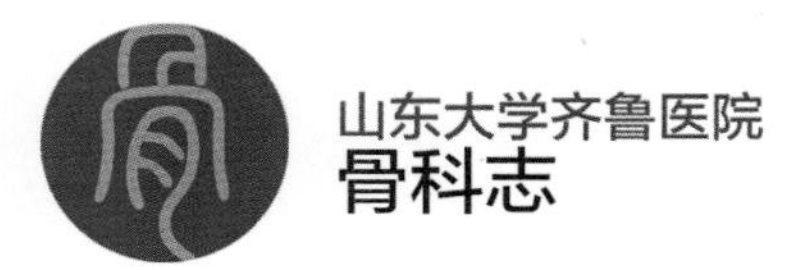

Xiaofeng L, Daxia X, Yunzhen C. Teriparatide as a nonoperative treatment for tibial and femoral fracture nonunion: A case report[J]. Medicine (Baltimore), 2017, 96 (16): e6571.

Xu Z, Wang X, Zheng Y. Screening for key genes and transcription factors in ankylosing spondylitis by RNA-Seq[J].Experimental and Therapeutic Medicine, 2018, 15 (2): 1394-1402.

Wang S, Wei J, Fan Y, et al. Progranulin Is Positively Associated with Intervertebral Disc Degeneration by Interaction with IL-10 and IL-17 Through TNF Pathways[J].Inflammation, 2018, 41 (5): 1852-1863.

Zhang Y, Liu S, Sun Q, et al. Proanthocyanidin B2 attenuates high-glucose-induced neurotoxicity of dorsal root ganglion neurons through the PI3K/Akt signaling pathway[J]. Neural Regeneration Research, 2018, 13 (9): 1628-1636.

Qu R, Chen X, Wang W, et al. Ghrelin protects against osteoarthritis through interplay with Akt and NF-κB signaling pathways[J]. FASEB J, 2018, 32 (2): 1044-1058.

Xu Z, Zheng Y. Percutaneous endoscopic debridement and irrigation for thoracic infections[J].Revista da Associacao Medica Brasileira (1992), 2018, 64 (6): 518-524.

Gao X, Wang S, Xu Y, et al. Ferulic acid and PDMS modified medical carbon materials for artificial joint prosthesis[J].PLoS One, 2018, 13 (9): e0203542.

Xu W, Zhang T, Yang Z, et al. Effect of different types of anticoagulants in the prevention of venous thrombosis in the operation of knee joint bone operation[J]. Pak J Pharm Sci, 2018, 31 (3 (Special)): 1093-1097.

Yuan S, Wei B, Tian Y, et al. The comparison of clinical outcome of fresh type II odontoid fracture treatment between anterior cannulated screws fixation and posterior instrumentation of C1-2 without fusion: a retrospective cohort Study[J].J Orthopaedic Surgery Res, 2018, 13 (1): 3.

Yuan S, Wei B, Tian Y, et al. Posterior temporary C1-2 fixation for 3-part fractures of the axis (odontoid dens and Hangman fractures) [J]. Medicine (Baltimore), 2018, 97 (48): e12957.

Xu W, Xiang C, Wang C, et al. Effect of zoledronic acid therapy on postmenopausal osteoporosis between the Uighur and Han population in Xinjiang: An open-label, long-term safety and efficacy study[J].J Clin Pharm Ther, 2018, 43 (3): 336-341.

Li Y, Sang X, Wang Z, et al. Iliac screw for reconstructing posterior pelvic ring in Tile type C1 pelvic fractures[J].Orthop Traumatol Surg Res, 2018, 104 (6): 923-928.

Zhang S, Wu W, Jiao G, et al. MiR-455-3p activates Nrf2/AREsignaling via HDAC2 and protects osteoblasts from oxidative stress[J].Int J Biol Macromol, 2018, 107 (Pt B): 2094-2101.

Zhang Y, Dai Q, Zeng F, et al. MALAT1 Promotes the Proliferation and Metastasis of Osteosarcoma Cells By Activating the Rac1/JNK Pathway Via Targeting MiR-509[J].

Oncology Research, 2018, 4: 27.

Zhou H, Jiao G, Dong M, et al. Orthosilicic Acid Accelerates Bone Formation in Human Osteoblast-Like Cells Through the PI3K-Akt-mTOR Pathway[J]. Biol Trace Elem Res, 2019, 190 (2): 327-335.

Yu T, Zhao C, Hou S, et al. Exosomes secreted from miRNA-29b-modified mesenchymal stem cells repaired spinal cord injury in rats. Brazilian journal of medical and biological research[J].Braz J Med Biol Res, 2019, 52 (12): e8735.

Sun L, Wang F, Chen H, et al. Co-Transplantation of Human Umbilical Cord Mesenchymal Stem Cells and Human Neural Stem Cells Improves the Outcome in Rats with Spinal Cord Injury [J].Cell Transplant, 2019, 28 (7): 893-906.

Li C, Jiao G, Wu W, et al. Exosomes from Bone Marrow Mesenchymal Stem Cells Inhibit Neuronal Apoptosis and Promote Motor Function Recovery via the Wnt/β-catenin Signaling Pathway[J].Cell Transplant, 2019, 28 (11): 1373-1383.

Chi H, Kong M, Jiao G, et al The role of orthosilicic acid-induced autophagy on promoting differentiation and mineralization of osteoblastic cells [J]. Biomater Appl, 2019, 34 (1): 94-103.

Liang J, Wu W, Chen Y, et al. The efficacy and potential mechanism of cnidium lactone to inhibit osteoclast differentiation[J].Artif Cells Nanomed Biotechnol, 2019, 47 (1): 3087-3093.

Jiang Y, Wu W, Jiao G, et al. LncRNA SNHG1 modulates p38 MAPK pathway through Nedd4 and thus inhibits osteogenic differentiation of bone marrow mesenchymal stem cells[J].Life Sciences, 2019, 228: 208-214.

Mai R, Tan H, Zhao Y, et al. Diagnostic value and clinical significance of magnetic resonance imaging with the FS-PD-TSE sequence in diagnosing lumbar cartilaginous endplate failure[J].European Spine Journal, 2020, 29 (5): 1121-1130.

Jia J, Zhao Y, Liu X. Impact of sagittal imbalance correction on clinical outcomes in patients undergoing MIS-TLIF for LSS[J].Clinical Neurol Neurosurg, 2019, 181: 119-126.

Li Y, Wang Z, Li J, et al. Diallyl disulfide suppresses FOXM1-mediated proliferation and invasion in osteosarcoma by upregulating miR-134[J]. Cell Biochem, 2018, 11: 1.

Li Y, Wang Z, Sang X. Subclavian vein thrombosis and fatal pulmonary embolism after proximal humerus fracture surgery[J].J Orthopaedic Surgery (Hong Kong), 2019; 27 (1): 2309499019832728.

Wang L, Jiang Y, Li M, et al. Postoperative Progression of Cervical Ossification of Posterior Longitudinal Ligament: A Systematic Review[J].World Neurosurgery, 2019, 126: 593-600.

Qi L, Wang R, Shi Q, et al. Umbilical cord mesenchymal stem cell conditioned medium restored the expression of collagen II and aggrecan in nucleus pulposus mesenchymal stem cells exposed to high glucose [J]. JOURNAL OF BONE AND MINERAL METABOLISM, 2019, 37 (3): 455-466.

Wang L, Jiang Y, Li M, et al. Radiological Characteristics and Clinical Outcome of Ossification of Posterior Longitudinal Ligament Involving C2 After Posterior Laminoplasty and Instrumented Fusion Surgery[J].Spine (Phila Pa 1976), 2019, 44 (3): E150-E156.

Fan L, Yang K, Wu W. The use of CaSO4 drug delivery system in transforaminal lumbar interbody fusion for spinal brucellosis [J]. Clinical Neurol Neurosurgery, 2019, 182: 5-10.

Yang K, Zhang S, Liu H, et al. Transforaminal Lumbar Interbody Fusion with Antibiotics Delivered by CaSO4 Drug Carrier System for Pyogenic Spondylodiscitis [J]. World Neurosurg, 2019, 132: e447-e454.

Chai Xingyu, Zhang Wencan, Chang Bingying, et al. GPR39 agonist TC-G 1008 promotes osteoblast differentiation and mineralization in MC3T3-E1 cells [J]. Artif Cells Nanomed Biotechnol, 2019, 47 (1): 3569-3576.

Chai X, Si H, Song J, et al. miR-486-5p Inhibits Inflammatory Response, Matrix Degradation and Apoptosis of Nucleus Pulposus Cells through Directly Targeting FOXO1 in Intervertebral Disc Degeneration[J].Cell Physiol Biochem, 2019, 52 (1): 109-118.

Liu Y, Qu Y, Liu L, et al. PPAR-γ agonist pioglitazone protects against IL-17 induced intervertebral disc inflammation and degeneration via suppression of NF-κB signaling pathway[J].International Immunopharmacology, 2019, 72: 138-147.

Chen C, Wang S, Chen J, et al. Escin suppresses HMGB1-induced overexpression of aquaporin-1 and increased permeability in endothelial cells [J]. FEBS Open Bio, 2019, 9 (5): 891-900.

Zhang Y, Xiang Y, Wang X, et al. Cerebral dopamine neurotrophic factor protects microglia by combining with AKT and by regulating FoxO1/mTOR signaling during neuroinflammation[J].Biomed Pharmacother, 2019, 109: 2278-2284.

Li W, Wang W, Liu L, et al. GDF11 antagonizes TNF-α-induced inflammation and protects against the development of inflammatory arthritis in mice [J]. FASEB J, 2019, 33 (3): 3317-3329.

Wang W, Qu R, Wang X, et al. GDF11 Antagonizes Psoriasis-like Skin Inflammation via Suppression of NF-κB Signaling Pathway [J]. Inflammation, 2019, 42 (1): 319-330.

Chen H, Liu H, Zou L, et al. Effect of Mini-plate Fixation on Hinge Fracture and Bony Fusion in Unilateral Open-door Cervical Expansive Laminoplasty[J].Clinical Spine Surgery, 2016, 29 (6): E288-E295.

Liu L, Qu Y, Liu Y, et al. Atsttrin reduces lipopolysaccharide-induced neuroinflammation by inhibiting the nuclear factor kappa B signaling pathway [J]. Neural Regeneration Research, 2019, 14 (11): 1994-2002.

Wang J, Liu X, Sun B, et al. Upregulated miR-154 promotes ECM degradation in intervertebral disc degeneration[J].J Cell Biochem, 2019 Mar 1.

Xu Z, Zhang K, Wang Q, et al. MicroRNA124 improves functional recovery and suppresses Baxdependent apoptosis in rats following spinal cord injury [J]. Molecular Medicine Reports, 2019, 19 (4): 2551-2560.

Zhang L, Jiao G, Ren S, et al. Exosomes from bone marrow mesenchymal stem cells enhance fracture healing through the promotion of osteogenesis and angiogenesis in a rat model of nonunion[J].Stem Cell Res Ther, 2020, 11 (1): 38.

Zhao Y, Jia J, Liu W, et al. Influence of contoured versus straight rod on clinical outcomes and sagittal parameters in minimally invasive transforaminal lumbar interbody fusion (MIS - TLIF) at L4/5 level - more than 5 years follow - up [J]. Journal of Orthopaedic Science, 2020, 25 (1): 89-95.

Chen L, Shan Y, Zhang H, et al. Up-Regulation of Hsa circ 0008792 Inhibits Osteosarcoma Cell Invasion and Migration and Promotes Apoptosis by Regulating Hsa-miR-711/ZFP1[J]. Onco Targets Ther, 2020, 13: 2173-2181.

Zhang W, Zhao J, Li L, et al. Modelling tri-cortical pedicle screw fixation in thoracic vertebrae under osteoporotic condition: A finite element analysis based on computed tomography [J]. Computer Methods and Programs in Biomedicine, 2020, 187: 105035.

Zhang L, Li Y, Liu D, et al. Combined use of tranexamic acid and rivaroxaban in posterior lumbar interbody fusion safely reduces blood loss and transfusion rates without increasing the risk of thrombosis-a prospective, stratified, randomized, controlled trial [J]. Int Orthop, 2020, 44 (10): 2079-2087.

Qi Y, Yang W, Si M, et al. Wnt/βcatenin signaling modulates piperinemediated antitumor effects on human osteosarcoma cells[J].Molecular Medicine Reports, 2020, 21 (5): 2202-2208.

Yang W, Qi YB, Si M, et al. A comprehensive analysis for associations between multiple microRNAs and prognosis of osteosarcoma patients[J]. Peer J, 2020, 8: e8389.

Wang W, Yang R, Zhang M, et al. Glycitin Suppresses Cartilage Destruction of Osteoarthritis in Mice[J]. Inflammation, 2020, 43 (4): 1312-1322.

Zhao Y, Qiu C, Wang W, et al. Cortistatin protects against intervertebral disc degeneration through targeting mitochondrial ROS - dependent NLRP3 inflammasome activation[J]. Theranostics, 2020, 10 (15): 7015-7033.

Zhang W, Zhao J, Jiang X, et al. Thoracic vertebra fixation with a novel screw-plate system based on computed tomography imaging and finite element method. [J]. Computer Methods and Programs in Biomedicine, 2020, 187: 104990.

（六）对外学习交流活动

聂林于 1993～1994 年赴美国哈特福德医院（Hartford Hospital）担任访问学者。

陈允震于 2007 年 12 月至 2008 年 3 月赴美国哈特福德医院担任访问学者。

赵云鹏于 2011～2013 年赴纽约大学兰贡医疗中心（Langone Medical Center）担任助理研究员。

刘新宇于 2007 年赴日本医科大学（Nippon Medical School）附属医院学习，2011 年赴美国哈特福德医院学习，2014 年赴美国拉什（Rush）大学医学中心、西雅图华盛顿大学哈博维尔（Harborview）医学中心、华盛顿大学圣路易斯医学中心、亚利桑那州 DISC 脊柱微创中心学习。

祁磊于 2017 年 6 月至 2018 年 2 月赴美国哈特福德医院、纽约大学朗万（Longone）骨科医院、亚利桑那州 DISC 脊柱微创中心担任访问学者。

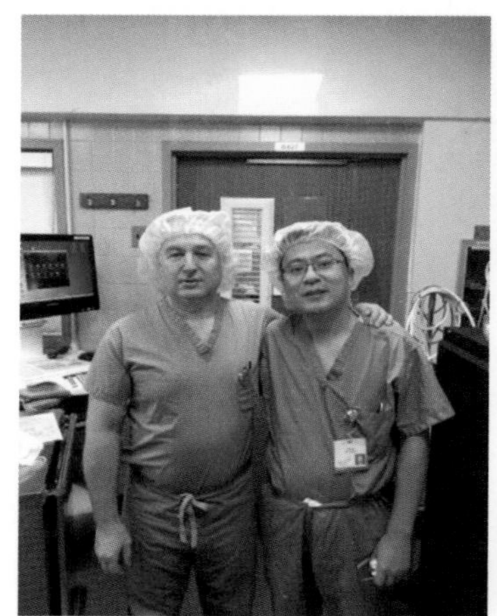

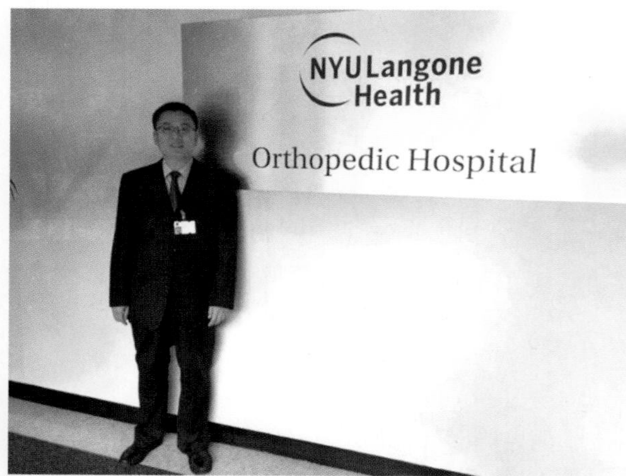

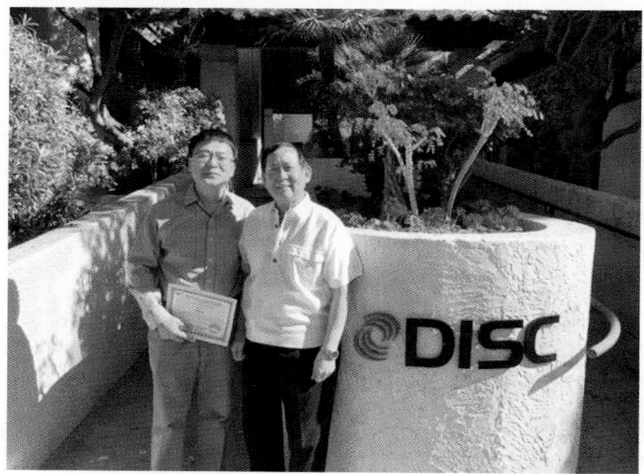

从左至右、从上到下分别为祁磊在美国哈特福德医院、纽约大学兰贡医疗中心和亚利桑那州 DISC 脊柱微创中心的留影

王亮于 2018 年 10 月至 2018 年 12 月赴美国犹他大学担任访问学者。

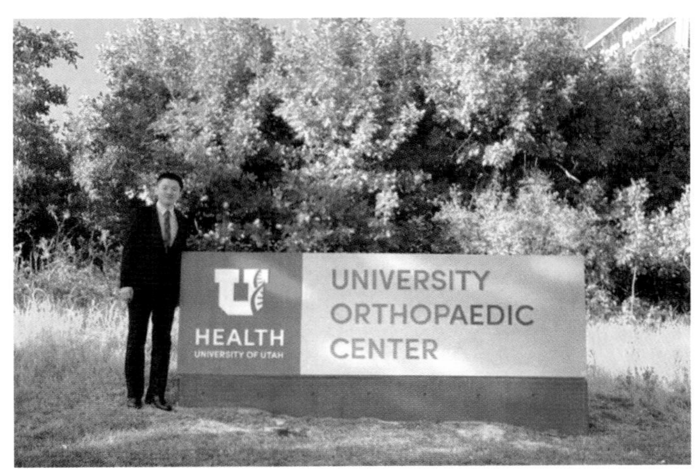

王亮在美国犹他大学担任访问学者时的留影

阎峻于 2008 年 10 月至 2010 年 2 月赴美国梅奥医学中心骨外科学习，2015 年 9 月至 2015 年 12 月赴美国诺顿-莱瑟曼脊柱中心和纽约西奈山医院脊柱外科学习。

原所茂于 2017~2018 年赴美国哥伦比亚大学-纽约长老会医院学习。

赵华于 2013 年 12 月至 2014 年 12 月赴美国纽约大学关节疾病医院（NYU Hospital for Joint Disease）学习。

（七）主办、承办的会议及学习班等

1985 年 6 月，第一届全国脊柱外科学习班在济南举办。

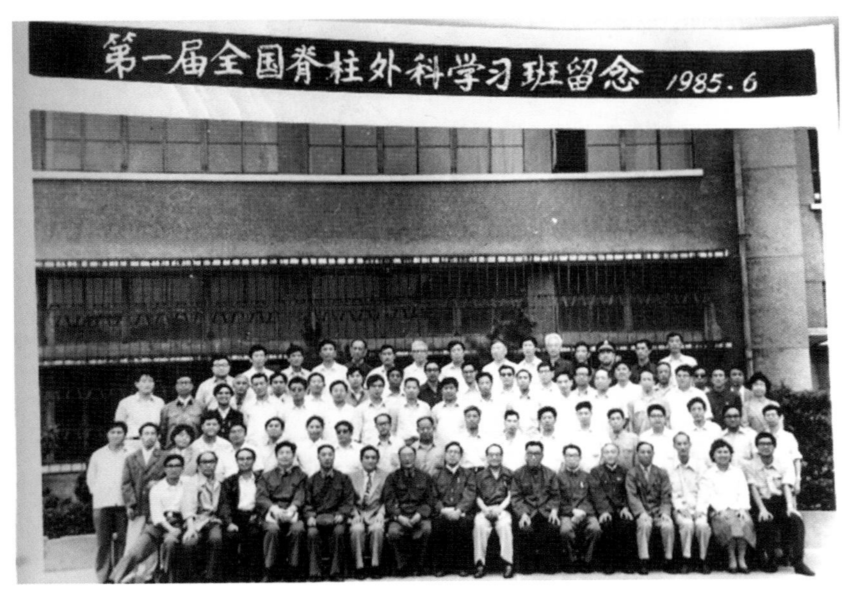

1985 年 6 月，举办第一届全国脊柱外科学习班

1992 年，骨科新技术新进展学习班在济南举办。

2002 年，山东省医学会创伤外科学分会在济南召开。

2004 年，国际胸椎疾患诊治研讨会在济南召开。

2006 年，全国脊柱脊髓损伤诊治新进展学习班在济南举办。

2007 年，全国脊柱脊髓损伤诊治新进展学习班在烟台举办。

2007 年，山东省康复医学会脊柱脊髓损伤专业学术研讨会在济南召开。

2008 年，山东省康复医学会脊柱脊髓损伤专业学术研讨会在济南召开。

2008 年，第四届全国脊柱脊髓损伤诊治新进展学习班在邹城举办。

2008 年，山东省脊柱关节论坛在济南举办。

2009 年，山东省康复医学会脊柱脊髓损伤专业学术研讨会在济南召开。

2009 年，中国老年学学会老年脊柱关节疾病专业委员会第二届学术大会暨山东省老年学学会老年脊柱关节疾病专业委员会成立大会在济南召开。

2012 年，山东省老年学会老年脊柱关节疾病专业委员会第四届学术研讨会在临沂召开。

2014 年，山东省老年医学学会骨科分会年会在济南召开。

2014 年，胸椎外科高峰论坛暨胸椎疾患诊断与治疗学习班在青岛举办。

2015 年，山东省创伤医学学术会议在临沂召开。

2015 年，山东省医学会骨科学分会微创学组年会在青岛召开。

2016 年，山东省第六届骨质疏松学术研讨会在聊城召开。

2017 年，山东省第七届骨质疏松学术研讨会在泰安召开。

2017 年，山东省老年医学学会骨科分会年会在济南召开。

2017 年，第一届齐鲁脊柱高峰论坛在济南举办。

2018 年，山东省康复医学会骨质疏松康复分会并举行山东省第八届骨质疏松学术研讨会在济南召开。

2018 年，第二届齐鲁脊柱高峰论坛在泰安举办。

2019 年，山东省第九届骨质疏松学术研讨会在青岛召开。

2019 年，山东省老年医学学会骨科分会年会在济南召开。

2019 年，第三届齐鲁脊柱高峰论坛在淄博举办。

2019 年，第四届十省市脊柱微创联会暨第五届山东省医学会骨科学分会微创学组年会暨第一届环渤海青年脊柱论坛会议在济南召开。

1989 年 4 月 20 日，在青岛举办山东省第三届骨科会议。

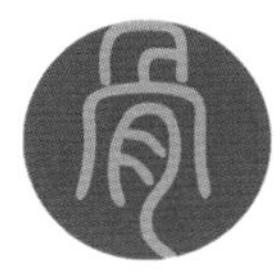

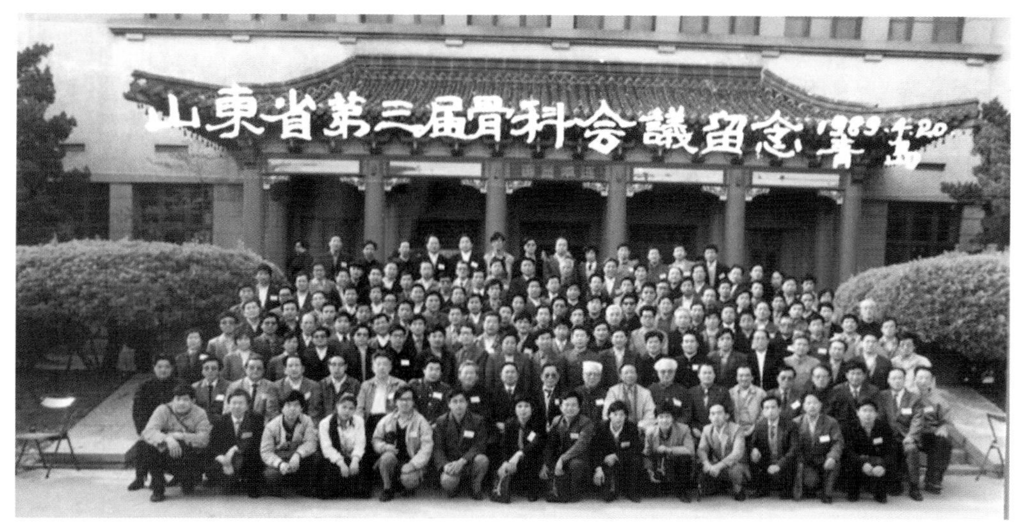

山东省第三届骨科会议

1992 年 9 月，陈允震组织了骨科新技术新进展学习班。

2002 年，陈允震筹建并成立了山东省医学会创伤外科学分会。

2004 年 3 月 28 日，由北京协和医院脊柱外科中心、《中华骨科杂志》编辑部、《中国脊柱脊髓杂志》编辑部及山东大学齐鲁医院联合举办的国际胸椎疾患诊治研讨会在济南召开。本次会议由郑燕平和刘新宇组织、策划并主持举办，是齐鲁医院骨科有史以来第一次举办全国性的学术会议。会议首次就各类胸椎疾患的诊断治疗、胸椎脊柱内固定的基础理论及临床应用等方面进行了专题探讨。会议还邀请了国内外著名脊柱外科专家教授 10 余人，来自全国各地的骨科医生代表 300 余人参加了会议。

2006 年 10 月，山东省医学会创伤外科专业委员会由陈允震主持组织的“全国脊柱脊髓损伤诊治新进展学习班在济南举行。

2007 年，成立了山东省康复医学会脊柱脊髓损伤专业委员会，聂林任主任委员。

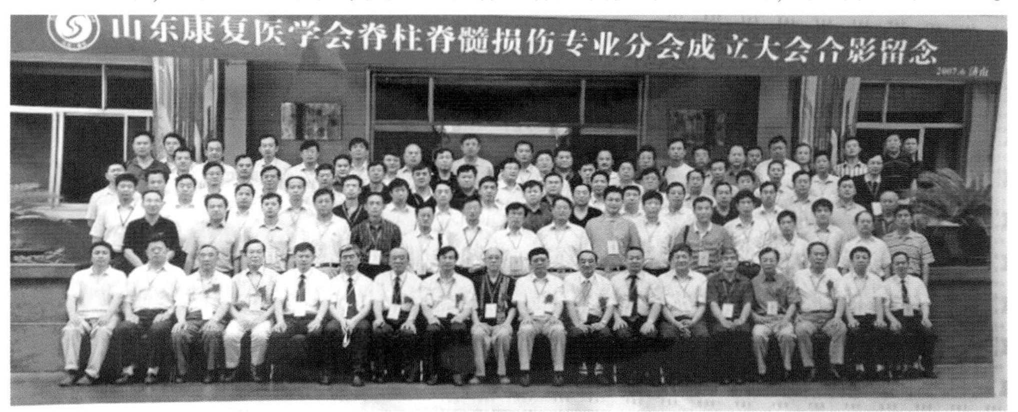

山东省康复医学会脊柱脊髓损伤专业委员会成立大会合影

2007 年 6 月，陈允震在烟台市主持了“全国脊柱脊髓损伤诊治新进展”学习班。

2007~2009 年，山东大学齐鲁医院骨科主持举办了三届山东省康复医学会脊柱脊髓损伤专业学术研讨会。

聂林在 2008 年及 2009 年主持召开了两届“中国颈椎人工椎间盘手术技术学习班暨研讨会”。

2008 年 5 月 27 日，全国脊柱脊髓损伤暨山东省第三届第二次创伤外科学术会议召开。

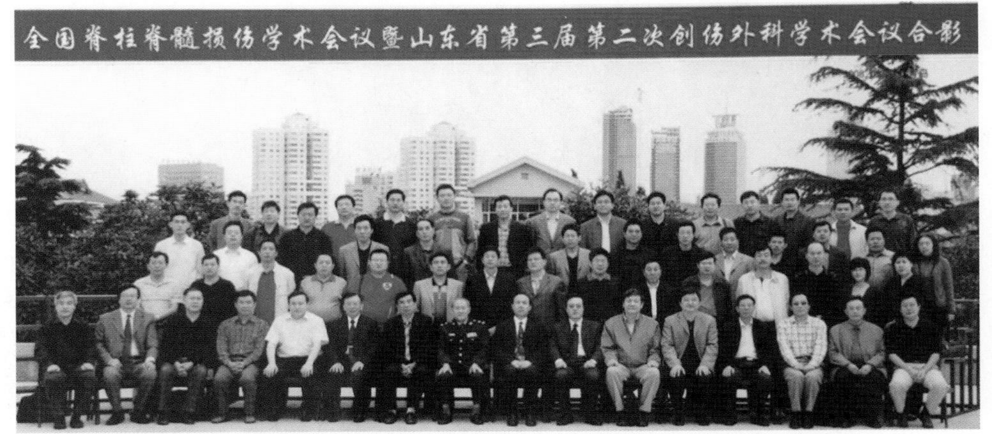

全国脊柱脊髓损伤暨山东省第三届第二次创伤外科学术会议合影

2008 年 9 月，在陈允震的主持下，第四届全国脊柱脊髓损伤诊治新进展学习班在山东邹城举办。

2008 年 10 月 18~19 日，由山东大学齐鲁医院骨科承办的山东省脊柱关节论坛在济南举行，来自中国人民解放军 301 医院、北京协和医院及山东省内脊柱及关节专业的知名专家、教授及代表 200 余人参加。中国人民解放军 301 医院的王岩院长，北京协和医院的翁习生教授、仉建国教授，青岛大学医学院附属医院的胡有谷教授分别就“强直性脊柱炎重度后凸畸形的治疗策略”“全膝关节置换术后感染的处理”“先天性脊柱侧凸的治疗和胸椎管狭窄的治疗”进行了专题发言。

2009 年 6 月 19~21 日，由中国老年学学会老年脊柱关节疾病专业委员会主办，山东大学齐鲁医院骨科承办的“中国老年学学会老年脊柱关节疾病专业委员会第二届学术大会暨山东省老年学学会老年脊柱关节疾病专业委员会成立大会”在济南召开。在大会先期举行的山东省老年学学会脊柱关节疾病委员会成立大会上，山东大学齐鲁医院骨外科郑燕平教授当选为山东省老年学学会老年脊柱关节疾病委员会第一届主任委员，山东大学齐鲁医院骨外科李建民教授、李明教授等当选为副主任委员，戴国锋副教授当选为学会秘书及委员，刘新宇当选为学会秘书。本次学术大会邀请到了 50 余位国内知名脊柱、关节和老年疾病方面的专家，另有参会代表 300 余人。山东大学齐鲁医院骨外科李建民教授作了题为“脊柱转移瘤

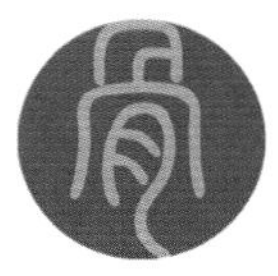

的外科干预”的报告，郑燕平教授作了题为“颈前路手术对食管压力的影响”的报告，李明教授作了题为“高龄粗隆间骨折的全髋关节置换术”的报告，戴国锋副教授作了题为“骨关节炎药物治疗进展”的报告，向全国各地的与会代表介绍了山东大学齐鲁医院骨外科在治疗老年脊柱和关节相关疾病方面取得的成就和经验教训。

2012 年 8 月 10 日，山东省医学会骨科学分会微创学组成立，郑燕平任主任委员；8 月 11 日，在山东临沂举办了山东省老年学会老年脊柱关节疾病专业委员会第四届学术研讨会。

2012 年 12 月 29 日，山东大学齐鲁医院骨科承办了山东省医学会骨科学分会 2012 年工作会议；12 月 30 日，承办了山东省骨科学分会第九届委员会微创学组第二次工作会议。

2014 年，第一届山东省老年医学会骨科分会年会召开。

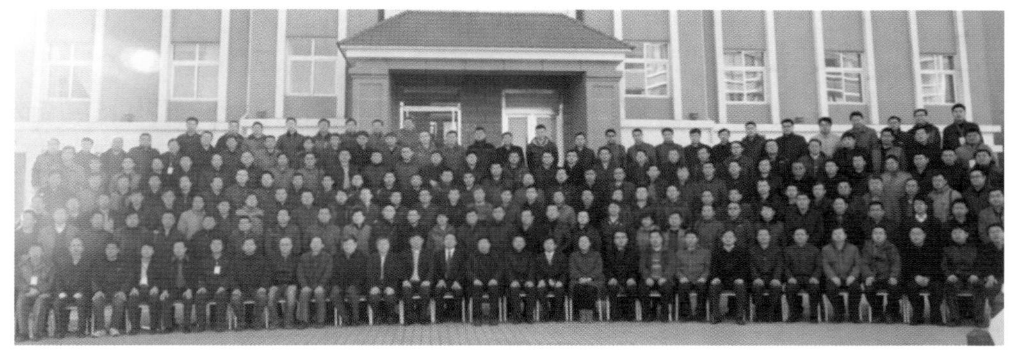

第一届山东省老年医学会骨科分会年会

2014 年 11 月 7~8 日，胸椎外科高峰论坛暨胸椎疾患诊断与治疗学习班在青岛举办。

2015 年，山东省 2015 年创伤医学学术会议、第十期脊柱脊髓损伤新技术新进展学习班、临沂市第二届创伤外科学术会议在临沂举行。

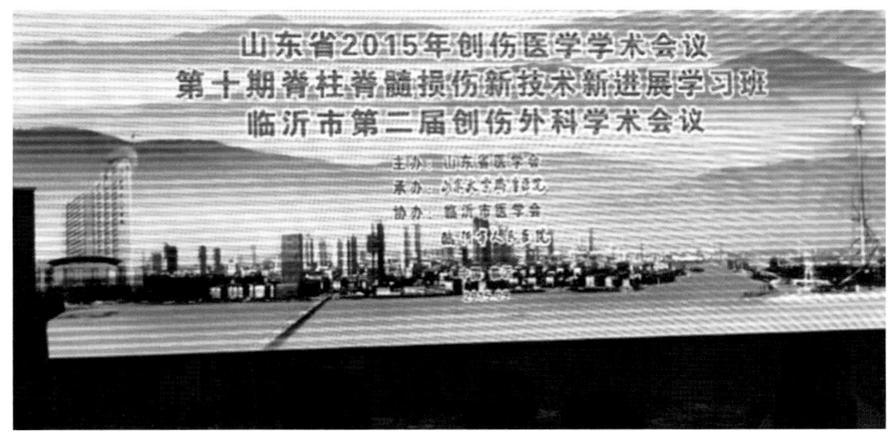

山东省 **2015** 年创伤医学学术会议

2015 年 4 月 24~25 日，山东省医学会骨科学分会微创学组年会在青岛举办。

2016 年，山东省第六届骨质疏松学术研讨会在聊城举办。

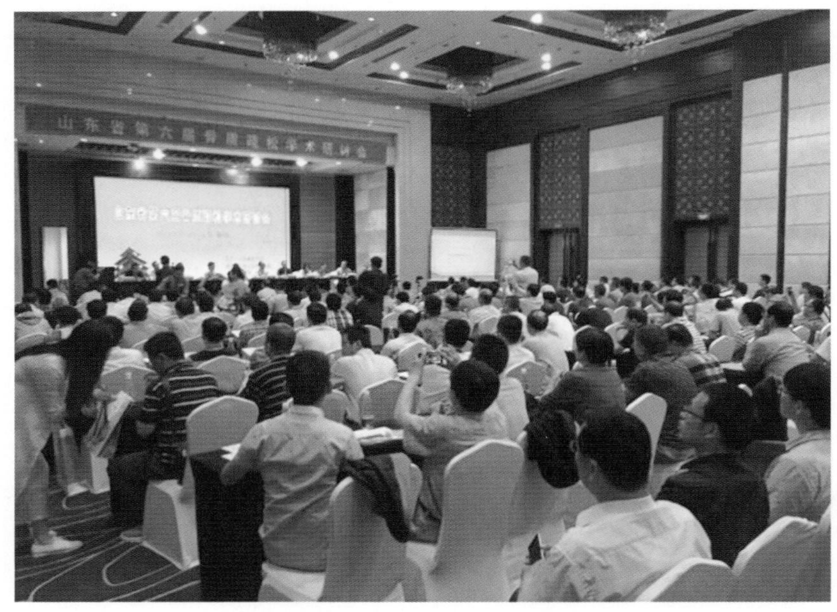

山东省第六届骨质疏松学术研讨会

2017 年，山东省第七届骨质疏松学术研讨会在泰安举办。

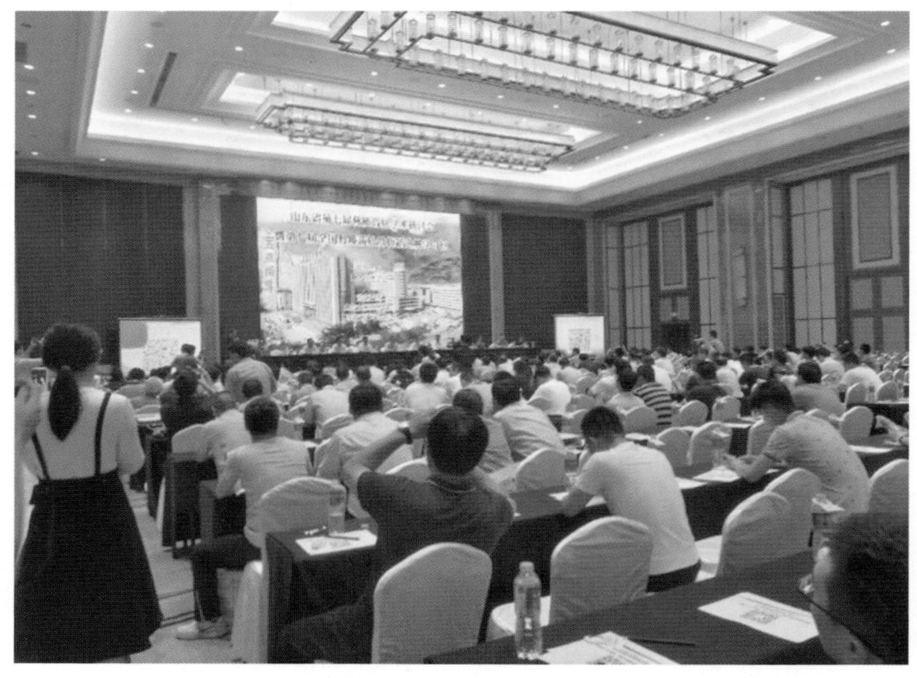

山东省第七届骨质疏松学术研讨会

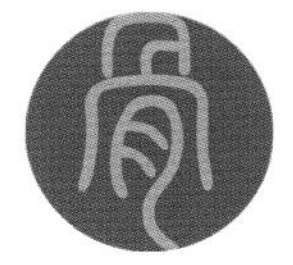

2017 年，第二届山东省老年医学会骨科分会年会在济南举办。

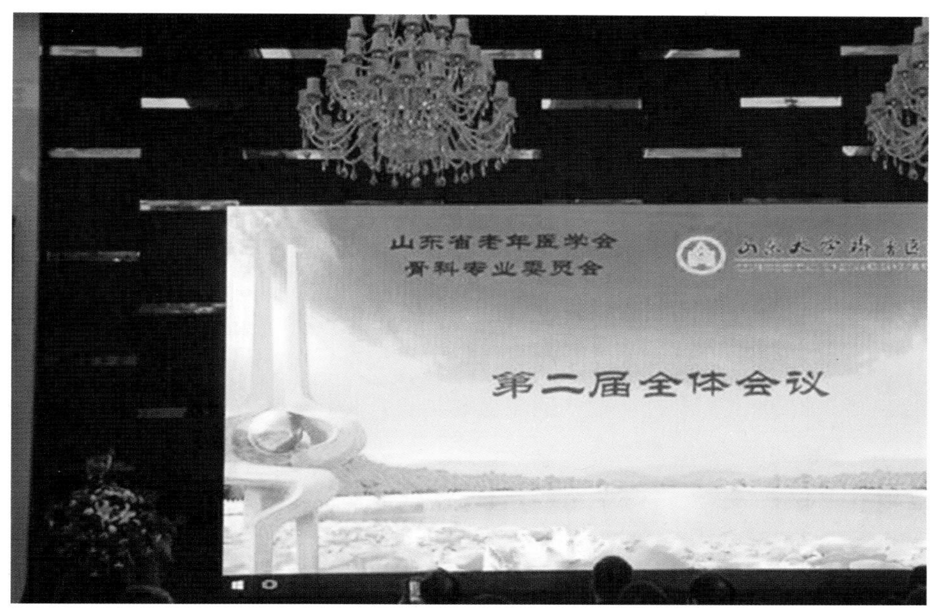

第二届山东省老年医学会骨科分会年会

2017 年，首届齐鲁脊柱高峰论坛在济南举办。

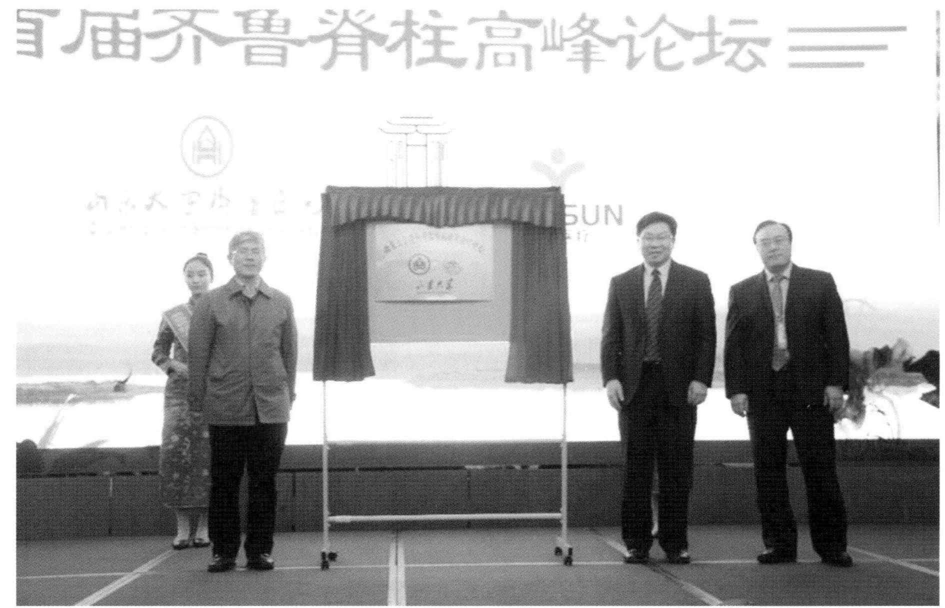

首届齐鲁脊柱高峰论坛

2018 年，陈允震创立山东省康复医学会骨质疏松康复分会并任主任委员，同时在济南举办了山东省第八届骨质疏松学术研讨会。

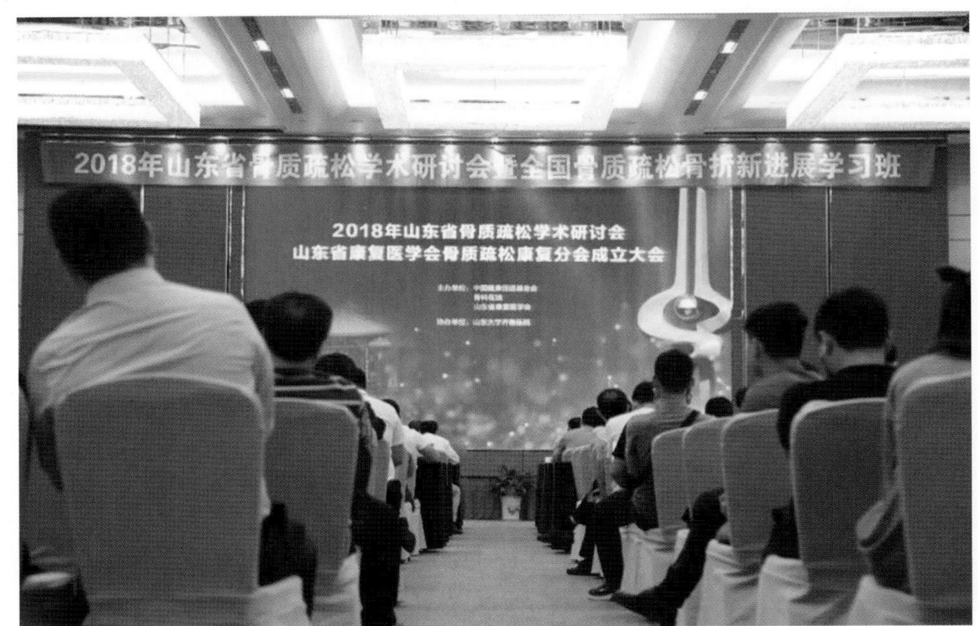

2018 年山东省骨质疏松学术研讨会

2018 年，第二届齐鲁脊柱高峰论坛在济南举办。

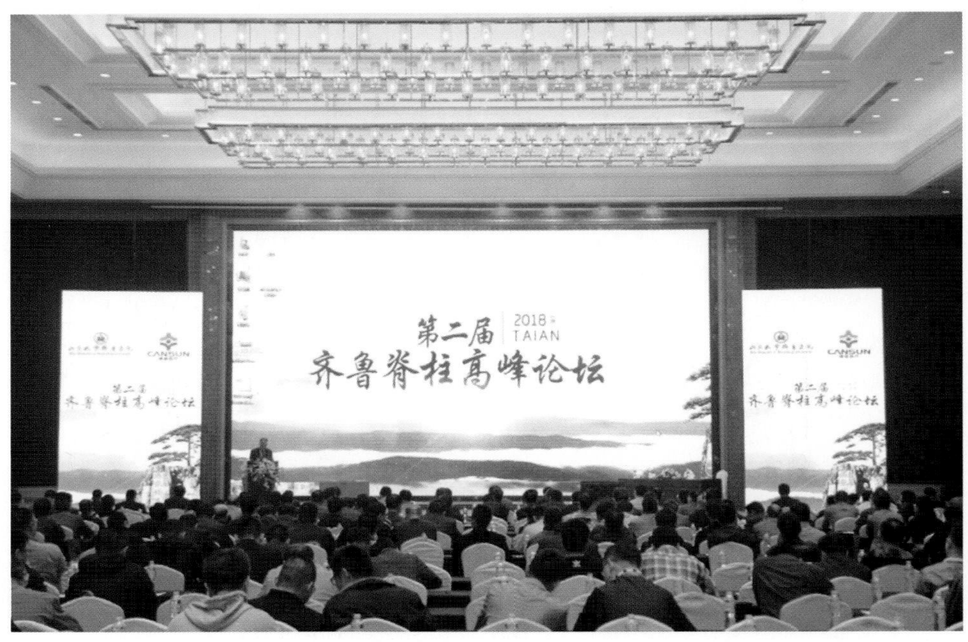

第二届齐鲁脊柱高峰论坛

2019 年，2019 年山东省骨质疏松病例研讨会暨全国骨质疏松骨折新进展学习班在青岛举办。

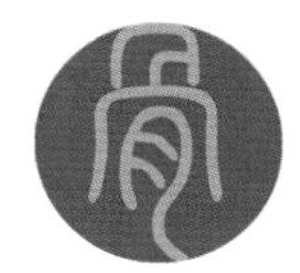

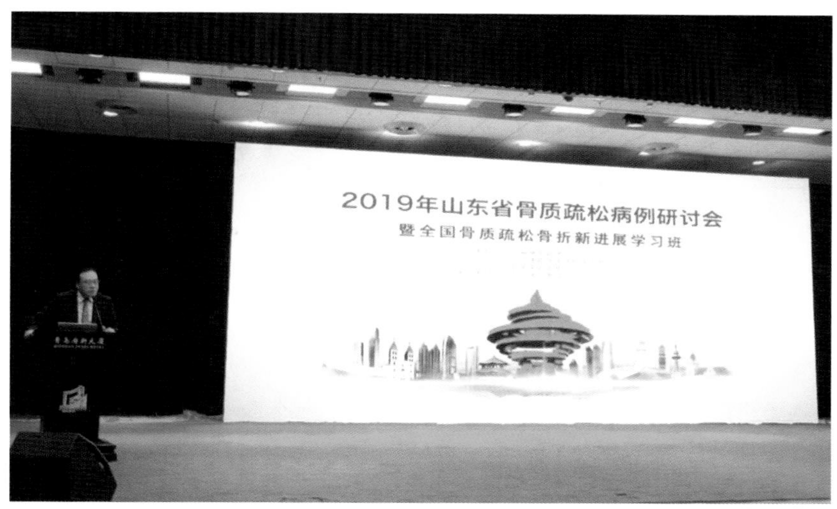

山东省第九届骨质疏松学术研讨会暨全国骨质疏松骨折新进展学习班

2019 年，第三届山东省老年医学会骨科分会年会召开。

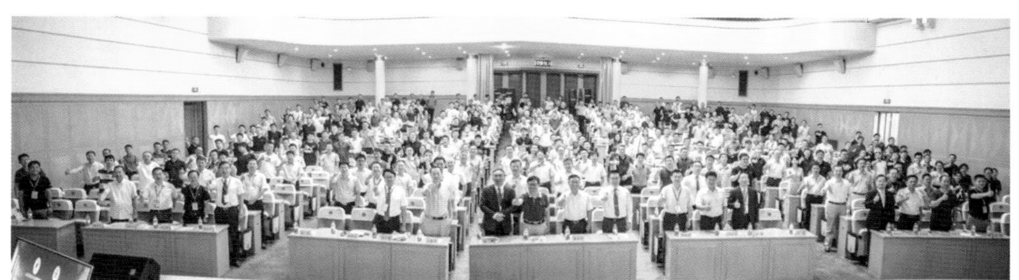

第三届山东省老年医学会骨科分会年会

2019 第三届齐鲁脊柱高峰论坛举办。

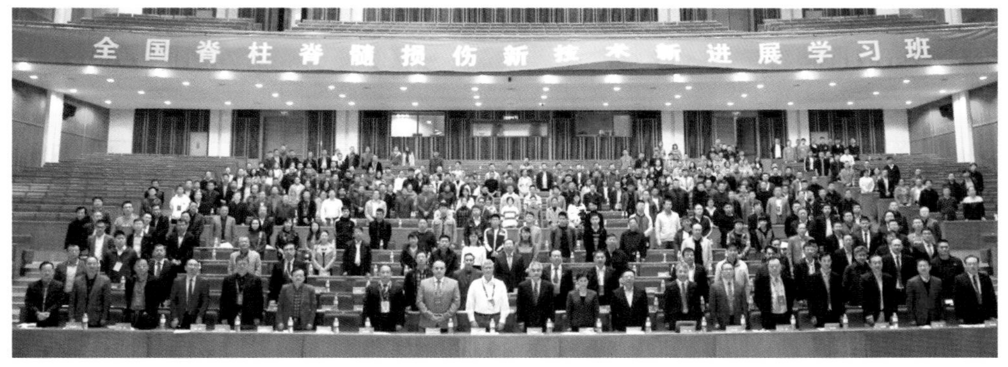

全国脊柱脊髓损伤新技术新进展学习班

2019 年 9 月 6~7 日，第四届十省市脊柱微创联会暨第五届山东省医学会骨科学分会微创学组年会暨第一届环渤海青年脊柱论坛会议在济南举办。

◎ 社会卫生工作及医疗技术指导

郑燕平于 2017 年 4 月赴莱阳文峰学校进行青少年脊柱侧弯义诊及科普宣传活动，2019 年 12 月赴陕西清涧县人民医院进行脊柱健康义诊及科普宣传活动。

潘新在 2008 年汶川大地震抗震救灾中第一批奔赴前线参加抗震救灾，积极救治伤员，并荣立三等功，获得山东省“文化科技卫生‘三下乡’先进个人”荣誉称号。

刘新宇参加了 2008 年“4. 28 胶济铁路特别重大事故”的一线抢救工作，参加了第十届全运会医疗保障工作并获表彰。作为首批医疗队员，参加了 2015 年平邑石膏矿难的抢救工作。

程雷于 2014 年 9 月赴山西省洪洞县和曲沃县参加了卫生部举办的“义诊一个月”活动。

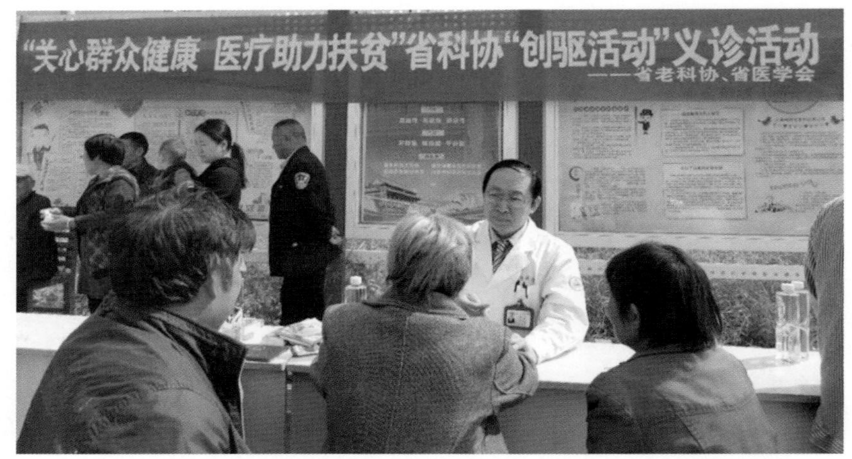

程雷在洪洞县的义诊活动

2018 年 10 月 11 日，山东大学齐鲁医院骨科践行党的“卫生下基层”活动，到菏泽大黄集村义诊。

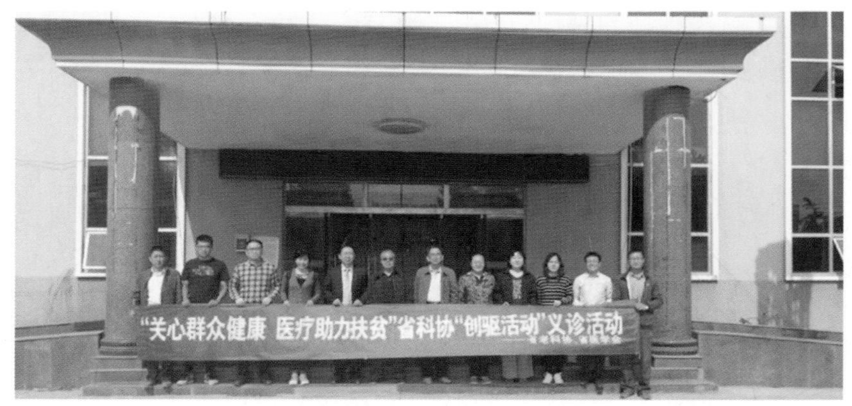

在菏泽参加义诊活动

2019 年 4 月，由山东大学齐鲁医院骨科党支部牵头，骨外科党总支赴孟良崮革命老区开展义诊活动。

蒙阴县人民医院孟良崮分院
蒙阴县孟良崮中心卫生院
齐鲁医院骨外科党支部

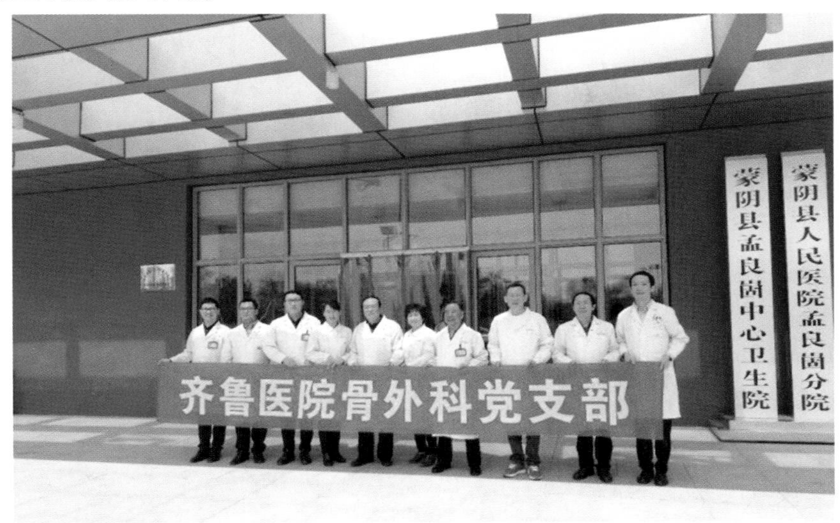

在革命老区参加义诊活动

刘海春于 2018 年 8 月参加了山东大学齐鲁医院医疗团队，赴陕西省榆林市清涧县人民医院开展医疗帮扶工作。

祁磊于 2015 年 8 月参加了山东大学齐鲁医院国家医疗队，赴甘肃甘南藏族自治州巡回医疗 1 个月。

热烈欢迎山东大学齐鲁医院国家医疗队来我院巡回医疗
医院为社会服务 医生替患者着想 医疗让群众满意

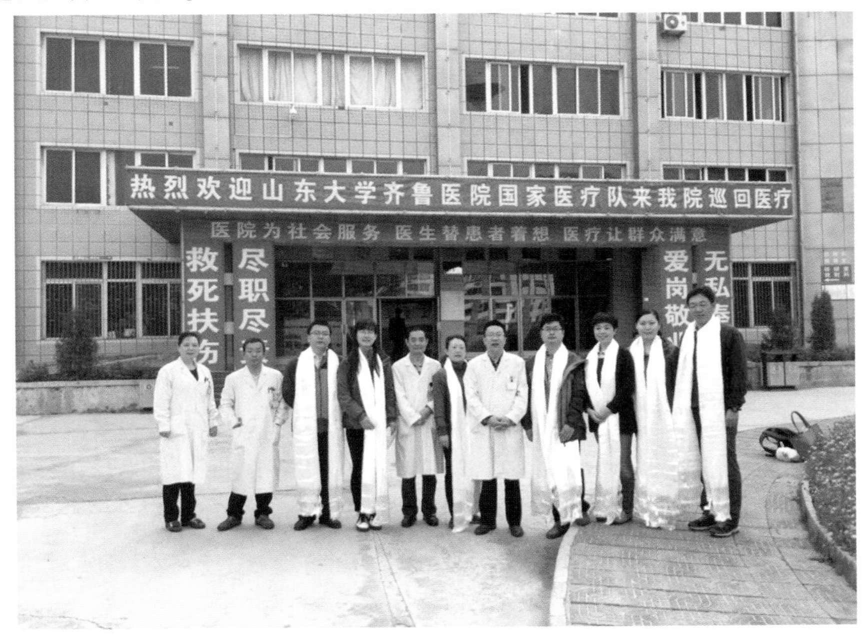

祁磊等人在甘南地区开展巡回医疗工作

祁磊于 2018 年 9 月参加了山东大学齐鲁医院医疗队，赴陕西省榆林市清涧县人民医院开展医疗帮扶工作。

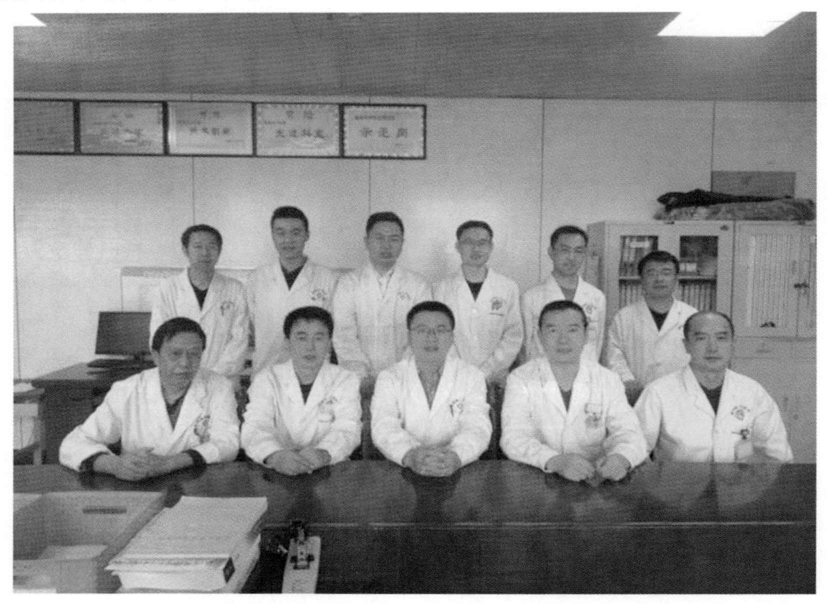

祁磊在陕西省榆林市清涧县人民医院开展医疗帮扶工作

祁磊于 2018 年 11 月随农工党医疗队赴贵州省大方县参加医疗帮扶工作，为当地少数民族群众送医送药，获 2018 年“农工党全省脱贫攻坚工作先进个人”荣誉称号。

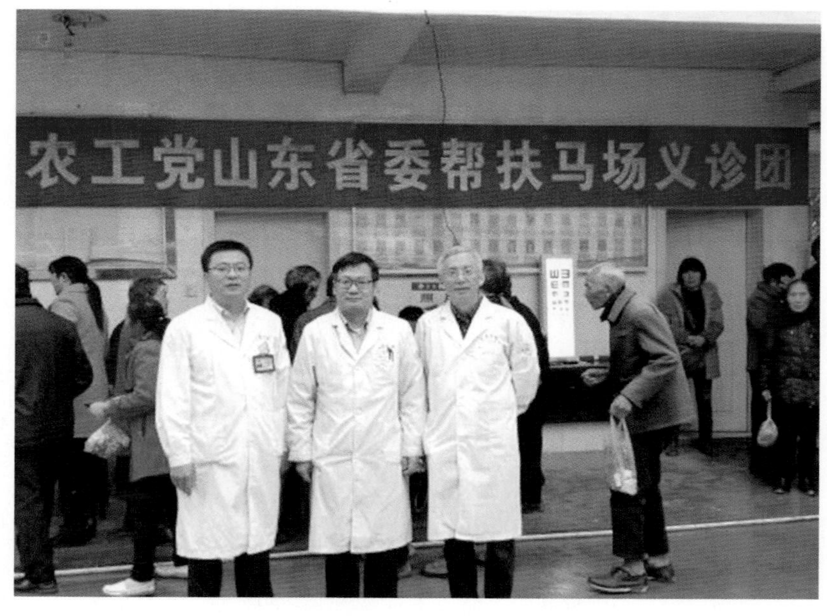

祁磊在贵州开展义诊活动

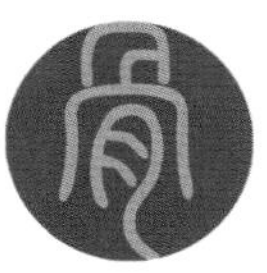

司海朋在山东省内外牵头主办“骨质疏松大讲堂”18 场，举办“山东省骨质疏松青年论坛”12 次，足迹遍布济南、聊城、济宁、菏泽、临沂、潍坊、淄博、烟台、东营、德州等山东省内的 12 个地级市，将先进知识送到了革命老区和城镇乡村，将治疗骨病的先进外科技术及理念传递给了基层医生，取得了良好的社会效益，得到了各级政府及社会各界的关注与支持。2018 年 10 月，司海朋参加山东大学齐鲁医院医疗队，赴陕西省榆林市清涧县人民医院开展医疗帮扶工作。

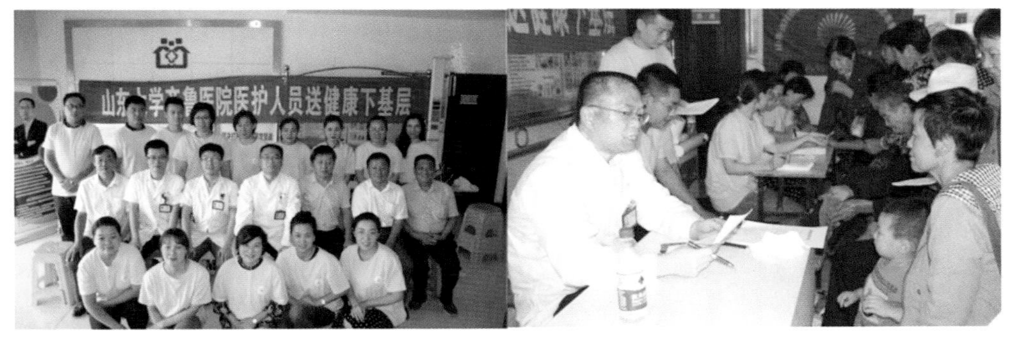

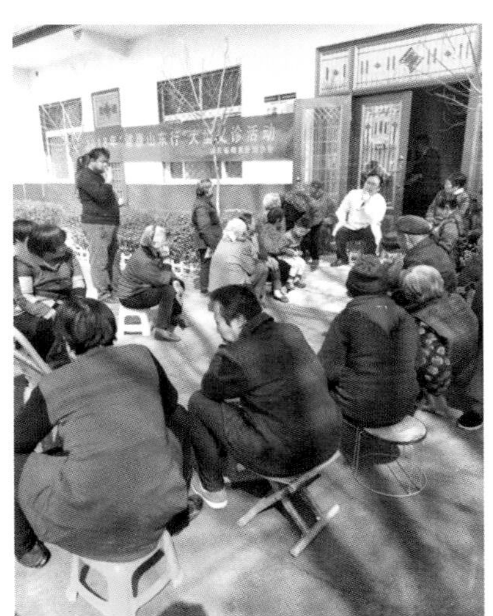

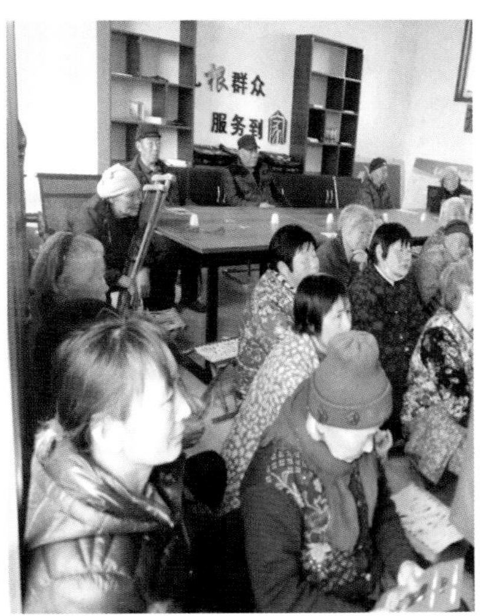

开展基层义诊活动

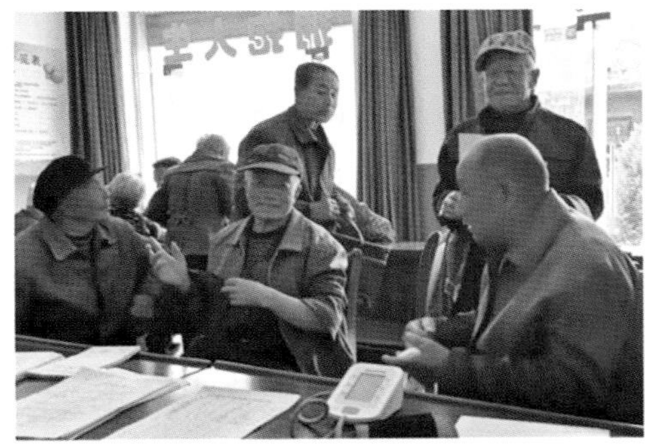

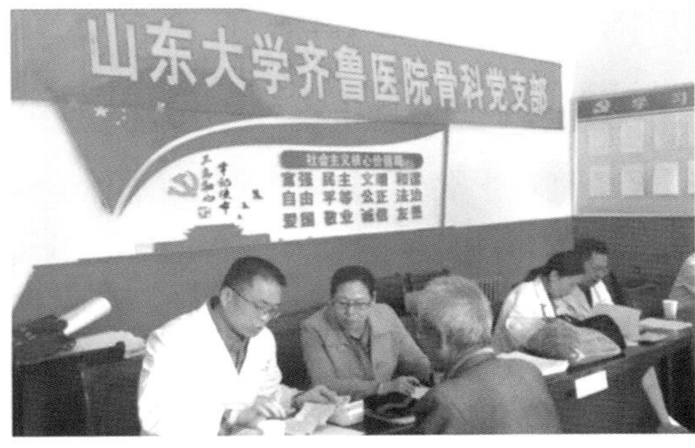

司海朋在陕西榆林开展义诊活动

李玉华于2019年5月赴陕西省榆林市清涧县人民医院挂职副院长，开展医疗帮扶工作。在为期半年的工作中，他带领当地骨科同仁开展并完成各类骨科手术100余台，受到了当地群众的普遍好评，得到了山东大学齐鲁医院及国家卫健委的肯定，并获得“2019年齐鲁医院医疗医技十大标兵”荣誉称号。

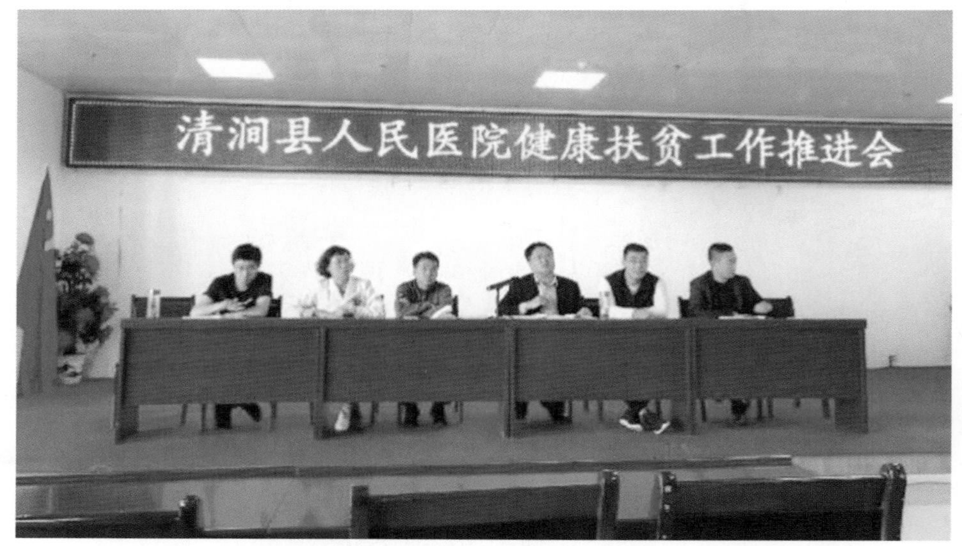

李玉华在清涧县参加健康扶贫工作

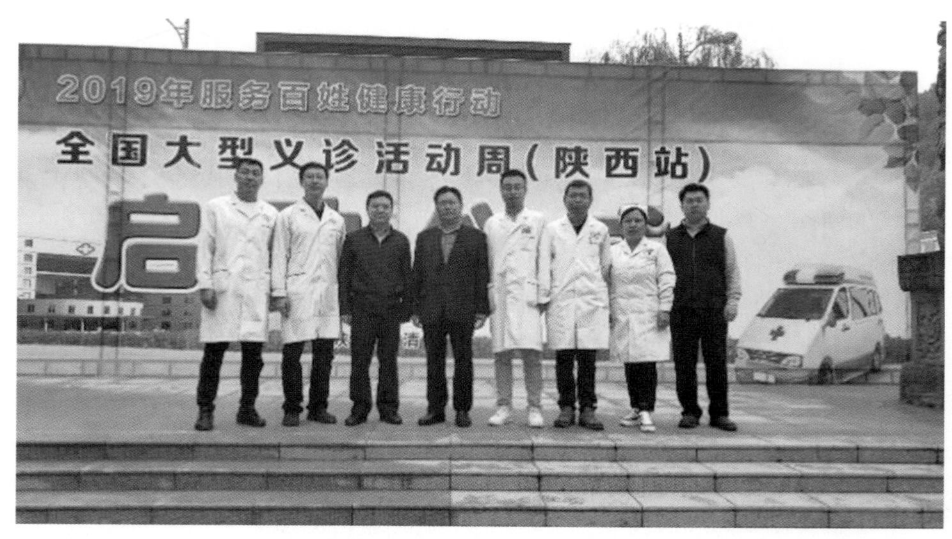

李玉华在陕西参加健康扶贫工作

郑燕平、刘新宇、阎峻、原所茂等于2017年4月赴莱阳文峰学校开展青少年脊柱侧弯义诊及科普宣传活动，2018年12月赴济南市实验中学开展青少年脊柱侧弯义诊及科普宣传活动，2019年5月赴济南市清河实验小学开展青少年脊柱侧弯义诊及科普宣传活动，2019年10月赴淄博市博山区中学开展青少年脊柱侧弯义诊

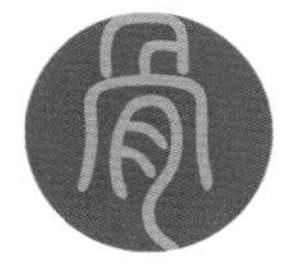

及科普宣传活动，2019 年 11 月赴枣庄中学开展青少年脊柱侧弯义诊及科普宣传活动，2019 年 12 月赴济宁中学开展青少年脊柱侧弯义诊及科普宣传活动，2019 年 12 月赴淄博市博兴中学开展青少年脊柱侧弯义诊及科普宣传活动，2019 年 12 月赴陕西清涧县昆山中学开展青少年脊柱侧弯义诊及科普宣传活动。

原所茂曾先后多次在济南、淄博等地组织青少年脊柱畸形筛查活动。

司萌自 2017 年开始多次和山东电视台生活频道合作，主持“幸福银铃”健康科普讲座。2019 年 9 月 27 日，赴济宁市泗张镇西焦坡村开展扶贫义诊工作。

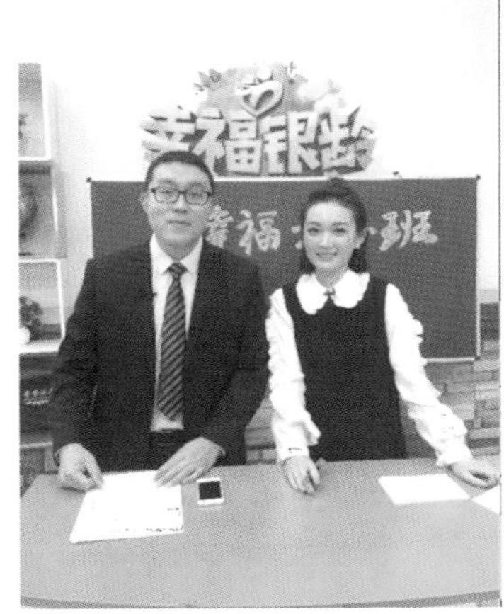

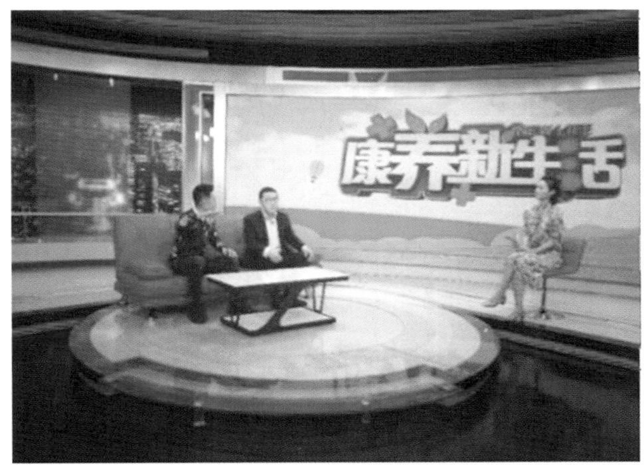

司萌参加科普活动

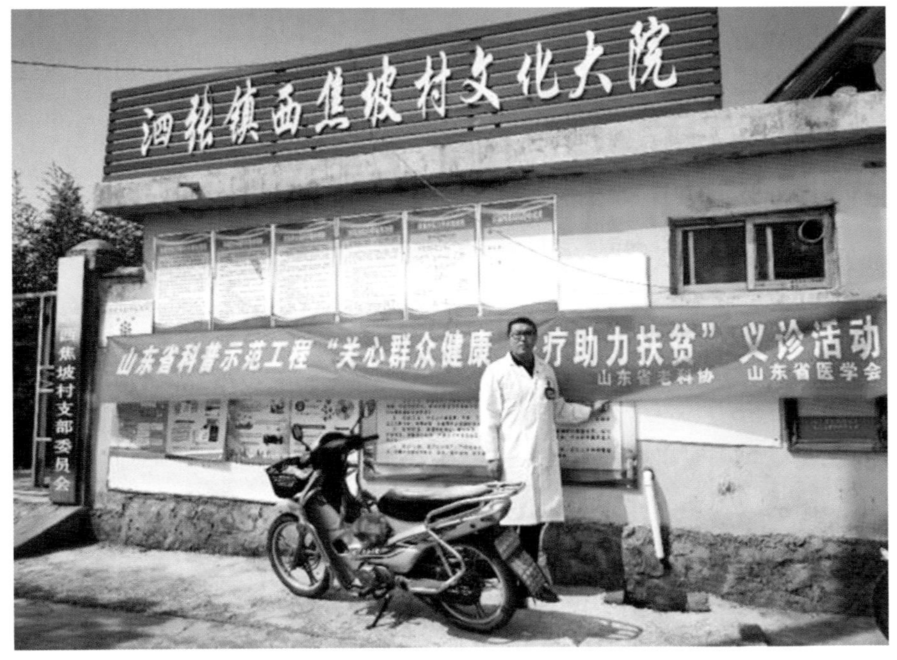

司萌赴济宁市泗张镇西焦坡村参加扶贫义诊

程雷和司萌于2020年1月8日赴济南市矿村开展扶贫义诊工作。

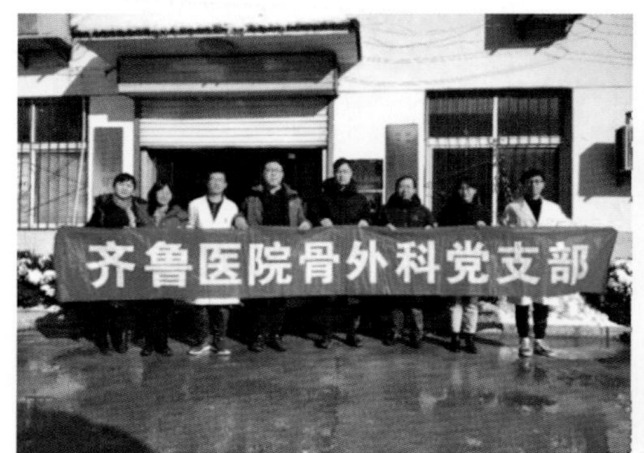

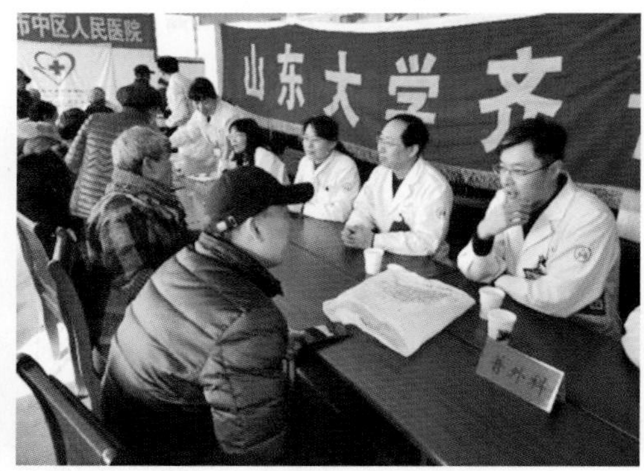

赴济南市矿村进行扶贫义诊

◎ 科室成员简介

张　达

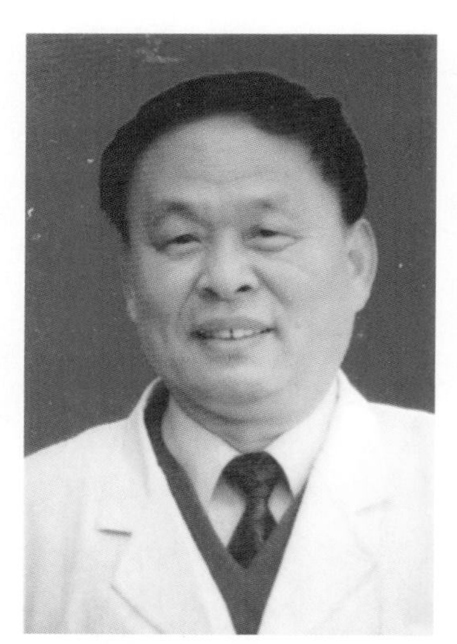

张达，男，1937年8月出生，山东高唐人，山东大学齐鲁医院教授，主任医师。

【教育背景】

1956年毕业于济南第五中学，同年考入山东医学院。

【工作经历】

1961大学毕业后分配至山东医学院附属医院（现山东大学齐鲁医院）外科任住院医师，1978年任主治医生，1986年任副教授，1993年任正教授。1965年后主要在骨外科工作，1998年退休。工作及退休返聘期间工作严谨认真，积极参与各项重大手术的创新及科研工作，在每次重大专业会诊及急症抢救中均能圆满完成任务，未发生过医疗事故。秉持严谨的治学态度，不断更新知识，所带研究生均以优异的成绩完成学业，并已在北京积水潭医院、山东大学齐鲁医院等所在单位成为业务骨干。

【个人感言】

医者仁心！无影灯下的数十年间，我始终视患者如亲人，尊重每一位患者，认真对待每一台手术，规范完成每个操作细节，每一位患者的治愈和满意都带给我莫大的成就感。

汤继文

汤继文，男，1940年5月16日出生于山东济南，曾任山东大学齐鲁医院主任

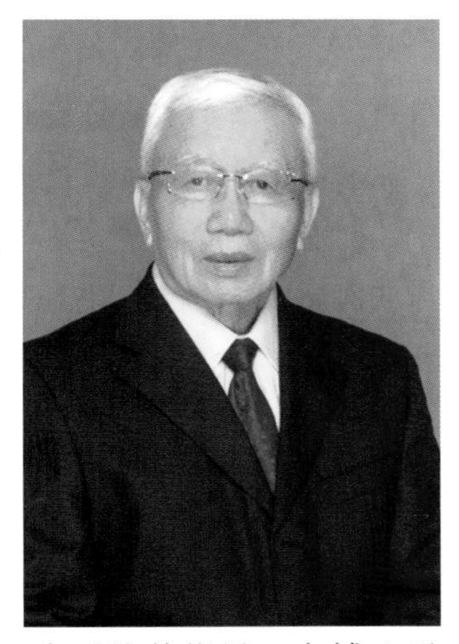

医师，山东大学手术学教研室教授，博士生导师。

【教育背景】

1961年9月至1966年7月在山东医学院学习，获学士学位。1980~1981年赴北京积水潭医院进修学习。

【工作经历】

1966年从山东医学院毕业后留校工作，在手术学教研室从事外科学总论和外科学的教学工作，同时在山东医学院附属医院（现山东大学齐鲁医院）从事外科学临床及带教工作。1972年入骨外科专业，历任住院医师、住院总医师、主治医师、副主任医师（硕士研究生导师）、主任医师（教授、博士生导师），于2001年成立山东大学齐鲁医院骨科博士后流动工作站，先后培养指导2名博士后完成课题研究；先后培养了4名硕士研究生、25名博士研究生并获得相应学位。

【工作专长】

擅长骨科矫形，创伤、骨病、骨肿瘤、颈椎和腰椎疾病、脊髓/神经损伤病变的诊断及治疗，对骨缺损修复材料有一定的基础及临床应用研究，对利用体感诱发电位（SEP）预防脊髓损伤以及脊髓、神经损伤的诊治有一定的研究。

【学术兼职】

自1985年开始，至2006年先后担任中华医学会山东省分会骨科专业委员会委员、秘书、秘书长及副主任委员，2002年任山东省医学会骨质疏松专业委员会副主任委员，2003年8月至2007年9月任中华医学会创伤学会委员，2003年8月至2007年任中华医学会山东省创伤学会首届主任委员。历任山东省卫生厅医疗事故鉴定委员会专家库成员。

【个人感言】

医学本身就是十分深邃奥妙、深不可及的，因此学医有如逆水行舟，不进则退。这就是说，在医学这个广阔的海洋里，既有尚不为人知的奥妙，又如履薄冰，其涉及的领域广泛，除人体结构、生理病理变化的医学基础知识外，还会在诊治中涉及仿生学、生物力学及材料学等多学科的知识，而且这些知识都随着社会的进步、工业技术的发展而不断完善、改变我们的认知，不断提高我们的医疗水平。所以，我们应该活到老、学到老，不忘初心，为人民的医疗卫生事业多做贡献。

宫良泰

宫良泰，男，1949年2月28日出生，山东莱阳人，中共党员，山东大学齐鲁医院骨科主任医师。

【教育背景】

1971年3月至1973年8月为山东省莱阳医学专科学校医疗系学生。

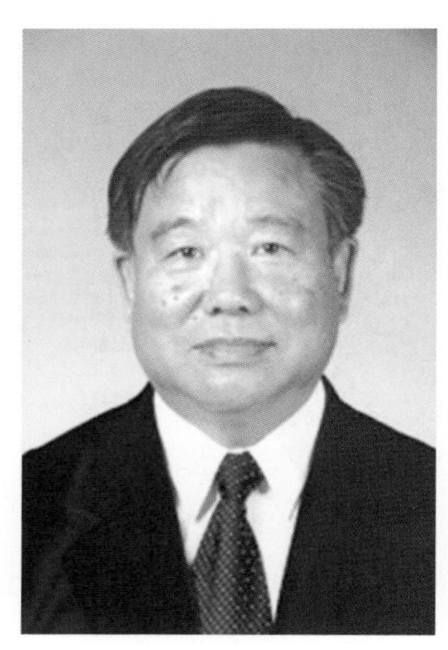

【工作经历】

1968年3月至1971年3月为中国人民解放军某部战士。1973年8月至1983年8月为山东医学院附属医院（现山东大学齐鲁医院）外科住院医师。1983年8月至1993年8月为山东医科大学附属医院（现山东大学齐鲁医院）骨科主治医师，科副主任。1993年8月至2003年8月为山东大学齐鲁医院骨科主任医师，科副主任。

【工作专长】

擅长颈椎病和腰椎病的诊治，在山东大学齐鲁医院首次开展颈后路单开门椎管扩大减压术和椎间盘镜下腰突出髓核摘除术。曾应邀赴国内多家医院协助开展腰椎间盘镜下手术。

【个人感言】

从来就没有什么救世主，也不靠神仙皇帝，要创造我们的幸福，全靠我们自己。

李　牧

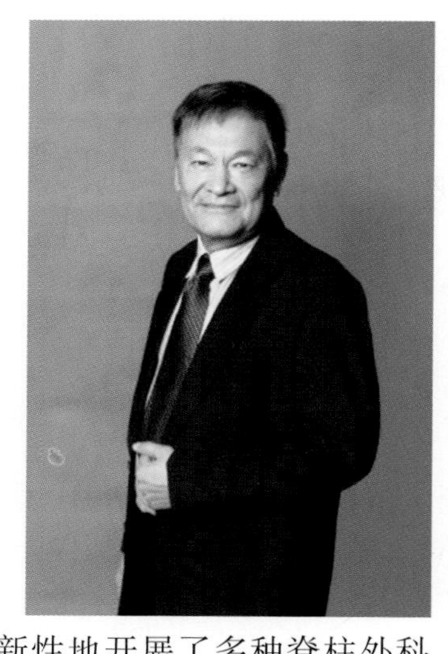

李牧，男，1956年4月出生，山东沂源人，中共党员，目前任职于山东大学齐鲁医院骨科，主任医师，山东大学教授，硕士研究生导师。

【教育背景】

1978年2月至1982年12月在山东医学院学习，获学士学位，毕业后在山东医学院附属医院（山东大学齐鲁医院）工作至今。

【工作经历】

从事骨科专业近40年，曾任山东大学齐鲁医院脊柱外科主任，山东省骨科学会副主委，山东省创伤学会副主委，培养硕士研究生20多名。

【工作专长】

专注于脊柱疾病的临床诊治，专长脊柱外科，创新性地开展了多种脊柱外科手术技术用于脊柱退行性变、创伤及畸形的临床治疗。20世纪80年代末开展了颈椎后路双开门椎管成形脊髓加压术。20世纪90年代，联合厂家实现了CD器械的国产化，用于多种脊柱矫形和固定。设计了椎间椎体截骨方法，用于矫正脊柱后凸和测后凸畸形。设计了椎弓根钉钩板和钉棒钩固定峡部的器械和手术；设计了低切迹的递增孔距胸椎固定板，用于胸椎的低应力椎弓根固定。2002年以来，发明了人工髓核缝合固定手术；设计了翼状工作通道，用于胸椎和腰椎骨折的微创固定手术。设计了射流引线器，用于髓核摘除术后的纤维环缝合，并获得发明专利；设计了寰齿间隙清理术，用于难复性寰枢椎脱位的松解复位手术。

【学术兼职】

曾任山东省骨科学会副主任委员，山东省脊柱脊髓损伤学会副主任委员，山东省创伤外科学会副主任委员。

【个人感言】

医学是一门进步很快的学科，经过众多学者的努力，每年都有长足的发展，医生要不断地学习才能跟上时代的步伐。医生是人类最好的职业之一，通过它可以了解人的身体，解除别人的痛苦，受人尊敬，成功地治好每位患者可以享受到成就感。外科医生需要知识和经验的积累，多实践，不断发现当前的不足，用更简单的方法、更新的技术解决临床问题。

聂　林

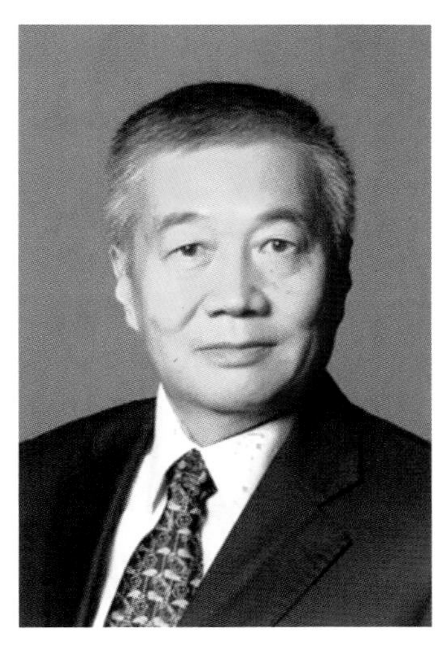

聂林，男，1955 年 8 月出生，教授、主任医师、医学博士、博士生导师。

【教育背景】

1977 年进入山东医科大学学习，1982 年取得医学学士学位。1985 年考取山东医科大学的硕士研究生，1988 年取得医学硕士学位。2001 年考取山东大学医学院博士研究生，2004 年获得博士学位，研究生期间师从汤继文教授。1993～1994 年在美国哈特福德医院担任访问学者。

【工作经历】

1988 年至今在山东大学齐鲁医院工作，历任主治医师、副主任医师、主任医师、脊柱二科主任等。

【工作专长】

在山东省脊柱外科的临床工作中勇于创新，认真实践，在山东省内率先开展了多种手术，其中人工颈椎间盘置换术目前手术量居国内前十名；是目前山东省内唯一开展腰椎人工椎间盘置换术的医师，手术量在山东省内居于首位。另外，还率先在山东省内开展了颈椎病同期前后路手术治疗、经胸脊柱侧弯矫正术、高位经胸上胸椎椎体切除稳定性重建术、直视下微创手术治疗腰椎间盘突出症等，并在这些手术方面一直居于山东省内的领先水平。

【学术兼职】

山东省脊柱脊髓损伤委员会主任委员，国际脊柱功能重建委员会常委，中国康复医学会脊柱非融合学组创始委员，山东医学会骨科分会委员兼脊柱学组副组长，山东骨质疏松委员会副主任委员，山东修复重建外科委员会副主任委员，《中国矫形外科杂志》编委，美国哈德福特医院骨科客座教授，亚洲创伤骨科协会会员，瑞士内固定协会会员。

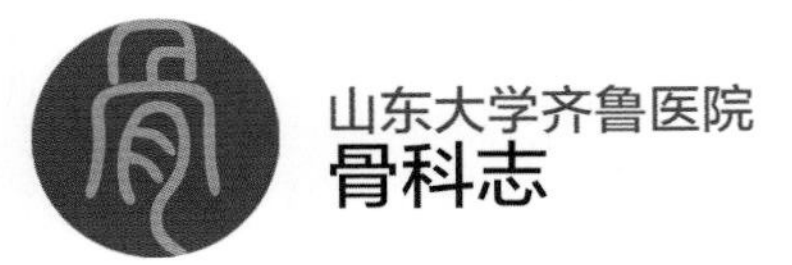

【学术成就】

多次赴美国、德国及法国进修学习，擅长脊柱及关节疾病的诊治。曾承担多项省部级课题，获得过山东省医学会医学科技进步奖二等奖。共发表 120 余篇论文，其中 47 篇被 SCI 收录；主编专著 2 部。

主持国家教育部博士点基金“慢病毒介导的 *CDNF* 基因转染骨髓间质干细胞对大鼠脊髓损伤的影响”，承担国家自然科学基金面上项目“IL17-TNFα-ADAMTS-7 轴在椎间盘退变突出中的作用机制及 PGRN 的靶向治疗研究”，拥有科研经费 40 余万元。自 1994 年以来，共指导硕士研究生 30 余名，协助指导博士研究生 10 余名。

研究课题“医用生物活性玻璃人工骨复合体及组织工程学研究”获得山东省医学会首届医学科技进步奖二等奖，“人工颈椎间盘在颈椎病中的应用”获得 2006 年山东大学齐鲁医院新技术二等奖。

2003 年 5 月 20 日实施了山东省第一例腰椎人工椎间盘置换术。2005 年 7 月 19 日实施了山东省第一例颈椎人工椎间盘置换术，目前山东省内颈椎人工椎间盘置换术手术完成量排名第一。

【个人感言】

追求完美是外科医生的理想，时刻牢记患者的安全是外科医生的底线。

陈允震

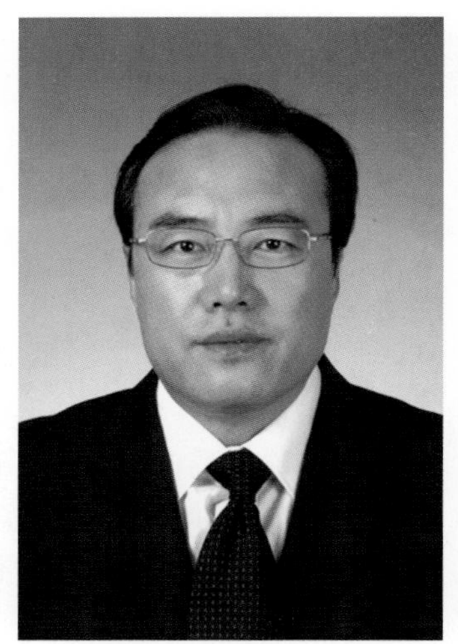

陈允震，男，1963 年 1 月出生，山东临沂人，中共党员，目前任山东大学齐鲁医院骨科主任医师，博士生导师，脊柱外科主任。

【教育背景】

1980 年 9 月至 1985 年 7 月在山东医科大学学习，获临床医学学士学位。1995 年 9 月至 1998 年 7 月在山东医科大学攻读外科学硕士学位，师从王集锷教授。2011 年 9 月至 2013 年 12 月在山东大学医学院攻读外科学博士学位，师从李建民教授。

【工作经历】

1985 年 7 月至 1990 年 9 月为山东医科大学附属医院医师。1990 年 10 月至 1998 年 9 月为山东医科大学附属医院主治医师。1998 年 10 月至 2003 年 9 月为山东大学齐鲁医院副主任医师。2003 年 10 月至今为山东大学齐鲁医院主任医师。

【工作专长】

山东省著名的脊柱外科专家，首届山东大学齐鲁医院青年拔尖人才，善长治疗颈椎病、腰椎间盘突出症、椎管狭窄、腰椎滑脱等各种脊柱疾病，尤其在腰椎间盘突出症的治疗方面，强调应根据病变的不同阶段采取相应的复合治疗方案。重视对骨质疏松症及其骨折的治疗，同时为骨质疏松症的防治提出了新的观点和研究方法。2017 年成立了山东大学脊柱脊髓疾病研究诊疗中心并任主任。

【学术兼职】

山东大学齐鲁医院骨科副主任，山东大学齐鲁医院脊柱外科主任，山东大学脊柱脊髓疾病研究诊疗中心主任，中华医学会骨质疏松和骨矿盐疾病委员会骨与关节学组副组长，中华医学会骨科学分会脊柱外科学组委员，中华医学会创伤外科分会常务委员，中国医师协会骨质疏松专业委员会脊柱骨折防治学组组长，山东省医学会骨科学分会副主任委员，山东省康复医学会骨质疏松分会主任委员。

【个人感言】

老老实实做人，踏踏实实做事。

郑燕平

郑燕平，男，1961 年 5 月出生，北京人，中共党员，目前为山东大学齐鲁医院骨科、山东大学齐鲁医院（青岛院区）骨科主任医师，教授，博士生导师，山东大学齐鲁医院骨科副主任，山东大学齐鲁医院（青岛院区）骨科常务副主任。

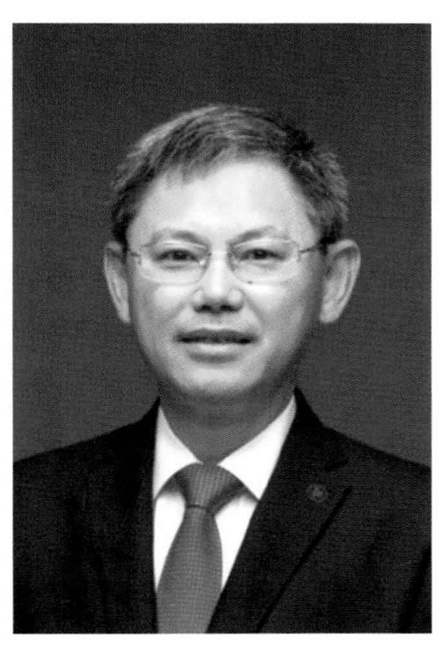

【教育背景】

1979 年 9 月至 1984 年 7 月在山东医学院临床医学专业学习，获学士学位。1987 年 9 月至 1990 年 7 月在山东医科大学攻读外科学（骨外科）硕士研究生，师从张学义教授和陈国瑞教授，获硕士学位。2002 年 9 月至 2005 年 12 月在山东大学攻读外科学（骨外科）博士研究生，师从汤继文教授，获博士学位。

【工作经历】

1984 年 7 月至 1991 年 7 月为山东医科大学附属医院骨外科住院医师、助教。1991 年 8 月至 1997 年 7 月为山东医科大学附属医院（现山东大学齐鲁医院）骨外科主治医师、讲师。1997 年 8 月至 2002 年 7 月为山东大学齐鲁医院骨外科副主任医师、副教授。2002 年 8 月至今为山东大学齐鲁医院骨外科主任医师、教授。2013 年 10 月至今为山东大学齐鲁医院骨外科副主任。2013 年 10 月至今为山东大学齐鲁医院（青岛院区）骨科中心常务副主任，骨科中心脊柱外科主任。

【工作专长】

脊柱外科专业，擅长脊柱矫形（如脊柱后凸、脊柱侧凸）、脊柱肿瘤、脊柱外伤、颈椎疾患、胸椎椎管狭窄、腰椎椎管狭窄等疾患的手术治疗，并积累了丰富的经验。他将脊柱微创技术充分运用到了颈椎、腰椎疾患的治疗中，在脊柱畸形、脊柱肿瘤的研究和工作方面始终处于国内领先地位。曾赴美国芝加哥拉什大学医学中心骨外科、哈佛大学麻省总医院骨外科访问交流。

【学术兼职】

中华医学会骨科学分会脊柱外科学组委员、中国康复医学会脊柱脊髓损伤专业委员会委员、中国康复医学会骨与关节及风湿病专业委员会常务委员，中华医学会老年医学分会脊柱外科委员、中华医学会结核病学分会骨科专业委员会常务委员、中国老年学和老年医学学会老年骨科分会常务委员、中国健康促进基金会脊柱畸形专项基金专家委员会副主任委员、中国医疗保健国际交流促进会加速康复外科学分会脊柱学组委员、中国医药教育协会医疗器械管理专业委员会常务委员、中国医学装备协会医用耗材专业委员会委员、《脊柱外科杂志》常务编委、《中华外科杂志》通讯编委、《中国脊柱脊髓杂志》编委、《脊柱外科杂志》常务编委、《中国骨与关节外科》编委、《生物骨科材料与临床研究》编委、《中华现代中西医杂志》编委、SICOT 中国部微创外科常务委员、SICOT 中国部脊柱外科常务委员、山东省医学会骨科学分会副主任委员、山东省医学会骨科分会微创学组组长及脊柱组副组长、山东省医师协会骨科分会脊柱专业委员会副主任委员、山东省老年学会脊柱与关节专业委员会主任委员、山东省康复医学会脊柱脊髓损伤专业委员会副主任委员、山东省医疗事故鉴定委员会专家库成员。

【个人感言】

相信自己，坚持不懈，丰富人生。

孙　刚

孙刚，男，1958 年 10 月生，医学博士，硕士研究生导师，主任医师。

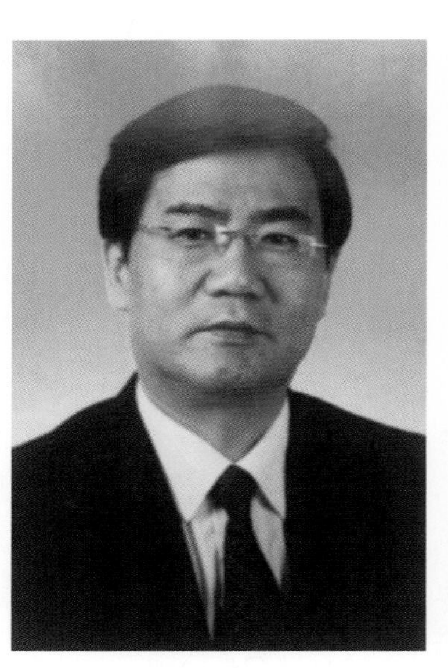

【教育背景】

1983 年毕业于青岛医学院（现青岛大学医学部），考取留校资格后经校际师资交流入山东医科大学附属医院外科工作。1988 年获山东医科大学骨科专业硕士研究生学位，2004 年获山东大学医学院医学博士学位。

【工作经历】

1983 年进入山东大学齐鲁医院（当时为山东医科大学附属医院）外科工作至今。

【学术兼职】

山东省医学会创伤学组委员。

【工作专长】

从事骨科工作和研究 30 余年，对骨科领域的创伤性疾患及其并发症的诊治具有丰富的临床经验，尤其对复杂骨盆髋臼骨折的诊治居山东省内领先地位。曾亲赴 2008 年汶川大地震抗震救灾第一线救死扶伤，获山东省卫生厅“全省卫生系统先进个人”光荣称号，个人被山东省人民政府记三等功一次。

【学术成就】

在国内率先开展了骨内压、骨内高压的动物实验研究，并对骨内静脉瘀滞、骨内高压与骨性关节炎的关系进行了实验研究与探讨。21 世纪初，在国内较早开展了急性脊髓损伤后血清微量元素变化的动物实验研究，相关成果经山东省卫生厅科研成果鉴定后被鉴定为国内先进水平。在各级医学学术杂志发表论文 20 余篇，参编医学专著 7 部，培养临床骨科硕士研究生 3 名。

潘　新

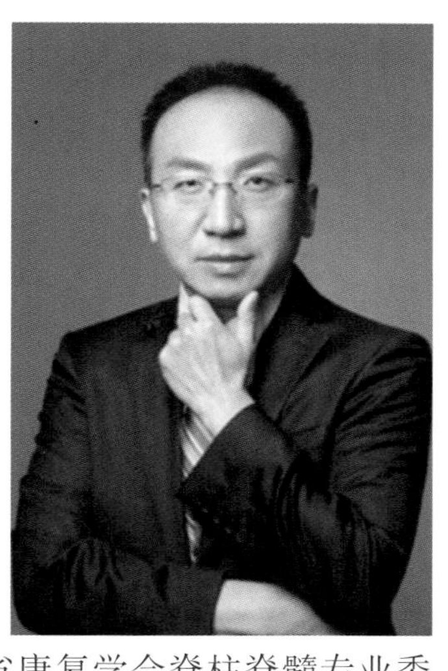

潘新，男，1967 年 7 月出生，教授，博士生导师，山东大学齐鲁医院脊柱外科副主任，骨科三病区主任。

【教育背景】

1995 年毕业于山东医科大学。

【工作经历】

1991 年 7 月至 1996 年 9 月在山东医科大学附属医院（现山东大学齐鲁医院）骨外科工作，任住院医师；1996 年至 2003 年在山东大学齐鲁医院骨外科工作，任主治医师；2003 年至 2014 年为山东大学齐鲁医院骨外科副教授；2014 年至今为山东大学齐鲁医院骨外科教授。

【学术兼职】

山东省老年医学研究会骨科分会主任委员，山东省康复学会脊柱脊髓专业委员会副主任委员，山东省脊柱脊髓损伤专业委员会委员，华裔骨科学会理事。

【学术成就】

多次赴美国、欧洲进修学习，目前主持国家自然科学基金 2 项，部级课题 1 项，省级课题 2 项，横向课题 4 项，累积科研资金 100 余万。在国际知名期刊发表 SCI 论文 10 余篇，累计影响因子超过 30 分。先后承担国家自然科学基金 1 项，山东省自然科学基金 2 项，出版论著 2 部。

【工作专长】

主要从事脊柱相关疾病的诊治，擅长颈椎病、腰椎疾病、脊柱畸形、后纵韧带骨化症、胸椎管狭窄症等疾病的诊治。主要开展脊柱外科工作，尤其是在脊柱外科微创各个领域开展了大量工作。积极开展了颈椎/腰椎人工椎间盘置换、复杂的脊柱截骨等手术，完成了大量颈椎病前后路手术、腰椎间盘微创手术、脊柱侧弯矫形等手术。积累了大量微创椎间孔镜手术的经验，在椎板间隙入路和椎间孔入路方面做了仔细的工作，取得了大量的临床经验。从事临床工作 20 余年，认真负责，爱岗敬业，脚踏实地地做好了每一件医疗工作，能熟练处理骨科常见病和多发病的诊治及手术操作。善于钻研，勤于思考，在掌握专业基础理论和专业知识的基础上，熟悉本专业国内外现状以及发展趋势。在认真完成临床工作的同时，担负起了医学院的教学任务，积极参加了七年制理论授课及手术学带教，圆满完成了教学任务。

在汶川大地震抗震救灾中，第一批奔赴前线参加抗震救灾，积极救治伤员，并荣获三等功；还获得过山东省“文化科技卫生‘三下乡’先进个人”荣誉称号。

【个人感言】

健康所系，生命相托，医乃仁术，精益求精。

刘新宇

刘新宇，男，1974 年 11 月出生，山东泰安人，中国致公党党员，目前为山东大学齐鲁医院骨科主任医师，博士生导师，脊柱外科副主任。

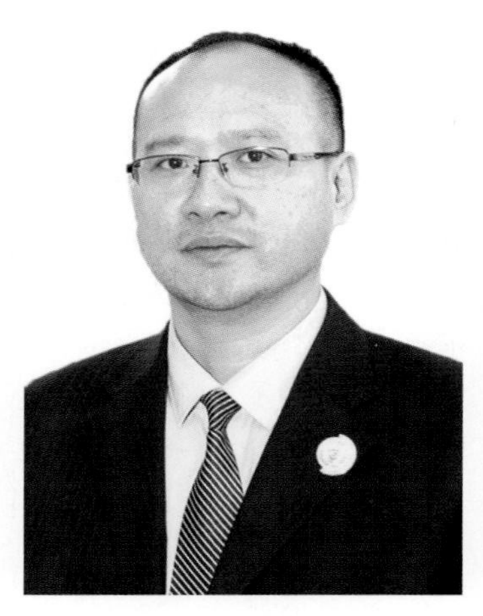

【教育背景】

1992 年 9 月至 1997 年 7 月在潍坊医学院临床医学系学习，获学士学位，毕业后考取了山东医科大学的硕士研究生，并于 1999 年转博，2002 年获博士学位。2007 年获笹川医学奖学金资助赴日本医科大学附属医院研修脊柱外科 1 年；2011 年受山东大学齐鲁医院委派赴美国哈特福德医院学习微创脊柱外科；2014 年获国家留学基金委员会资助，先后赴美国拉什大学医学中心、西雅图华盛顿大学哈博维尔医学中心、华盛顿大学圣路易斯医学中心、亚利桑那州 DISC 微创中心从事腰椎退变性疾病的微创手术治疗及脊柱畸形矫正的基础及临床研究工作。

【工作经历】

2002 年 7 月至今在山东大学齐鲁医院工作，历任主治医师、副主任医师、主任医师、脊柱外科副主任。

【工作专长】

主要从事脊柱退变性疾病的微创手术治疗及脊柱畸形矫正的基础及临床工作。

【学术兼职】

中华医学会骨科学分会微创外科学组委员，国际神经修复学会理事，腰椎侧方入路学会中国部委员，山东省医学会骨科学分会微创学组副组长，中国康复医学会脊柱脊髓专业委员会青年委员、脊柱脊髓基础学组委员及脊柱脊髓损伤与康复学组委员，中国康复医学会骨与关节及风湿病专业委员会青年专家委员，中国老年学学会老年脊柱关节疾病专业委员会委员，中国老年学及老年医学学会老年骨科专委会委员及脊柱学组委员、骨质疏松分会青年专家委员，吴阶平医学基金会区域医疗协作体骨科专委会常委、山东省分会副主任委员，山东省医学会骨科分会第十届委员，中国医师学会骨科医师分会脊柱微创融合学组委员、脊柱微创

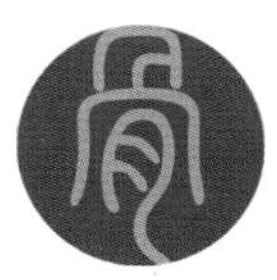

修复与重建学组委员，山东省疼痛医学会骨科分会副主任委员、脊柱外科学组副组长，中华医学会运动医学分会青年委员，中国医药教育协会骨科专业委员会脊柱分会青年委员、微创工作组委员、骨科规范化培训山东基地副主任委员及医疗器械管理专业委员会委员，中国中西医结合学会骨科镜下融合学组常务委员，中华预防医学会脊柱退变疾病学组成员，白求恩基金会基层工作委员会常务委员、骨科加速康复联盟副主任委员，SICOT 中国部微创外科学会委员，SOLAS 中国部委员，IANR 中国部委员，中国残疾人康复专业会员会肢体残疾康复专业委员会脊柱微创组副主任委员，《神经修复杂志》（*Journal of Neurorestoratology*）编委，《中国脊柱脊髓杂志》青年编委，《脊柱外科杂志》通讯编委，《骨科》杂志通讯编委、《骨科》杂志在线编委会脊柱专业副主编，中国研究型医院学会骨科创新与转化专业委员会脊柱外科学组委员、骨科创新与转化委员会数字微创脊柱外科学组委员、脊柱外科专业委员会胸腰椎学组椎间盘修复与重建工作委员会常务委员、神经再生与修复专业委员会常务委员、脊柱畸形学组委员，山东省康复医学会腰背疼痛康复专业委员会主任委员、骨与关节分会副主任委员、颈椎专业委员会副主任委员，中国医疗保健国际交流促进会肿瘤整形外科与功能性外科分会医学生物材料学组委员、脊柱内镜学组青年委员，山东省医师学会脊柱创伤亚专委会委员，山东省医学会骨科学分会委员、骨科微创学组副组长，山东省老年学学会老年脊柱关节疾病委员会副主任委员，山东省老年学与老年医学学会理事会理事，山东省研究型医院协会脊柱内镜技术分会副主任委员，山东省医学伦理学会临床医学学会伦理分会副会长，山东卫生人力资源管理协会医院感染管理专业委员会常务委员，山东省健康管理协会医院感染管理分会委员。

【个人感言】

态度决定一切。

侯　勇

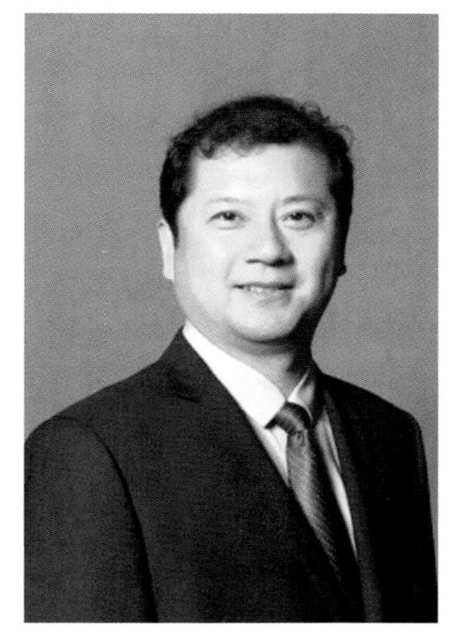

侯勇，男，1971 年 2 月出生，教授，主任医师，医学博士，硕士生导师。

【教育背景】

1989~1994 年就读于泰山医学院，获得临床医学学士学位。1999~2001 年就读于山东医科大学，师从聂林教授，获硕士学位，并于 2004 年师从汤继文教授，获得博士学位。2012 年 9~10 月德国 LINK 医院访问学者。2019 年 9~10 月在美国 HSS 医院担任访问学者。2020 年 1~2 月在韩国 PWWH 医院担任访问学者。

【工作经历】

1994~1999 年就职于济南炼油厂职工医院，2004

年就职于山东大学齐鲁医院历任主治医师、副主任医师、主任医师。

【工作专长】

专注于脊柱外科工作，擅长颈椎病、腰椎间盘突出症、椎管狭窄症、腰椎滑脱、脊柱畸形等疾病及脊柱骨折的手术和微创治疗；此外还擅长人工颈椎间盘置换手术，手术量在科室中名列前茅。同时，还积极开展了新手术及微创手术，在科室内最早开展了对 CBT 双螺钉技术的应用，擅长 UBE、椎体成形、脊柱内镜等微创手术。

【学术兼职】

中国康复医学会骨与关节及风湿病专业委员会青年专家委员，脊柱非融合学组委员；中国医药教育协会骨科专业委员会脊柱创伤工作组副主任委员兼秘书；山东省医师协会脊柱外科专业委员会委员；山东省康复医学会脊柱脊髓专业委员会副主任委员；山东省老年医学会骨科专业委员会常务委员，腰椎学组长，山东省疼痛医学会骨科专业委员会委员。

【学术成就】

多次在美国、韩国等地进修学习，美国 HSS 医院访问学者。擅长脊柱及关节疾病的诊治。曾主持山东省重点研发计划 1 项，山东省优秀中青年科学家科研奖励基金 1 项，现有科研经费 20 万元。共发表论文 66 篇，其中 SCI 收录 12 篇；获得国家发明专利 3 项。

【个人感言】

精医术，诚医德。

程　雷

程雷，男，1975 年 2 月出生，山东泰安人，中共党员，目前任山东大学齐鲁医院骨外科主任医师，教授，山东大学齐鲁医院杰出青年医师，山东大学博士生导师。

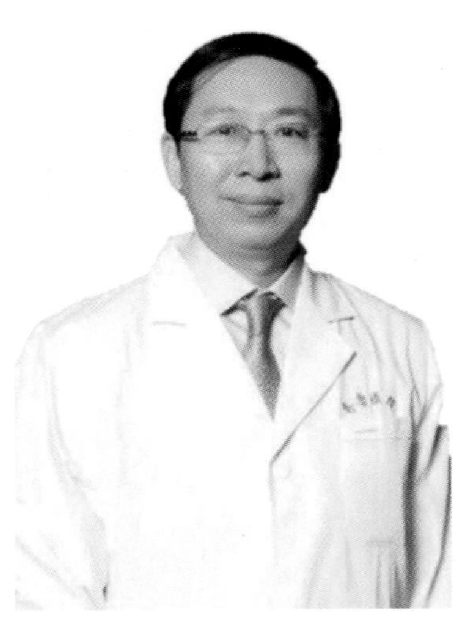

【教育背景】

1992～1997 年就读于山东医科大学，获医学学士学位，毕业后曾在新汶矿业集团医院工作，2000 年考入山东大学临床医学院，师从聂林教授，2003 年继续攻读医学博士学位，师从山东省骨科大师汤继文教授。毕业后留山东大学齐鲁医院工作。2015 年间先后前往德国慕尼黑大学、新加坡国立大学进修脊柱外科技术。

【工作经历】

2006 年起于山东大学齐鲁医院骨外科工作，历任主治医师、副主任医师，并于 2016 年晋升为主任医师，教授，同年被聘为山东大学博士生导师。

【学术兼职】

目前担任国际华人骨矿盐协会山东大学分中心主任，山东省医师协会骨质疏松与骨矿盐专业副主委，山东老年医学研究会骨科分会副主任委员，山东老年医学研究会骨科分会颈椎学组组长，山东康复学会骨质疏松专业委员会脊柱学组副组长，中国中医药研究促进会骨质疏松分会常委，中国老年学会骨质疏松基础专委会常委，中国医药教育学会颈椎专业委员会委员，山东医师学会急症脊柱创伤委员会委员，山东中西医结合学会骨质疏松与骨矿盐疾病专业委员会委员。

【学术成就】

以第一作者或通讯作者身份发表 SCI 论文 30 篇，累计影响因子超过 100 分，他引频次超过 150 次。以主持人的身份承担国家自然科学基金面上项目 1 项，山东省部级课题 2 项，院级横向课题 2 项，累计科研经费超过 100 万元。截止到 2020 年，在读全日制博士研究生 2 名，在读硕士研究生 8 名，累计毕业硕士研究生 5 名。

【工作专长】

研究方向脊柱退变疾病的发病机制及手术治疗，擅长颈椎病、腰椎间盘突出、腰椎滑脱、胸椎管狭窄、颅底凹陷、寰枢椎脱位的手术治疗。

【个人感言】

医道从德，术业求精。作为新时期的齐鲁人，我将继续秉承百年齐鲁精神，不忘初心，砥砺前行。

刘海春

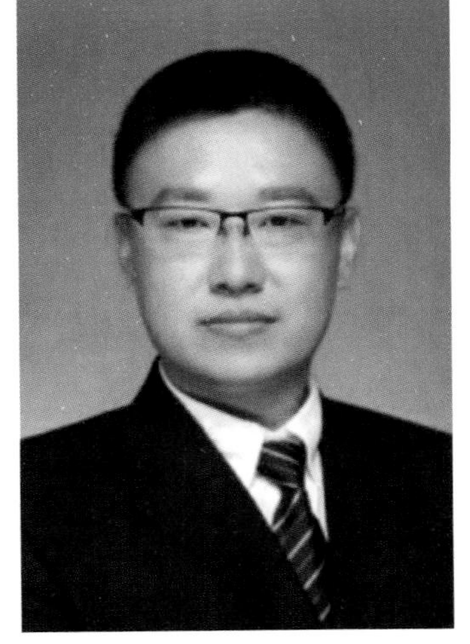

刘海春，山东大学齐鲁医院，主任医师，硕士研究生导师。

【教育背景】

1994 年 9 月至 1999 年 7 月在潍坊医学院学习，获临床医学学士学位。1999 年 9 月至 2002 年 7 月在山东大学医学院外科学专业学习，师从陈允震教授，获硕士学位。2002 年 9 月至 2005 年 7 月在山东大学医学院外科学专业学习，师从汤继文教授，获博士学位。

【工作经历】

2005 年 7 月至 2013 年 12 月为山东大学齐鲁医院主治医师。2014 年 1 月至 2018 年 8 月为山东大学齐鲁医院副主任医师。2018 年 9 至今为山东大学齐鲁医院主任医师。

【工作专长】

主要从事脊柱外科各种疾病的诊治，擅长腰椎间盘突出、腰椎管狭窄、腰椎滑脱、颈椎间盘突出、颈椎管狭窄、胸椎管狭窄、脊柱畸形等疾病的手术治疗，尤其擅长脊柱微创手术治疗，并多次出国学习交流脊柱外科技术。

【学术兼职】

中华医学会骨科分会脊柱学组青年委员，中华中医药学会脊柱微创专家委员会全国委员，中国老年医学学会骨质疏松创伤委员会全国委员，国际 SICOT 骨科委员会委员，山东省创伤学会副主任委员，青年委员会副主任委员，中华创伤学会青年委员，山东省医师协会脊柱脊髓损伤委员会副主任委员，山东省老年学会骨科委员会常委，山东中西医学会骨科专业委员会委员，中国残疾人康复协会肢残康复专业委员会颈椎机能重建与康复专业委员会委员，椎间盘修复重建专家委员会委员，美日韩访问学者

【个人感言】

您若生命相托，我必全力以赴。

祁　磊

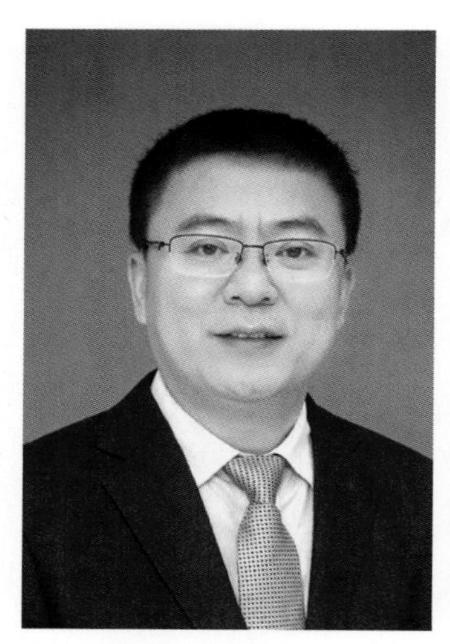

祁磊，男，1977 年 12 月出生，山东海阳人。山东大学齐鲁医院骨科主任医师，硕士研究生导师。

【教育背景】

1995 年 9 月至 2002 年 7 月在山东大学医学院临床医学专业（七年制）学习，获硕士学位，导师为李牧教授。2007 年 9 月至 2010 年 12 月在山东大学医学院获博士学位，导师为李建民教授。2017 年 6 月至 2018 年 2 月赴美国哈特福德医院、纽约大学朗万骨科医院和亚利桑那州 DISC 脊柱微创中心担任访问学者。2019 年 8 月赴韩国 Parkweonwook 医院学习 UBE 脊柱微创技术。

【工作经历】

2002 年 7 月至 2005 年 9 月为山东大学齐鲁医院骨科住院医师。2005 年 10 月至 2014 年 9 月为山东大学齐鲁医院骨科主治医师。2014 年 10 月至 2019 年 9 月为山东大学齐鲁医院骨科副主任医师。2019 年 10 月至今为山东大学齐鲁医院骨科主任医师。

【工作专长】

脊柱外科专业，擅长寰枢椎脱位、颈椎病、胸椎管狭窄症、腰椎间盘突出症、腰椎滑脱、腰椎管狭窄症、脊柱侧凸畸形和脊柱骨折等脊柱疾病的常规和微创手术治疗。目前对单侧双通道脊柱内镜（UBE）技术应用于颈椎间盘突出症，腰椎间盘突出症，腰椎管狭窄症，腰椎滑脱等脊柱疾病有较深入的研究。

【学术兼职】

中华医学会骨科分会微创外科学组青年委员、中国医药教育协会骨科专委会

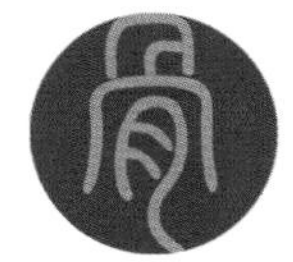

脊柱分会腰椎工作组委员、中国老年学学会老年医学委员会委员、中国中西医结合学会骨科微创专委会镜下融合学组委员、山东省老年医学学会骨科分会副主任委员兼秘书、山东省老年医学学会骨科分会脊柱微创学组组长、山东省医师协会骨外科医师分会脊柱外科专业委员会委员、山东省康复医学会脊柱微创专业委员会副主任委员、山东省康复医学会腰背疼痛康复分会副主任委员、山东省康复医学会骨质疏松康复专业委员会脊柱学组委员、山东省疼痛医学会脊柱内镜专业委员会常委、山东省疼痛医学会骨科分会脊柱学组委员。

【个人感言】

医生最大的成就感来源于患者的康复，为合适的患者选择合适的治疗，精益求精。

司海朋

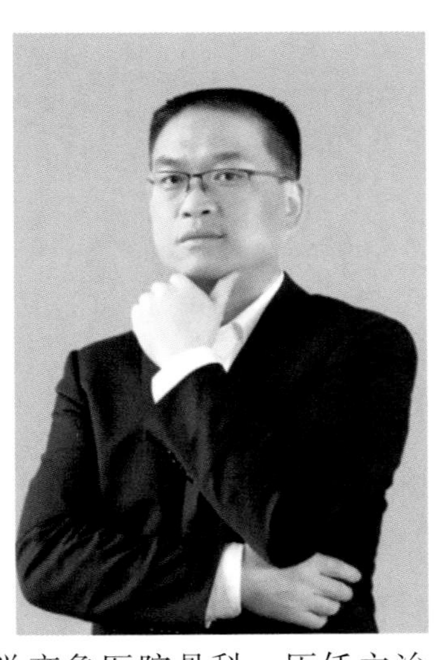

司海朋，男，1978 年 3 月 4 日出生，山东省滕州人，中共党员，目前任职山东大学齐鲁医院，脊柱外科主任医师

【教育背景】

1995 年 9 月至 2000 年 7 月在泰山医学院学习，获学士学位。2004 年 7 月毕业于山东大学医学院，获骨科硕士学位，导师为李牧教授。2008 年 7 月在山东大学医学院攻读博士学位，师从李建民教授，2012 年 7 月获骨科博士学位。2014 年 9 月进入山东大学博士后流动站，2019 年 6 月出站。

【工作经历】

2004 年 7 月就职于山东大学第二医院骨科，历任住院医师、主治医师。2012 年 7 月至今就职于山东大学齐鲁医院骨科，历任主治医师、副主任医师、主任医师。

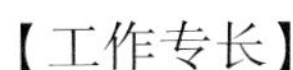

【工作专长】

擅长各类脊椎退行性疾病（腰椎间盘突出症、颈椎病、腰椎滑脱、腰椎管狭窄症、胸椎管狭窄症等）的阶梯治疗（保守→微创→手术），并在国内较早开始椎间盘镜下腰椎纤维环缝合修补术。对上颈椎和胸椎手术有创新性研究。对老年骨质疏松相关疾病有丰富的手术经验和规范的抗骨松治疗经验。

【学术兼职】

山东省老年医学会骨科分会骨松学组组长，山东省康复医学会骨松分会青年委员会副主任委员，中华医学会骨科分会微创学组青年委员，中国医药教育协会骨质疾病专业委员会委员，中国老年学骨质疏松分会创新与转化专委会委员，中国研究型医院学会神经再生与修复专业委员会委员，山东省医师协会骨质疏松与骨矿盐学会委员，山东省医学会数字医学分会委员神经再生与修复专业委员会委员

【个人感言】

脚踩大地，仰望星空；不忘初心，方得始终。

王松刚

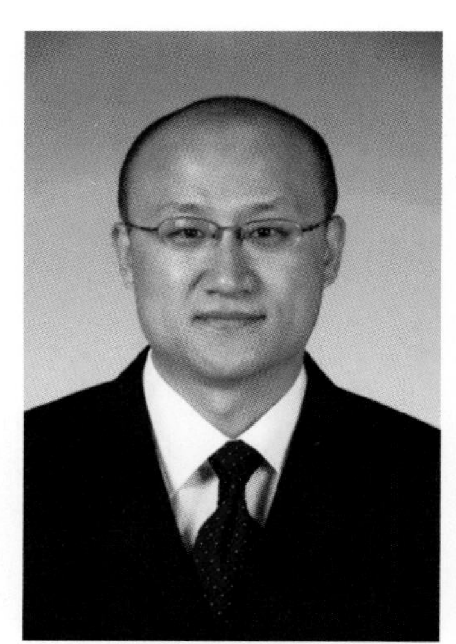

王松刚，男，1976 年 10 月生于济南，祖籍山东平度，目前为山东大学齐鲁医院副主任医师。

【教育背景】

1995 年 9 月至 2000 年 7 月在山东医科大学学习，获学士学位。2000 年 9 月至 2005 年 7 月在山东大学医学院硕博连读，师从李建民教授和张佐伦教授，获博士学位。

【工作经历】

2005 年 7 月至今在山东大学齐鲁医院骨科工作，历任主治医师、副主任医师。工作期间曾赴德国和香港短期学习。

【工作专长】

脊柱专业，擅长颈椎病，胸椎管狭窄，腰椎间盘突出症，腰椎管狭窄，腰椎滑脱，脊柱畸形，脊柱肿瘤，脊柱创伤，脊柱微创，体态不良等疾病的诊断和治疗。率先在山东大学齐鲁医院开展“U”形棒治疗腰椎峡部裂、C3 椎板切除保留 C2 肌肉附着的颈椎后路单开门手术、C2 半椎板切除潜行减压 C2 肌肉止点重建治疗 C2 后纵韧带骨化、侧开口推杆椎体成形术、胸腰椎压缩骨折 6 钉推顶复位技术、改良无菌显微镜套保护 C 臂术中透视技术、术中超声引导下臀肌挛缩松解术、经硬膜入路切除腰椎硬膜腹侧骨化物、椎体开槽法治疗游离脱垂颈椎间盘突出和颈椎后纵韧带骨化、椎体内植骨融合内固定治疗库梅尔病和安德森损害、椎体内植骨加椎体成形术治疗库梅尔病、C1 后弓后移重建治疗颅底凹陷、C3 椎板上 1/2 切除保留 C2 肌肉附着的颈椎后路单开门术。

【学术兼职】

山东省老年医学会骨科分会委员。

【个人感言】

以患者为中心，全心全意为人民服务。

阎　峻

阎峻，男，副主任医师，医学博士。

【教育背景】

中山医科大学临床医学七年制硕士毕业，山东大学-美国梅奥医学中心骨外科联合培养博士毕业。2008 年 10 月至 2010 年 2 月赴美国梅奥医学中心骨外科进行

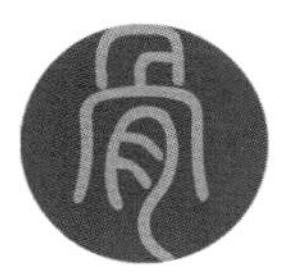

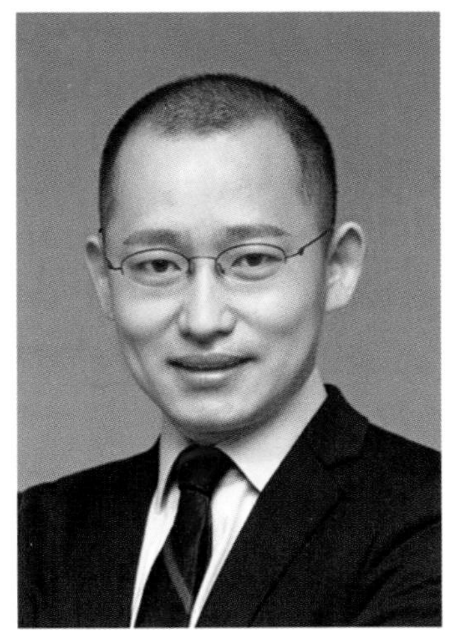

研究核访问学习。2015 年 9 月至 2015 年 12 月赴美国诺顿-莱瑟曼脊柱中心、纽约西奈山医院脊柱外科访问学习。

【工作经历】

2010 年 9 月至 2010 年 12 月在山东大学齐鲁医院骨外科工作，任住院医师；2010 年 12 月至 2017 年 10 月为山东大学齐鲁医院骨外科主治医师；2017 年 10 月至今为山东大学齐鲁医院骨外科副主任医师。

【工作专长】

擅长脊柱畸形、脊柱外伤、感染、颈椎病、腰椎间盘突出、腰椎管狭窄、胸椎管狭窄等脊柱疾病的诊断和治疗

【学术兼职】

现任中国医疗保健国际促进交流会脊柱侧凸研究分会儿童脊柱畸形学组组员、中华医学会骨科学分会创新与转化学组青年委员、中华医学会骨科学分会微创学组青年委员会、中国残疾人康复协会肢体残疾康复专业委员会脊柱畸形学组委员、山东省老年学会骨科分会脊柱畸形学组委员。主持国家自然科学基金项目一项。

【个人感言】

心存敬畏，持之以恒。

李玉华

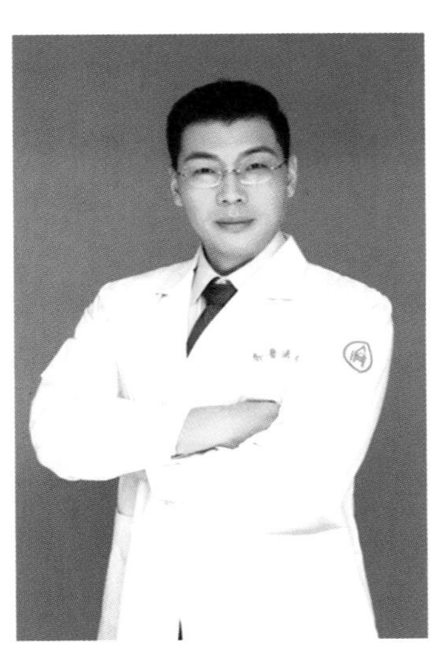

李玉华，副主任医师，医学博士，硕士研究生导师。

【教育背景】

1998~2003 年在山东大学医学院临床医学专业学习，获学士学位。2003~2006 年在山东大学医学院骨外科学习，师从李牧教授，获硕士学位。2006 年入山东大学齐鲁医院工作，工作期间，于 2009 年考取山东大学齐鲁医院李建民主任的博士研究生，2016 年获得博士学位。2019 年 11 月于北京 301 医院跟随王岩教授、毛克亚教授等专家进行 Mis-TLIF 通道手术及强直性脊柱炎矫形手术的进修学习。

【学术兼职】

2019 年 5 月赴陕西榆林清涧县人民医院挂职副院长，进行扶贫工作，在为期半年的工作中，带领当地骨科同仁开展完成各类骨科手术 100 余台，受到当地群众普遍好评，得到山东大学齐鲁医院及国家卫健委的肯定，并获得 2019 年山东大学齐鲁医院“医疗医技十大标兵”称号。

担任山东省老年医学会骨科专业委员会委员，山东省老年医学会青年骨质疏松协会副主任委员，山东省康复医学学会骨质疏松康复分会青年学组委员，山东省疼痛医学会神经脊柱脊髓专业委员会委员。

【学术成就】

主持山东省自然基金3项，主持国家卫建委课题1项，主持山东大学交叉学科课题1项，参与省级课题2项，SCI论文6篇，主编著作1部、参编著作1部。

【工作经历】

2006年8月进入山东大学齐鲁医院骨科工作，至2009年8月任住院医师，2009年9月至2017年8月为主治医师，2017年9月至今为副主任医师。

【工作专长】

现从事脊柱专业，擅长颈椎病、寰枢椎脱位、胸椎黄韧带钙化、腰椎间盘突出症、腰椎管狭窄症、腰椎滑脱、椎管内肿瘤，脊柱侧弯、强直性脊柱炎、各种脊柱创伤、脊柱结核及骨质疏松性压缩骨折的诊治，擅长脊柱各种微创手术，擅长脊柱矫形手术。在临床工作中，研究并率先开展了颈椎前路改良手术。该手术主要针对巨大型颈椎间盘突出症患者，具有创伤小，损失运动节段少，患者恢复速度快等特点，在临床中获得良好效果。

【个人感言】

妙手仁心！

司　萌

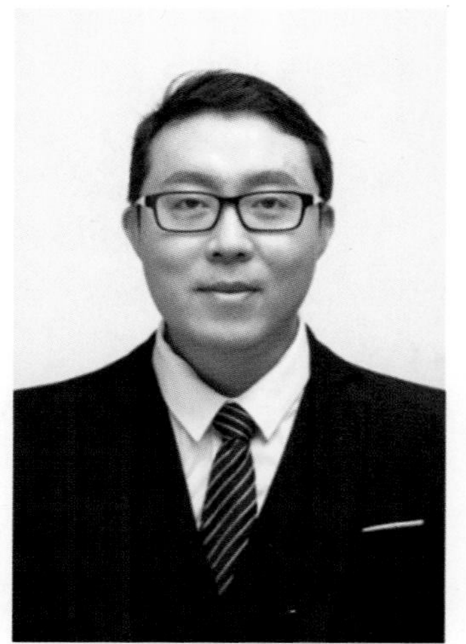

司萌，男，1980年9月出生，山东淄博人，中共党员，山东大学齐鲁医院骨科副主任医师。目前兼任共青团济南市中区委副书记。

【教育背景】

2002年6月毕业于济宁医学院，获学士学位。2002年考取山东大学临床硕士研究生，于山东大学齐鲁医院师从聂林教授，2005年6月毕业并获硕士学位。2009年考取山东大学骨外科博士研究生，师从李建民教授，于2013年6月毕业并获博士学位。

【工作经历】

2002年7月至2009年8月于泰山医学院附属医院骨科工作，历任住院医师，主治医师。2013年8月至今在山东大学齐鲁医院骨科工作，历任主治医师，副主任医师。2019年12月至今兼任共青团济南市中区委副书记。

【学术兼职】

中国老年学和老年医学学会骨质疏松分会脊柱微创工作委员会委员，山东省老年医学会骨科专业委员会腰椎学组副组长，山东省康复医学会脊柱脊髓专业委员会委员，山东省山东省科协国家级科技思想库决策专家。

【工作专长】

主要从事脊柱相关疾病的诊治。擅长颈椎病、颈椎后纵韧带骨化症、胸椎管狭窄症、腰椎间盘突出症、腰椎管狭窄、腰椎滑脱、脊柱退变性侧弯等脊柱退行性疾病的常规手术和微创治疗，擅长脊柱脊髓损伤和骨质疏松症的综合治疗。

【个人感言】

心存敬畏，常怀慈悲，懂得感恩，宽容待人，知足常乐。

原所茂

原所茂，男，1979 年 6 月出生，山东荣成人，中共党员，目前为山东大学齐鲁医院骨科副主任医师。

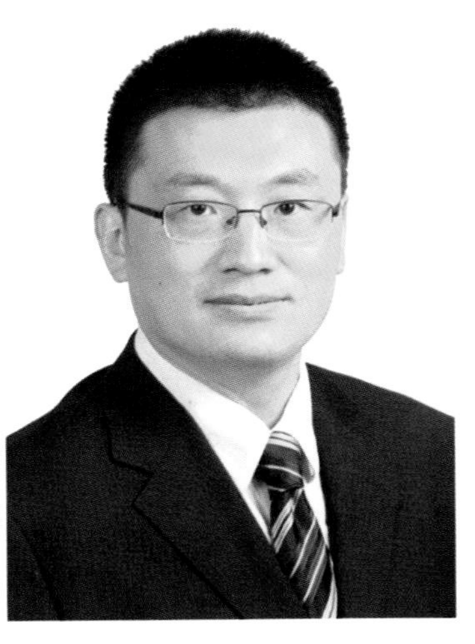

【教育背景】

1997 年 8 月至 2003 年 7 月在山东医科大学/山东大学临床医学系六年制英语班学习，获学士学位；毕业后直接考取山东大学骨科硕士研究生，2006 年毕业获硕士学位，毕业后考取中国协和医科大学及北京协和医学院的骨科博士研究生，师从邱贵兴院士，2009 年获博士学位。2017～2018 年自费赴美国哥伦比亚大学-纽约长老会医院访学 1 年，从事腰椎退变性疾病微创手术、颈椎退变疾病手术及脊柱畸形矫形手术的临床研究。

【工作经历】

2009 年 7 月至今在山东大学齐鲁医院工作，历任主治医师、副主任医师。

【工作专长】

主要从事脊柱退变性疾病的微创手术治疗及脊柱畸形矫正临床工作。

【学术兼职】

第一届 SICOT 中国部委员、现任中国康复技术转化及发展促进骨骼肌肉运动康复技术转化专业委员会委员、山东省康复医学会腰背痛康复分会委员、山东省预防医学会骨与关节分会委员、山东省老年学会骨科学分会委员、山东省疼痛医学会运动医学专业委员会委员、中国老年学和老年医学学会骨质疏松分会脊柱微创规范化培训基地常委、Riew 中国颈椎俱乐部创始成员。

【个人感言】

要以如临深渊、如履薄冰的心态慎重对待每一位患者。

李 昊

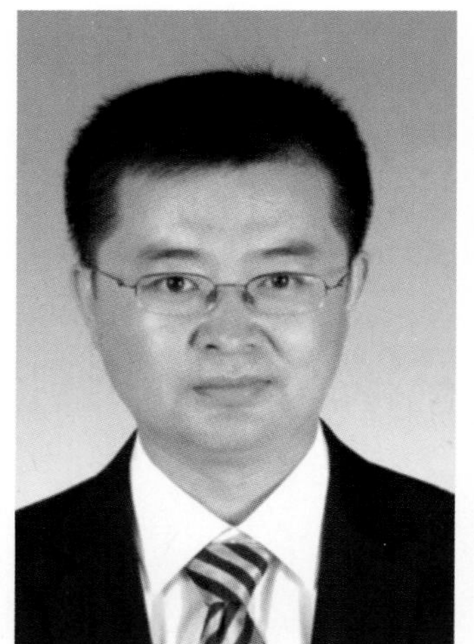

李昊，男，医学博士，山东大学齐鲁医院骨外科副主任医师。

【教育背景】

1998 年考入山东医科大学临床医学专业。2003 年免试推荐为山东大学外科学硕士研究生。2009 年考入山东大学医学院攻读外科学博士学位，2013 年博士毕业后在山东大学齐鲁医院骨科工作至今。

【工作经历】

2006 年 9 月至 2009 年 7 月在烟台毓璜顶医院工作，2013 年至今在山东大学齐鲁医院工作。

【工作专长】

年参与手术量 600 余台，主要从事脊柱外科临床及科研工作，擅长脊柱退行性疾病（胸椎和腰椎椎间盘突出症、颈椎病、腰椎管狭窄、腰椎滑脱、寰枢椎脱位等）、脊柱创伤及脊柱感染的诊断及手术治疗，大量开展腰椎椎间孔镜下髓核摘除术、椎体成形术（PVP）、微创腰椎减压内固定（MIS-TLIF 手术）、经皮微创置钉内固定治疗脊柱骨折、机器人辅助脊柱手术等多种微创手术方式。

【学术兼职】

现任山东省老年医学会骨科专业委员会青委会副主任委员。

【学术成就】

发表 SCI 论文 30 余篇，主持国家自然科学基金 1 项，山东省自然科学基金 1 项，参与国家自然科学基金 5 项。

【个人感言】

德术并举，医生之本。

赵云鹏

赵云鹏，山东大学齐鲁医院骨外科副主任医师。

【教育背景】

2002 年考入山东大学临床医学六年制，2013 年毕业于山东大学骨科学专业，获博士学位，2019 年被聘为山东大学齐鲁医院副主任医师。2011～2013 年赴纽约大学朗万医学中心担任助理研究员，师从刘传聚教授，研究多种炎症与退行性相关性疾病，并参与了自身免疫性疾病治疗药物 Atsttrin 的开发工作。

【工作经历】

2011 年 9 月至 2013 年 3 月在纽约大学关节病医院任助理研究员，2013 年 8 月至 2014 年 5 月为山东大学齐鲁医院骨外科医师，2014 年 5 月至 2018 年 8 月为山东

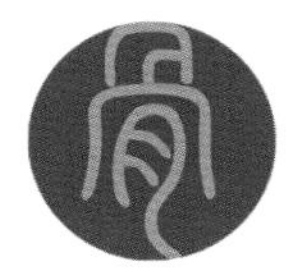

大学齐鲁医院骨外科 主治医师，2018 年 9 月至今为副研究员，2019 年 9 月为山东大学齐鲁医院副主任医师。

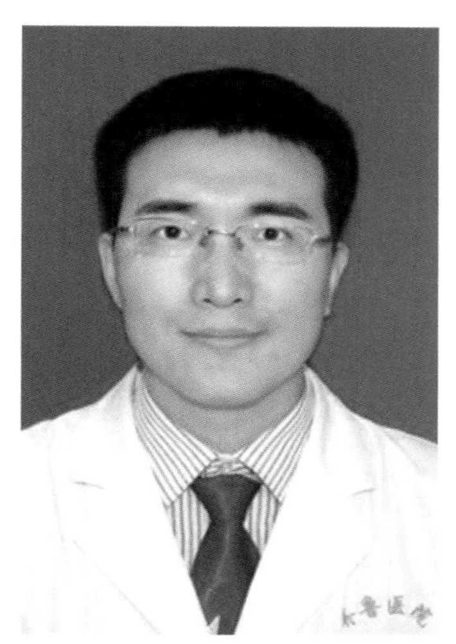

【工作专长】

提出了“颈椎病相关性高血压”的概念，参与开展了上颈椎手术和腰椎微创治疗手术，并参与开发了颈椎前路改良手术（隧式减压技术 ACTF）。

【学术成就】

科研方面，专注于研究炎症机理及退变相关分子机制，在多本国际杂志上发表 SCI 论文 20 余篇，总影响因子超过 100 分，他引次数 200 次以上，申请发明专利 1 项。受邀在美国骨科研究协会、美国骨矿研究协会、欧洲抗风湿联盟等国际性学术会议上进行了大会发言，并获欧洲抗风湿联盟 EULAR 旅行学者奖及北美骨矿研究协会 ASBMR 青年学者奖。

教学方面，指导学生获得校长奖学金、国家奖学金、2019 年大学生“挑战杯”科技创新大赛全国二等奖，团队中多人获得保送资格。2020 年获得硕士生指导教师资格。

截止目前，共获得国家自然科学基金青年基金 1 项，获得省级课题 3 项，校级课题 3 项，主持课题经费 80 余万元。

【个人感言】

感谢朋友的鼓励，感谢老师的启迪！

第三章　山东大学齐鲁医院关节与运动医学外科志

山东大学齐鲁医院骨关节与运动医学专业发展始于 2000 年 4 月，成立骨外科关节组，组长为王韶进。2010 年 6 月，成立关节与运动医学科，李明担任主任，贾玉华担任副主任。后 2017 年至今贾玉华担任关节与运动医学科主任，戴国锋和刘培来担任行政副主任。

经过先辈不懈的努力，山东大学齐鲁医院关节与运动医学科成为山东大学硕士研究生培养点，集临床、科研、教学及培训为一体，已经成为全国具有较高影响力的临床学科，在山东省内率先开展了多项专业关节外科技术。

临床方面：目前科室现有医生 16 名，其中正高职称 4 名，副高职称 6 名。每年完成关节置换及关节镜手术超过 2500 台、门诊量超过 25000 人次。技术力量雄厚，学术梯队完整，研究所致力于关节退行性变、运动相关性疾病的预防、诊治和康复以及相关研究工作，在手术理念及手术技术方面与国际接轨，并保持国内领先的水平。

关节方向：科室在山东省内率先开展了髋臼旋转截骨治疗先天性髋关节发育不良、股直肌肌骨瓣治疗股骨头坏死手术、膝关节单髁置换术、人工关节置换术后感染的一期翻修、胫骨高位截骨术等，同时开展并成功完成了关节超高难度手术，如合并关节内外畸形的人工关节一期置换、人工关节置换术后感染翻修、关节置换术后松动翻修、关节置换术后假体周围复杂骨折翻修、4级髋臼发育不良的人工关节置换，取得了满意临床效果，形成一套完整的治疗人工关节置换术后感染的诊治流程。

运动医学方向：科室在山东省内率先开展了膝关节镜、肩关节镜、髋关节镜及肘关节镜下的微创治疗。对于冻结肩、肩袖损伤、膝关节前后交叉韧带损伤、半月板损伤、髋臼撞击综合征、肘关节僵硬等疾病进行全镜下操作，效果好，术后恢复快。

教研方面：关节外科目前有临床博士生导师1名，硕士生导师3名。目前承担山东大学齐鲁医学院临床医学学生骨科关节及运动医学部分的授课、见习实习等教学工作，教学对象包括八年制、五年制临床医学专业，留学生。共发表国际（SCI）及国内核心学术期刊发表论文137篇，主编或参编学术著作5部，承担国家自然科学基金、山东省科技厅、卫生厅科研课题25项。

现将科室发展情况简述如下：

1987年7月，骨外科专业组从大外科中分出单独建立骨外科，主任王永惕，副主任王集锷，病房在北三，门诊系在外科门诊中专设房间诊察骨外科患者。

1987年12月，贾玉华分配至骨外科。

1991年，王集锷任外科副主任兼骨外科主任，宫良泰任骨外科副主任，陈国瑞和王永惕教授退休返聘。

1993年，戴国锋分配至骨科。

1997年，王韶进被任命为骨外科副主任，王集锷等2人调至山东医科大学第二附属医院工作，张达教授退休返聘。

为了骨外科的长远发展，自2000年4月开始，骨外科关节组成立，组长为王韶进。

2004年，刘培来分配至骨外科。

2007年，孙鹏飞分配至骨科。

2008年，李德强分配至骨科。

2008年1月，王韶进调至山东大学第二医院任骨科主任。

2011年，王呈分配至骨科

2011年7月，随着华美楼的启用，骨科病房迁至华美楼，共有四个病房：F7B、F7C、F7D、F8B，并成立关节与运动医学科，李明担任主任，贾玉华担任副主任。

2017年，李明教授退休返聘。贾玉华担任关节与运动医学科主任，戴国锋和刘培来担任行政副主任。

◎ 医疗业务发展

1974 年 7 月，陈国瑞开展了带股方肌蒂骨移植加内固定治疗股骨颈骨折的手术。

1986 年，开展了股直肌肌骨瓣治疗股骨头坏死的手术。

1989 年，开展了带肌蒂阔筋膜治疗膝关节僵硬畸形的手术。

1991 年，开展了阔筋膜瓣翻转包被股骨头治疗类风湿性，髋节关僵直畸形，液压扩张治疗肩周炎，轴心减压治疗股骨头缺血坏死，股骨头病灶清除肌骨瓣移植或带旋髂深动脉髂骨瓣移植治疗股骨头坏死，股骨头及转子间测压和静脉造影诊断股骨头坏死的手术。

1992 年，开展了膝内侧转移皮瓣修复膝关节软组织缺损髌骨裸露，骨皮质开窗减压术治疗静息痛性骨关节炎的手术。

1996 年，开展了带旋股外动脉血管束的大粗隆骨瓣治疗股骨头坏死的手术。

1997 年，开展了带旋股外动脉升支髂骨瓣移植治疗股骨头坏死的手术。

1998 年，开展了臂中肌大粗隆肌骨瓣治疗早期股骨头缺血性坏死的手术。

1998 年 11 月 11 日，开展了左髋臼发育不良半脱位髋臼旋转截骨术。

1999 年，开展了 Bilglass/臂中肌大粗隆肌骨瓣治疗早期股骨头缺血性坏死。

1999 年，开展了人工髋关节翻修术。

2003 年 10 月，潘新开展了关节镜自体半腱肌、股薄肌肌腱编织重建前后交叉韧带的手术。

2004 年 2 月，潘新开展了胫骨结节内移截骨术，治疗习惯性髌骨脱位。

2005 年 4 月 20 日，王韶进开展了山东省首例人工踝关节置换术。

2005 年 6 月 14 日，李明开展了 C-臂透视下骶髂拉力螺钉微创治疗骶骨骨折的手术。

2005 年 3 月 9 日，戴国锋开展关节镜下前交叉韧带重建手术。

2006 年 5 月 1 日，潘新开展了髋关节镜手术。

2007 年 3 月 17 日，张力开展了肘关节镜手术。

2007 年 5 月 21 日，张力开展了肩关节镜手术。

2007 年 5 月 29 日，戴国锋开展了 Lars 人工韧带重建交叉韧带的手术。

2007 年 6 月 9 日，张力开展了踝关节镜下手术。

2007 年 8 月 16 日，李明开展了心脏移植术后股骨头激素性无菌坏死患者的关节置换术。

2007 年，戴国锋开始开展关节镜下臀肌挛缩松解术。

2013 年 5 月 15 日，李明、张元凯开展了钽金属垫块在全髋关节置换中的应用手术。

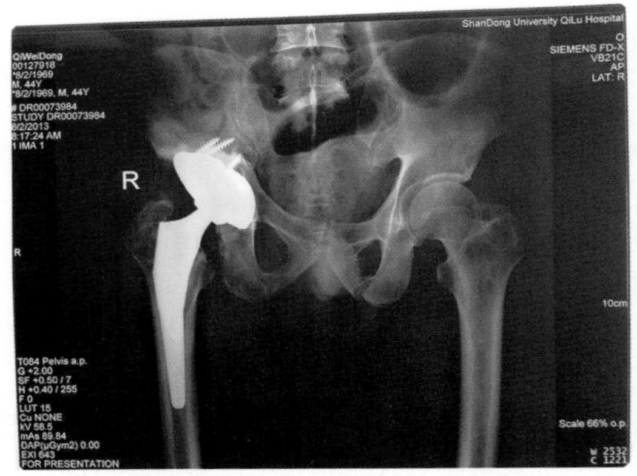

钽金属垫块在全髋关节置换中的应用手术

2015 年 1 月 26 日，刘培来、李德强开展了自体骨髓间充质细胞移植治疗股骨头缺血性坏死的手术。

2015 年 5 月 11 日，刘培来开展了内侧开放楔形胫骨高位截骨术。

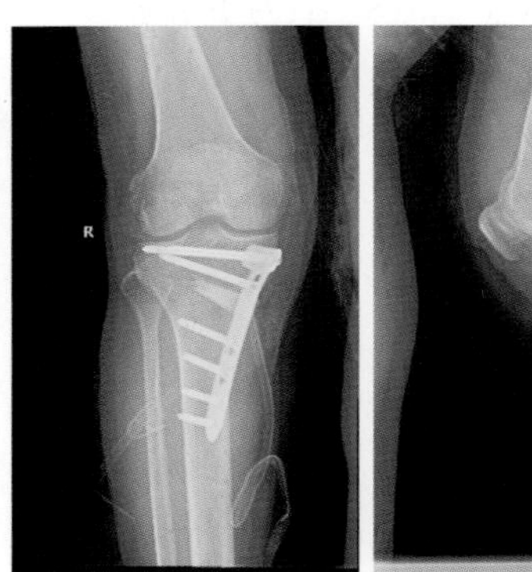

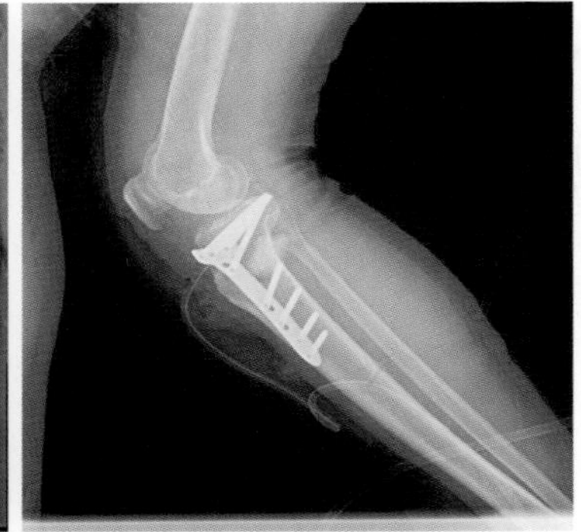

内侧开放楔形胫骨高位截骨术

2016 年 5 月 17 日，刘培来开展了外侧混合型外侧闭合胫骨高位截骨术（外侧 Hybrid CWHTO 术）。

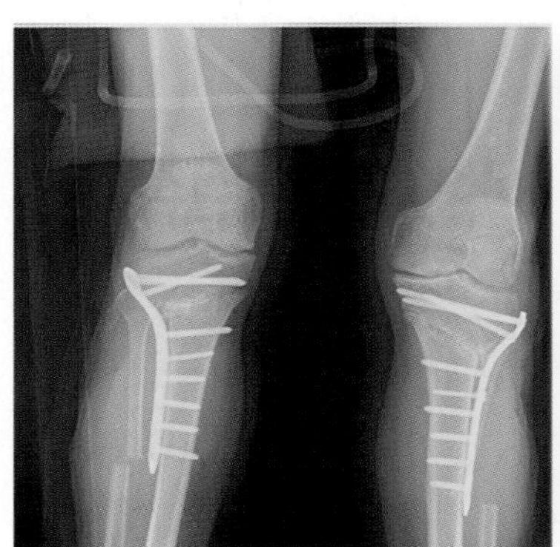

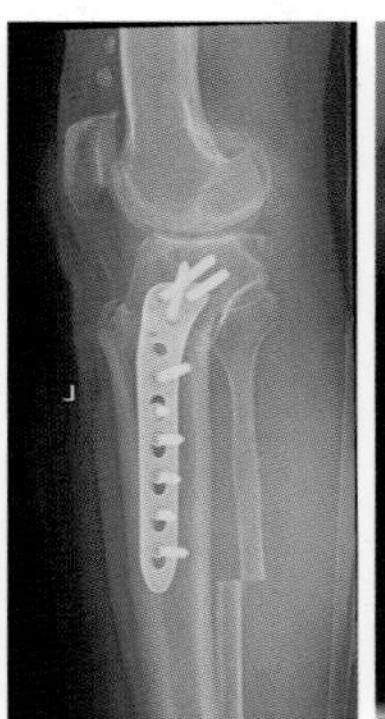

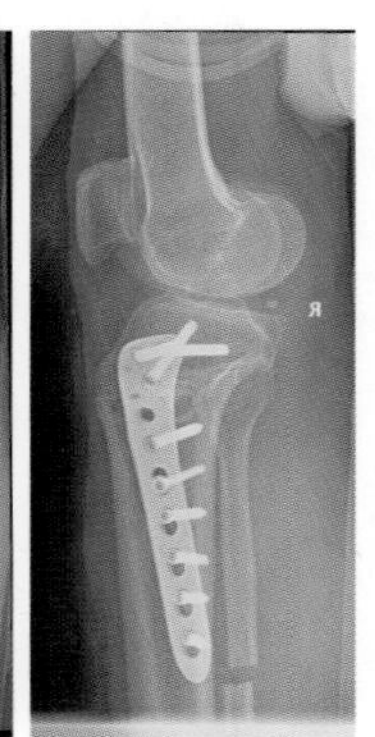

外侧 **Hybrid CWHTO** 术

2016 年 7 月 21 日，刘培来开展了院内第一例 DAA 入路全髋关节置换术。

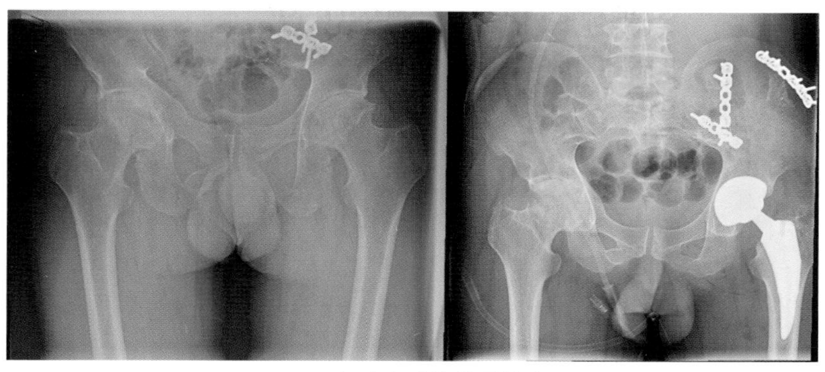

DAA 入路全髋关节置换术

2016 年 7 月 21 日，刘培来开展了股骨远端双平面内侧楔形闭合截骨治疗膝外翻的手术。

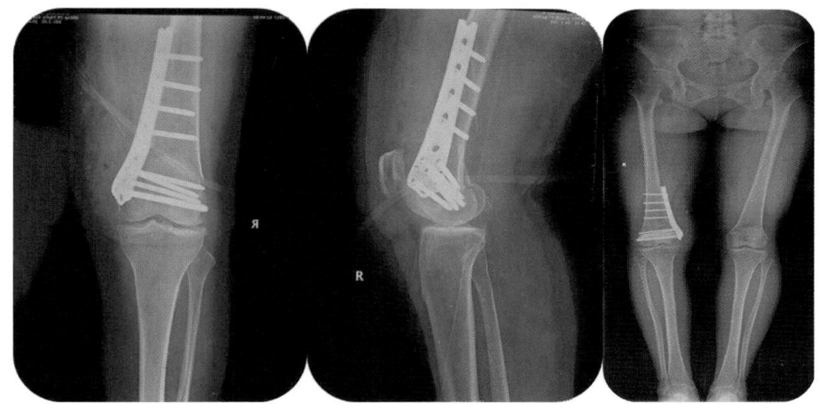

股骨远端双平面内侧楔形闭合截骨治疗膝外翻

2016 年 10 月 27 日，张元凯、李德强开展同一病人的髋膝四关节置换术。

2017 年 1 月 17 日，张元凯、李德强开展了全关节镜下腘窝囊肿切除术。

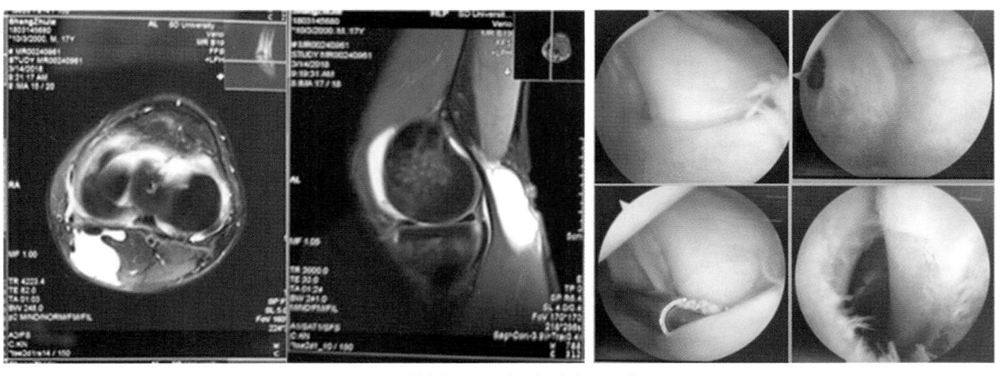

全关节镜下腘窝囊肿切除术

2018 年 8 月 7 日，刘培来开展了膝关节外侧单髁置换术。

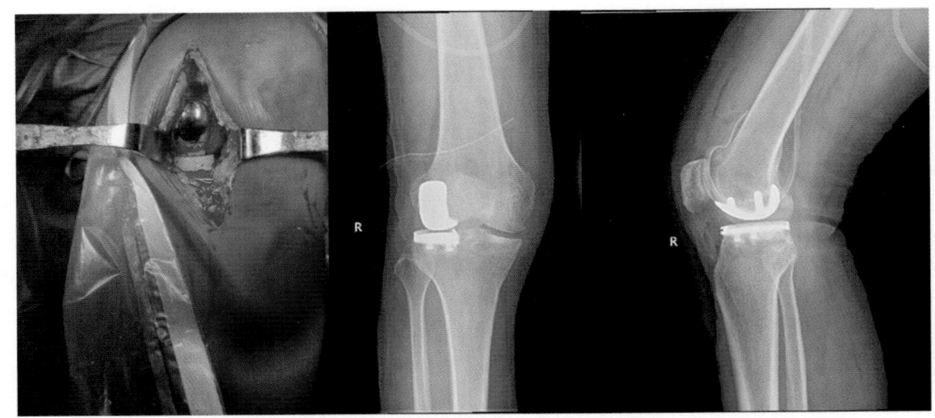

2018 年开展膝关节外侧单髁置换术

2019 年 1 月 4 日，刘培来开展了小腿穹隆截骨术，以治疗严重膝内翻。

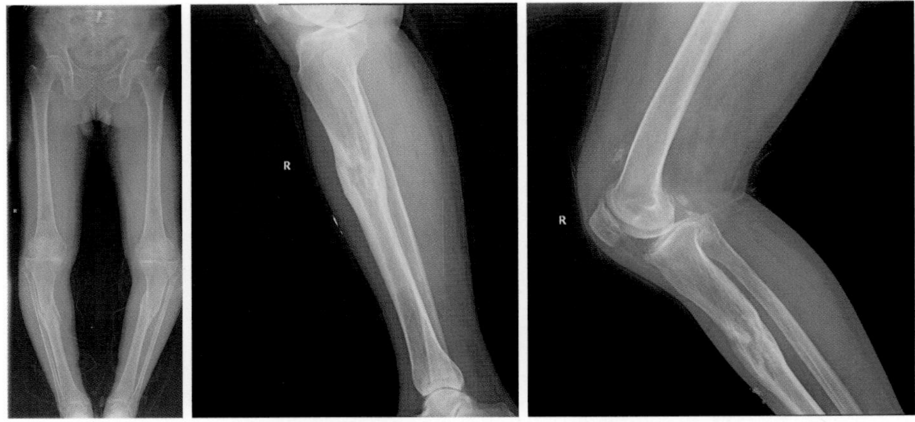

小腿穹隆截骨术治疗严重膝内翻

2019 年 3 月 29 日，刘培来开展了 TCVO 胫骨髁外翻截骨术。

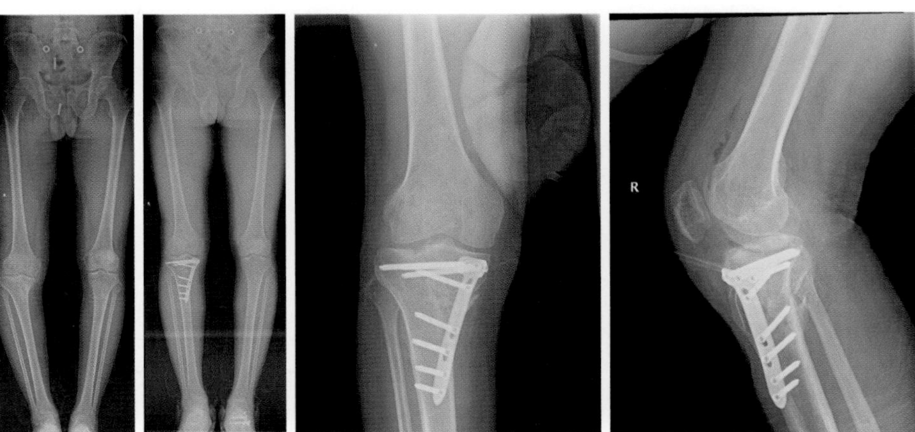

TCVO 胫骨髁外翻截骨术

2019 年 4 月 23 日，刘培来开展了多平面截骨（股骨、胫骨同时截骨）治疗下肢畸形。

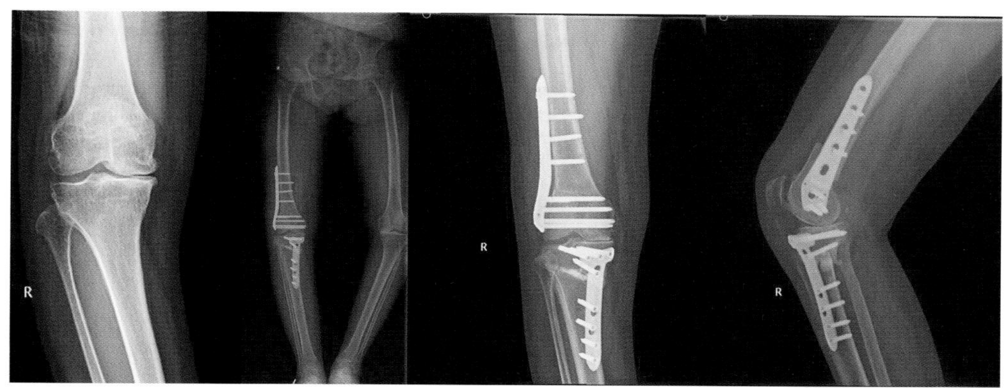

多平面截骨治疗下肢畸形——股骨、胫骨同时截骨

◎ 科研与学术交流活动

（一）获奖情况

李德强于 2010 年 12 月获第三届“中华骨科杂志论坛”优秀论文三等奖。

李明参与主编的《骨科介入放射学》一书获 2012 年华东地区优秀科技图书二等奖。

郭永园于 2016 年获“中国骨科好医生读片大赛”（第二季）总决赛三等奖。

卢群山于 2017 年获“中国骨科好医生读片大赛”（第三季）总决赛二等奖。

科室的研究成果“机械通气肺损伤机制与干预措施”获 2018 年山东省科学技术进步奖，“调控细胞连接蛋白对机械通气诱发肺损伤的机制和作用研究”获 2018 年科技创新成果奖。

郭永园于 2019 年获山东大学临床医学院教学成果奖一等奖。

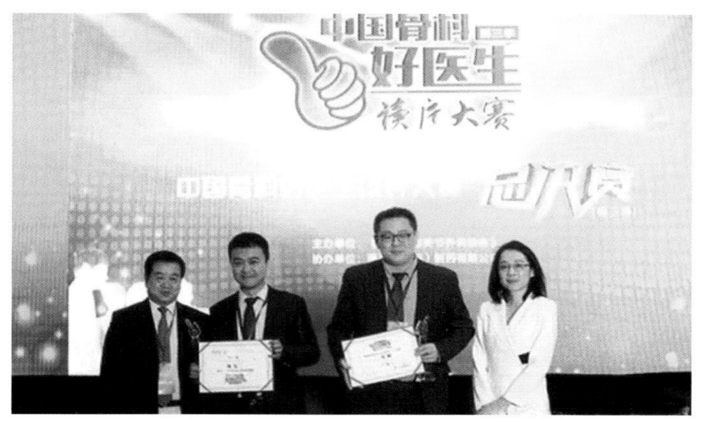

科室成员获奖（中国骨科好医生读片大赛）颁奖现场

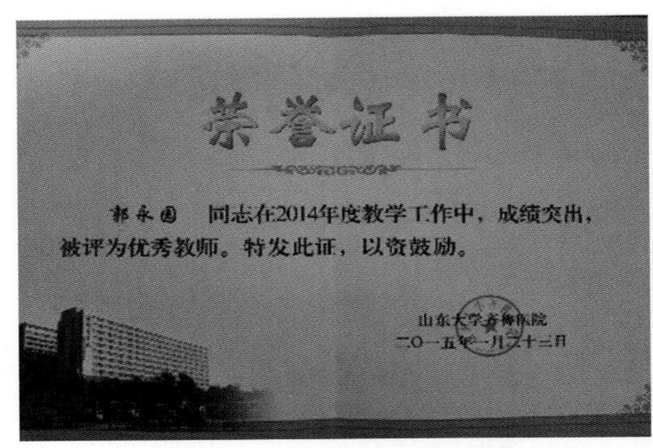

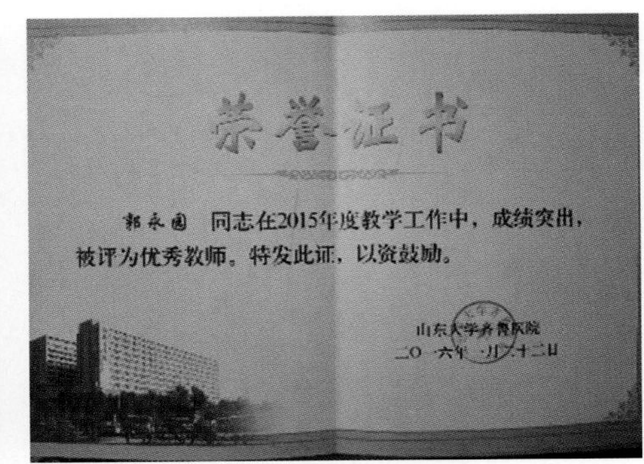

获奖的荣誉证书

（二）主编及参编专著

《脊柱与四肢应用解剖学》（研究生教材），张元凯参编，高等教育出版社 2007 年出版。

《骨科介入放射学》，李明、刘培来、张元凯主编，山东科学技术出版社 2011 年出版。

《临床笔记：骨科学》，刘培来、张元凯、李德强主译，山东科学技术出版社 2014 年出版。

《骨科临床诊断学》，李明、张元凯参编，科技文献出版社 2010 年出版。

《髋与骨盆：运动医学与初级保健》，李德强、张元凯参译，人民卫生出版社 2016 年出版。

《膝关节重建外科学》，戴国锋副主译，山东科学技术出版社 2018 年出版。

《生物陶瓷微结构：生物效应与临床应用》，李德强参编，上海科学技术出版社 2020 年出版。

（三）专利成果

贾玉华：

全封闭测压针，实用新型专利，专利号：ZL97244672. 9。

螺旋刃活检针，实用新型专利，专利号：ZL97244670. 2。

可更换螺旋刃环钻，实用新型专利，专利号：ZL97244671. 0。

刘培来：

膝关节间隙平衡测定仪，实用新型专利，专利号：ZL201320653816. 5。

一种逐级加压、可调压力的肢体术后加压包扎装置，发明专利，专利号：ZL201410139386. 4。

（四）研究课题

课题名称	课题编号	授予单位及等级	时间	负责人
医源性肱骨头后倾角改变的肩关节模型构建及其与继发肩袖病理改变的相关性研究	81641086	国家自然科学基金应急管理项目	2016年1月~2018年12月	王呈
EGFR通路在OA早期对关节软骨的作用及机制研究	81802199	国家自然青年基金	2018年1月~2020年12月	马小远
尤文肉瘤融合基因EWS-FLI1靶基因的筛选及功能鉴定	2018M632680	中国博士后基金	2018年5月~2020年12月	卢群山
利用生物反应器体外构建预血管化的组织工程化骨治疗股骨头缺血性坏死,	ZR2010HQ033	山东省自然基金	2010年11月~2013年11月	李德强
利用生物反应器体外构建预血管化的组织工程化骨治疗股骨头缺血性坏死	2010TS032	山东大学自主创新基金	2010年6月~2012年12月	李德强
山东地区国人膝关节周围几何外形数字化测量及其在人工膝关节置换术中的应用	ZR2011HM084	山东省自然基金	2011年8月~2014年8月	贾玉华
多能干细胞诱导小分子物质KGN与透明质酸交联复合物修复软骨缺损的研究	2013GSF11826	山东省科技发展攻关计划面上项目	2013年1月~2015年12月	戴国锋
骨肉瘤中钙调磷酸酶调节因子RCNA1抑制核因子-kappa B的机制研究	BS2013SW040	山东省自然基金	2013年10月~2015年10月	张元凯
专项缝合技术培训在提高住院医师肌腱缝合能力中的作用研究	ZPZX2017B08	2017住院医师规范化培训创新性研究专项	2017年10月~2019年10月	张元凯

续表

课题名称	课题编号	授予单位及等级	时间	负责人
高年资住院医师带教低年资住培学员不同组织切除游离及缝合技术的可行性研究	ZPZX2019B07	住院医师规范化培训创新性研究专项	2019年10月~2021年10月	张元凯
Roles of cytokine IL-10 in preventing tumour macrophage ablation therapy-induced bone loss	23460077310018	中澳健康科学研究中心联合基金项目	2019年6月~2020年12月	张元凯
巨噬细胞减灭术通过IL-10对骨稳态的影响及免疫治疗对骨性关节炎影响机制的研究	2019GSF108205	2019年度山东省重点研发计划立项	2019年1月~2020年12月	张元凯
肱骨干骨折旋转畸形愈合诱发同侧肩关节退变的实验研究	2014WS0415	山东省医药卫生科技发展计划面上项目	2014年1月~2016年12月	王呈
自噬相关基因ATG 4B作为尤文肉瘤分子标记物及治疗靶点的研究	ZR2015HQ018	山东省自然基金	2015年7月~2017年7月	卢群山
microRNA-21调控尤文肉瘤细胞转移能力的作用机制研究	ZR2015HQ022	山东省自然基金	2015年7月~2017年7月	张帅
可载药的三元复合钙硅基自固化材料的制备及其治疗骨缺损的基础研究	ZR2016HB02	山东省自然基金	2016年1月~2018年12月	郭永园
普伐他汀促进骨关节炎软骨细胞胆固醇流出的分子机制研究	ZR2017BH077	山东省自然基金	2017年1月~2019年12月	吴云鹏
下肢术后加压包扎关键技术的研究及临床应用	2016GSF2010	山东省科技厅重大研发项目	2016年1月~2018年12月	刘培来
自固化硫酸钙颗粒复合两性霉素B在关节真菌感染的应用研究	2019GSF108077	山东省科技攻关项目	2019年1月~2020年12月	孙鹏飞
EGFR通路在OA早期对关节软骨的作用及机制研究	ZR2019BH008	山东省自然基金	2019年1月~2021年12月	马小远

续表

课题名称	课题编号	授予单位及等级	时间	负责人
一种下肢术后加压装置的研制及最佳加压方式的探讨	—	山东省科技厅	2014 年 11 月～2016 年 12 月	刘培来
不同抗菌药物添加对自固化硫酸钙性能的影响及其药物释放曲线的研究	26010111671806	山东大学	2017 年 7 月～2019 年 7 月	贾玉华
3D 打印技术在髋臼发育不良患者行精准全髋关节置换中的应用探查	26010112671836	山东大学	2017 年 12 月～2019 年 12 月	贾玉华
载药钙硅基复合自固化材料的制备及其治疗骨缺损的研究	26010111671721	山东大学	2018 年 7 月～2020 年 7 月	贾玉华
HTO 并自体脂肪干细胞治疗骨性关节炎的临床安全性和有效性研究	KYC 2019-0057	山东大学	2018 年 9 月～2020 年 12 月	刘培来
胫骨高位截骨术联合自体脂肪间充质干细胞凝胶治疗膝关节骨关节炎的有效性及安全性研究	2671818	山东大学	2019 年 9 月～2021 年 9 月	刘培来
医用钛表面超声喷丸纳米化改性及其生物相容性研究。	26010175616082	山东大学医工交叉项目	2016 年 1 月～2018 年 12 月	郭永园
胫骨高位截骨术中精确截骨装置、内固定及软骨再生的研究	—	山东大学齐鲁医院	2017 年 7 月～2020 年 7 月	刘培来

（五）学术论文汇总

1. 中文论文

包学智，赵蓬，刘培来，等. 胫骨内侧开放楔形高位截骨治疗膝关节内侧间室骨关节炎的短期疗效[J]. 山东大学学报（医学版），2016，54（10）：85-89.

陈朗，冯辉雄，李宏超，等. 系统性红斑狼疮患者行全髋关节置换术治疗股骨头坏死的疗效研究[J]. 中华骨与关节外科杂志，2020，13（2）：143-147.

戴国锋，汤继文，王韶进，等. 膝关节手术后注射透明质酸钠效果观察［J］. 中国修复重建外科杂志，2002，16（1）：16-18.

戴国锋，王韶进，刘琦，等. 人工全膝关节置换术的并发症预防及康复[J]. 中国临床康复，2002，6（20）：3050.

戴国锋，王韶进，刘琦，等. 全膝关节置换术治疗膝关节骨性强直[J]. 山东大学学报（医学版），2002，40（3）：279-280.

丁明，李明，刘培来，等. 创伤性膝关节脱位的治疗体会[J]. 创伤外科杂志，2008，10（3）：240.

杜哲，李明，张元凯. 密固达静滴辅助人工股骨头置换术治疗骨质疏松性股骨颈及粗隆间骨折[J]. 山东医药，2013，53（15）：83-84.

杜哲，李明，张元凯，等. 双膝人工关节同期置换与选择性单膝置换近期临床效果分析[J]. 中国骨与关节杂志，2013，（3）：150-154.

杜哲，刘培来，张元凯，等. 人工全膝关节置换术中止血带应用对围手术期失血量及近期疗效的影响研究[J]. 中国修复重建外科杂志，2013，27（11）：1318-1323.

段元涛，王韶进，刘文广，等. 植骨在髋臼骨缺损人工全髋关节置换中的应用[J]. 山东大学学报（医学版），2008，46（11）：1072-1074，1079.

付谓，王韶进. 人工全膝关节置换的术前教育与术后训练[J]. 山东医药，2005，45（21）：73.

宫良泰，许复郁，戴国锋，等. 明胶海绵对硬脊膜作用的实验研究[J]. 山东医科大学学报，2001，39（4）：373-374.

胡蓓蓓，沙清泉，李学州，等. 互联网辅助下 SSP-PBL 教学法在骨科临床实习教学中的应用[J]. 饮食保健，2018，5（12）：278-279.

黄传旺，JEDDO S，张元凯，等. 矩形金属垫块在伴有胫骨骨缺损全膝关节置换术中的应用[J]. 山东大学学报（医学版），2015，（6）：90-93.

贾玉华. 髋关节发育不良的全髋关节置换术[J]. 山东大学学报（医学版），2004，42（2）：242-242.

贾玉华，刘新宇，潘新. 强直性脊柱炎的全髋关节置换术[J]. 骨与关节损伤杂志，2002，17（6）：421-422.

贾玉华，刘新宇，潘新. 全髋关节置换术治疗化脓性关节炎后髋关节发育不良六例[J]. 骨与关节损伤杂志，2002，17（2）：145-146.

贾玉华，潘新. 髋臼旋转截骨术治疗髋臼发育不良 35 例分析[J]. 山东大学学报（医学版），2005，43（5）：455-456.

李德强，戴尅戎，汤亭亭，等. 适宜组织工程化骨构建的流体剪切力和物质转运速度的研究[J]. 中华骨科杂志，2011，31（5）：542-548.

李德强，刘培来，汤亭亭，等. 动态培养对骨髓间充质干细胞在三维多孔支架中成骨分化的影响[J]. 山东大学学报（医学版），2010，48（4）：49-53.

李芳，赵淑梅，刘培来. 预防性应用抗生素用药方式效果观察[J]. 山东医药，2004，44（23）：3.

李鹏，贾玉华，曹培锋，等. 股骨小转子复位器的研制与临床应用[J]. 中国矫形外科杂志，2010，18（23）：2013-2014.

李颖，郭永园，贾玉华. 系统化护理干预对老年糖尿病患者人工膝关节置换术前血糖的影响[J]. 山东医药, 2014, 54 (7): 36-37.

李振峰, 李明, 刘培来, 等. 肌骨瓣移植加骨形态发生蛋白治疗股骨头坏死的疗效观察[J]. 生物骨科材料与临床研究, 2005, 2 (1): 17-20.

刘培来, 李松林. 胫骨高位截骨术力线控制的过去、现在和未来[J]. 中华外科杂志, 2020, 58 (6): 425-429.

刘培来, 汤继文, 李明, 等. 动力髋螺钉的前倾角对治疗股骨转子间骨折的疗效观察[J]. 山东大学学报 (医学版), 2003, 41 (5): 514-516.

刘培来, 张蒙, 卢群山. 植骨在胫骨高位截骨术中的应用[J]. 中华关节外科杂志 (电子版), 2016, 10 (5): 530-534.

刘琦, 王韶进, 戴国峰, 等. 双侧人工全膝关节同期置换术后自体引流血回输的临床价值[J]. 山东医药, 2003, 43 (3): 21-22.

刘胜厚, 王韶进, 刘文广, 等. 长柄假体置换治疗高龄粉碎性粗隆间骨折的随访研究[J]. 医学与哲学, 2008, 29 (16): 29-31.

刘文广, 王韶进, 王兴山, 等. THA 在强直性脊柱炎髋关节受累强直治疗中的应用 [J]. 山东大学学报 (医学版), 2008, 46 (2): 192-195, 199.

卢群山, 李建民, 杨强, 等. 膝关节肿瘤假体与骨结合部皮质外骨桥的影像学观察[J]. 中国矫形外科杂志, 2010, 18 (15): 1254-1257.

齐小鹏, 张元凯, 李德强, 等. TKA 术后夹闭和开放引流管对出血量和输血量影响的比较研究[J]. 医学与哲学, 2013, 34 (22): 30-32.

齐小鹏, 张元凯, 李德强, 等. 全髋关节置换治疗 CroweⅣ型成人髋关节发育性不良[J]. 中国组织工程研究, 2014, (4): 511-516.

齐滋华, 李传福, 张晓明, 等. 膝关节半月板撕裂的 MRI 诊断

MRI Diagnosis of Meniscus Tear of Knee Joint[J]. 实用放射学杂志, 2008, 24 (1): 73-75, 89.

任翀旻, 张元凯, 李德强, 等. 结构植骨重建髋臼在髋关节发育不良全髋置换中的应用[J]. 山东大学学报 (医学版), 2013, 51 (8): 85-88, 94.

孙刚, 王永惕. 骨内静脉瘀滞、骨内高压在骨性关节炎发病中的作用初探——家兔膝关节的研究 [J]. 中华骨科杂志, 1991, 11 (5): 374-376, C374.

孙鹏飞, 贾玉华. 全肘关节置换术后综合康复的临床疗效观察[J]. 中华物理医学与康复杂志, 2007, 29 (2): 128-129.

孙鹏飞, 贾玉华, 刘海春. 241 例老年股骨颈骨折患者治疗的 5 年随访研究[J]. 中国老年学杂志, 2007, 27 (9): 895-896.

王呈, 薄其玉, 戴国锋, 等. 小分子药物 Kartogenin 诱导骨髓间充质干细胞定向分化中基质金属蛋白酶 2 的表达 [J]. 中国组织工程研究, 2016, 20 (50): 7475-7480.

王呈, 王韶进, 刘文广, 等. 全膝关节置换术中外翻畸形的软组织平衡[J]. 山东大学学报 (医学版), 2005, 43 (12): 1193-1194.

王呈, 王韶进, 刘文广, 等. 交联玻璃酸钠膜应用于肌腱粘连的动物实验研究

[J]. 生物医学工程研究, 2008, 27 (1): 61-65.

王韶进, 戴国锋, 李昕, 等. 透明质酸钠预防屈肌腱粘连的临床研究 [J]. 中国修复重建外科杂志, 2002, 16 (1): 28-30.

王韶进, 戴国锋, 刘琦, 等. B 超在半月板损伤中的诊断价值 [J]. 山东医科大学学报, 2001, 39 (6): 542-543.

王韶进, 戴国锋, 王永成, 等. 透明质酸预防关节滑膜切除所致软骨退行性变的实验研究 [J]. 山东大学学报 (医学版), 2002, 40 (3): 252-254.

王韶进, 李庆波. 膝关节骨关节炎[J]. 山东医药, 2000, 40 (15): 44-46.

王韶进, 史东平. 人工全膝关节置换的临床应用[J]. 山东医药, 2003, 43 (3): 54.

王树方, 刘培来, 李明, 等. 股骨头缺血性坏死的介入治疗[J]. 新医学, 2010, 41 (5): 281-283.

王梯健, 王韶进, 郭公英. 选择性股动脉药物灌注加轴心减压治疗股骨头无菌坏死 (附 22 例报告) [J]. 山东医药, 2003, 43 (3): 29.

王月兰, 李杰, 戴国锋, 等. 异丙酚麻醉对围术期肝脏缺血再灌注损伤的保护作用[J]. 山东医药, 2005, 45 (15): 14-16.

吴程键, 孙鹏程, 刘培来. 股骨头假体直径对人工全髋关节置换术疗效的影响 [J]. 山东医药, 2013, 53 (24): 97-100.

徐鑫, 郭永园, 贾玉华. 髓芯减压植骨术治疗早中期股骨头坏死的临床效果及 VAS 评分影响分析[J]. 健康必读, 2019, (36): 74.

许超, 郭永园, 孙鹏飞, 等. 大转子延长截骨在 THR 术后感染一期翻修中的临床应用[J]. 医学与哲学, 2013, 34 (24): 49-51, 68.

张化武, 赵磊, 彭树强, 等. 单极与双极股骨头置换治疗股骨颈骨折的效果比较[J]. 山东医药, 2006, 46 (21): 65-66.

张蒙, 刘培来. 骨水泥植入综合征发病机制及诊治研究进展[J]. 山东医药, 2020, 60 (6): 109-112.

张蒙, 刘培来, 卢群山, 等. 不同目标力线设定对开放性楔形胫骨高位截骨术治疗膝关节骨性关节炎疗效的影响[J]. 现代生物医学进展, 2020, 20 (6): 1181-1184.

张庆猛, 李明, 刘培来, 等. 人工关节置换和 PFNA 内固定治疗老年人股骨转子间骨折的疗效比较[J]. 山东医药, 2013, 53 (1): 69-71.

张元凯, 杜哲, 李明. 髋关节置换术在心脏移植术后股骨头缺血坏死治疗中的应用[J]. 山东医药, 2013, 53 (38): 100-101.

赵成茂, 常西海, 闫德强, 等. 肌骨瓣治疗股骨头缺血性坏死 32 例[J]. 中国矫形外科杂志, 2004, 12 (5): 355-355.

赵蓬, 包学智, 刘培来. 关节镜下前交叉韧带重建术后激进康复对患者膝关节本体感觉的影响[J]. 山东医药, 2016, 56 (42): 67-68, 69.

周垂宝, 李明, 张元凯. 自体骨植骨在成人先天性髋臼发育不良全髋关节置换术中的疗效分析[J]. 山东大学学报 (医学版), 2012, 50 (11): 100-102.

周垂宝，马良，李明，等. 初次全膝关节置换术中胫骨近端骨缺损的处理及疗效[J]. 山东大学学报（医学版），2016，54（6）：35-38.

2. 外文论文

Li Z, Yan M, Yu Y, et al. LncRNA H19 promotes the committed differentiation of stem cells from apical papilla via miR-141/SPAG9 pathway[J]. Cell Death Dis, 2019, 10（2）：130.

Liang W C, Fu W M, Wang Y B, et al. H19 activates Wnt signaling and promotes osteoblast differentiation by functioning as a competing endogenous RNA[J]. Sci Rep, 2016, 6：20121.

Li C J, Xiao Y, Yang M, et al. Long noncoding RNA Bmncr regulates mesenchymal stem cell fate during skeletal aging[J]. J Clin Invest, 2018, 128（12）：5251-5266.

Zhong J, Tu X, Kong Y, et al. LncRNA H19 promotes odontoblastic differentiation of human dental pulp stem cells by regulating miR-140-5p and BMP-2/FGF9[J]. Stem Cell Res Ther, 2020, 11（1）：202.

Li G, Yun X, Ye K, et al. Long non-coding RNA-H19 stimulates osteogenic differentiation of bone marrow mesenchymal stem cells via the microRNA-149/SDF-1 axis[J]. J Cell Mol Med, 2020, 24（9）：4944-4955.

Guo Y, Li L, Gao J, et al. miR-214 suppresses the osteogenic differentiation of bone marrow-derived mesenchymal stem cells and these effects are mediated through the inhibition of the JNK and p38 pathways[J]. Int J Mol Med, 2017, 39（1）：71-80.

Huang Y, Zheng Y, Jia L, et al. Long Noncoding RNA H19 Promotes Osteoblast Differentiation Via TGF-beta1/Smad3/HDAC Signaling Pathway by Deriving miR-675[J]. Stem Cells, 2015, 33（12）：3481-3492.

Wang L, Wu F, Song Y, et al. Long noncoding RNA related to periodontitis interacts with miR-182 to upregulate osteogenic differentiation in periodontal mesenchymal stem cells of periodontitis patients[J]. Cell Death Dis, 2016, 7（8）：e2327.

Zhuang X M, Zhou B, Yuan K F. Role of p53 mediated miR-23a/CXCL12 pathway in osteogenic differentiation of bone mesenchymal stem cells on nanostructured titanium surfaces[J]. Biomed Pharmacother, 2019, 112：108649.

Li Z, Wang W, Xu H, et al. Effects of altered CXCL12/CXCR4 axis on BMP2/Smad/Runx2/Osterix axis and osteogenic gene expressions during osteogenic differentiation of MSCs[J]. Am J Transl Res, 2017, 9（4）：1680-1693.

Itoh T, Nozawa Y, Akao Y. MicroRNA-141 and -200a are involved in bone morphogenetic protein-2-induced mouse pre-osteoblast differentiation by targeting distal-less homeobox 5[J]. J Biol Chem, 2009, 284（29）：19272-19279.

Xu Y, Wang S, Tang C, et al. Upregulation of long non-coding RNA HIF 1alpha-anti-sense 1 induced by transforming growth factor-beta-mediated targeting of sirtuin 1 promotes osteoblastic differentiation of human bone marrow stromal cells[J]. Mol Med

Rep, 2015, 12 (5): 7233-7238.

Song W Q, Gu W Q, Qian Y B, et al. Identification of long non-coding RNA involved in osteogenic differentiation from mesenchymal stem cells using RNA-Seq data [J]. Genet Mol Res, 2015, 14 (4): 18268-18279.

Zuo C, Wang Z, Lu H, et al. Expression profiling of lncRNAs in C3H10T1/2 mesenchymal stem cells undergoing early osteoblast differentiation[J]. Mol Med Rep, 2013, 8 (2): 463-467.

Li H, Li T, Fan J, et al. miR-216a rescues dexamethasone suppression of osteogenesis, promotes osteoblast differentiation and enhances bone formation, by regulating c-Cbl-mediated PI3K/AKT pathway[J]. Cell Death Differ, 2015, 22 (12): 1935-1945.

Wang L, Wang Y, Li Z, et al. Differential expression of long noncoding ribonucleic acids during osteogenic differentiation of human bone marrow mesenchymal stem cells[J]. Int Orthop, 2015, 39 (5): 1013-1019.

Zhang W, Dong R, Diao S, et al. Differential long noncoding RNA/mRNA expression profiling and functional network analysis during osteogenic differentiation of human bone marrow mesenchymal stem cells[J]. Stem Cell Res Ther, 2017, 8 (1): 30.

Periyasamy-Thandavan S, Burke J, Mendhe B, et al. MicroRNA-141-3p Negatively Modulates SDF-1 Expression in Age-Dependent Pathophysiology of Human and Murine Bone Marrow Stromal Cells[J]. J Gerontol A Biol Sci Med Sci, 2019, 74 (9): 1368-1374.

Wang Q, Li Y, Zhang Y, et al. LncRNA MEG3 inhibited osteogenic differentiation of bone marrow mesenchymal stem cells from postmenopausal osteoporosis by targeting miR-133a-3p[J]. Biomed Pharmacother, 2017, 89: 1178-1186.

Garg P, Mazur M M, Buck A C, et al. Prospective Review of Mesenchymal Stem Cells Differentiation into Osteoblasts[J]. Orthop Surg, 2017, 9 (1): 13-19.

Ouyang Z, Tan T, Zhang X, et al. CircRNA hsa_ circ_ 0074834 promotes the osteogenesis-angiogenesis coupling process in bone mesenchymal stem cells (BMSCs) by acting as a ceRNA for miR-942-5p[J]. Cell Death Dis, 2019, 10 (12): 932.

Maass P G, Glazar P, Memczak S, et al. A map of human circular RNAs in clinically relevant tissues[J]. J Mol Med (Berl), 2017, 95 (11): 1179-1189.

Xu Y, An J J, Tabys D, et al. Effect of Lactoferrin on the Expression Profiles of Long Non-coding RNA during Osteogenic Differentiation of Bone Marrow Mesenchymal Stem Cells[J]. Int J Mol Sci, 2019, 20 (19).

Ying J W, Wen T Y, Pei S S, et al. Stromal cell-derived factor-1alpha promotes recruitment and differentiation of nucleus pulposus-derived stem cells[J]. World J Stem Cells, 2019, 11 (3): 196-211.

Yang Q, Jia L, Li X, et al. Long Noncoding RNAs: New Players in the Osteogenic

Differentiation of Bone Marrow- and Adipose-Derived Mesenchymal Stem Cells[J]. Stem Cell Rev Rep, 2018, 14 (3): 297-308.

Wang J, Liu S, Li J, et al. Roles for miRNAs in osteogenic differentiation of bone marrow mesenchymal stem cells[J]. Stem Cell Res Ther, 2019, 10 (1): 197.

Wang J, Liu S, Shi J, et al. The Role of lncRNAs in osteogenic differentiation of bone marrow mesenchymal stem cells[J]. Curr Stem Cell Res Ther, 2019.

Hou Q, Huang Y, Liu Y, et al. Profiling the miRNA-mRNA-lncRNA interaction network in MSC osteoblast differentiation induced by (+) -cholesten-3-one[J]. BMC Genomics, 2018, 19 (1): 783.

Wangyuze, Sunxiaojuan, Lvjia, et al. Stromal Cell-Derived Factor-1 Accelerates Cartilage Defect Repairing by Recruiting Bone Marrow Mesenchymal Stem Cells and Promoting Chondrogenic Differentiation[J]. Tissue Engineering Part A, 2017, 23 (19-20): 1160.

Wang Y, Sun X, Lv J, et al. Stromal Cell-Derived Factor-1 Accelerates Cartilage Defect Repairing by Recruiting Bone Marrow Mesenchymal Stem Cells and Promoting Chondrogenic Differentiation<sup/>[J]. Tissue Eng Part A, 2017, 23 (19-20): 1160-1168.

Wang B, Guo Y, Chen X, et al. Nanoparticle-modified chitosan-agarose-gelatin scaffold for sustained release of SDF-1 and BMP-2[J]. Int J Nanomedicine, 2018, 13: 7395-7408.

Abbott J D, Huang Y, Liu D, et al. Stromal Cell - Derived Factor-1α Plays a Critical Role in Stem Cell Recruitment to the Heart After Myocardial Infarction but Is Not Sufficient to Induce Homing in the Absence of Injury[J]. Circulation, 2004, 110 (21): 3300.

Lisignoli G, Toneguzzi S, Piacentini A, et al. CXCL12 (SDF-1) and CXCL13 (BCA-1) chemokines significantly induce proliferation and collagen type I expression in osteoblasts from osteoarthritis patients[J]. Journal of Cellular Physiology, 2010, 206 (1): 78-85.

Zendedel A, Nobakht M, Bakhtiyari M, et al. Stromal cell-derived factor-1 alpha (SDF-1α) improves neural recovery after spinal cord contusion in rats[J]. Brain Research, 2012, 1473 (6): 214-226.

Ringe J, Strassburg S, Neumann K, et al. Towards in situ tissue repair: Human mesenchymal stem cells express chemokine receptors CXCR1, CXCR2 and CCR2, and migrate upon stimulation with CXCL8 but not CCL2[J]. Journal of Cellular Biochemistry, 2010, 101 (1): 135-146.

Saliba E., Abbassi-Ghadi S., Vowles R., et al. Evaluation of the strength and radiopacity of Portland cement with varying additions of bismuth oxide[J]. International Endodontic Journal, 2010, 42 (4): 322-328.

Li B, Liu X, Cao C, et al. Biological and antibacterial properties of plasma sprayed wollastonite/silver coatings[J]. Journal of Biomedical Materials Research Part B Applied Biomaterials, 2010, 91B (2): 596-603.

Lewis G. Hydroxyapatite - coated bioalloy surfaces: current status and future challenges[J]. Biomed Mater Eng, 2000, 10 (3-4): 157-188.

Sun L., Berndt C C, Gross K A, et al. Material fundamentals and clinical performance of plasma - sprayed hydroxyapatite coatings: a review [J]. Journal of Biomedical Materials Research, 2010, 58 (5): 570-592.

Liu X, Zhao X, Li B, et al. UV-irradiation-induced bioactivity on TiO coatings with nanostructural surface[J]. Acta Biomaterialia, 2008, 4 (3): 544-552.

Liu X, Chu P K, Ding C. Surface modification of titanium, titanium alloys, and related materials for biomedical applications [J]. Materials Science & Engineering R, 2004, 47 (3): 49-121.

Torabinejad M, White S N. Endodontic treatment options after unsuccessful initial root canal treatment: Alternatives to single-tooth implants[J]. J Am Dent Assoc, 2016, 147 (3): 214-220.

Torabinejad M, Lozada J, Puterman I, et al. Endodontic therapy or single tooth implant? A systematic review[J]. J Calif Dent Assoc, 2008, 36 (6): 429-437.

Torabinejad M, Landaez M, Milan M, et al. Tooth retention through endodontic microsurgery or tooth replacement using single implants: a systematic review of treatment outcomes[J]. J Endod, 2015, 41 (1): 1-10.

Torabinejad M, Anderson P, Bader J, et al. Outcomes of root canal treatment and restoration, implant - supported single crowns, fixed partial dentures, and extraction without replacement: a systematic review[J]. J Prosthet Dent, 2007, 98 (4): 285-311.

Iqbal M K, Kim S. A review of factors influencing treatment planning decisions of single-tooth implants versus preserving natural teeth with nonsurgical endodontic therapy [J]. J Endod, 2008, 34 (5): 519-529.

Iqbal M K, Kim S. For teeth requiring endodontic treatment, what are the differences in outcomes of restored endodontically treated teeth compared to implant - supported restorations? [J]. Int J Oral Maxillofac Implants, 2007, 22 Suppl: 96-116.

Chercoles-Ruiz A, Sanchez-Torres A, Gay-Escoda C. Endodontics, Endodontic Retreatment, and Apical Surgery Versus Tooth Extraction and Implant Placement: A Systematic Review[J]. J Endod, 2017, 43 (5): 679-686.

Hench L L, Polak J M. Third-generation biomedical materials[J]. Science, 2002, 295 (5557): 1014-1017.

Liu Y, Wu G, De Groot K. Biomimetic coatings for bone tissue engineering of critical-sized defects[J]. J R Soc Interface, 2010, 7 Suppl 5: S631-647.

Dadsetan M, Guda T, Runge M B, et al. Effect of calcium phosphate coating and rhBMP－2 on bone regeneration in rabbit calvaria using poly (propylene fumarate) scaffolds[J]. Acta Biomater, 2015, 18: 9-20.

Cao W, Feng Y. LncRNA XIST promotes extracellular matrix synthesis, proliferation and migration by targeting miR-29b-3p/COL1A1 in human skin fibroblasts after thermal injury[J]. Biol Res, 2019, 52 (1): 52.

Miller K J, Brown D A, Ibrahim M M, et al. MicroRNAs in skin tissue engineering [J]. Adv Drug Deliv Rev, 2015, 88: 16-36.

Yu W, Guo Z, Liang P, et al. Expression changes in protein-coding genes and long non-coding RNAs in denatured dermis following thermal injury[J]. Burns, 2020, 46 (5): 1128-1135.

Zhou Z, Ma J, Lu J, et al. Circular RNA CircCDH13 contributes to the pathogenesis of osteoarthritis via CircCDH13/miR-296-3p/PTEN axis[J]. J Cell Physiol, 2021, 236 (5): 3521-3535.

Zhou J L, Deng S, Fang H S, et al. Circular RNA circANKRD36 regulates Casz1 by targeting miR-599 to prevent osteoarthritis chondrocyte apoptosis and inflammation[J]. J Cell Mol Med, 2021, 25 (1): 120-131.

Zhang M, Mou L, Liu S, et al. Circ_ 0001103 alleviates IL－1beta－induced chondrocyte cell injuries by upregulating SIRT1 via targeting miR－375 [J]. Clin Immunol, 2021: 108718.

Yang Y, Shen P, Yao T, et al. Novel role of circRSU1 in the progression of osteoarthritis by adjusting oxidative stress[J]. Theranostics, 2021, 11 (4): 1877-1900.

Xiao J, Wang R, Zhou W, et al. Circular RNA CSNK1G1 promotes the progression of osteoarthritis by targeting the miR4428/FUT2 axis[J]. Int J Mol Med, 2021, 47 (1): 232-242.

Xi P, Zhang C L, Wu S Y, et al. CircRNA circ-IQGAP1 Knockdown Alleviates Interleukin-1beta-Induced Osteoarthritis Progression via Targeting miR-671-5p/TCF4 [J]. Orthop Surg, 2021.

Wu Y, Hong Z, Xu W, et al. Circular RNA circPDE4D Protects against Osteoarthritis by Binding to miR-103a-3p and Regulating FGF18[J]. Mol Ther, 2021, 29 (1): 308-323.

Guo Y－Y, Cheng M－Q, Chen D－S, et al. In vitro corrosion resistance and cytotoxicity of novel TiNbTaZr alloy [J]. Transactions of Nonferrous Metals Society of China, 2012, 22: s175-s180.

Sun P F, Jia Y H. Mobile bearing UKA compared to fixed bearing TKA: a randomized prospective study[J]. Knee, 2012, 19 (2): 103-106.

Guo Y, Chen D, Cheng M, et al. The bone tissue compatibility of a new Ti35Nb2Ta3Zr alloy with a low Young's modulus[J]. Int J Mol Med, 2013, 31 (3): 689-697.

Guo Y, Chen D, Lu W, et al. Corrosion resistance and in vitro response of a novel Ti35Nb2Ta3Zr alloy with a low Young's modulus [J]. Biomed Mater, 2013, 8 (5): 055004.

Wang C, Dai G, Wang S, et al. The function and muscle strength recovery of shoulder after humeral diaphysis fracture following plating and intramedullary nailing[J]. Arch Orthop Trauma Surg, 2013, 133 (8): 1089-1094.

Li D, Li M, Liu P, et al. Tissue-engineered bone constructed in a bioreactor for repairing critical - sized bone defects in sheep [J]. Int Orthop, 2014, 38 (11): 2399-2406.

Li D Q, Li M, Liu P L, et al. Improved repair of bone defects with prevascularized tissue-engineered bones constructed in a perfusion bioreactor[J]. Orthopedics, 2014, 37 (10): 685-690.

Guo Y, Hu B, Tang C, et al. Increased osteoblast function in vitro and in vivo through surface nanostructuring by ultrasonic shot peening[J]. Int J Nanomedicine, 2015, 10: 4593-4603.

Jia Y H, Sun P F. Comparison of Clinical Outcome of Autograft and Allograft Reconstruction for Anterior Cruciate Ligament Tears[J]. Chin Med J (Engl), 2015, 128 (23): 3163-3166.

Li D, Liu P, Zhang Y, et al. Alterations of sympathetic nerve fibers in avascular necrosis of femoral head[J]. Int J Clin Exp Pathol, 2015, 8 (9): 10947-10952.

Wang C, Li J, Li Y, et al. Is minimally invasive plating osteosynthesis for humeral shaft fracture advantageous compared with the conventional open technique? [J]. J Shoulder Elbow Surg, 2015, 24 (11): 1741-1748.

Zhang S, Li D, Yang J Y, et al. Plumbagin protects against glucocorticoid-induced osteoporosis through Nrf-2 pathway[J]. Cell Stress Chaperones, 2015, 20 (4): 621-629.

Guo Y-Y, Liu B, Hu B-B, et al. Antibacterial activity and increased osteoblast cell functions of zinc calcium phosphate chemical conversion on titanium[J]. Surface and Coatings Technology, 2016, 294: 131-138.

Jia H, Ma X, Tong W, et al. EGFR signaling is critical for maintaining the superficial layer of articular cartilage and preventing osteoarthritis initiation[J]. Proc Natl Acad Sci USA, 2016, 113 (50): 4360-14365.

Li D, Li M, Liu P, et al. Core decompression or quadratus femoris muscle pedicle bone grafting for nontraumatic osteonecrosis of the femoral head: A randomized control study[J]. Indian J Orthop, 2016, 50 (6): 629-635.

Qi Y, Ma X, Li G, et al. Three-Dimensional Visualization and Imaging of the Entry Tear and Intimal Flap of Aortic Dissection Using CT Virtual Intravascular Endoscopy[J]. PLoS One, 2016, 11 (10): e0164750.

Wang Y, Yang Y J, Chen Y N, et al. Computer-aided design, structural dynamics analysis, and in vitro susceptibility test of antibacterial peptides incorporating unnatural amino acids against microbial infections[J]. Comput Methods Programs Biomed, 2016, 134: 215-223.

Fang J, Ma X, Yu D, et al. Specific imaging characteristic of solitary necrotic nodule of the liver: Marked peripheral rim-like enhancement with internal hypointensity on longer delayed MRI[J]. Eur Radiol, 2017, 27 (9): 3563-3573.

Liu P L, Li D Q, Zhang Y K, et al. Effects of Unilateral Tourniquet Used in Patients Undergoing Simultaneous Bilateral Total Knee Arthroplasty[J]. Orthop Surg, 2017, 9 (2): 180-185.

Lu Q, Zhang Y, Ma L, et al. EWS-FLI1 positively regulates autophagy by increasing ATG4B expression in Ewing sarcoma cells[J]. Int J Mol Med, 2017, 40 (4): 1217-1225.

Zhang S, Yan T B. Severe fracture-dislocation of the thoracic spine without any neurological deficit[J]. World J Surg Oncol, 2017, 15 (1): 3.

Zhang Y, Li D, Liu P, et al. Effects of different methods of using pneumatic tourniquet in patients undergoing total knee arthroplasty: a randomized control trial[J]. Ir J Med Sci, 2017, 186 (4): 953-959.

Jia H, Ma X, Wei Y, et al. Loading-Induced Reduction in Sclerostin as a Mechanism of Subchondral Bone Plate Sclerosis in Mouse Knee Joints During Late-Stage Osteoarthritis[J]. Arthritis Rheumatol, 2018, 70 (2): 230-241.

Lu Q, Lu M, Li D, et al. MicroRNA34b promotes proliferation, migration and invasion of Ewing's sarcoma cells by downregulating Notch1[J]. Mol Med Rep, 2018, 18 (4): 3577-3588.

Zhang S, Li D, Jiao G J, et al. miR-185 suppresses progression of Ewing's sarcoma via inhibiting the PI3K/AKT and Wnt/beta-catenin pathways[J]. Onco Targets Ther, 2018, 11: 7967-7977.

Lu Q, Zhang Y, Ma L, et al. TRIM3 Negatively Regulates Autophagy Through Promoting Degradation of Beclin1 in Ewing Sarcoma Cells[J]. Onco Targets Ther, 2019, 12: 11587-11595.

Wang C, Liu Q, Ma X, et al. Levels of matrix metalloproteinase-2 in committed differentiation of bone marrow mesenchymal stem cells induced by kartogenin[J]. J Int Med Res, 2019, 47 (7): 3261-3270.

Wang C, Liu Q, Sun L, et al. Application of thrombelastography in primary total knee and total hip replacement: a prospective 87 patients study [J]. Blood Coagul Fibrinolysis, 2019, 30 (6): 281-290.

Yang K, Zhang S, Liu H, et al. Transforaminal Lumbar Interbody Fusion with Antibiotics Delivered by CaSO4 Drug Carrier System for Pyogenic Spondylodiscitis[J]. World Neurosurg, 2019, 132: e447-e454.

（六）对外交流学习活动

戴国锋于 2006 年 7 月赴德国海德堡 ATOS 医院学习。

刘培来于 2008 年 4 月 7 日至 2009 年 6 月 30 日赴加拿大里贾纳（Regina）大学运动与健康研究中心和里贾纳总医院学习，2010 年 8 月 10 日至 2010 年 8 月 20 日赴香港玛利亚医院关节外科学习，2012 年 11 月 13 日至 2013 年 2 月 15 日赴美国纽约贝斯以色列医学中心（Beth Israel Medical Center）关节外科和运动医学专业学习，2014 年 7 月 30 日至 2014 年 8 月 10 日赴日本横须贺市立医院学习，2017 年 4 月 24 日至 2017 年 5 月 10 日赴德国克林肯·埃斯林根（Kliniken Esslingen）医院学习，2019 年 5 月 19 日至 2019 年 5 月 30 日赴澳大利亚威尔斯亲王医院（Prince of Wales Hospital）学习，2019 年 9 月 2 日至 2019 年 10 月 10 日赴加拿大西安大略大学医院（Western Ontario University Hospital）学习。

2009 年 7 月，张元凯赴香港玛利亚医院关节外科进修学习。

（七）主办、承办的会议及学习班等

2012 年 4 月，第一届齐鲁关节论坛在济南举办。

2013 年 8 月，第二届齐鲁关节论坛在青岛举办。

2014 年 4 月 26 日，第三届齐鲁关节论坛在青岛举办。

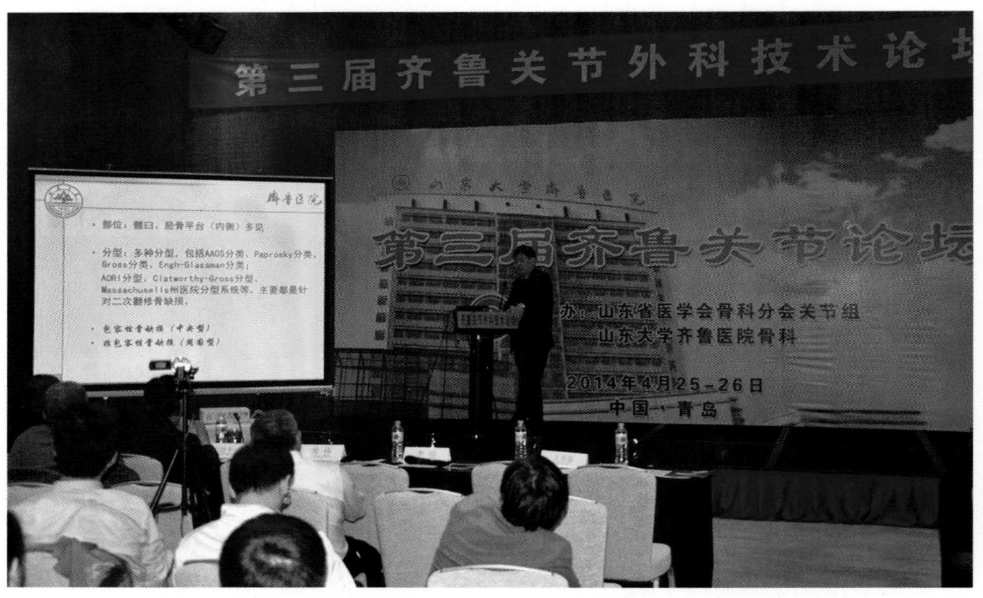

2014 年 4 月 26 日，第三届齐鲁关节论坛在青岛举办

2015 年 10 月，第四届齐鲁关节论坛在青岛举办。

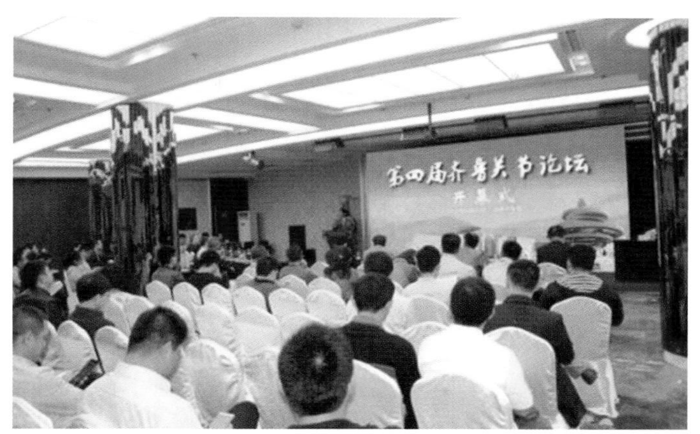

2015 年 10 月，第四届齐鲁关节论坛在青岛举办

2016 年 4 月 16 日，山东省第一届珍“膝”HTO 学术研讨会在济南召开。

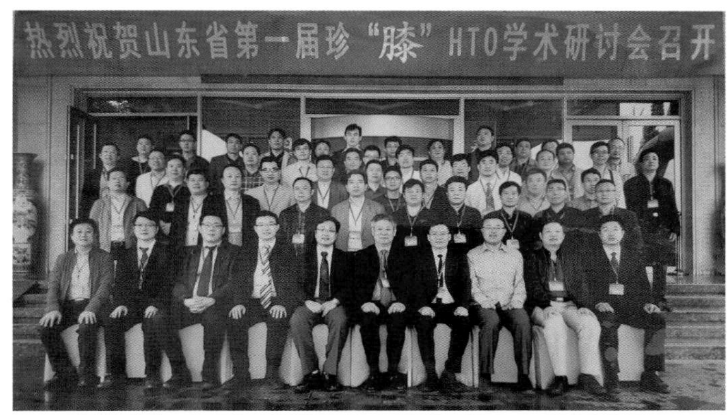

2016 年 4 月 16 日，山东省第一届珍“膝”HTO 学术研讨会在济南举办

2016 年 12 月 17 日，山东省人工膝关节置换学习班在济南举办。

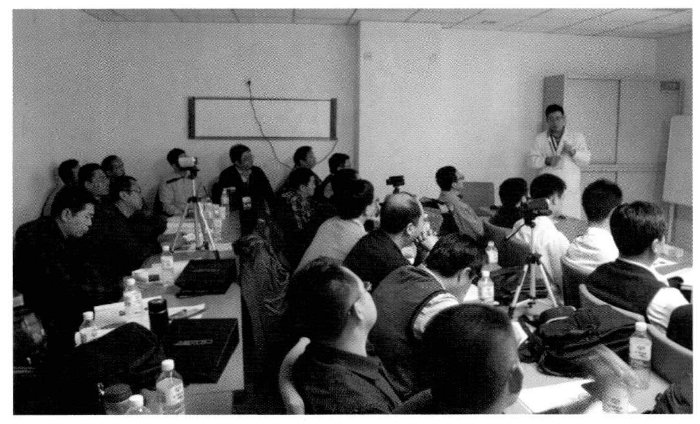

2016 年 12 月 17 日，山东省人工膝关节置换学习班在山东大学齐鲁医院举办

2016 年 12 月，山东省医师协会运动医学医师分会成立大会在济南召开。

2017 年 7 月 21 日，第一届膝关节骨性关节炎阶梯治疗研讨会在济南召开。

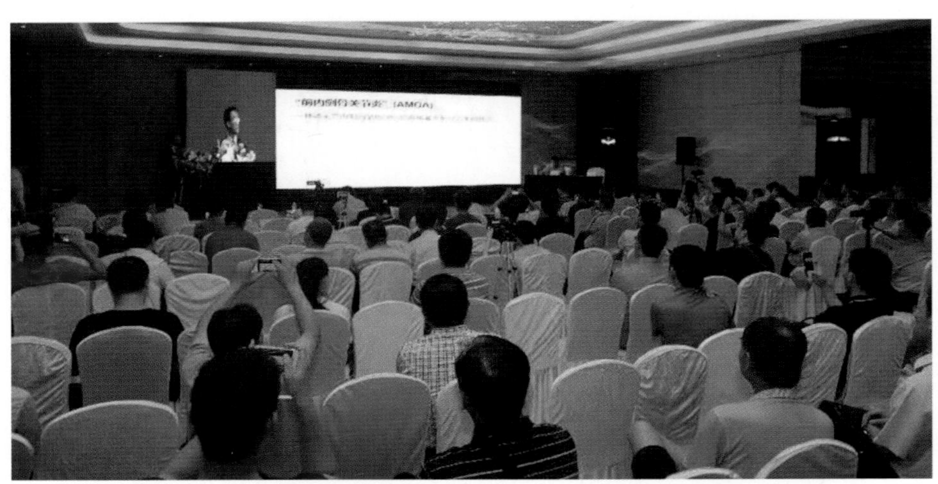

2017 年 7 月 21 日，第一届膝关节骨性关节炎阶梯治疗研讨会

2018 年 12 月 12 日，山东省研究型医院协会关节外科分会成立大会在济南召开。

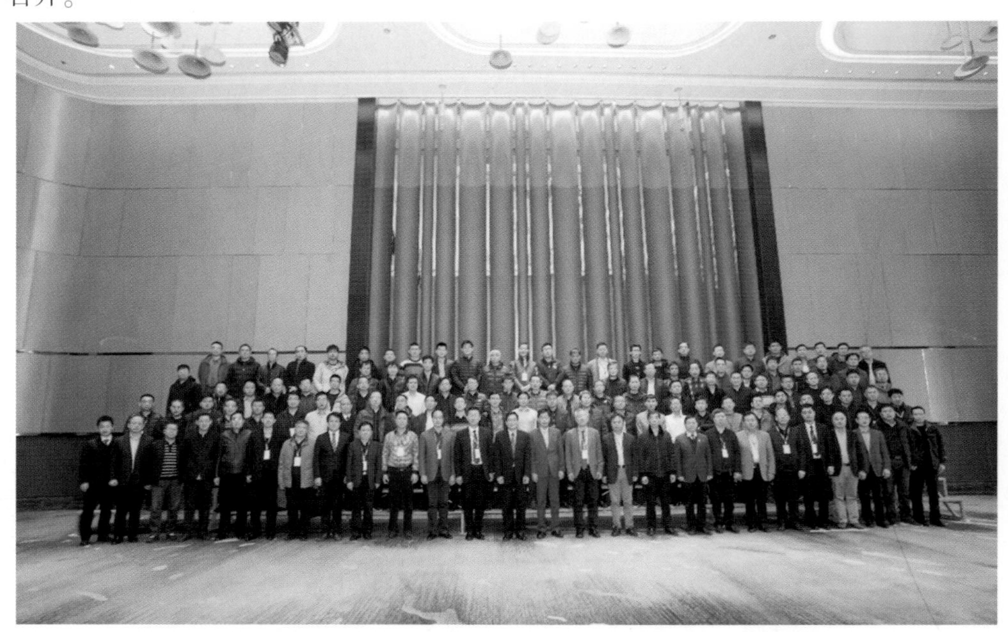

2018 年 12 月 12 日，山东省研究型医院协会关节外科分会成立大会

2019 年 3 月 22 日，山东省康复医学会骨与关节专科分会成立大会暨第一届学术交流会在济南召开。

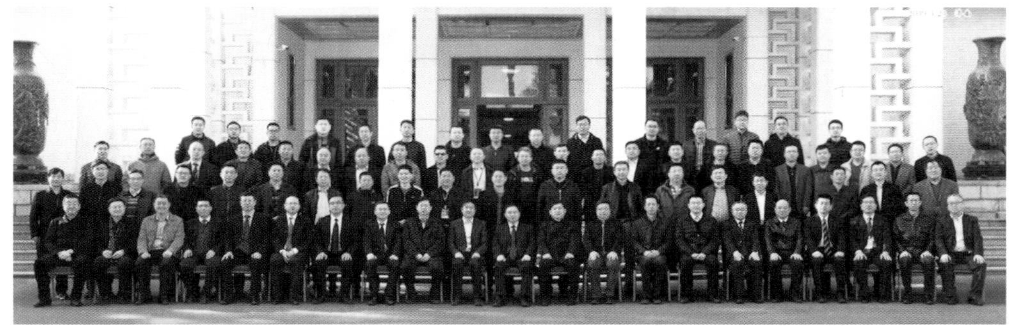

2019 年 3 月 22 日，山东省康复医学会骨与关节专科分会成立大会暨第一届学术交流会

2019 年 4 月 12 日，2019 保膝国际高峰论坛（IKPEC）在济南举办。

2019 年 4 月 19 日，山东省健康管理协会关节外科委员会成立大会在济南召开。

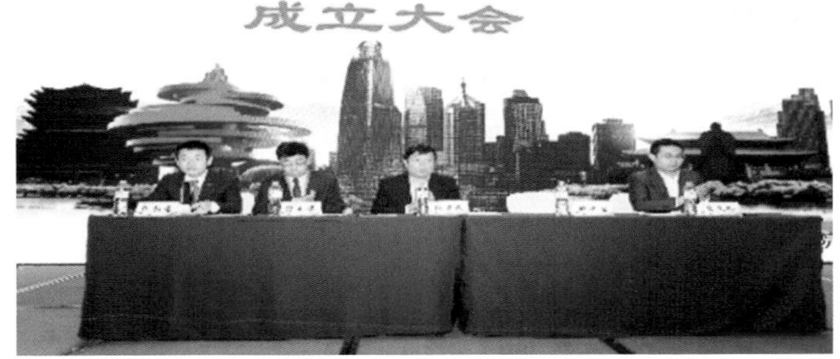

2019 年 4 月 19 日，山东省健康管理协会关节外科委员会成立大会

2019 年 5 月，山东省医学会运动医疗分会第三届委员第一次全体委员会议在济南召开。

2019 年 5 月，山东大学齐鲁医院膝关节骨性关节炎截骨学习班在济南举办。

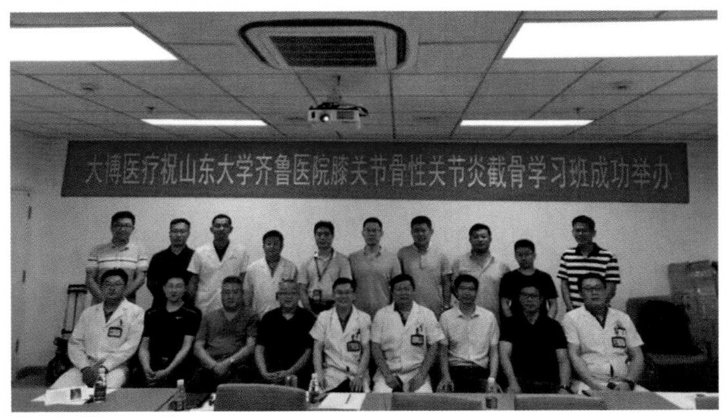

2019 年 5 月，山东大学齐鲁医院膝关节骨性关节炎截骨学习班举办

2019 年 5 月，中国医药教育协会骨科规范化培训山东基地成立大会暨第一届山东省骨科规范化诊治学术研讨会在济南召开。

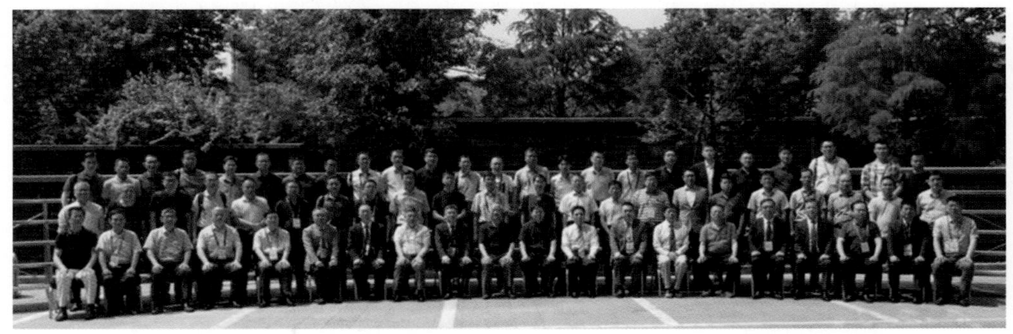

2019 年 5 月 31 日，中国医药教育协会骨科规范化培训山东基地成立大会暨第一届山东省骨科规范化诊治学术研讨会

2019 年 7 月，“保膝日义诊”活动在济南举办。

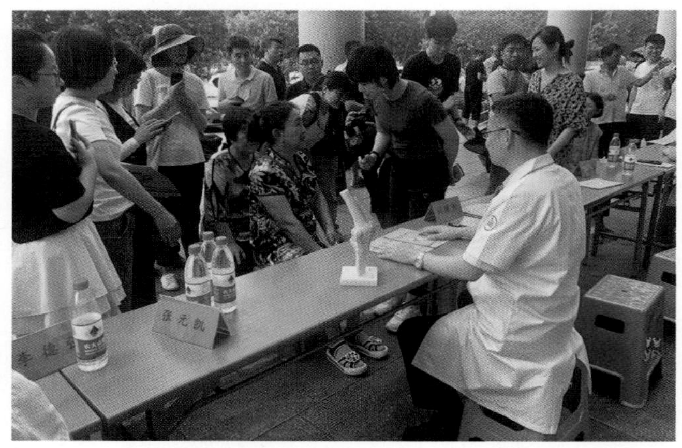

2019 年 7 月 29 日，保膝日义诊活动（在山东大学齐鲁医院华美楼举办）

2019 年 8 月，山东省第二届部分膝关节置换会议（牛津单髁学习班）在济南召开。

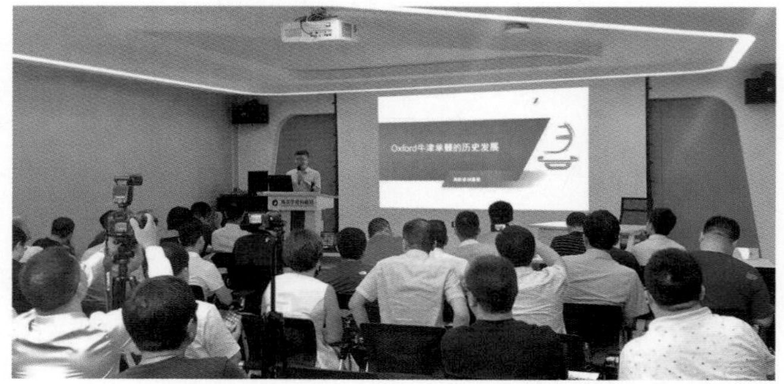

2019 年 8 月 4 日，山东省第二届部分膝关节置换会议（牛津单髁学习班）召开

2019 年 8 月，齐鲁国际保膝论坛暨第八届齐鲁关节论坛在济南举办。

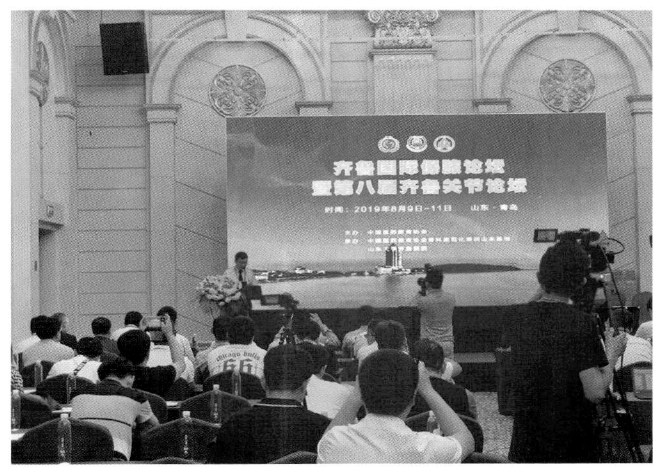

2019 年 8 月 9～11 日，齐鲁国际保膝论坛暨第八届齐鲁关节论坛在青岛召开

2019 年 8 月 31 日，中国医师协会骨科医师分会交叉韧带专题研讨会在济南召开。

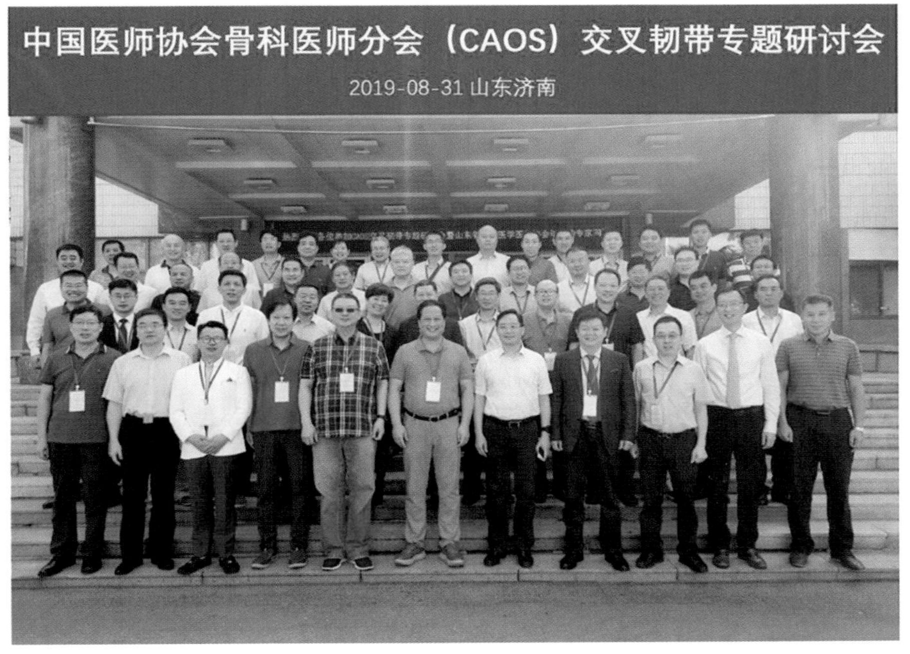

2019 年 8 月 31 日，中国医师协会骨科医师分会交叉韧带专题研讨会在济南召开

2019 年 10 月，吴阶平医学基金会骨科学转接委员会山东省分会成立大会暨骨关节炎阶梯治疗专家共识全国巡讲–济南站活动在济南举办。

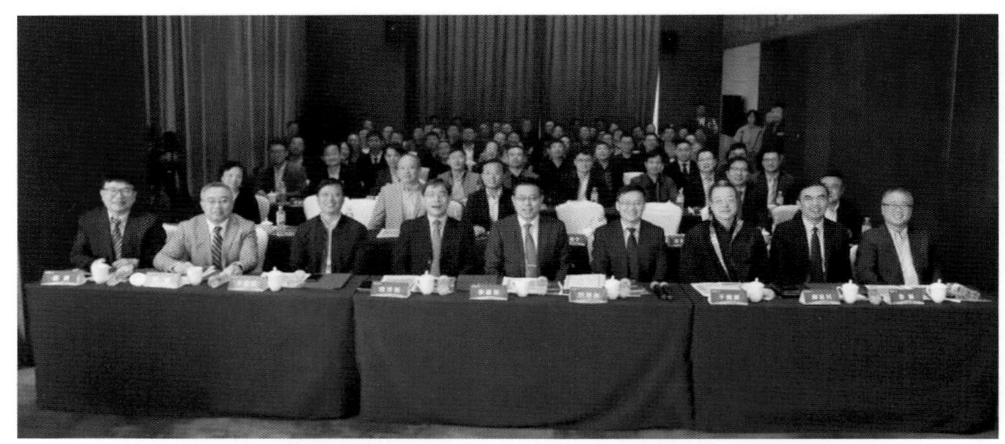

2019 年 10 月 18 日，吴阶平医学基金会骨科学转接委员会山东省分会成立大会暨骨关节炎阶梯治疗专家共识全国巡讲–济南站

2019 年 10 月，山东省研究型医院协会关节外科分会第二届学术会议暨山东大学齐鲁医院关节外科专科联盟成立大会在济南召开。

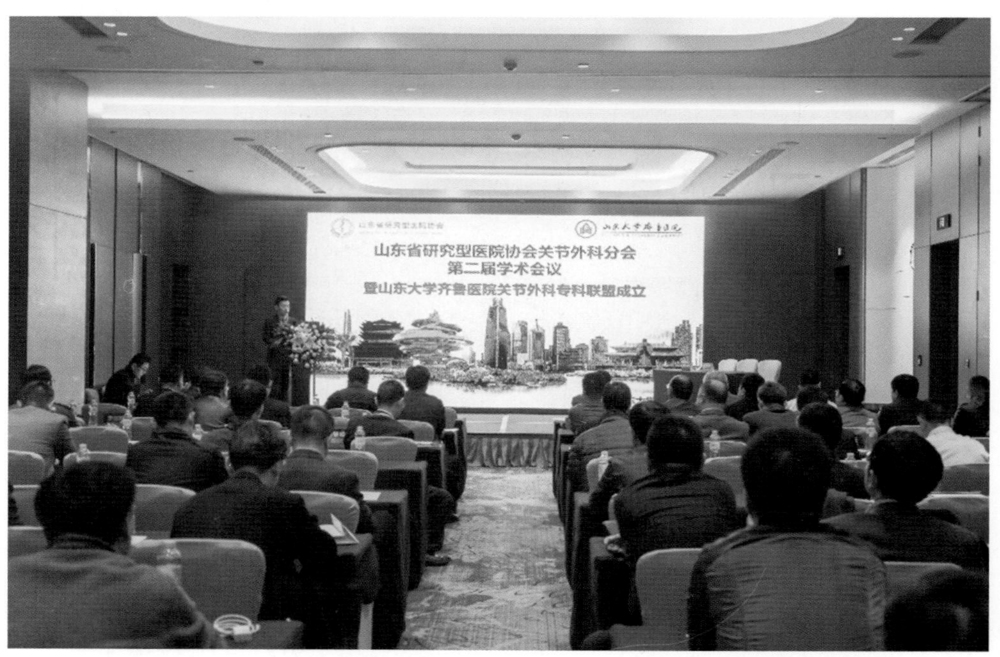

2019 年 10 月 19 日，山东省研究型医院协会关节外科分会第二届学术会议暨山东大学齐鲁医院关节外科专科联盟成立

2019 年 11 月，白求恩・山东省骨科加速康复联盟成立大会在济南召开。

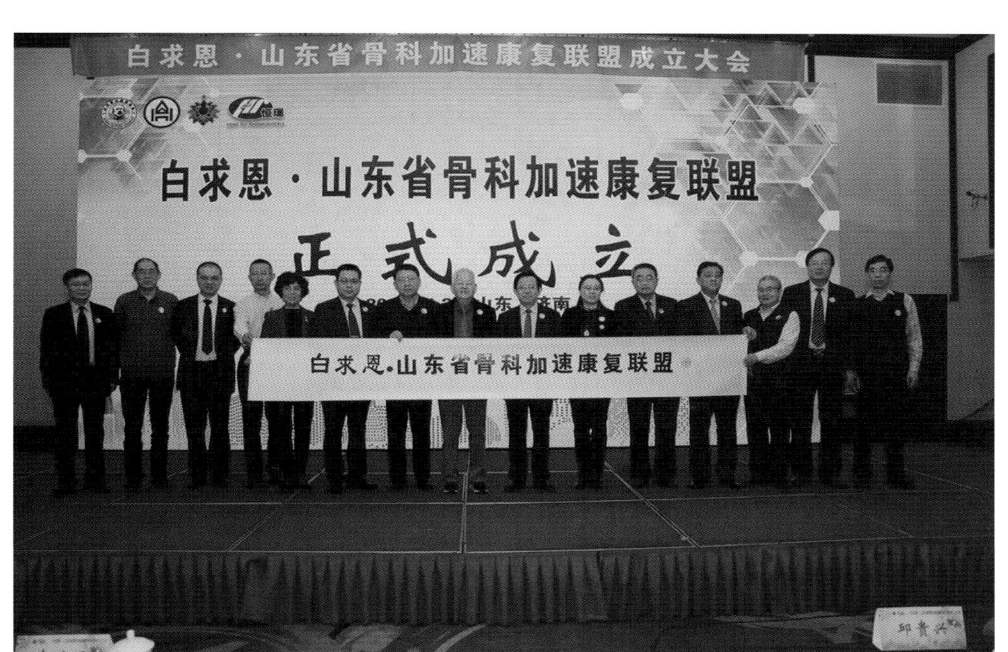

2019 年 11 月 23 日，白求恩 · 山东省骨科加速康复联盟成立大会在济南召开

2019 年 12 月，山东省第三届部分膝关节置换会议在济南召开。

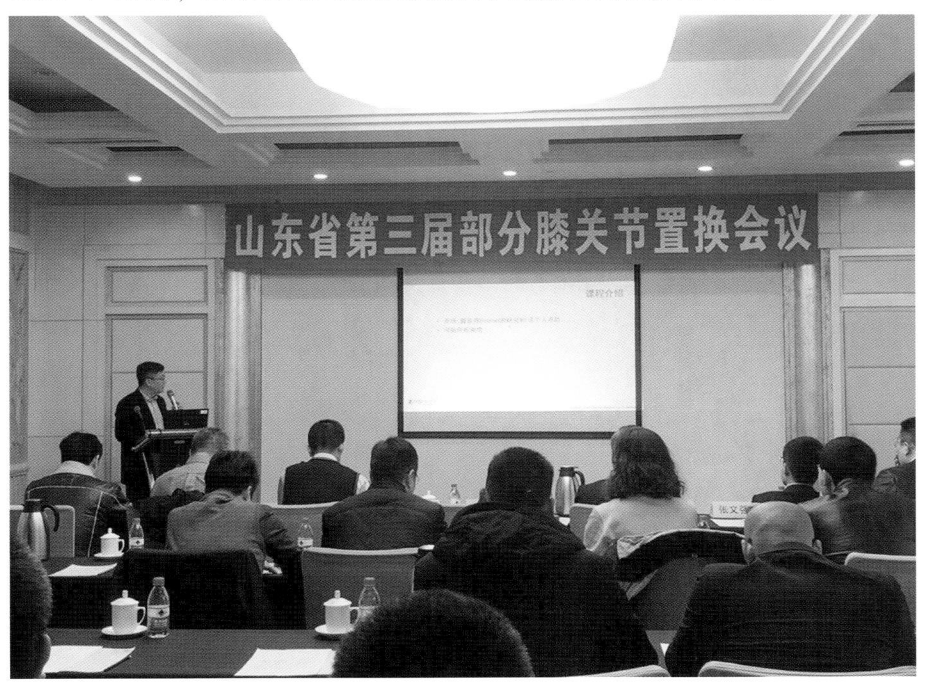

2019 年 12 月 8 日，山东省第三届部分膝关节置换会议召开

2019 年 12 月，山东省疼痛医学会运动医学分会成立大会在济南召开。

◎ 科室成员简介

李　明

李明，男，1956 年 10 月出生，山东济南人，中共党员，目前为山东大学齐鲁医院主任医师。

【教育背景】

1978 年 9 月至 1983 年 7 月在山东医科大学学习，获医学学士学位。1988 年 9 月至 1991 年 7 月攻读山东医科大学骨科硕士研究生，师从王永惕教授，获医学硕士学位。

【工作经历】

1983 年 7 月至今在山东大学齐鲁医院骨科工作，历任住院医师、主治医师、副主任医师、主任医师。

【工作专长】

从事骨科临床工作 30 余年，擅长各种骨关节疾病的诊断及治疗。率先在山东省内开展了髓内钉内固定治疗四肢骨折、钽金属垫块修复髋膝关节翻修中的骨缺损等手术。在髋、膝关节置换及翻修手术，以及高龄患者髋部骨折的人工股骨头置换术方面具有丰富的临床经验，特别是在强直性脊柱炎的髋、膝关节强直、先天性髋关节脱位的关节置换方面有很深的造诣。

【学术兼职】

山东省医学会骨科学会副主任委员、山东省骨科医师协会副主任委员、山东省老年学会老年脊柱关节专业委员会副主任委员、国际 AO 内固定协会委员、英国创伤学会会员、中华医学会骨科学会膝关节学组委员、英国利兹大学（The University of Leeds）访问学者、中国残疾人康复协会肢体残疾康复专业委员会创伤学组副主任委员，《山东大学学报》《临床骨科杂志》等的编委及审稿人。

【个人感言】

心存敬畏，持之以恒。

贾玉华

贾玉华，男，1962 年 12 月出生，山东泰安人，目前为山东大学齐鲁医院关节与运动医学科主任，主任医师，硕士研究生导师。

【教育背景】

1979 年 9 月至 1984 年 7 月在山东医学院医疗系学习，获学士学位。1984 年 8 月至 1987 年 12 月在山东医科大学附属医院骨科学习，获硕士学位。

【工作经历】

1987 年 12 月在山东医科大学附属医院（现山东大学齐鲁医院）骨科工作；

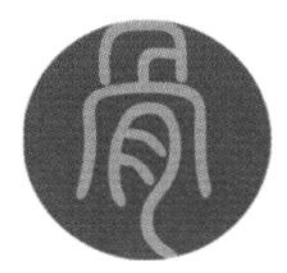

2000年10月至今在山东大学齐鲁医院骨科工作，历任主治医师、副主任医师、主任医师、行政主任。

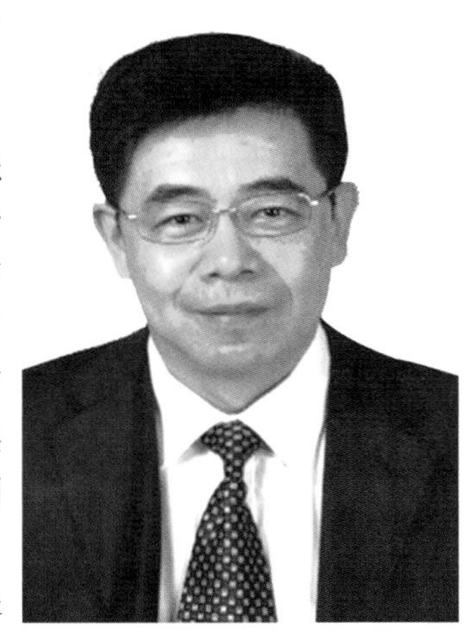

【工作专长】

在山东省内率先开展了髋臼旋转截骨术以治疗先天性髋关节发育不良，还率先开展了股直肌肌骨瓣治疗股骨头坏死的手术、膝关节单髁置换术、人工关节置换术后感染的一期翻修等，同时开展并成功完成了关节超高难度手术，如合并关节内外畸形的人工关节一期置换术、人工关节置换术后感染翻修、关节置换术后松动翻修、关节置换术后假体周围复杂骨折翻修、4级髋臼发育不良的人工关节置换等，均取得了令人满意的临床效果，形成了一套完整的治疗人工关节置换术后感染的诊治流程。

【学术兼职】

中华医学会骨科学分会关节外科学组委员、山东省医学会骨科分会关节学组副组长、山东省医学会骨科分会委员、山东省健康管理协会关节外科分会主任委员、山东省研究型医院协会关节外科分会主任委员。

【个人感言】

临床是昨天，科研是明天，教学是将来。

戴国锋

戴国锋，男，1966年1月出生，山东东明人，中国致公党党员，致公党山东省委会委员，致公党山东大学齐鲁医院支部主委，目前为山东大学齐鲁医院主任医师。

【教育背景】

1983年9月至1988年7月在青岛医学院学习，获学士学位；1990年7月至1993年7月攻读山东医科大学骨科硕士研究生，师从王永惕教授，获医学硕士学位；2000年9月至2003年7月攻读山东大学骨科学博士研究生，师从汤继文教授，获医学博士学位。

【工作经历】

1988年7月至1990年7月任山东省交通医院医师，1993年至今在山东大学齐鲁医院骨科工作，历任住院医师、主治医师、副主任医师、主任医师。

【工作专长】

关节外科及运动医学专业，擅长骨关节病、股骨头坏死的诊治，人工全膝、

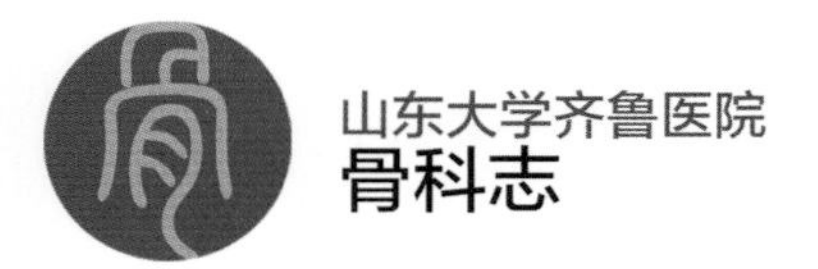

全髋关节置换及翻修，运动创伤及关节镜微创手术。率先在山东大学齐鲁医院开展了全关节镜下半月板成型、修复与缝合术和关节镜下膝关节前、后交叉韧带重建术，髋关节镜、踝关节镜、肘关节镜下手术；率先在山东省内开展了关节镜下LARS人工韧带重建膝关节前后交叉韧带重建术，率先在山东省内开展了关节镜在关节外的应用手术，如关节镜下臀肌挛缩松解术、脂肪瘤摘除术等。

【学术兼职】

中华医学会骨科学分会关节外科学组委员、中华医学会骨科分会关节外科学组骨关节炎工作组委员、中华医学会运动医疗分会委员、亚太人工关节学会会员，山东省医学会运动医疗分会主任委员、山东医师协会运动医学医师分会主任委员、山东省疼痛医学会运动医学分会主任委员，山东医师协会腔镜外科分会关节镜学组主任委员，山东省医学会骨科分会关节外科学组委员、关节镜外科学组副组长，国际软骨修复学会（ICRS）会员、亚太膝关节-关节镜-运动医学（APKASS）中国会员。

【个人感言】

经历是一笔财富。

刘培来

刘培来，男，1969年3月出生。山东博兴人，医学博士，主任医师、教授，博士生导师，目前任职山东大学齐鲁医院关节与运动医学科副主任。

【教育背景】

1988年8月至1993年6月在潍坊医学院学习，获学士学位。1999年8月至2004年6月在山东大学医学院学习，获博士学位。2006年10月至今为山东大学基础医学院博士后。

【工作经历】

1994年12月至1999年8月在淄博市第一医院骨科工作。2004年7月至今在山东大学齐鲁医院骨科工作。2008年4月至2009年6月在加拿大里贾纳大学和里贾纳总医院访问学习。

【工作专长】

擅长髋膝关节初次置换及翻修术和肩膝关节运动损伤的关节镜下治疗，精通截骨、单髁置换术治疗膝关节骨关节炎的保膝手术，已有20余年的临床经验。

【学术兼职】

在中文及国际（SCI）期刊上发表论文60余篇，承担多项省级课题，担任主编或副主编出版专著3部，主译国外骨科专著3部，获得国家发明和实用新型专利4项。现任山东省康复医学会骨与关节专业委员会主任委员，中国医药教育协会骨科规范化培训山东基地主任委员，山东省医学会骨科分会委员，山东省医学会运动医疗分会委员，山东预防医学会骨与关节疾病防治分会副主任委员，山东省医师协会骨外科分会肩肘外科分会副主任委员，吴阶平医学基金会骨科学专家委员会山东省分会副主任委员，山东省膝关节炎阶梯治疗委员会主任委员，SICOT 中国部青年委员会第一届委员会常务委员，白求恩公益基金会骨科基层教育委员会常务委员，吴阶平医学基金会骨科青年医师联盟常务委员，中国研究型医院学会关节外科专业委员会委员，中国研究型医院学会关节外科专业委员会委员关节保护与矫形学组副组长，加拿大国际生命伦理研究学组成员。目前为《实用骨科杂志》第四届编委会编委，《山东大学学报》《中华骨与关节杂志》《中国组织工程研究》等多家杂志的审稿人。

【个人感言】

我很幸运!! 因为我选择了一个自己很喜欢的职业，并真心愿意为之奋斗和付出!!

刘　琦

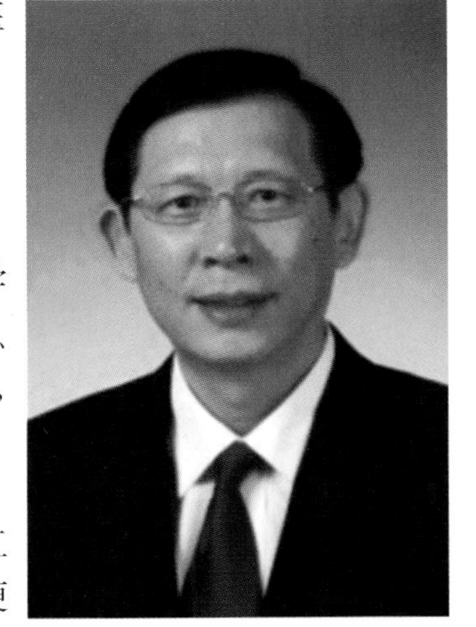

刘琦，男，山东大学齐鲁医院骨科/关节运动医学科主任医师。

【教育背景】

1983 年毕业于山东医学院医学系。

【工作经历】

1983 年从山东医学院医学系毕业后，在山东大学齐鲁医院从事骨外科工作至今，一直从事临床医疗、科研和教学工作，其基础理论扎实，工作作风严谨，医疗技术全面。

【工作专长】

作为山东大学齐鲁医院最早从事关节外科临床工作的医生之一，刘琦主任医师早在 20 世纪 90 年代便开展了关节置换和关节镜手术，具有非常丰富的临床经验和娴熟的手术技巧，尤其是在骨关节疾病的基础研究和临床治疗方面有较深的造诣，擅长人工关节置换、翻修及关节镜微创手术。

【个人感言】

医术是根，医德是本。

张　力

张力，男，山东济南人，山东大学齐鲁医院关节与运动医学副主任医师。

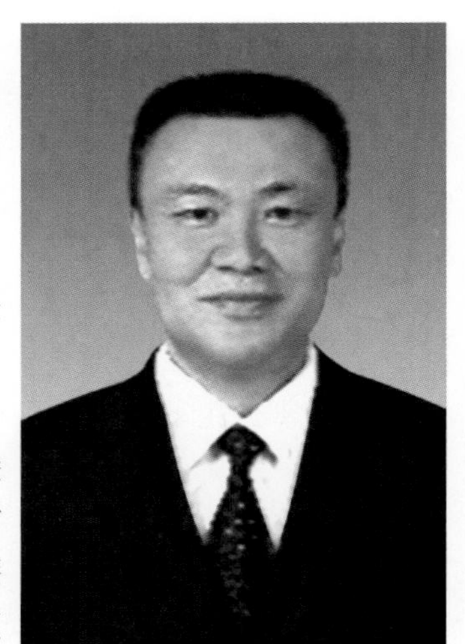

【教育背景】

1984 年 8 月至 1989 年 6 月在青岛医学院医疗系学习，获学士学位。1993 年 8 月至 1996 年 6 月在山东医科大学学习，获硕士学位。

【工作经历】

1996 年至今在山东大学齐鲁医院骨科工作，历任主治医师、副主任医师。

【工作专长】

曾于 2004 年 4 月至 2006 年 12 月获德国海德堡 ATOS 医院奖学金，并在该医院工作，跟随欧洲肩肘关节专家哈伯迈耶（Habermeyer）教授、德国著名膝关节专家佩斯勒（Paessler）教授，接受了系统规范的肩、膝关节手术训练。主要擅长肩周炎、膝关节疾病、股骨头坏死的治疗，以及关节置换术和关节镜下手术。

【学术兼职】

山东省医学会运动医疗分会第三届委员会上肢运动创伤学组副组长。

【个人感言】

走在骨科逐渐细化的路上，还在继续。

颜廷宾

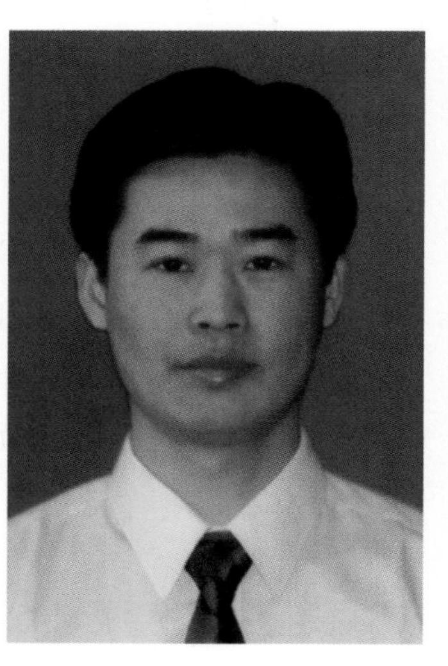

颜廷宾，男，1973 年 2 月出生，山东潍坊人，山东大学齐鲁医院关节与运动医学副主任医师。

【教育背景】

1992 年 8 月至 1992 年 6 月在山东医学院医疗系学习，获学士学位。1997 年 8 月至 2000 年 6 月在山东医科大学学习，获硕士学位。2000 年 8 月至 2003 年 6 月在山东大学医学院学习，获博士学位。

【工作经历】

2003 年 7 至今在山东大学齐鲁医院骨科工作，历任主治医师、副主任医师。

【工作专长】

人工关节置换与修复，股骨头坏死早期保头手术治疗，肩膝关节运动损伤的微创治疗。

【学术兼职】

现为山东省医学会运动医学分会上肢组委员、山东省医师协会运动医学分会委员、山东省健康管理协会关节外科委员会常委、山东省研究型医院协会关节外科委员会委员、山东省老年医学会骨科专业委员会常委、中国医学救援协会运动伤害分会理事、中国中医药研究促进会骨伤科分会第二届骨坏死专业委员会委员、山东省健康管理协会运动与健康促进委员会委员、中华预防医学会会员。

【个人感言】

临床是基础，科研是临床的拓展，教学相长。

张元凯

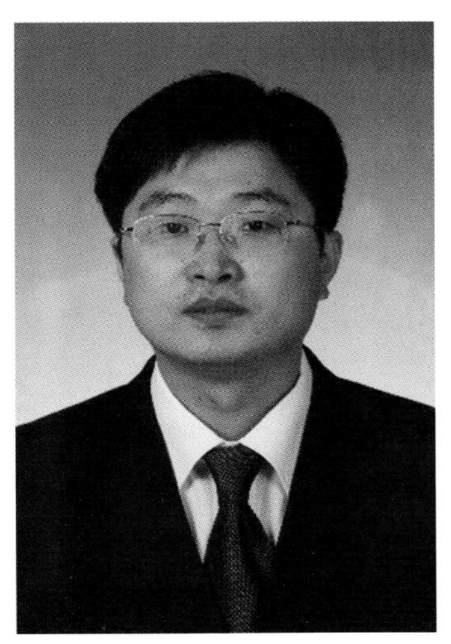

张元凯，医学博士，山东大学齐鲁医院骨科副主任医师，硕士研究生导师，山东大学齐鲁医院住院医师培训处副处长。

【教育背景】

2004 年本硕连读七年制毕业后留山东大学齐鲁医院工作至今。

【工作经历】

任骨科住院总医师 6 年，2015 年晋升为骨科副主任医师。

【工作专长】

专长关节退行性疾病及运动损伤疾病的治疗，髋膝关节置换术，股骨头无菌坏死的微创手术，膝关节骨关节炎的微创及保膝治疗；对急救创伤及关节退行性变有丰富的处理经验。

【学术兼职】

负责齐鲁医院骨科教学及住院医师规培工作 10 余年，曾任山东省住院医师规范化培训骨科基地秘书，曾获山东大学齐鲁医院“十佳优秀带教老师”及“十佳住院医师规培带教老师”称号。为山东省第一批标准化患者（SP）导师培训师，SP 伤效特效化妆师。先后担任业务副院长支援陕北清涧及菏泽定陶 2 年，获 2016~2018 年度“山东省城乡医院对口支援先进个人”称号。任山东省户外教育协会第一届会长，曾为《济南时报（体育版）》“运动损伤的预防及急救专栏”撰稿半年。

主持山东省科技厅重大攻关项目 2 项，主持山东大学齐鲁医院住院医师规培专项基金 2 项，参与国家自然科学基金 1 项，先后发表 SCI 论文 5 篇。担任过《骨科介入放射学》副主编，住院医师系列丛书《骨科和骨折》（*orthopedic and fracture*）的主译，医学院研究生教材《脊柱与四肢应用解剖学》编者，《骨科临床诊断学》编者，《山东大学学报（医学版）》《中国组织工程研究》杂志特约审稿人。

现为中国保膝联盟山东分会委员、山东省残联康复鉴定专家组委员、山东省疼痛医学会骨外科分会委员、山东省老年学会脊柱关节委员会委员、山东省医师协会运动医学医师分会委员、山东省研究型医院协会关节外科学分会委员。

【个人感言】

无论未来怎样，必须带着阳光的心情前进！

王　呈

王呈，男，1980 年 1 月出生，山东烟台人，中国致公党党员，目前为山东大学齐鲁医院副主任医师。

【教育背景】

1997 年 9 月至 2002 年 7 月在山东医科大学（山东大学医学院）学习，获学士学位。2002 年 9 月至 2005 年 7 月在山东大学完成硕士研究生阶段的学习，获取硕士学位，后于 2008 年考取北京大学骨外科博士研究生，于 2011 年获得博士学位。

【工作经历】

2011 年至今在山东大学齐鲁医院骨科工作，历任主治医师、副主任医师。

【工作专长】

关节外科、运动医学专业，擅长膝、肩、髋关节的韧带、肌腱、半月板、软骨等结构的损伤治疗，骨关节炎、类风湿关节炎、股骨头坏死、髋关节发育不良等病因导致的髋膝关节功能障碍的治疗。

【学术兼职】

中国骨科医师协会关节工作委员会青年委员、中国医促会运动损伤防治委员会委员、山东省运动医学会及运动医师协会委员兼秘书、山东省疼痛医学会运动医学分会副主任委员、山东省骨科医师协会保髋专业委员会副主任委员、山东省健康促进会运动医学分会常务委员、山东省医学会运动医学分会青年学组常务副组长。

【个人感言】

启蒙于斯，成长于斯，立业于斯，齐鲁医学 DNA 是我人生事业双螺旋里无法抹去的生命烙印。

李德强

李德强，男，1981 年 6 月出生，山东武城人，目前任山东大学齐鲁医院关节与运动医学科副主任医师。

【教育背景】

1998 年 9 月至 2003 年 7 月在山东大学医学院（原山东医科大学）临床专业学习，获医学学士学位。2003 年 9 月至 2006 年 7 月在山东大学医学院外科学骨外科专业学习，获医学硕士学位。2006 年 9 月至 2009 年 7 月在上海交通大学医学院（原上海第二医科大学）学习，获医学博士学位。

【工作经历】

2009 年 7 月至今在山东大学齐鲁医院骨科工作，其中 2010 年 12 月至 2015 年

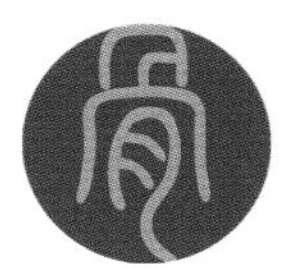

1 月为山东大学临床医学博士后。

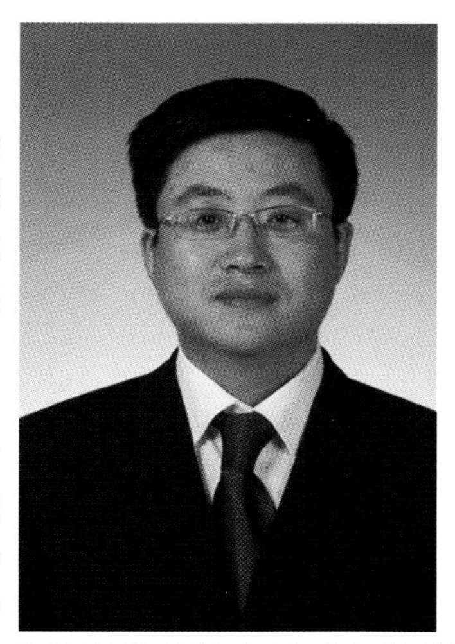

【工作专长】

骨关节退行性疾病及膝关节运动损伤的诊断及治疗，特别是为治疗髋、膝关节严重退行性疾病而开展的髋、膝关节置换及翻修手术。擅长早期膝关节骨性关节的保膝治疗，通过截骨或单髁置换使患者获得很好的膝关节功能恢复。

【学术兼职】

现任山东省医学会骨科分会关节学组关节炎亚专业委员会委员、山东省医师协会骨外科医师分会快速康复协作组委员、山东省疼痛医学会科普工作委员会常务委员、山东省老年医学学会骨科专业委员会委员、山东省健康管理协会关节外科委员会委员、山东省健康管理协会运动与健康促进专业委员会委员、吴阶平医学基金会骨科学专家委员会山东省分会委员、吴阶平医学基金会山东省膝关节炎阶梯治疗工作委员会委员、中国康复医学会骨与关节康复专业委员会青年工作委员会常务委员、中国康复医学会骨与关节康复专业委员会老年骨骼与肌肉康复学组委。

【个人感言】

用心做好每一台手术，追求技、艺、道之最高境界！

张　帅

张帅，男，1981 年 12 月出生，山东泰安人，目前任山东大学齐鲁医院关节与运动医学科副主任医师。

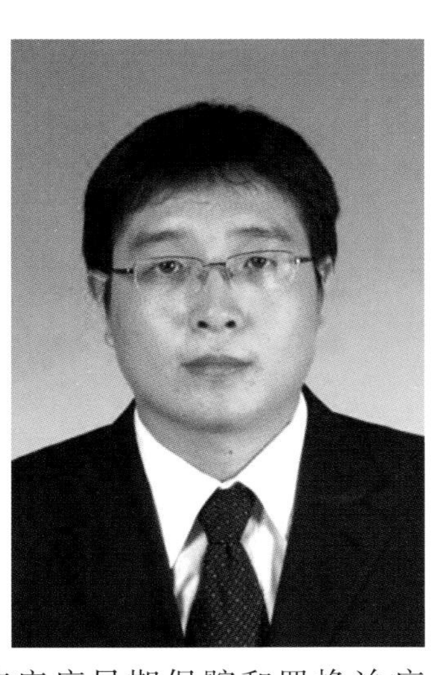

【教育背景】

2000 年 9 月至 2005 年 7 月在山东大学医学院学习，获学士学位。2005 年 9 月至 2008 年 7 月在山东大学医学院学习，获硕士学位。2009 年 9 月至 2012 年 7 月在北京大学医学部学习，获博士学位。

【工作经历】

2012 年 8 月至今在山东大学齐鲁医院骨科一病区工作。

【工作专长】

运动损伤微创治疗，擅长髋关节疼痛、肩关节疾病的诊断和微创髋关节镜、肩关节镜下治疗；髋关节疾病早期保髋和置换治疗，膝关节骨关节炎的早期保膝和置换治疗。

【学术兼职】

现任山东省医学会运动医学分会运动下肢学组秘书、山东省医学会运动医学分会运动康复学组委员、亚洲髋关节镜协会会员、山东省老年医学学会骨科专业委员会委员、山东省医学会伦理学会理事、山东省疼痛研究会骨科专业委员会委员、山东省医学会再生医学分会骨科学组委员、山东省研究型医院协会关节外科学分会委员、山东省健康管理协会关节外科分会委员。

【个人感言】

精益求精，一丝不苟。

卢群山

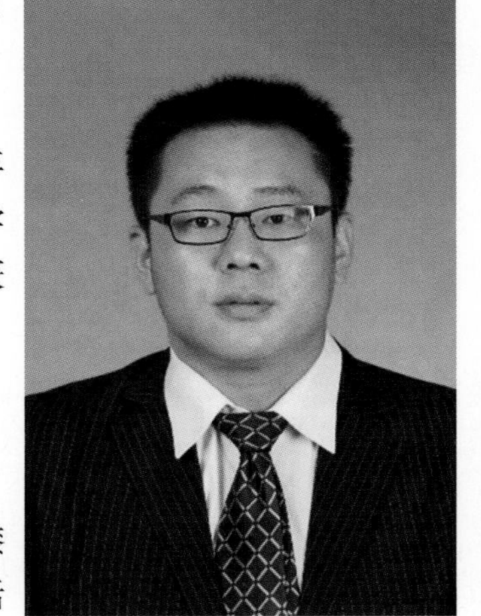

卢群山，男，1982 年 1 月出生，山东临朐人，目前为山东大学齐鲁医院关节外科副主任医师。

【教育背景】

2002~2008 年在山东大学临床医学专业（六年制）学习，获学士学位。2008~2011 年在山东大学学习，获硕士学位。2011~2014 年在北京大学学习，获博士学位。2014 年至今为山东大学博士后。

【工作经历】

2014 年至今在山东大学齐鲁医院骨科工作。

【工作专长】

主要从事髋、膝关节的初次置换及返修手术和膝关节骨关节炎阶梯治疗，膝关节镜及微创治疗，包括前交叉韧带重建，后交叉韧带及复合韧带损伤的修复和重建，关节软骨损伤、半月板损伤及髌骨脱位治疗，肩关节撞击综合征、肩袖损伤、肩关节脱位等的诊断及治疗。

【学术兼职】

目前主持山东省自然基金 1 项，博士后基金 1 项，参加国家自然基金面上项目 2 项；发表论文 10 余篇，其中 SCI 论文 4 篇；现任山东省康复医学会骨与关节专业委员会秘书、中国医药医药教育协会骨科规范化培训山东基地秘书长、吴阶平基金会骨科专业委员会山东省分会秘书、山东省老年医学学会骨科分会委员。

【个人感言】

习惯形成性格，性格决定命运。

第四章　山东大学齐鲁医院创伤骨科志

山东大学齐鲁医院创伤骨科专业形成了一支急诊、抢救及手术“三位一体”式的专业化及综合化医疗队伍，主要从事各类创伤急救工作，适应现代创伤救治的要求，处于国内先进水平。

2000 年 4 月，李牧教授担任骨创科主任，李明教授担任骨外科创伤组组长，汤继文教授担任第 1 届和第 2 届山东省医学会创伤外科学分会主任委员。2008 年 6 月 1 日，急诊外科病房（西下病区）成立，桑锡光教授担任科主任，在山东省内首次实现了急诊外科学从多学科模式向急诊医学专业模式的转变，主要从事各类创伤急救工作，适应现代创伤救治的要求，处于国内先进水平。2010 年 12 月，陈允震教授担任创伤骨科主任。2012 年 4 月，陈允震教授担任山东省医学会创伤外科学分会第 3 届主任委员。2014 年，桑锡光教授成立了山东省医师协会急诊创伤医师分会，并任第 1 届和第 2 届主任委员。2017 年，桑锡光教授兼任骨科副主任、创伤骨科主任，F6B 病区更名为“急诊外科、创伤骨科病房”。2019 年，桑锡光教授创建了山东省创伤骨科专科联盟，并任首届会长。

桑锡光主任先后担任过中华医学会骨科分会外固定与肢体重建学组委员、中华医学会创伤外科分会多发伤学组委员、中华医学会急诊医学分会创伤学组副组长，目前担任中国医师协会创伤外科分会副会长、中国创伤救治联盟常委、国家创伤医学中心第一届专家委员会委员、AO 创伤中国讲师、OTC 中国区讲师、施乐辉创伤骨科讲师、中国急诊外科医师专业委员会副主任委员、中华医学会创伤外科分会多发伤学组委员、山东省灾难医学分会副主任委员、中国医疗保健国际交流促进会创伤骨科康复学组委员、中国医疗保健国际交流促进会骨科分会骨盆髋臼损伤学组委员、中国老年学会创伤骨科学术工作委员会委、SICOT 中国部肩肘外科专委会常务委员、山东省创伤外科分会副主任委员、山东省疼痛医学会骨外科专业委员会常委、中国医学救援协会灾害救援分会第一届理事会常务理事、中国老年学和老年医学学会老年骨科分会全国委员、中国老年医学学会骨与关节分会第一届委员会委员、中国医师协会骨科分会骨盆损伤学组委员、创伤骨科学组委员等职务。

目前，山东大学齐鲁医院创伤骨科团队具有正高级职称者 1 人，副高级职称者 3 人，中初级职称者 6 人。科室床位配置 57 张，下设有重症监护室（SEICU）9 张，可为急危重症患者提供围手术期治疗。拥有护士 30 人，其中副主任护师 1 人，主管护师 2 人，护师 24 人，护士 3 人；N4 护士 6 人，N3 护士 21 人，N2 护士 2 人，N1 护士 1 人；有研究生学历者 1 人，在读研究生 2 人，本科学历者 27 人。年均手术量 1700 余台。

科室人员变动情况简介：

2001 年，柳豪分配至急诊外科。

2003 年，王志勇分配至急诊外科。

2007 年，程林分配至急诊外科。

2008 年 6 月 1 日，急诊外科病房成立（西下病区），桑锡光任科主任。

2008 年，秦涛分配至急诊外科（西下病区）。

2009 年，邸楷分配至急诊外科（西下病区）。

2013 年，李永刚分配至急诊外科（F6B 病区）。

2015 年，田吉光分配至急诊外科（F6B 病区）。

2016 年，张庆猛分配至急诊外科、创伤骨科（F6B 病区）。

2017 年，赵新分配至急诊外科、创伤骨科（F6B 病区）。

◎ 医疗业务发展

1975 年，开展了经膝关节髓内针治疗股骨干下段骨折，克服了以往经大粗隆穿髓内针的弊端。

1976 年，开展了胫骨牵引加压固定器治疗胫腓骨开放性粉碎骨折的手术。

1978 年，开展了胫腓开放骨折感染伴骨缺损患者在肉芽中多次植入异体骨促进骨愈合的手术。

1980 年，开展了股骨颈骨折加压螺钉固定术和骨牵伸肢体延长术（伊里扎洛夫法）。

1988 年，开展了“张力带”内固定治疗肱骨外科颈骨折及尺骨鹰嘴骨折的手术。

1990 年，开展了“张力带”内固定治疗髌骨骨折的手术。

1991 年，开展了“张力带”内固定治疗锁骨外端骨折和“张力带”内固定治疗肱骨髁上骨折的手术。

1992 年，开展了用分叶梅花针治疗股骨干骨折的手术。

1993 年，开展了用 γ 钉治疗转子间骨折的手术。

1994 年，在肩部骨折脱位中应用了张力带固定技术。

1995 年，应用了胫骨平台重建术。

1997 年，用恩德（Ender）针钢丝张力带固定治疗肱骨外科颈骨折，用髂后上棘骨栓加压复位固定治疗骶髂关节脱位。

1998 年，用带锁髓内钉治疗陈旧性股骨干骨折，用带锁髓内钉固定治疗胫腓骨粉碎性骨折，用带锁钉内固定治疗股骨骨折。

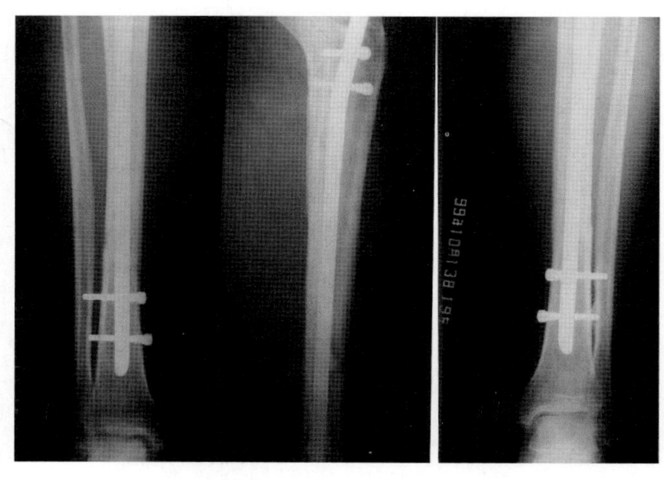

带锁髓内钉固定术治疗胫骨粉碎性骨折

1998 年 10 月，桑锡光开展了尺骨鹰嘴截骨张力带内固定术治疗肱骨远端 C3 型粉碎骨折。

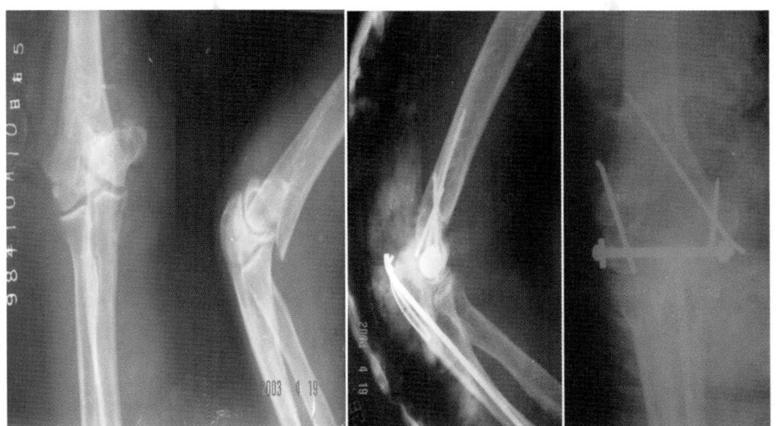

尺骨鹰嘴截骨张力带内固定术治疗肱骨远端 **C3** 型粉碎性骨折

1999 年，开展了用 Recon 钉治疗股骨多段骨折的手术，用动力髋螺钉（DHS）固定治疗股骨粗隆间骨折，用 AO 重建钢板内固定治疗严重骨盆骨折，形态记忆合金髌骨环抱器治疗粉碎性骨折，用钛形态记忆合金环抱接骨板固定股骨假体末端骨折。

2001 年 5 月 15 日，桑锡光率先开展了胫骨骨折闭合复位髓内钉内固定术。

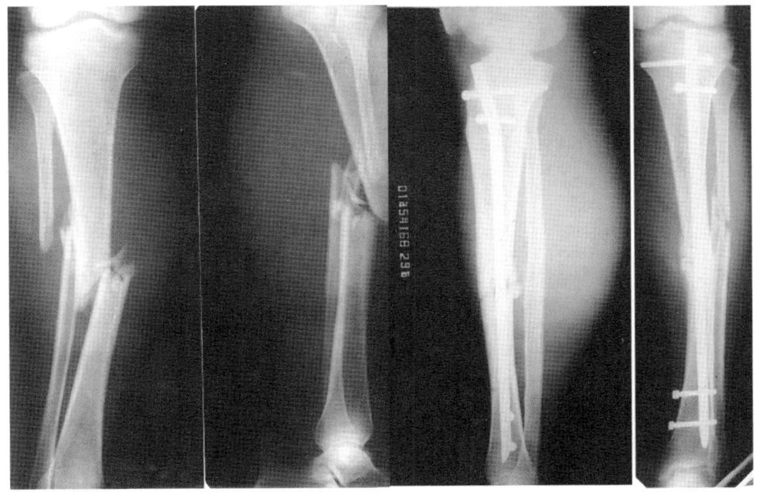

胫骨骨折闭合复位髓内钉内固定术

2001 年 12 月，桑锡光开展了山东省内首例闭合复位肱骨髓内钉技术，并于同时期开展了闭合复位倒打髓内钉治疗远端肱骨干骨折。

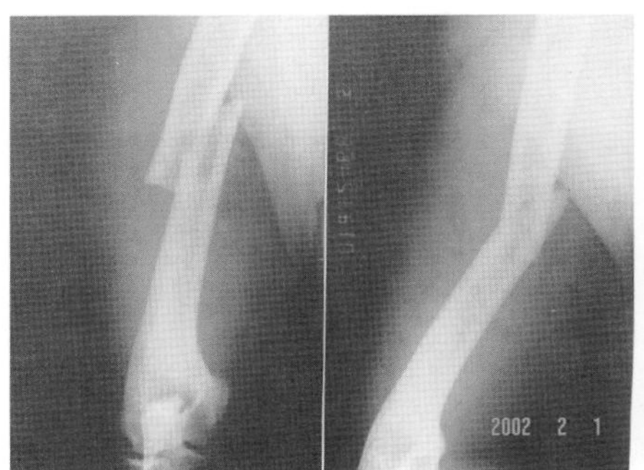

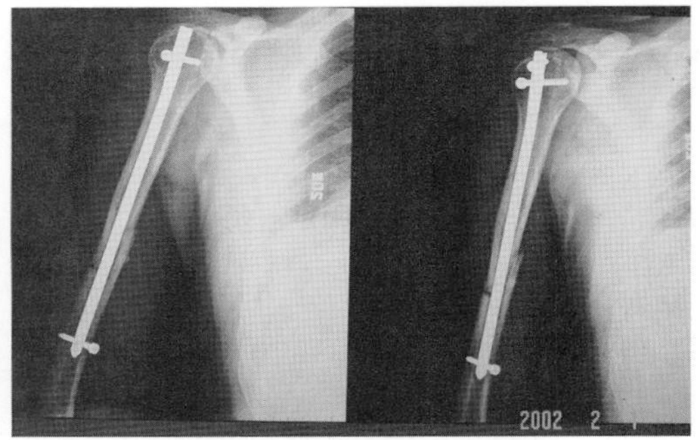

肱骨髓内钉固定术

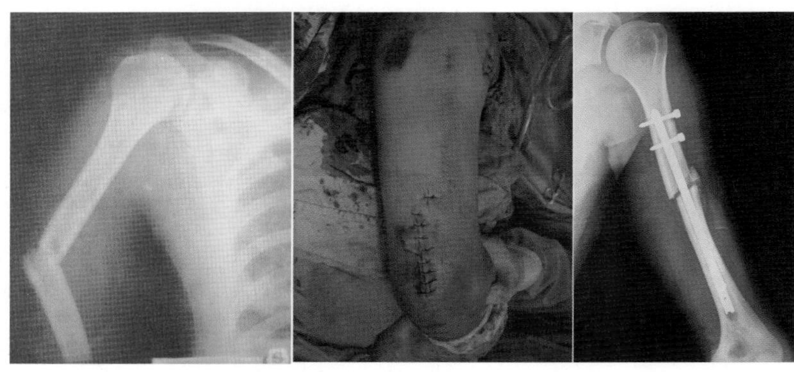

闭合复位逆行肱骨髓内钉固定术

2001 年 6 月 12 日，桑锡光率先在山东省内开展了颈椎椎弓根内固定术，以治疗颈椎骨折脱位。

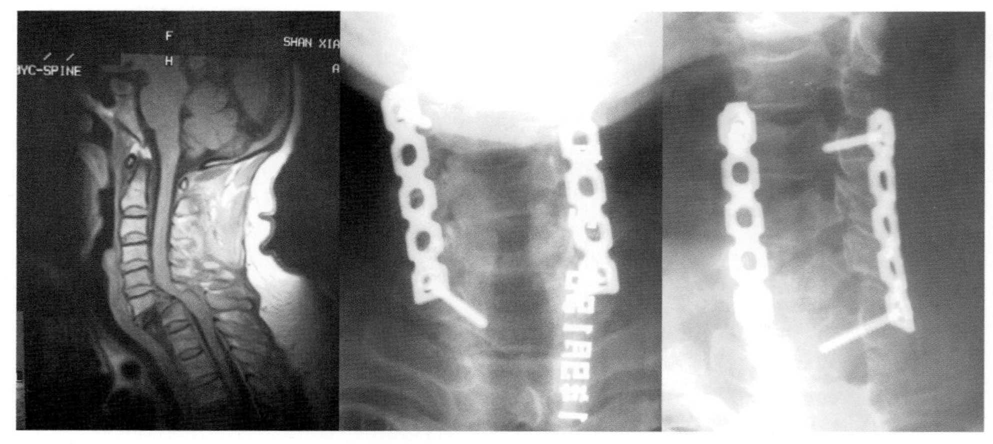

颈椎椎弓根内固定术治疗颈椎骨折脱位

2003 年 7 月 22 日，桑锡光开展了臂丛神经损伤、膈神经移位+腓肠神经移植治疗臂丛神经损伤，进一步开展了正中神经束桥接肱二头肌神经束治疗肌皮神经损伤（最早的病例出现在 2002 年 6 月 25 日）。

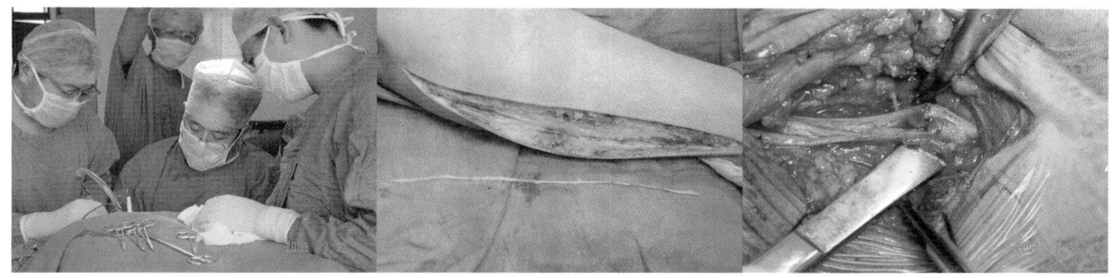

臂丛神经损伤、膈神经移位+腓肠神经移植治疗臂丛神经损伤

2003 年，桑锡光率先在山东省内开展了用 Spino-pelvic 技术治疗不稳定型骨盆前后环骨折，重建骨盆稳定性，而后用在骶骨肿瘤全切除腰底盆重建，然后逐渐完善设计内固定操作器械与内植物，用于骨盆后环骨折不稳定重建的手术。

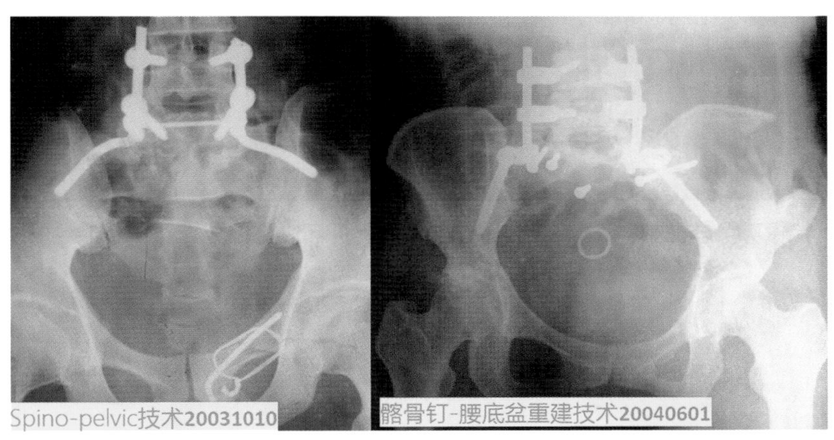

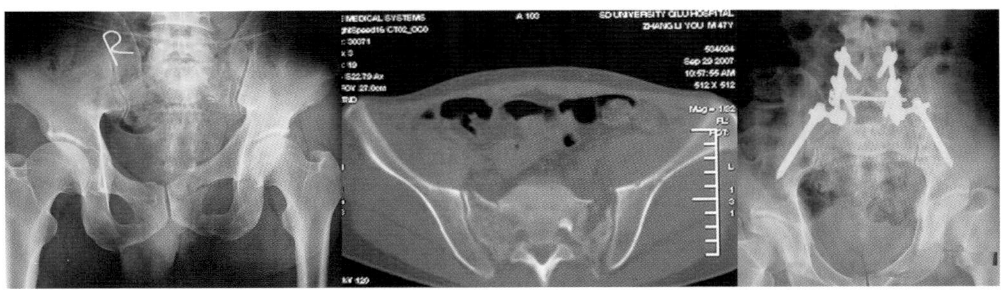

用 Spino-pelvic 技术治疗不稳定型骨盆前后环骨折

2004 年 3 月 15 日，贾玉华开展了肩胛盂骨折切开复位内固定手术。

2004 年 5 月 20 日，桑锡光开展了首例髂腹股沟入路+大转子截骨术 K-L 入路前后联合入路治疗复杂髋臼前壁伴后半横伴后壁骨折的手术。

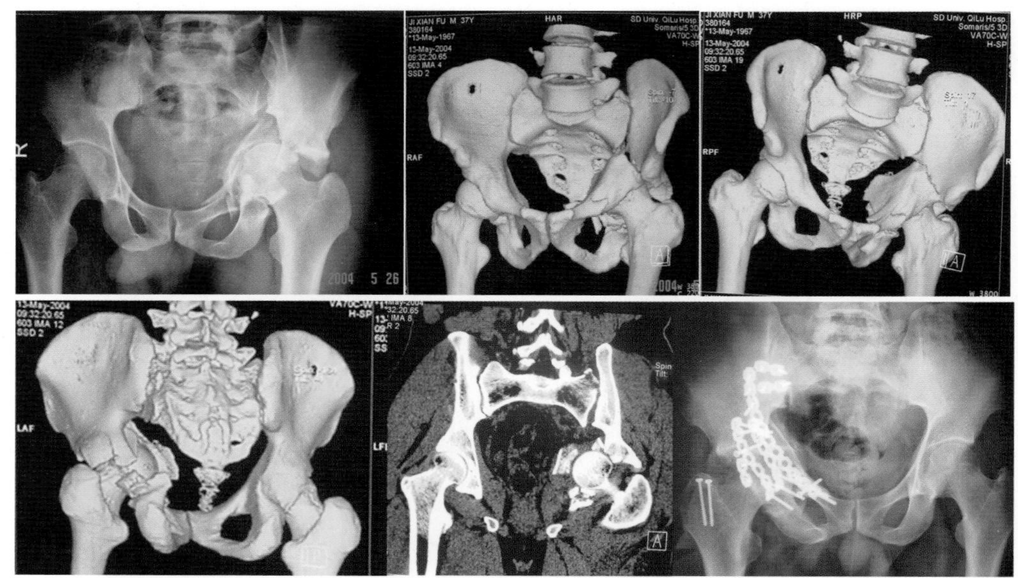

髂腹股沟入路+大转子截骨术 K-L 入路前后联合入路治疗复杂髋臼前壁伴后半横伴后壁骨折

2005 年，科室率先应用 VSD 负压封闭引流技术治疗大面积软组织损伤缺失合并感染。

2005 年 6 月 14 日，开展了 C 型臂监视下骶髂拉力螺钉微创治疗骶骨骨折的手术。

2006 年 7 月 25 日，桑锡光开展了重建双钢板技术治疗肱骨干远端 1/3 骨折（Holstein-Lewis 骨折）的手术。

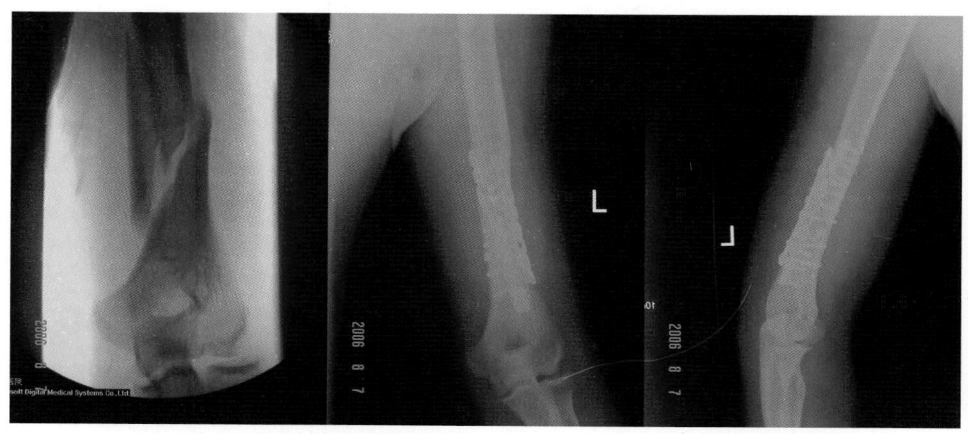

重建双钢板技术治疗肱骨干远端 1/3 骨折（Holstein-Lewis 骨折）

2007 年 1 月 5 日，桑锡光开展了肋骨骨折切开复位内固定术。

2008 年 1 月 10 日，桑锡光开展了髋臼 Cage 支撑全髋关节置换术治疗多发伤后的伴后壁后柱巨大缺损的陈旧髋臼横行伴后壁骨折手术。

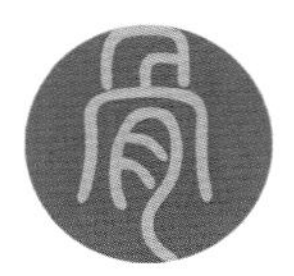

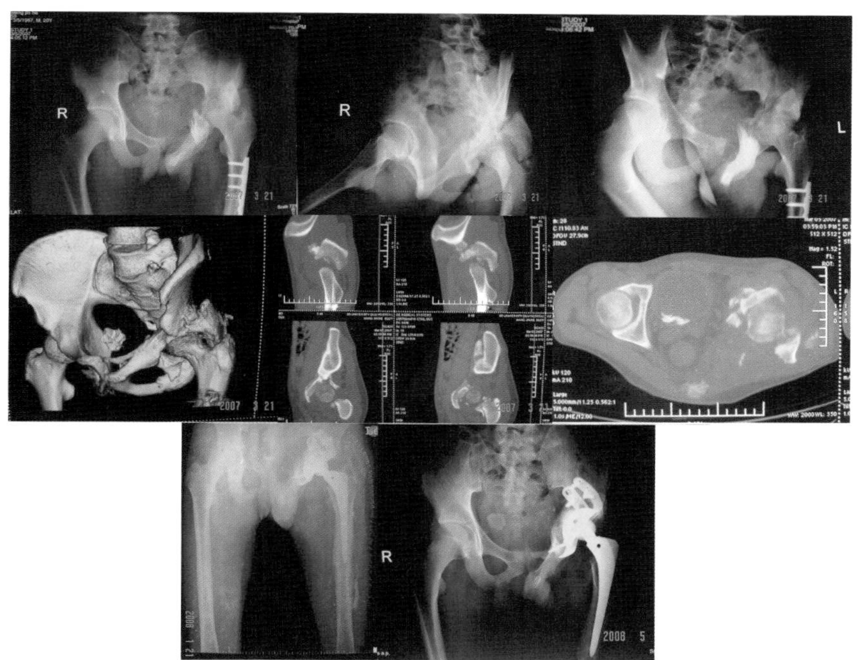

髋臼 Cage 支撑全髋关节置换术治疗多发伤后的伴后壁后柱巨大缺损的陈旧髋臼横行伴后壁骨折

2008 年 1 月 30 日，桑锡光完成了山东省内首例腰骶盆内固定治疗创伤性脊柱骨盆分离手术（该手术开始于 2003 年，改进于 2008 年，成熟于 2011 年）。

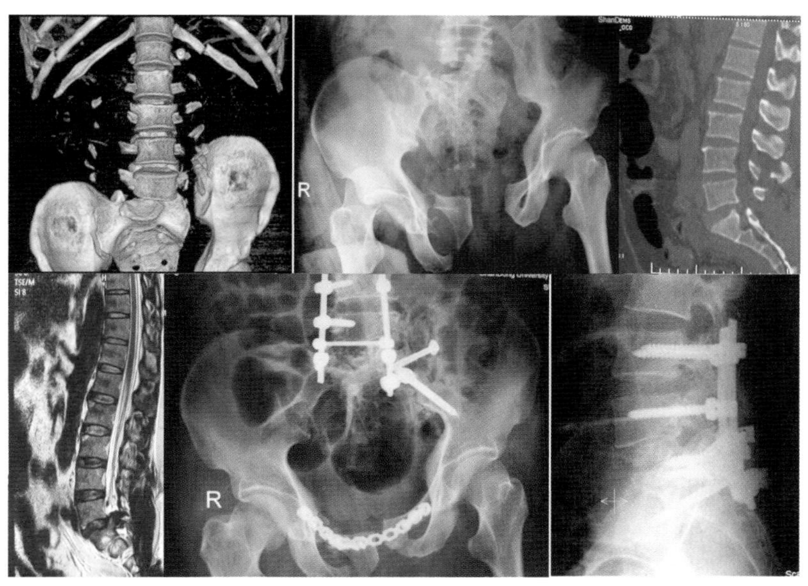

腰骶盆内固定治疗创伤性脊柱骨盆分离

2008 年 12 月 10 日，桑锡光、柳豪、王志勇完成了山东省内首例交锁髓内钉固定前臂双骨折的手术。

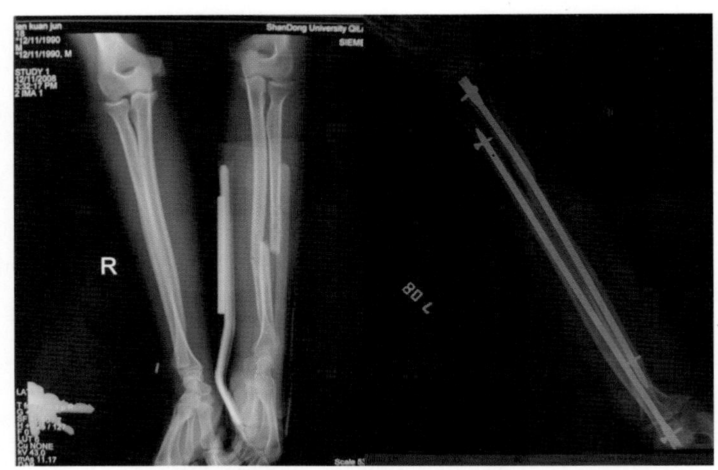

交锁髓内钉固定前臂双骨折

2011 年 3 月 11 日，桑锡光完成了山东省内首例复杂股骨骨折微创复位髓内钉固定术。

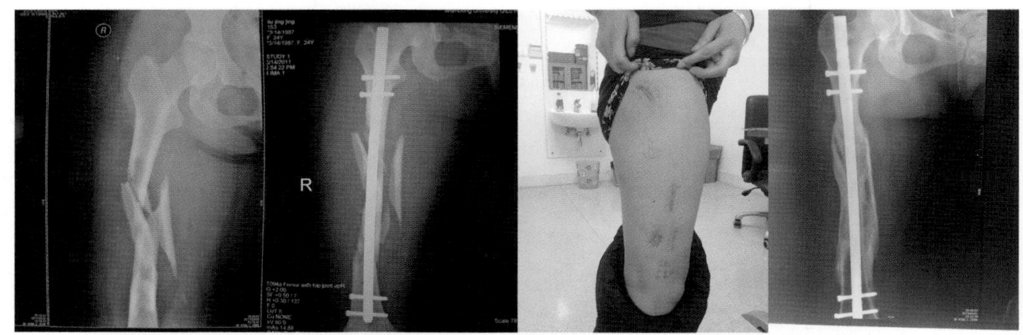

复杂股骨骨折微创复位髓内钉固定术

2011 年 9 月 7 日，桑锡光完成了首例胫骨远端 1/3 长节段粉碎性骨折闭合复位 Mipo 钢板内固定术。

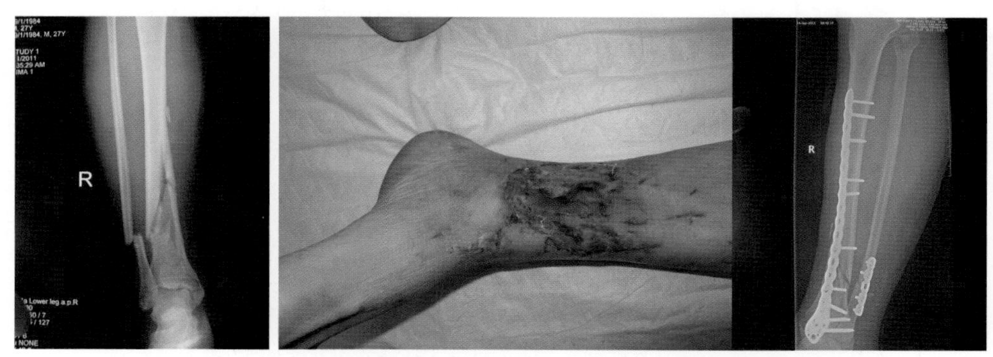

胫骨远端 1/3 长节段粉碎性骨折闭合复位 Mipo 钢板内固定术

2012 年 7 月 31 日，桑锡光、柳豪、秦涛完成了山东省内首例多段粉碎性股骨骨折闭合复位髓内钉固定术。

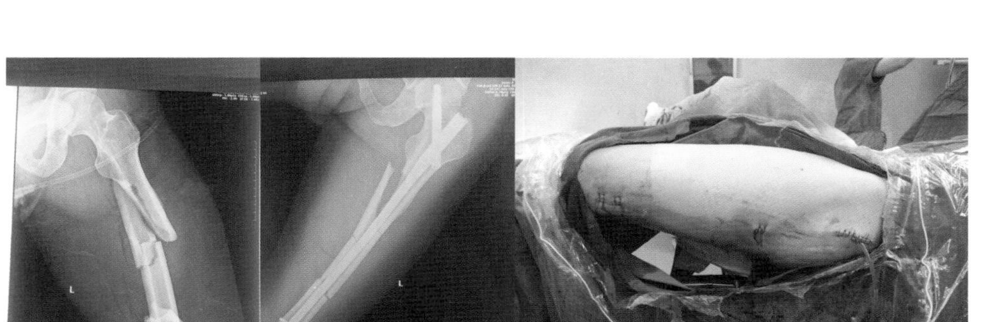

多段粉碎性股骨骨折闭合复位髓内钉固定术

2012 年 1 月 12 日，桑锡光、王志勇、程林开展了经肘关节前内侧切口正中神经和肱动脉间隙入路治疗肘关节三联征损伤的冠状突骨折及经肘关节外侧的卡普兰（Kaplan）入路治疗桡骨头骨折（分期手术）。

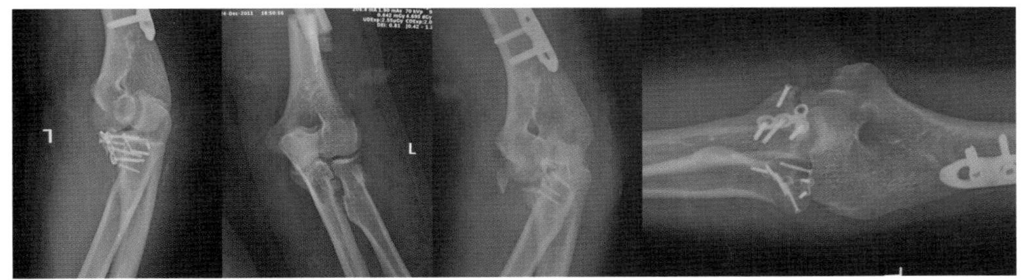

经肘关节前内侧切口正中神经和肱动脉间隙入路治疗肘关节三联征损伤的冠状突骨折及经肘关节外侧的 **Kaplan** 入路治疗桡骨头骨折

2012 年，柳豪、程林完成了院内首例用 MIPO 技术微创固定肱骨干骨折的手术。

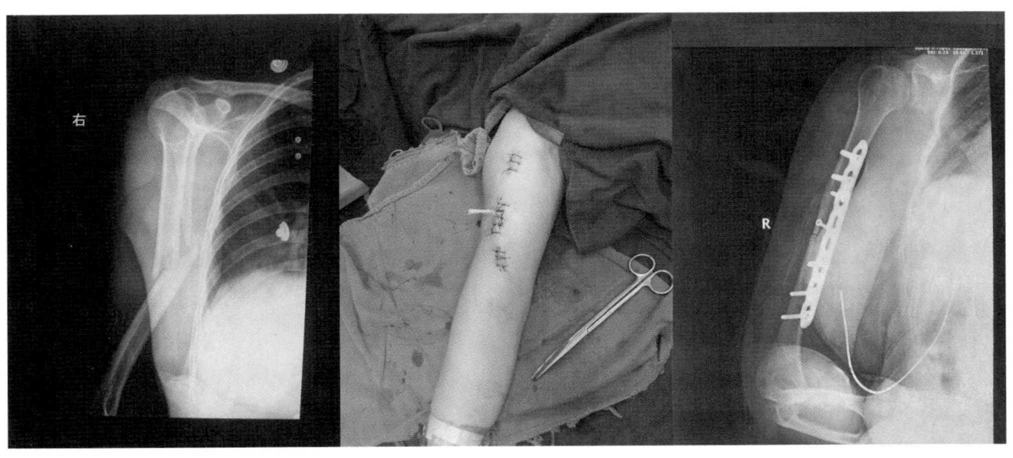

MIPO 技术微创固定肱骨干骨折

2012 年 8 月 1 日，桑锡光完成了院内首例史密斯-彼得森（Smith-Peterson）入路治疗髋臼后壁骨折脱位合并股骨头骨折的手术（分期手术）。

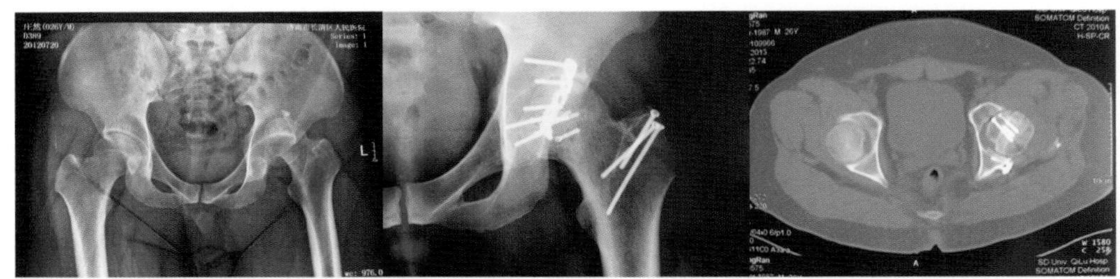

Smith-Peterson 入路治疗髋臼后壁骨折脱位合并股骨头骨折（分期手术）

2013 年 3 月 21 日，桑锡光完成了山东省内首例髌上入路半伸直位胫骨髓内钉固定术。

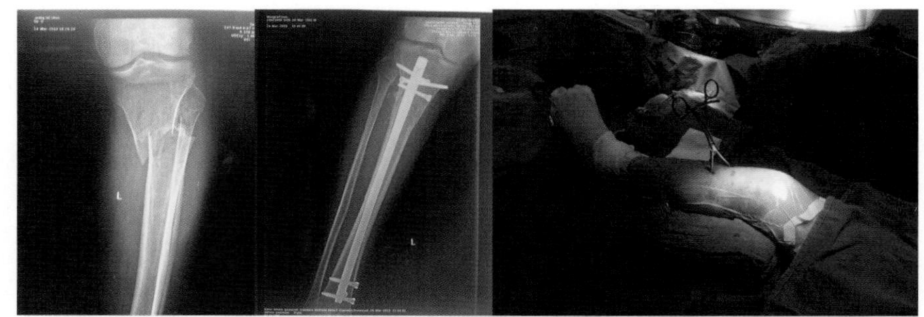

髌上入路半伸直位胫骨髓内钉固定术

2013 年 6 月 26 日，桑锡光完成了首例骨盆骨折 Mipo 钢板前环内固定术。

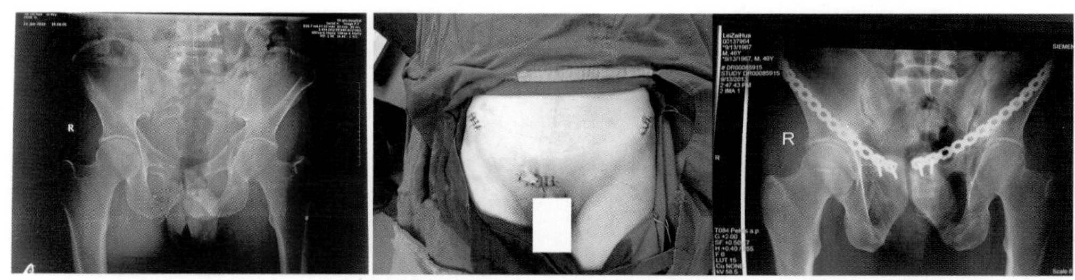

骨盆骨折 Mipo 钢板前环内固定术

2013 年 8 月 31 日，桑锡光开展了 Stoppa 入路治疗髋臼双柱骨折的手术，同时期开展了 Stoppa 入路膀胱修补、尿道会师及骨盆前环钢板内固定术。

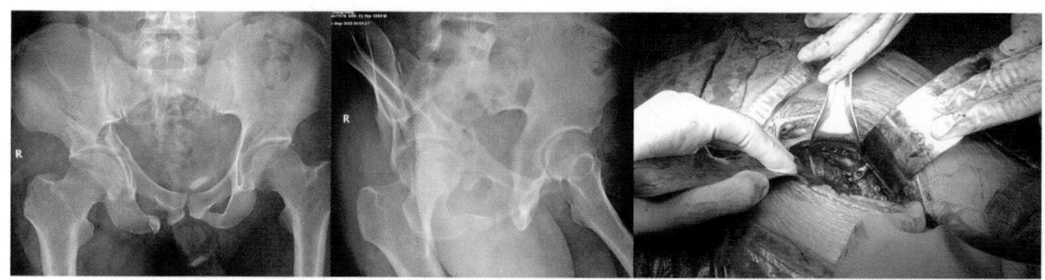

Stoppa 入路治疗髋臼双柱骨折（一）

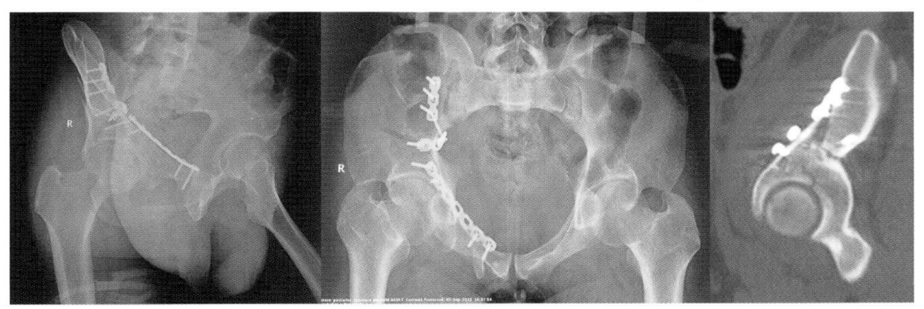

Stoppa 入路治疗髋臼双柱骨折（二）

2013 年 9 月 17 日，桑锡光开展了首例后外侧切口+腓骨头截骨治疗胫骨平台后外侧粉碎塌陷骨折的手术。

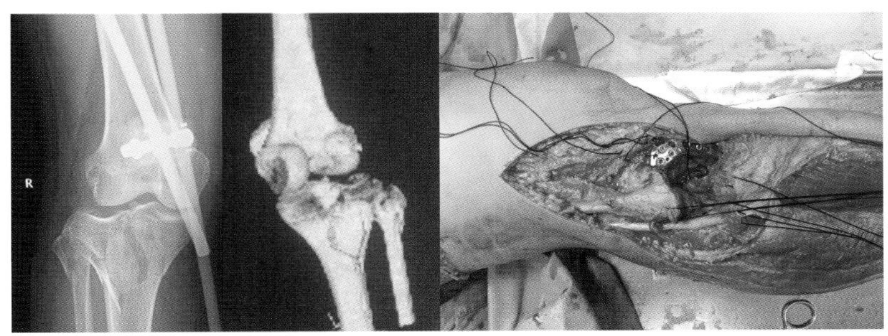

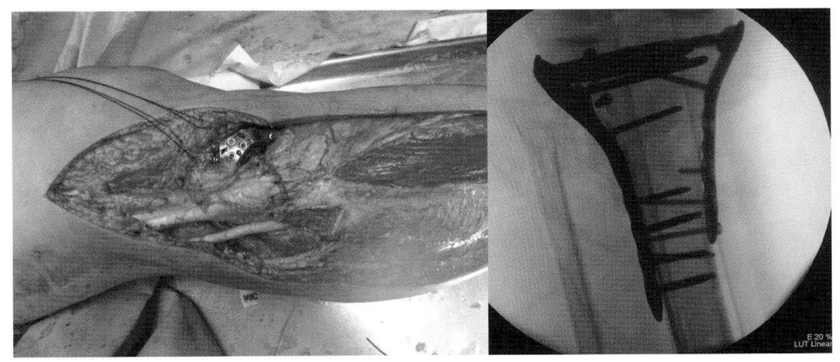

后外侧切口+腓骨头截骨治疗胫骨平台后外侧粉碎塌陷骨折

2014 年 5 月 27 日，桑锡光、王志勇完成了山东省内首例外架辅助下以距骨为模板的 Pilon 复位固定技术。

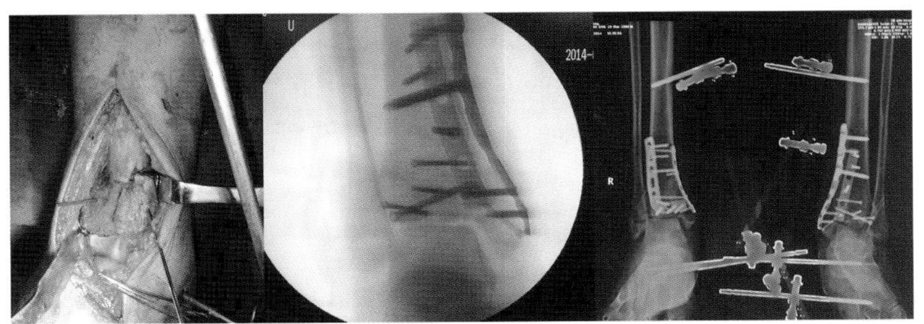

外架辅助下以距骨为模板的 Pilon 骨折复位固定技术

2014年3月19日，桑锡光带领团队开展了首例伴有Morel-Lavallee损伤和会阴撕裂的开放骨盆骨折和创伤失血性休克的系列急救，一期结肠造瘘、清创、骨盆稳定重建及腹腔高压综合征的治疗。

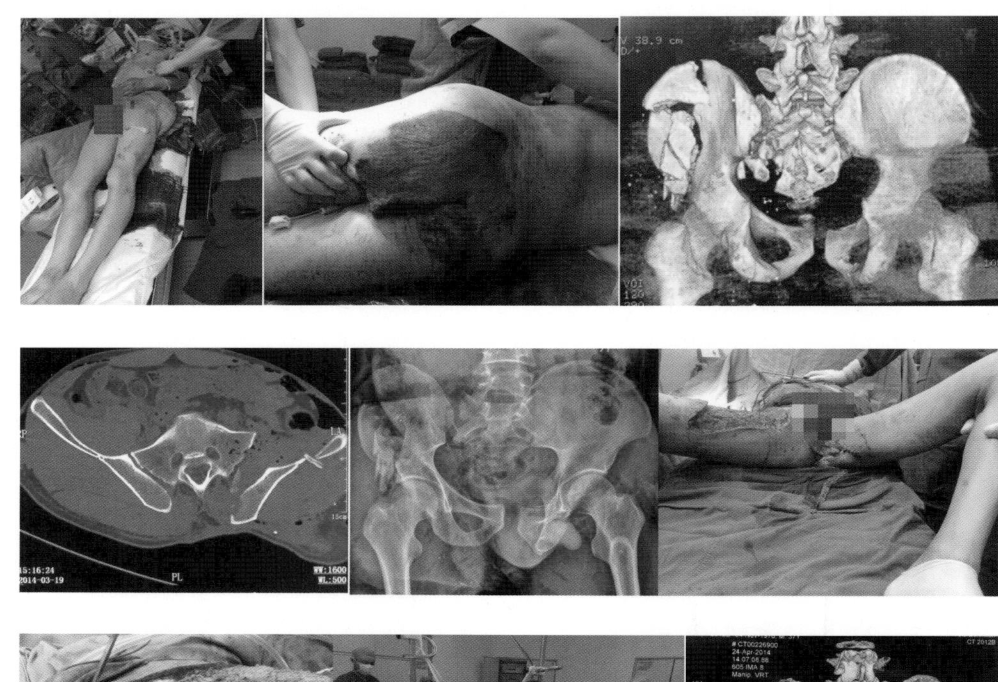

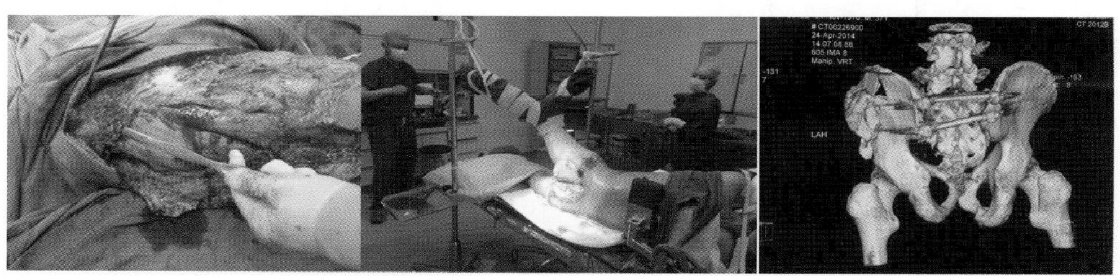

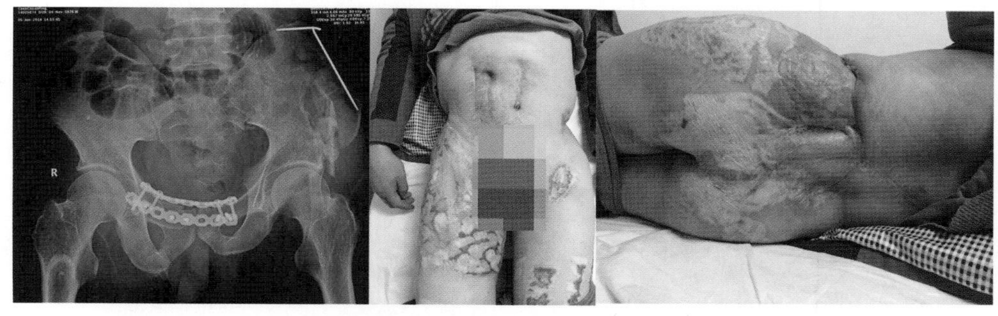

伴有Morel-Lavallee和会阴撕裂的开放骨盆骨折和创伤失血性休克的系列急救，一期结肠造瘘、清创、骨盆稳定重建及腹腔高压综合征的治疗

2015年4月16日，桑锡光开展了用微型双钢板固定术治疗尺骨鹰嘴骨折的手术。

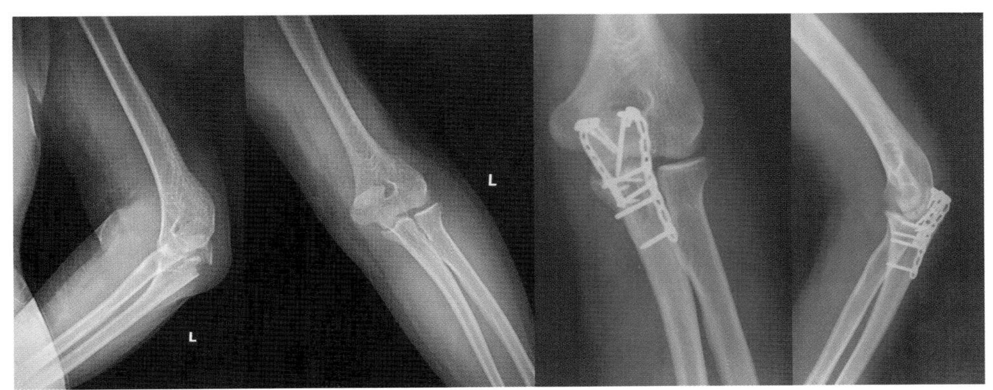

Mini 双钢板技术治疗尺骨鹰嘴骨折

2015 年 9 月 22 日，桑锡光开展了用胫骨截骨搬移术治疗骨不连和骨髓炎的手术。

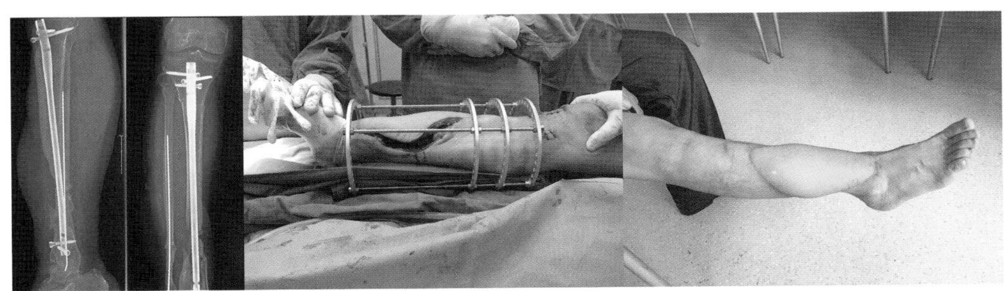

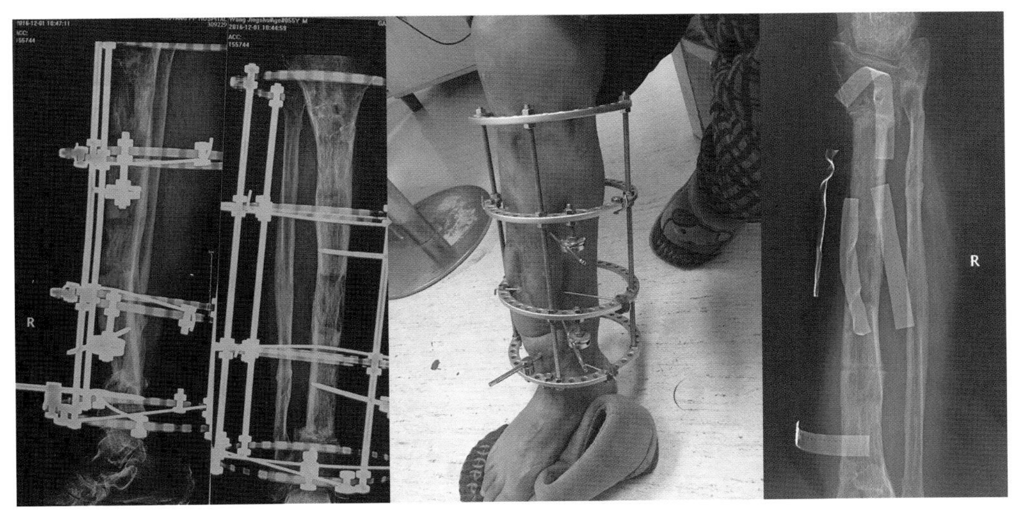

胫骨截骨搬移术治疗骨不连和骨髓炎

2016 年 6 月 14 日，桑锡光、李鹏宇、张源、王志勇治疗团队成功抢救了国内首例头、颈、胸、腹、盆钢筋贯穿伤（严重钢筋贯通伤）患者。

医德高尚
医术精湛
以病人为中心
以服务树信誉

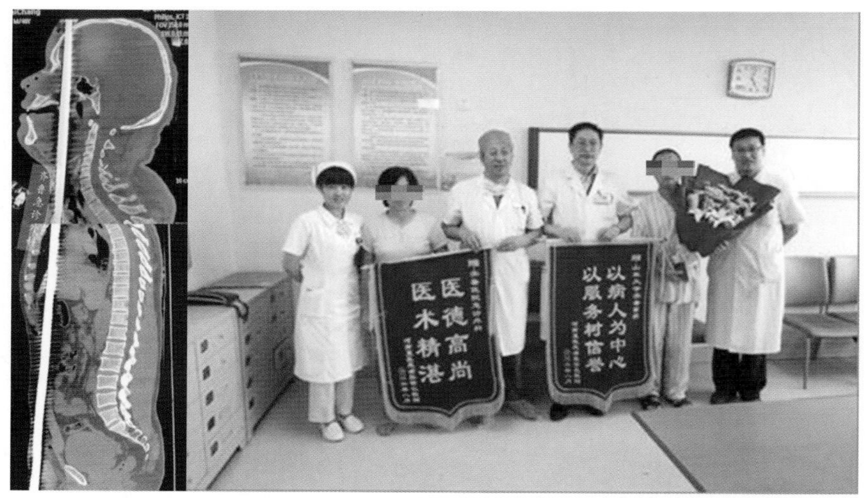

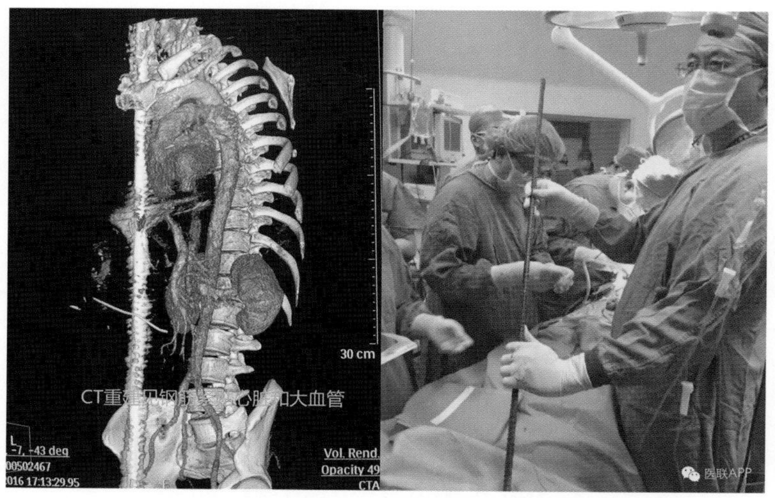

头、颈、胸、腹、盆钢筋贯穿伤患者的救治

2016 年 10 月 13 日，桑锡光、柳豪完成了山东省内首例 INFIX+骶髂螺钉微创固定骨盆前后环骨折的手术。

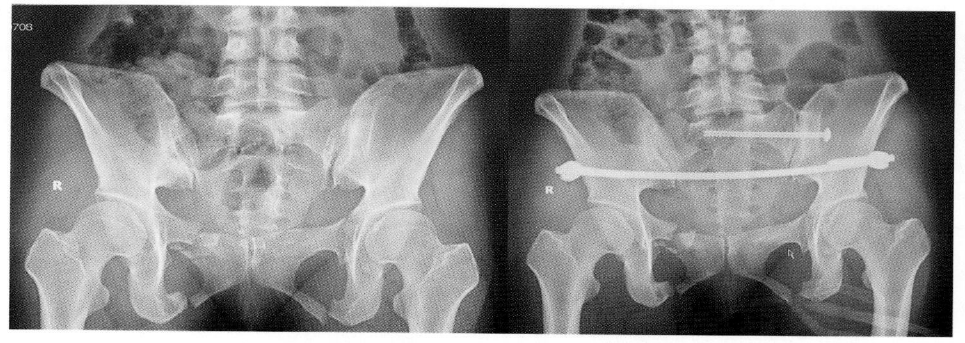

INFIX+骶髂螺钉微创固定骨盆前后环骨折

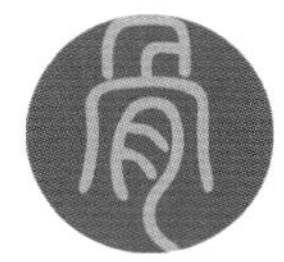

2016 年，桑锡光完成了后外侧胫骨平台倒“L”形切口多窗位显露与固定术。

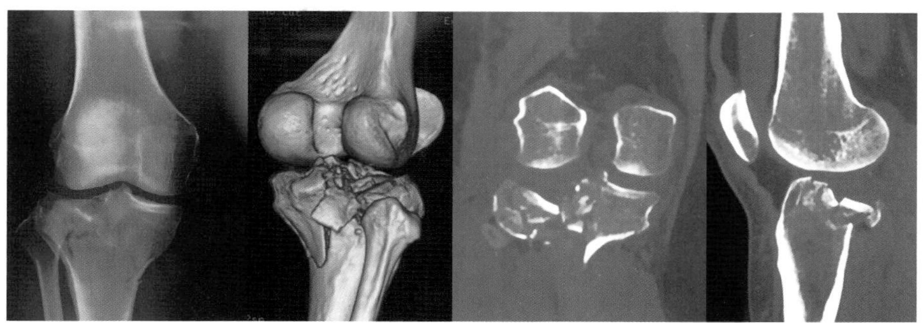

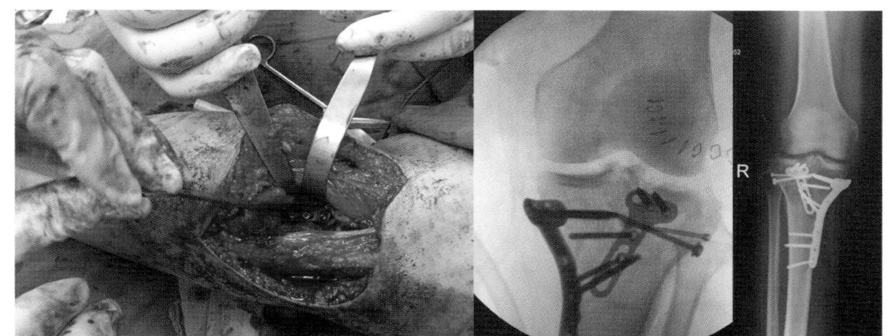

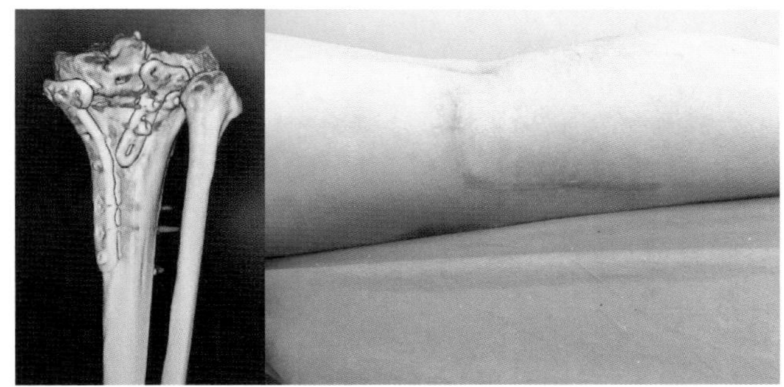

后外侧胫骨平台倒“L”形切口多窗位显露与固定术

2016 年，柳豪完成了应用微创经皮钢板内固定术 MIPPO 治疗膝关节假体周围骨折的手术。

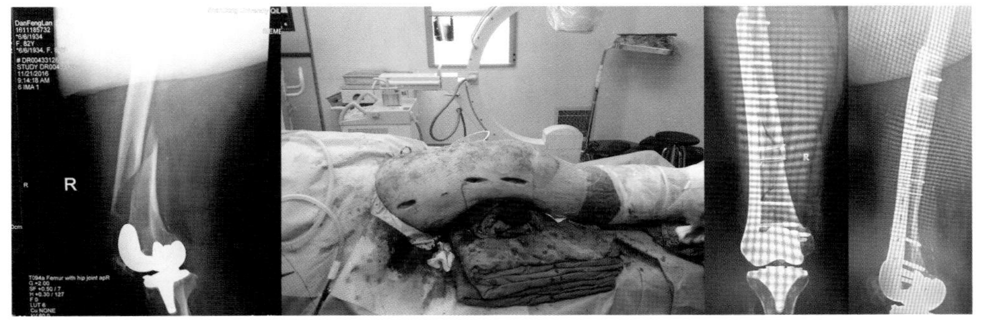

MIPPO 治疗膝关节假体周围骨折

2017年4月，柳豪完成了跗骨窦入路微创治疗跟骨骨折的手术。

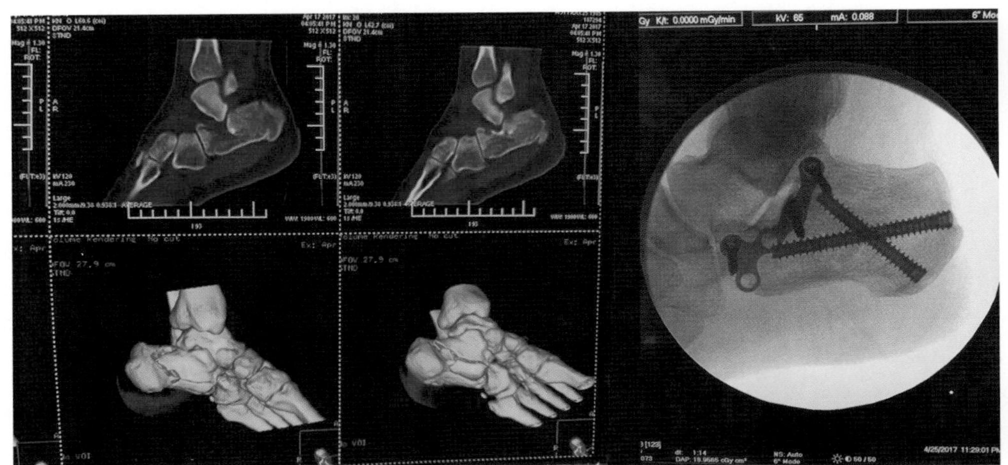

跗骨窦入路微创治疗跟骨骨折

2017年5月24日，桑锡光完成了山东省内首例髋臼双柱骨折后柱螺钉内固定术。

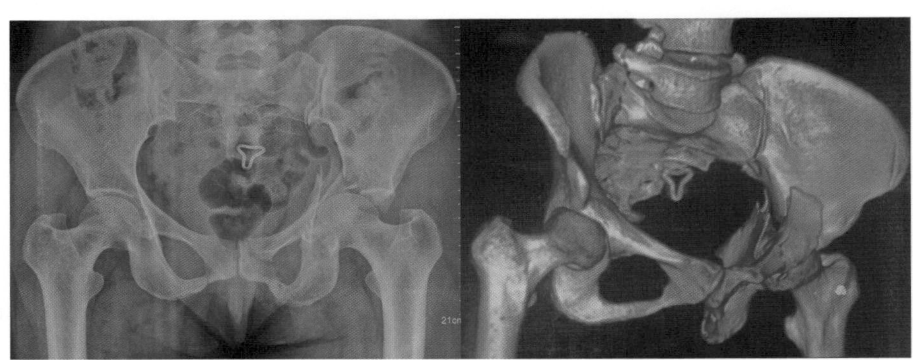

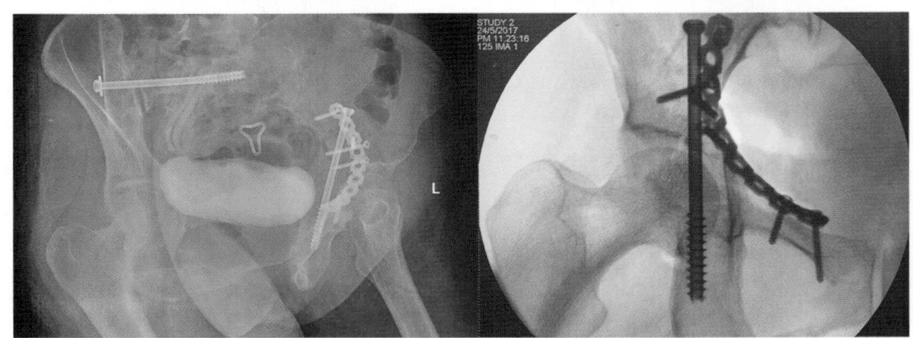

髋臼双柱骨折后柱螺钉内固定术

2018年6月，桑锡光在张英泽院士的指导下完成了首例“V”形胫骨平台骨折双反牵引闭合复位微创钢板内固定手术。

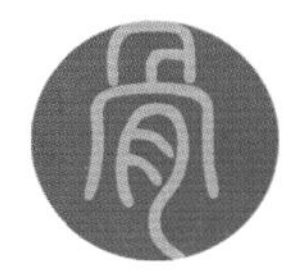

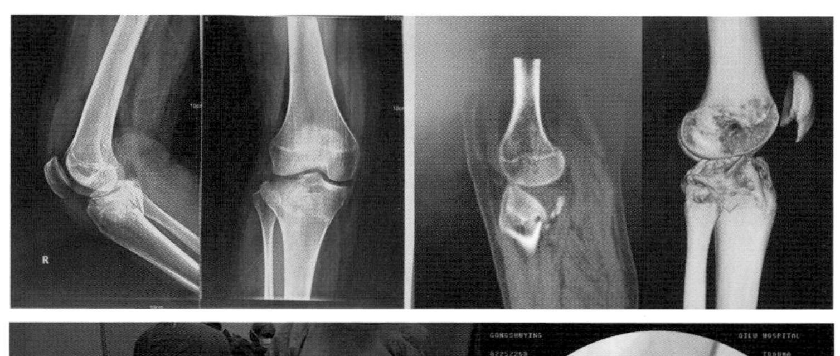

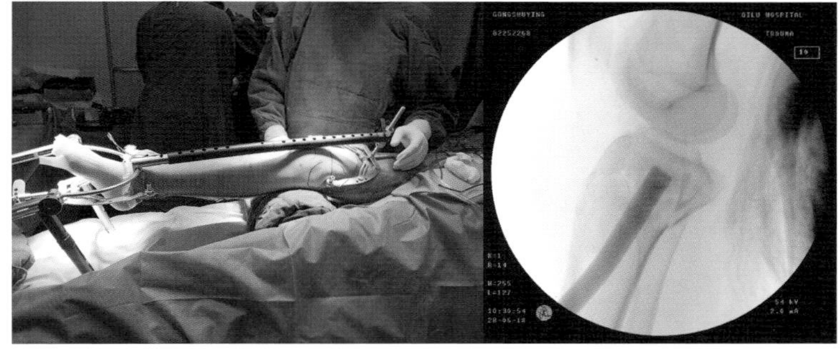

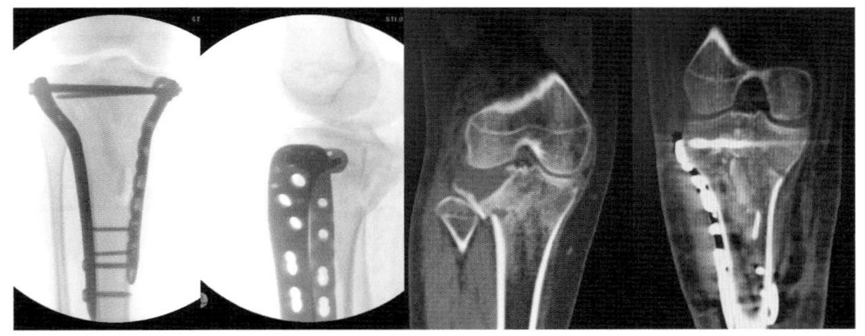

“V”形胫骨平台骨折双反牵引闭合复位微创钢板内固定手术

2017 年 12 月 12 日，桑锡光完成了院内首例腹直肌外侧入路治疗复杂髋臼双柱骨折的手术。

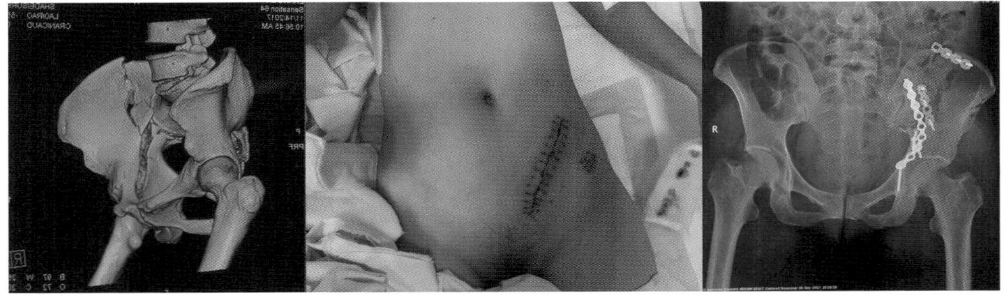

首例腹直肌外侧入路治疗复杂髋臼双柱骨折

2018 年 1 月 9 日，桑锡光、王志勇完成了山东省内首例 STARR 架辅助骨盆闭合复位通道螺钉固定骨盆骨折的手术。

2019 年，桑锡光完成了院内首例 K-L 入路转子截骨股骨头脱位技术治疗髋臼“T”形伴后壁骨折的手术。

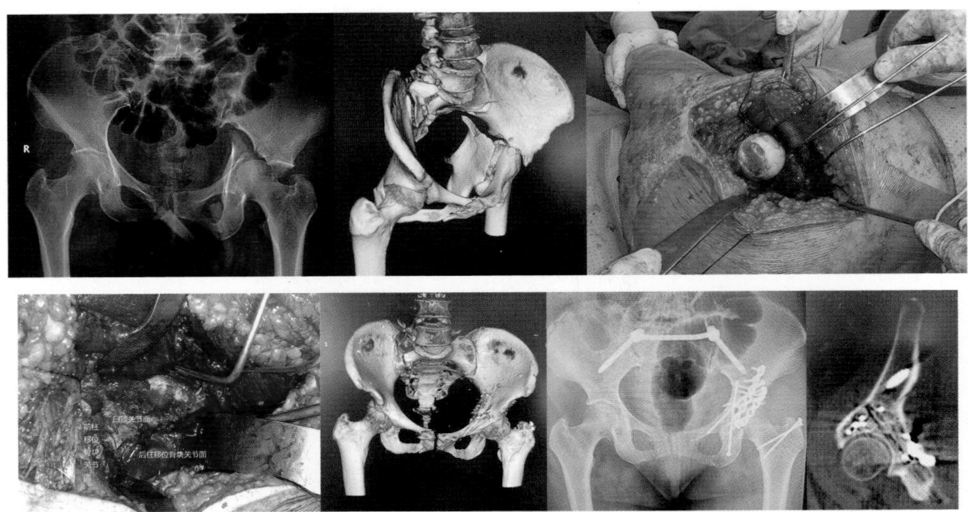

K-L 入路转子截骨股骨头脱位技术治疗髋臼"T"形伴后壁骨折

2019 年 9 月 30 日，桑锡光、柳豪、邱楷完成了院内首例机器人辅助下骨盆环骨折微创固定术。

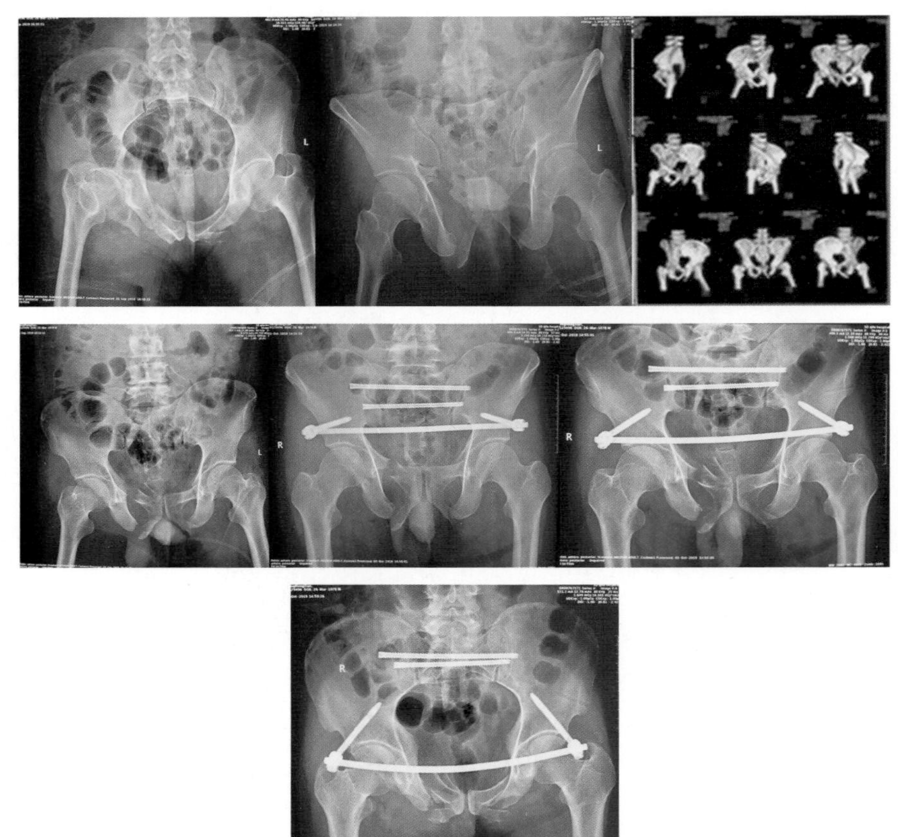

机器人辅助下骨盆环骨折微创固定术

创伤骨科特色技术项目：

（1）腰骶盆重建技术：治疗复杂的累及腰椎、骶骨及髂骨的多发严重创伤，此项技术可以一次性地完成骨盆前路及腰椎骶骨/骶髂关节后路的骨折-脱位的复位、内固定和植骨融合术，具有固定可靠、允许早期活动、减少手术次数的优点。

（2）环骨盆开放及微创固定技术：骨盆、髋臼骨折开放及微创复位内固定重建技术及骨盆环骨折合并 Morel-Lavallee 损伤的诊断与治疗技术，为闭合性、隐匿开放性与开放性骨盆骨折患者提供了流程化治疗，通过可靠评估及分期手术，可有效减少复位不良、各种感染等并发症。针对骨盆环损伤开展了微创固定术，如 INFIX 联合骶髂螺钉微创固定，经皮逆行及顺行耻骨支螺钉、后柱螺钉、LC-Ⅱ螺钉固定，机器人导航辅助下骨盆环经皮螺钉植入术。优化了髋臼骨折治疗方式，开展了单一入路治疗髋臼复杂骨折的手术。

（3）脊柱骨折开放及微创固定技术：包含齿状突骨折前路空心螺钉内固定术，寰枢椎椎弓根、侧块螺钉内固定技术及严重颈椎骨折脱位一期前路复位内固定术、胸椎和腰椎骨折后路开放及微创复位内固定术。

（4）闭合复位髓内钉固定技术：针对四肢骨干及干骺端区骨折开展闭合复位微创髓内钉固定，包含闭合复位髓内钉固定肱骨近端骨折、肱骨干骨折、尺桡骨多段骨折、全股骨骨折、全胫骨骨折等，在山东省内率先应用了 Multiloc（多维锁定）肱骨髓内钉、半伸直位髌上入路胫骨髓内钉、InterTan/MetaTan 股骨髓内钉。同时，针对老年股骨近端骨折开展了 ERAS 治疗，逐步优化了治疗流程。

（5）关节周围骨折微创治疗：针对关节周围骨折，如肱骨近端骨折、股骨远端骨折、胫骨近端骨折、胫骨远端骨折等部位，采用微创接骨板骨折技术治疗（MIPO），开展微创内固定。

（6）严重胸部外伤治疗：采用胸骨及肋骨内固定治疗连枷胸等严重胸部外伤技术，结合重症监护围手术期支持治疗，提高了合并胸部外伤的多发伤患者的救治成功率。

（7）严重软组织感染治疗：应用 VSD 及 VAC 负压吸辅助下治疗各种严重软组织感染，尤其针对环骨盆区及下肢广泛软组织损伤及感染，开展了清创、负压吸引封闭、感染控制、分期软组织修复的治疗流程。

◎ 科研与学术交流活动

（一）获奖情况

程林于 2017 年获第二届全国中青年骨科医师演讲比赛山东赛区、北区第一名，全国总决赛三等奖；2018 年获“万例挑一”病例挑战赛山东赛区创伤专业一等奖。

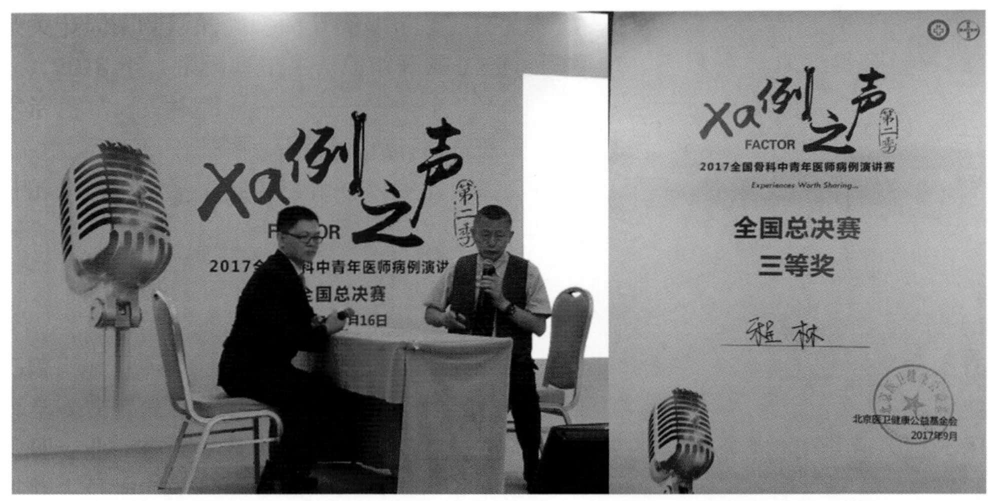

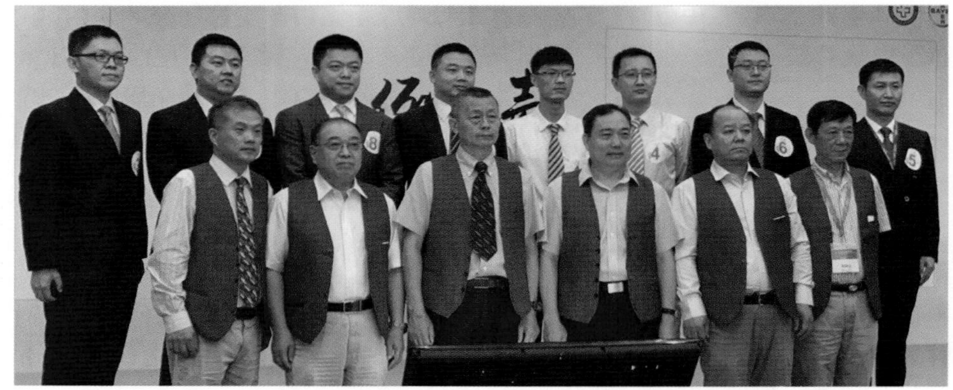

程林获 **2017** 年“第二届全国中青年骨科医师演讲比赛”山东赛区、北区第一名、全国总决赛三等奖

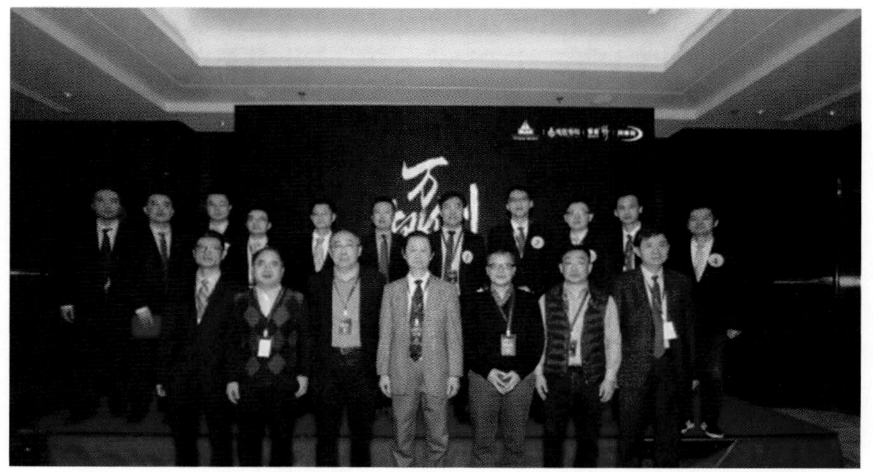

程林获 **2018** 年“万例挑一”病例挑战赛山东赛区创伤专业一等奖

邸楷于2018年获第三届全国中青年骨科医师演讲比赛山东赛区、北区第一名，全国总决赛二等奖

秦涛于2018年获“金手奖”山东赛区创伤组一等奖。

李永刚于2019年获第四届全国中青年骨科医师演讲比赛山东赛区一等奖。

（二）专利成果

桑锡光：

一种腰底盆损伤复位内固定装置，实用新型专利，专利号：ZL201620674107.9。

桑锡光、段书东：

一种皮肤吻合器中牵张条的制作模具，发明专利，专利号：ZL201610510820.4。

一种皮肤吻合器中黏贴板的制作模具，发明专利，专利号：ZL201610511190.2。

桑锡光、王满宜、孙德修：

万向锁定金属接骨板，实用新型专利，专利号：ZL20102001496.5。

（三）研究课题

课题名称	课题编号	授予单位及等级	时间	负责人
应急医学救治关键技术标准与装备集成系统研究	2019YFF0302303	部级/科技部	2019年	桑锡光
脑及周围神经损伤对骨折愈合的基础实验与临床系列研究	2008GG3002002	省级科技发展计划/山东省科技厅	2008年	桑锡光
腰椎-髂骨固定的解剖学与生物力学研究	2005HZ052	厅级/山东省卫生厅	2005年	桑锡光
颈脊髓损伤后低钠血症及尿崩的临床研究	200404123	院级/山东大学齐鲁医院	2004年	桑锡光

（四）学术论文汇总

1. 中文论文

张学义，蔡迺哲. 切开复位与关节内人工韧带法治疗陈旧性肩关节脱位[J].山东医刊，1961（2）：29，40.

张学义，蔡迺哲，师其智. 髋部损伤的治疗[J].山东医刊，1961（9）：5-6.

王永惕，崔维梁. 胫骨牵引加压固定器[J].山东医药，1980（5）：28-29.

王永惕，陈国瑞，张达. 带股方肌蒂骨移植加内固定治疗股骨颈骨折[J].中华外科杂志，1982，20（5）：289-291.

王永惕，汤继文. 88例股骨干骨折二次手术原因的剖析[J].山东医药，1987

（5）：2-4.

戴国锋，王永惕，陈国瑞，等. 股方肌骨瓣移植治疗股骨颈骨折的基础及临床研究[J].骨与关节损伤杂志，1995，10（6）：345-348.

王永惕，王韶进. 骨折的新分类方法[J].山东医药，1998，38（5）：36.

孙刚，戴国锋. 钢丝张力带固定治疗锁骨外侧端骨折和肩锁关节脱位[J].中国矫形外科杂志，1999，6（3）：212.

郑伟，聂林，李昕. 骨盆骨折合并多器官断裂、创伤性休克的处理体会[J].山东医药，2001，41（4）：48.

宫良泰，李炳海，宋若先. 单张力带内固定治疗四肢不稳定性骨折的临床研究[J]. 山东大学学报（医学版），2001，39（3）：258-259.

李明，刘培来，刘庆福，等. 用延长的髂骨切口手术治疗髋臼骨折[J]. 山东大学学报（医学版），2001，39（6）：577-580.

桑锡光，汤继文，张力，等. 带锁髓内钉在股骨胫骨干骨折临床应用中的若干问题[J].中国矫形外科杂志，2002，9（2）：122-123.

陈允震. 锁骨钩在锁骨外端骨折并移位治疗中的应用[J].山东医药，2002，42（15）：59.

贾玉华，赵成茂，孙海涛. AO中空加压螺丝钉治疗股骨颈骨折53例[J].山东医药，2002，42（18）：54.

罗永忠，聂林，孙磊，等. 长骨干骨折两种钢板内固定治疗方法的比较[J].中国矫形外科杂志，2002，10（14）：1387-1389.

孙刚，汤继文，刘培来，等. Y型钢板内固定治疗肱骨髁粉碎性骨折[J].山东大学学报（医学版），2003，41（4）：413-414+417.

孙刚，汤继文，刘巧慧，等. 动力髋螺钉内固定治疗粗隆部骨折102例疗效观察[J].山东医药，2003，43（33）：39-40.

刘培来，汤继文，李明，等. 动力髋螺钉的前倾角对治疗股骨转子间骨折的疗效观察[J].山东大学学报（医学版），2003，41（5）：514-516.

刘新宇，刘培来，薛晓云. 顺行肱骨交锁钉治疗肱骨干骨折[J].中华创伤骨科杂志，2003，5（4）：114-115.

刘海春，陈允震，杨子来. 三种内固定方式治疗股骨粗隆间粉碎性骨折疗效分析[J].山东医药，2004，44（15）：25-26.

孔庆利，李明，刘培来，等. 胫骨平台骨折54例治疗体会[J].山东医药，2004，44（15）：42-43.

杨子来，陈允震，刘海春. 手术治疗成人孟氏骨折桡骨小头的处理[J].中国矫形外科杂志，2004，12（12）：71-72.

孙刚，高金亮，刘巧慧，等. 急性脊髓损伤后某些血清元素变化的实验研究. 山东大学学报（医学版）. 2005，43（3）：231-234.

刘海春，陈允震，杨子来，等. 股骨粗隆间粉碎性骨折不同内固定疗效分析[J].中国骨与关节损伤杂志，2005，20（1）：18-20.

杨子来，陈允震，刘海春，等. 克氏针可吸收线张力带治疗锁骨骨折[J].临床骨科杂志，2005，8（1）：86.

李振峰，李明，刘培来，等. 钢板内固定及早期功能锻炼治疗 Bennett 骨折 12 例[J].中国骨与关节损伤杂志，2005，20（7）：478-479.

杨子来，陈允震. 可吸收内固定物在骨关节损伤中的应用[J].中国骨伤，2005，18（7）：446-448.

李德强，李明，刘培来，等. 肩胛骨骨折的治疗[J].临床骨科杂志，2005，8（5）：20-22.

李德强，李明，刘培来，等. Ender 氏针加钢丝张力带治疗肱骨近端严重粉碎性骨折[J].中国矫形外科杂志，2005，13（24）：1851-1853.

孙刚，高金亮. DHS 治疗股骨转子间骨折的疗效分析. 山东大学学报（医学版），2006，44（9）：908-910.

孙刚，高金亮，刘新宇，刘文广. 3 例创伤性脊柱骨盆分离的手术治疗[J].中国矫形外科杂志，2006，14（2）：153-154.

李明，刘培来，李振峰，等. 绳梯样固定器治疗长管状骨粉碎骨折的有限元分析[J].实用骨科杂志，2006，12（1）：32-35.

张雷，刘培来. 内固定治疗 Pilon 骨折的疗效分析[J].中国医药，2006，1（4）：230-232.

左振柏，李明，刘培来，等. 股骨重建钉治疗累及股骨干的复杂粗隆周围骨折[J].中国骨与关节损伤杂志，2006，21（4）：310-311.

徐瑞亮，毕鹏，陈允震，李牧. 自锁髓内钉治疗肱骨干骨折（附 18 例报告）[J].青海医药杂志，2006，36（4）：31-32.

李德强，李明，刘培来. 肱骨近端骨折治疗进展[J].临床骨科杂志，2006，9（3）：285-288.

徐瑞亮，毕鹏，陈允震. 股骨近端带锁髓内钉治疗股骨转子部骨折[J].中国骨伤，2006，19（8）：491-492.

李兵，刘新宇. 锁骨钩钢板治疗锁骨远端骨折和肩锁关节脱位[J].中国现代医药杂志，2006，8（9）：103.

王志勇，陈增海，于胜吉. 碱性成纤维细胞生长因子对体外培养的兔骨髓基质细胞生长特性的影响[J].山东大学学报（医学版），2006，44（11）：1090-1094.

张力，祁磊，侯勇，陈允震. 交锁髓内钉治疗肱骨近端骨折[J].中华创伤骨科杂志，2007，9（1）：81-82.

桑锡光，张立平，刘海春，等. 腰椎-髂骨固定的临床解剖学研究[J].中国临床解剖学杂志，2007（2）：156-159.

郑良孝，聂林. 骶骨螺钉固定方式的应用解剖学及生物力学研究进展[J].颈腰痛杂志，2007，28（2）：154-157.

刘培来，李明，张元凯，等. 桡骨远端骨折的手术治疗[J].山东大学学报（医学版），2007，45（7）：722-725.

郑良孝，聂林. 骶骨螺钉四种固定方式生物力学特性的有限元分析[J].中国骨与关节损伤杂志，2008，23（4）：302-305.

丁明，李明，刘培来，等. 创伤性膝关节脱位的治疗体会[J].创伤外科杂志，2008，10（3）：240.

孙元亮，桑锡光，李牧，等. Galveston 固定髂骨钉置入路径的研究[J].中华外科杂志，2008，46（11）：801-805.

林锦秀，李明，刘培来，等. 封闭负压引流技术治疗大面积皮肤软组织缺损并感染[J].创伤外科杂志，2008，10（6）：557.

桑锡光，张立平，李牧，等. 腰椎-髂骨固定术在 Denis Ⅲ区粉碎性骶骨骨折后骨盆环重建中的临床应用[J].中华创伤杂志，2008，24（12）：1013-1018.

黄峰，陈允震. 股骨粗隆间骨折的治疗进展[J].中国骨与关节损伤杂志，2009，24（6）：570-572.

祁磊，桑锡光，李牧，等. 创伤性腰骶盆损伤的临床特征及外科治疗[J].中华外科杂志，2009，47（24）：1892-1895.

王志勇，桑锡光，柳豪. 交锁髓内钉治疗尺桡骨骨折的回顾性疗效分析[J].山东大学学报（医学版），2011，49（1）：78-81.

焦广俊，王洪亮，刘海春，等. 高龄股骨粗隆间骨折的治疗经验[J].医学与哲学（临床决策论坛版），2011，32（10）：31-33.

焦广俊，刘海春，王洪亮，等. 股骨近端防旋髓内钉与 Gamma 钉固定治疗成人股骨转子间骨折的 Meta 分析[J].中国矫形外科杂志，2011，19（22）：1858-1862.

秦涛. 骨盆骨折合并 Morel-Lavallee 损伤 1 例报告[J].山东医药，2013，53（14）：11.

李建宏，刘海春，陈允震. PFNA 与 DHS 治疗成人股骨粗隆间骨折的 Meta 分析[J].实用骨科杂志，2013，19（5）：396-401.

杨子来，来秀芬，陈允震. 高龄股骨粗隆间骨折治疗策略的临床研究[J].中国骨与关节损伤杂志，2013，28（8）：764-765.

刘金伟，刘海春，武文亮，等. 锁定加压钢板联合自体骨治疗非感染性股骨骨不连的疗效观察[J].医学与哲学，2013，34（12）：52-55.

徐向彦，陈允震，张凯，等. Gamma 3 钉治疗老年股骨粗隆间骨折患者围术期隐性失血的特点[J].中国老年学杂志，2014，34（15）：4216-4218.

桑锡光，秦涛. 负压封闭引流技术在肢体和腹部创伤中的应用[J].创伤外科杂志，2015，17（1）：5-8.

李春光，桑锡光，等. 髂骨淤斑症对盆部多发伤内脏损伤的早期诊断价值[J].山东医药，2016，56（18）：83-84.

侯勇，李经坤，司萌，等. PFNA 治疗老年股骨粗隆间骨折临床疗效分析[J].创伤外科杂志，2017，19（3）：164-168.

李春光，桑锡光，石恩东，等. 髂骨瘀斑征在骨盆骨折合并腹部空腔脏器损伤中的诊断价值[J].中国矫形外科杂志，2017，25（16）：1478-1482.

李鹏宇，桑锡光，张源，等. 全身钢筋贯通伤救治策略[J].创伤外科杂志，2017，19（9）：715-716.

张源，王广辉，张泽立，等. 损害控制外科治疗重型颅脑损伤合并多发四肢骨折的疗效[J].中华创伤杂志，2017，33（11）：1032-1037.

张泽立，黄齐兵，张源，等. 损伤控制骨科技术在重型颅脑损伤合并四肢骨折救治中的效果分析[J].中华医学杂志，2019，99（48）：3797-3802.

王志勇，李永刚，桑锡光. 附加钢板联合断端清理去皮质化植骨治疗股骨干骨折髓内钉术后无菌性骨不连[J].骨科临床与研究杂志，2020，5（1）：4-8.

2. 外文论文

Sang X，Wang Z，Shi P，et al. CGRP accelerates the pathogenesis of neurological heterotopic ossification following spinal cord injury[J]. Artificial Cells Nanomedicine and Biotechnology，2019，47（1）：2569-2574.

Li Y，Li PY，Sun SJ，Y，et al. Chinese Trauma Surgeon Association for management guidelines of vacuum sealing drainage application in abdominal surgeries-Update and systematic review[J]. Chinese Journal of Traumatology，2019，22（1）：1-11.

Li Y，Wang Z，Li J，et al. Diallyl disulfide suppresses FOXM1-mediated proliferation and invasion in osteosarcoma by upregulating miR-134[J]. J CELL BIOCHEM，2019，120（5）：7286-7296.

Li Y，Sang X，Wang Z，et al. Iliac screw for reconstructing posterior pelvic ring in Tile type C1 pelvic fractures[J]. Orthopaedics & Traumatology：Surgery & Research，2018，104（6）：923-928.

Li Y，Wang Z，Sang X. Subclavian vein thrombosis and fatal pulmonary embolism after proximal humerus fracture surgery[J]. Journal of orthopaedic surgery（Hong Kong），2019，27（1）：1-4.

Sang X，Wang Z，Qin T，et al. Elevated concentrations of hypoxia-inducible factor-1α in patients with fracture and concomitant traumatic brain injury[J]. Annals of clinical biochemistry，2017，54（5）：584-592.

Sang XG，Wang ZY，Cheng L，et al. Analysis of the mechanism by which nerve growth factor promotes callus formation in mice with tibial fracture[J]. Experimental and Therapeutic Medicine，2017，13（4）：1376-1380.

Liu HC，Chen YZ，Sang XG，et al. Management of lumbosacropelvic fracture-dislocation using lumbo-iliac internal fixation[J]. Injury，2012，43（4）：452-457.

（五）对外学习交流活动

桑锡光于 2004 年 9~11 月赴英国牛津大学拉德克利夫（Radcliffe）医院及纳菲尔德（Nuffield）医院进修创伤骨科及关节外科，于 2012 年 6 月赴香港中文大学威尔斯亲王医院接受培训，于 2013 年 8 月赴德国汉堡大学医学创伤中心访问学习，于 2016 年 12 月至 2017 年 1 月赴华盛顿大学港景医学中心访问学习。

柳豪于 2015 年 10 月赴德国汉堡大学医学中心访问学习，于 2015 年赴香港中文大学威尔斯亲王医院学习。

秦涛于 2016 年 8～11 月赴美国康涅狄格大学哈特福德医院创伤骨科学习。

（六）主办、承办的会议及学习班等

2002 年，首届山东省医学会创伤外科学分会年会在济南召开。

2012 年，山东省第一届急诊创伤研讨会暨首届肩肘论坛在济南举办。

2013 年，首届三校急诊创伤论坛暨山东省第二届急诊创伤研讨会在济南召开。

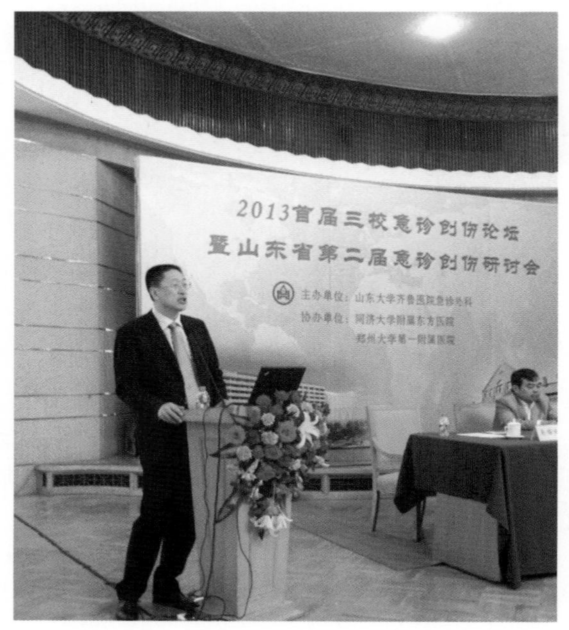

2013 年，首届三校急诊创伤论坛暨山东省第二届急诊创伤研讨会在济南召开

2014 年，首届山东省医师协会急诊创伤医师分会成立大会在济南召开。

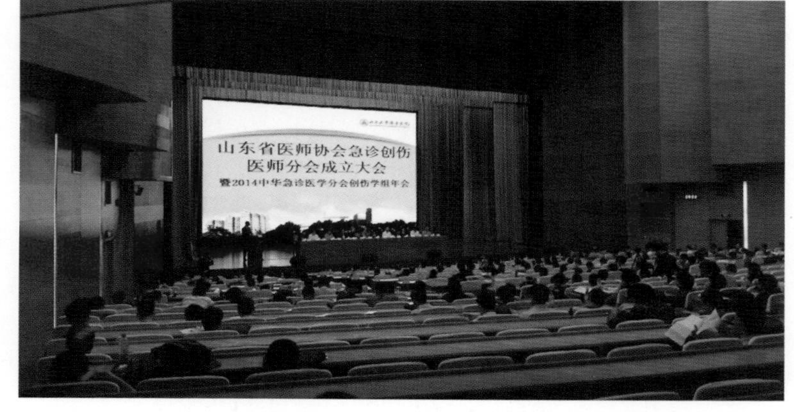

2014 年，首届山东省医师协会急诊创伤医师分会成立大会在济南召开

2015 年，第二届山东省医师协会急诊创伤医师分会年会在烟台召开。

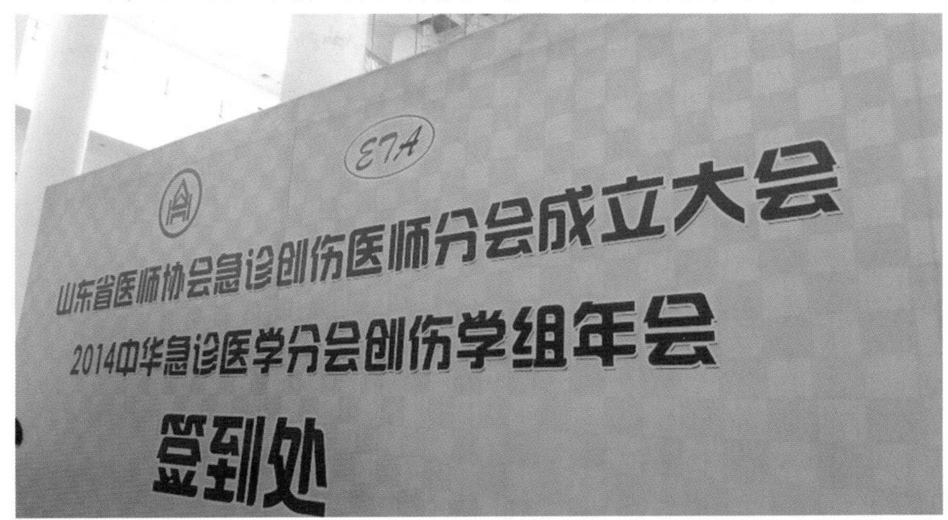

2014 年，首届山东省医师协会急诊创伤医师分会成立大会的签到处

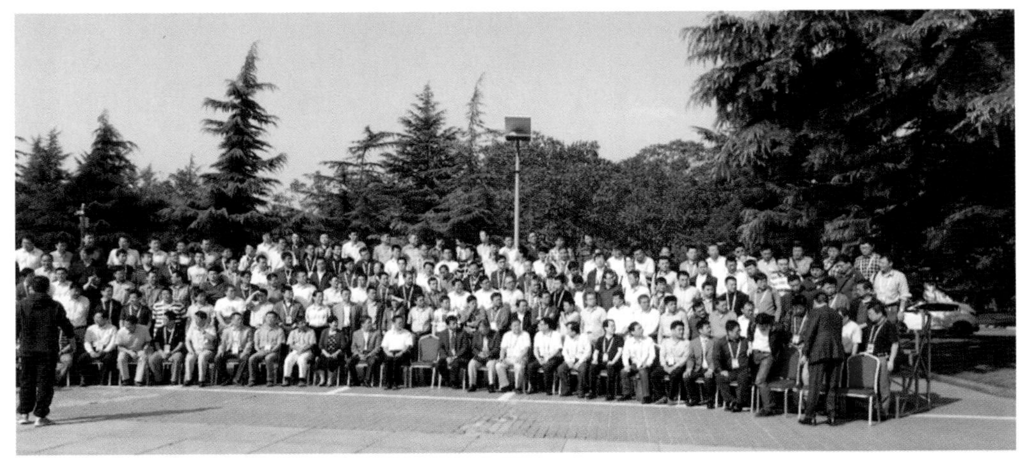

2014 年，山东省医师协会急诊创伤医师分会成立大会、2014 年中华急诊医学分会创伤学组年会人员合影

2015 年，山东省创伤医学学术会议在济南召开。

2016 年，第三届山东省医师协会急诊创伤医师分会年会暨第四届三校急诊创伤论坛在济南举办。

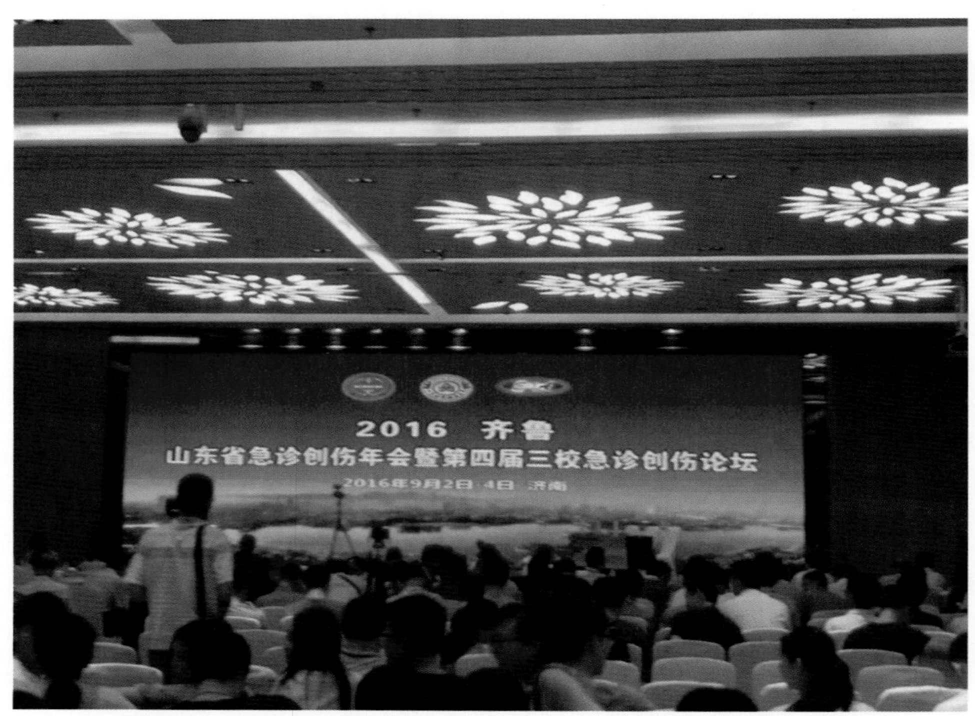

2016 年，山东省急诊创伤年会暨第四届三校急诊创伤论坛在济南举办

2017 年，第四届山东省医师协会急诊创伤医师分会年会在济南召开。

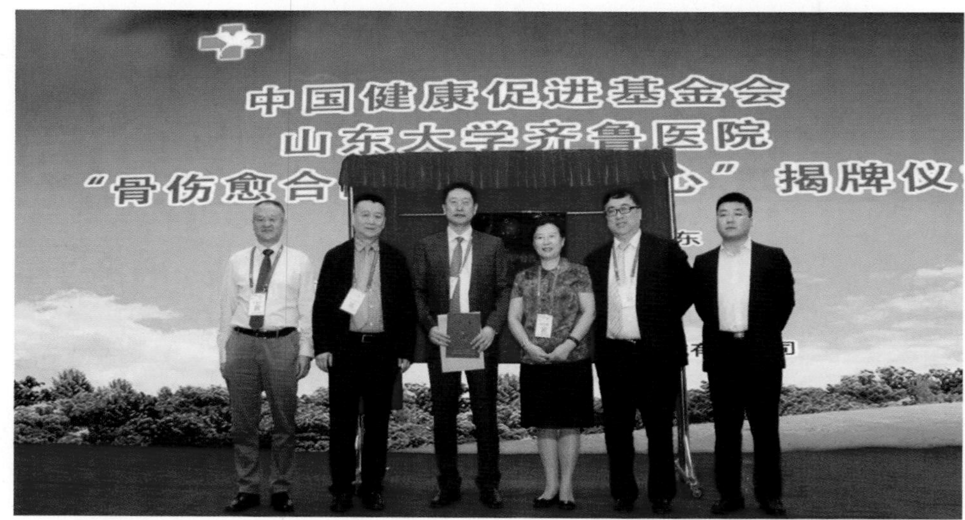

2017 年，第四届山东省医师协会急诊创伤医师分会年会在济南召开

2018 年，中国医师协会第四届创伤外科医师年会、山东省医师协会第五届急诊创伤医师年会暨山东大学齐鲁医院急诊外科成立十周年急诊创伤高峰论坛在济南举办。

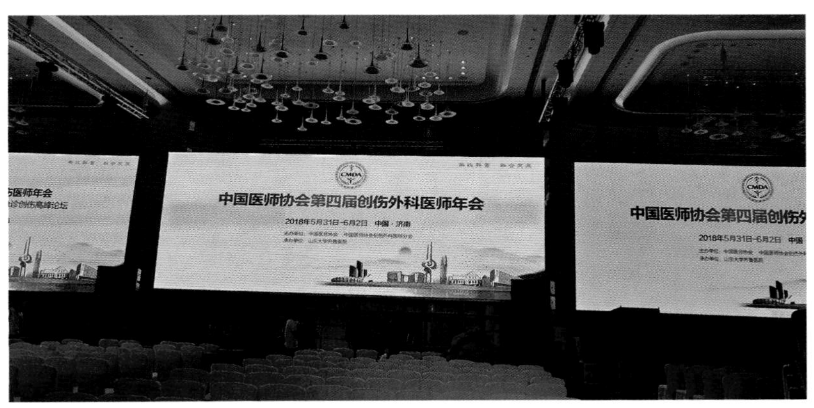

2018 年 6 月，中国医师协会第四届创伤外科医师年会、山东省医师协会第五届急诊创伤医师年会暨山东大学齐鲁医院急诊外科成立十周年急诊创伤高峰论坛在济南举办

2019 年，山东省急诊创伤骨科高峰论坛、山东省创伤骨科专科联盟成立大会暨山东省急诊创伤医师分会第六届年会在济南召开。

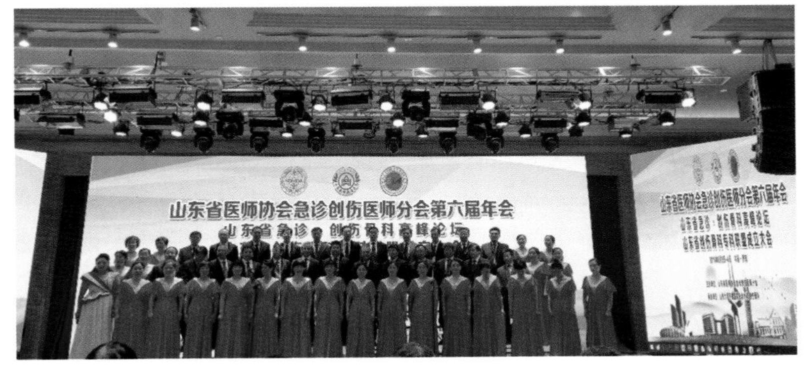

2019 年 8 月，山东省急诊创伤骨科高峰论坛、山东省创伤骨科专科联盟成立大会暨山东省急诊创伤医师分会第六届年会在济南举办

◎ 科室成员简介

桑锡光

桑锡光，男，1966 年 4 月出生，中共党员，主任医师，硕士研究生导师，目前任山东大学齐鲁医院骨科副主任、创伤骨科主任、急诊科副主任、急诊外科主任、院前急救科主任。

【教育背景】

1985 年 9 月至 1988 年 7 月就读于于武汉冶金医学专科学校医疗系；1994 年 8 月至 1997 年 7 月在山东医科大学师从王集锷教授，攻读骨科硕士研究生，获得硕士学位；2001 年 9 月至 2004 年 7 月在山东大学医学院师从汤继文教授，攻读骨科博士研究生，获医学博士学位。2004 年赴英国牛津大学约翰 · 拉德克利夫医院

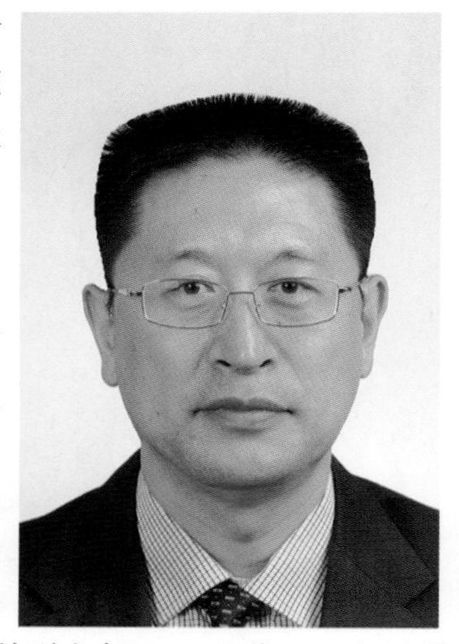

（John Radcliffe Hospital）进行学术交流（担任创伤骨科 fellow），2012 年赴香港中文大学威尔士亲王医院（Prince of Wales Hospital）接受创伤培训，2017 年赴美国西雅图港景医疗中心（Harboview Medical Center）下属的创伤中心研修。

【工作经历】

1988 年 7 月至 1994 年 8 月在山东省三山岛金矿医院外科工作，1997 年 7 月至 2000 年 10 月在山东医科大学附属医院（现山东大学齐鲁医院）骨科工作，2000 年 10 月至 2008 年 5 月在山东大学齐鲁医院骨创科工作；自 2008 年 6 月 1 日起，以急诊科副主任的身份创建山东大学齐鲁医院急诊外科并工作至今。历任住院医师、主治医师、副主任医师、主任医师、急诊科副主任（2006 年）、急诊外科主任（2012 年至今）、院前急救科主任（2014 年至今），2017 年兼任创伤骨科主任，2018 年兼任骨科副主任。

【工作专长】

以骨折重建为目标导向的多发伤救治流程与技术，损伤控制学环境下骨盆骨折合并闭合与开放 Morel-Lavallée 损伤的阶梯治疗，腰骶盆损伤后髂骨钉技术的功能重建，骨盆骨折微创治疗的闭合复位骶髂螺钉+Infix 技术，髂腹股沟入路、K-L 入路、经腹肌入路、Stoppa 入路等治疗复杂骨盆臼骨折，肱骨近端骨折 3/4 部分髓内钉技术，四肢各部位闭合复位髓内钉技术，骨不连、骨髓炎及骨折畸形愈合及开放骨折骨缺损的骨搬移肢体功能重建技术，连枷胸的外科治疗及肋骨骨折内固定技术，齿状突骨折前路空心螺钉内固定技术及寰枢椎椎弓根侧块螺钉内固定技术，脊柱骨折脱位治疗技术，臂丛神经损伤的修复重建。

【学术兼职】

中国医师协会第四届创伤外科分会副会长、国家创伤医学中心第一届专家委员会委员、中国创伤救治联盟常委、中国医学救援协会动物伤害救治分会副会长、中华医学会骨科分会外固定与肢体重建学组委员、中华医学会创伤外科分会多发伤学组委员、中华医学会急诊医学分会创伤学组副组长、中华医学会创伤外科分会多发伤学组委员。

创建并担任山东省医师协会急诊创伤医师分会主任委员，创建并担任山东省创伤骨科专科联盟会长。

山东省灾难医学分会副主任委员、山东省创伤外科分会副主任委员、中国医疗保健国际交流促进会创伤骨科康复学组委员、中国医疗保健国际交流促进会骨科分会骨盆髋臼损伤学组委员、中国老年学会创伤骨科学术工作委员会委员、SICOT 中国部肩肘外科专委会常务委员、山东省疼痛医学会骨外科专业委员会常委、中国医学救援协会灾害救援分会第一届理事会常务理事、中国老年学和老年医学学会老年骨科分会全国委员、中国老年医学学会骨与关节分会第一届委员会委员。

《山东医药》编辑部编委、《中华创伤杂志英文版》通讯编委、《中华创伤杂志》特约审稿人、《创伤外科杂志》特约审稿人。

AO 创伤中国讲师、OTC 中国分会讲师、施乐辉创伤骨科讲师、国家卫健委骨创伤能力培训讲师。

【个人感言】

努力创造机会，奋斗成就人生。

王志勇

王志勇，医学博士，山东大学齐鲁医院创伤骨科副主任医师。

【教育背景】

1995 年至 2000 年在山东医科大学临床医学专业学习，获医学学士学位；2000 年至 2003 年在山东大学医学院攻读骨外科硕士研究生，获医学硕士学位；2012 年至 2014 年在山东大学医学院攻读骨外科博士研究生，获医学博士学位。

【工作经历】

2003 年入齐鲁医院急诊外科工作，2006 年晋升为主治医师，2017 年晋升为副主任医师。

【社会兼职】

中国医师协会创伤外科医师分会多发伤专委会委员、中华医学会骨科分会青年委员会肩肘学组委员、山东省医学会骨科分会创伤学组委员、山东省医学会创伤分会多发伤学组副组长、山东省医师协会急诊创伤医师分会委员、山东省医师协会急诊创伤医师分会青年委员会副主委、山东省医师协会骨科医师分会快速康复学组副组长。

【专业特长】

从事创伤骨科救治工作十余年，擅长四肢和骨盆髋臼骨折的微创治疗、脊柱脊髓损伤的手术治疗、关节内骨折的手术治疗以及多发创伤、创伤危重症的救治。主持省级研究课题 2 项，以第一作者或通讯作者的身份发表 SCI 论文 4 篇。

【个人感言】

有时去治愈，经常去帮助，总是去安慰。

柳　豪

柳豪，医学博士，山东大学齐鲁医院创伤骨科副主任医师。

【教育背景】

1994 年至 2001 年在山东医科大学临床医学（七年制）专业学习，获硕士研究

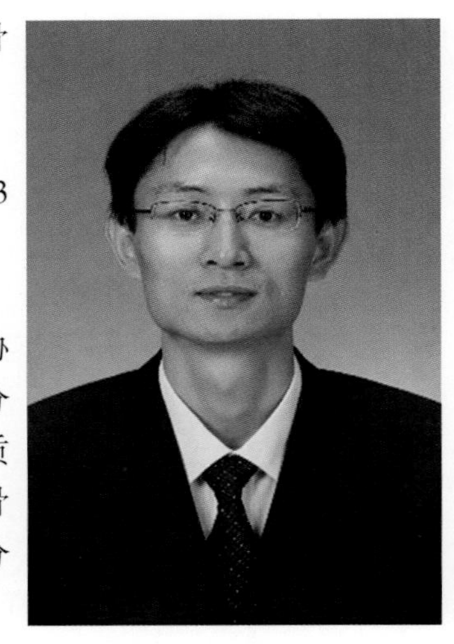

生学位；2015 年至 2017 年在山东大学医学院攻读骨外科博士研究生，获医学博士学位。

【工作经历】

2001 年入山东大学齐鲁医院急诊外科工作，2003 年晋升为主治医师，2017 年晋升为副主任医师。

【社会兼职】

国际内固定学会 AOTRAUMA 会员、中国医师协会骨科医师分会会员、中国医师协会创伤外科医师分会创伤感染专业委员会委员、中国医药教育协会骨质疾病专业委员会修复重建分会委员、山东省医学会骨科学分会创伤学组委员、山东省医师协会急诊创伤分会委员、山东省老年学会骨科分会委员等。

【专业特长】

长期从事骨科创伤和多发伤的救治工作，擅长四肢、脊柱骨折和骨盆髋臼骨折的微创手术治疗，以及慢性骨髓炎和骨不连的诊治。曾先后赴香港中文大学威尔士亲王医院和德国汉堡大学医学中心访学，以第一作者的身份在国际专业期刊上发表论文 2 篇并被 SCI 收录，此外还发表中文论文数篇。

【个人感言】

对得起病人，对得起良心。

李炳海

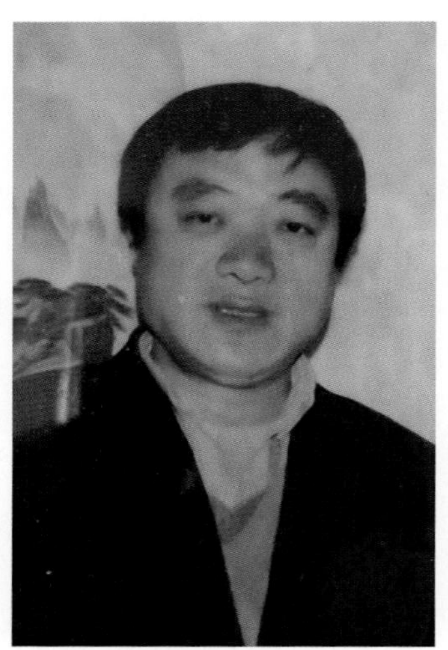

李炳海，1946 年出生，山东大学齐鲁医院副主任医师。

【教育背景】

1974 年毕业于山东医科大学医疗系。

【工作经历】

1974 年入山东医科大学附属医院（现山东大学齐鲁医院）大外科工作，历任住院医师、主治医师、副主任医师。60 岁退休后，又返聘至骨外科工作 10 年，至 71 岁全退至今。

任住院医师期间，曾系统轮转医院大外科 7 年，具有广泛、坚实的各科医学知识及实际操作技能。于 1981 年专注于骨科专业。工作认真负责，具有良好的医风医德，从医五十多年无医疗差错事故发生。

【专业特长】

通晓骨科基本技能，擅长创伤外科疾病的诊治，具有丰富的临床经验。对各类复杂骨折兼具皮肤及广泛软组织缺损的处理具有独到的经验。在膝关节三联征、指关节屈曲畸形的矫治以及久治不愈的溃疡性皮瓣转移治疗方面也具有丰富的临床经验。

在2001~2005年，连续5年创骨外科门诊量第一的纪录。

李永刚

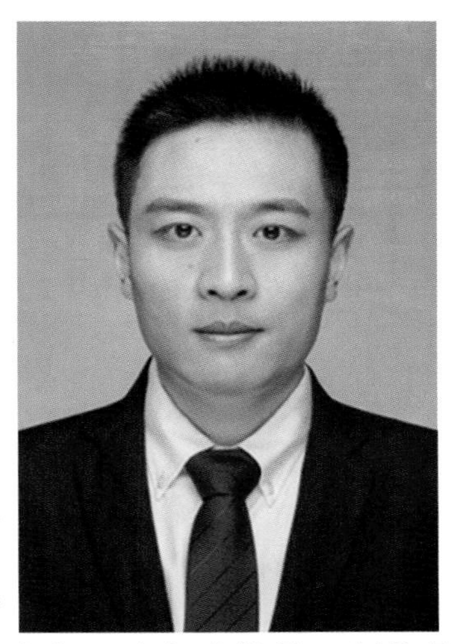

李永刚，男，1983年出生，中共党员，医学博士，山东大学齐鲁医院创伤骨科副主任医师。

【教育背景】

2007年6月本科毕业于济宁医学院，获学士学位；2007年9月至2010年6月在山东大学医学院攻读骨科硕士研究生，师从李牧教授，获硕士学位；2010年9月至2013年6月在山东大学医学院攻读骨科博士研究生，师从李建民教授，获博士学位。

【工作经历】

2013年8月至2014年5月在山东大学齐鲁医院急诊外科（创伤骨科专业）任住院医师，2014年5月至2019年8月在山东大学齐鲁医院急诊外科（创伤骨科专业）任主治医师，2019年9月至今在山东大学齐鲁医院急诊外科（创伤骨科专业）任副主任医师。

【工作专长】

致力于各种创伤性骨折的治疗，擅长四肢骨折、脊柱骨折及关节周围骨折的微创治疗，此外也擅长严重开放性骨折、严重多发伤、严重复合伤等创伤急危重症的综合救治，在骨盆髋臼骨折、骨不连、骨折畸形愈合及骨髓炎的诊治方面具有丰富的临床经验。在严重多发伤患者的救治方面，获得山东大学齐鲁医院疑难危重病例抢救二等奖和三等奖各1次。主持国家自然科学基金1项及山东省优秀中青年科研奖励基金1项，参与科技部国家重点研发计划1项，获得山东省科技进步二等奖1次及山东省医学科技创新成果奖二等奖1次，以第一作者的身份发表SCI论文十余篇。

【学术兼职】

中国医师协会骨科医师分会青委会委员、山东省医学会创伤外科学分会创伤感染学组委员、山东省医师协会骨外科医师分会快速康复学组委员、山东省医师协会急诊创伤医师分会多发伤专委会秘书、山东省老年医学学会骨科专业委员会委员、山东中西医结合学会骨科专业委员会委员、山东中西医结合学会信息与智能化专业委员会委员。

【个人感言】

一份耕耘，一份收获。

第五章　山东大学齐鲁医院手足外科志

山东大学齐鲁医院的显微外科工作是从断指（肢）再植开始的，断指（肢）再植的成功是我国医学科学的一项重大成就，并持续几十年居于国际领先水平。1963 年，上海陈中伟教授成功完成首例断肢再植手术之后，1965 年，山东大学齐鲁医院（原山东医学院附属医院）的陈国瑞教授也开展了断指（肢）再植的研究工作，之后涌现出了一批批优秀的显微外科医生，并留下了那些当年堪称奇迹的病例资料。这所有的一切无时无刻不提醒着我们，在这所历史悠久的百年老院中，齐鲁骨科人一直在坚守显微外科的阵地。据陈国瑞教授统计，1965~1972年的 42 例再植病例中，完全离断再植的成功率为 73. 3%，不全离断再植的成功率为 75%。

经过陈国瑞教授、王永惕教授、王集锷教授等几辈人的传承，2011 年，山东大学齐鲁医院骨科整体搬入华美楼，学科专业进一步细化。2011 年 11 月 9 日，朱磊主任、许庆家副主任和崔宜栋、林俊豪、裴艳涛医生在华美楼 8 楼 B 区创建了手足外科病区，延续传承着齐鲁骨科人在显微外科及手足外科领域的奋斗精神。

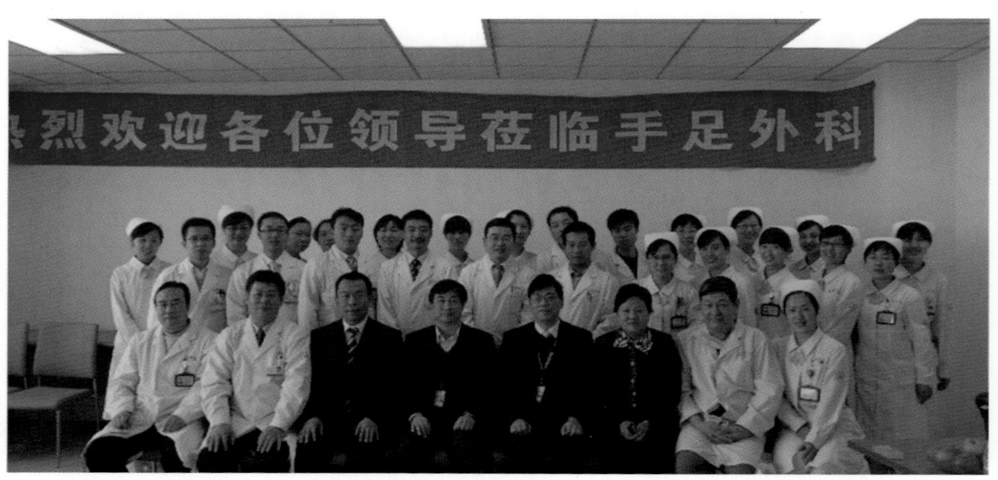

手足外科成立合影

朱磊任骨科副主任兼手足外科病区主任，许庆家任手足外科病区副主任，乔丽任病区护士长。成立之初，手足外科病区有 5 名医师，19 名护士，开放床位 52 张，同时开设手足外科支具及功能康复室。2014 年，建立了临床解剖实验室。

2012 年，王俊涛、王刚由山东大学齐鲁医学院毕业后分配至手足外科。

2013 年，孙玉亮、张虹由山东大学齐鲁医学院毕业后分配至手足外科。

2015 年，刘奔由山东大学毕业（纽约大学联合培养）后分配至手足外科。

2016 年，张宝庆由北京大学毕业后分配至手足外科。

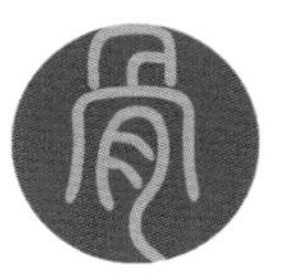

至2020年，山东大学齐鲁医院手足外科共有11名医师，其中高级职称者2人，中级职称者7人，初级职称者2人；26名护士。截至2019年12月，共培训来自全国各地的进修医师75人，另有国际研修生1人（来自叙利亚的Alaa Aldien Abbas）。

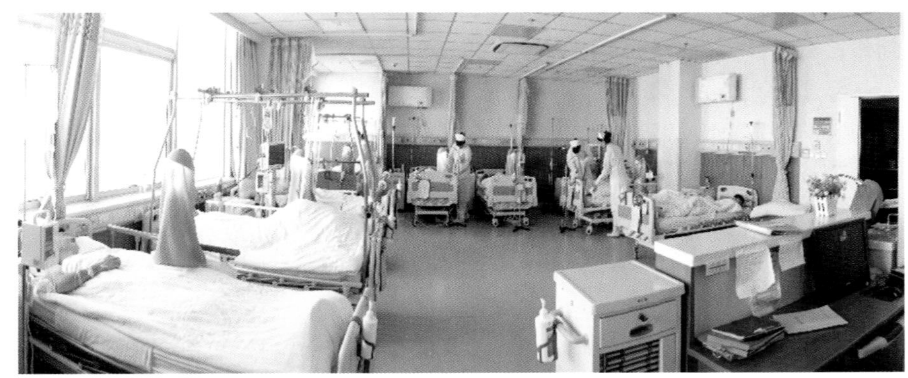

手足外科显微外科监护室

2014年9月16日，建立了显微外科监护室（MICU），为我国首个显微外科专业监护室。

自学科细化后，朱磊主任及许庆家副主任积极完善学科建设，坚持“以人为本”的理念，在承袭前辈们的技术的同时，不断填补了山东大学齐鲁医院及山东省的多项空白。在科室成立之初，完成了多例双上肢、双下肢、多指（趾）离断再植手术，开展了山东大学齐鲁医院首例冷冻手指再植、手指全型再造、游离复合组织瓣移植、组织块离断再植、游离穿支皮瓣、Inbone Ⅱ踝关节假体置换等创新工作。自2013年3月起，相继开展了腕、踝关节镜微创治疗，皮肤冷冻保存及回植、掌指关节镜、3D打印假体在足踝外科临床应用等新技术，逐渐在山东省内树立起了山东大学齐鲁医院手足外科专业的一面旗帜。

山东大学齐鲁医院手足外科秉承医院“医道从德，术业求精”的院训，并不单纯将专业发展目标局限在急诊断肢（指）再植成活上，而是更加注重肢体的功能重建及恢复，让患者重新融入社会生活。在手外科及显微外科专业方向上，逐步设立了再植与创面修复、手指再造与先天畸形矫正、骨关节损伤与腕关节镜微创治疗、周围神经疾病与肌腱损伤修复、外固定与肢体功能重建、手部肿瘤与甲病、超级显微外科等亚专业。自2014年开始，科室每年都会承办国家继续医学教育学习班（显微外科基础技术培训班、显微外科技术模拟训练班、腕关节镜技术新进展学习班、手部先天性畸形诊治进展学习班），组织全省手足外科医师互相交流学习，带动周边地市级医院手外科专业发展。

科室通过与国内外专家前辈及同道的交流学习，逐渐形成了山东大学齐鲁医院足踝外科诊疗体系和人才梯队。例如，朱磊主任于2015年赴美国巴尔的摩足踝外科中心跟随迈尔森（Myerson）教授学习，许庆家副主任于2017年赴美国杜克大学足踝中心跟随马克·伊斯利（Mark Easley）教授学习，林俊豪主治医师于2018

年赴北京积水潭足踝外科学习，王俊涛主治医师于 2019 年赴美国杜克大学足踝外科中心学习。2017 年，科室承办了国际足踝联盟（Steps 2 Walk）在中国举办的第一届 Fellowship 学习班，并取得了圆满成功。2019 年，科室承办了第七届国际足踝联盟学习班，并成为国际足踝联盟在中国的长期合作单位。

山东大学齐鲁医院足踝专业在许庆家副主任的带领下，一直致力于将足踝生物力学与临床解剖相结合，不断丰富实践足踝部解剖修复重建的诊疗理念。目前，科室设有足踝畸形矫正、下肢肢体畸形矫形重建、足踝部创伤及显微外科修复、踝关节镜微创治疗、足部缺血性疾病、慢性创面及腱病功能重建、足踝部人工关节置换及 3D 假体打印等专业方向。自 2016 年开始，承办了国家级继续医学教育学习班（踝关节镜技术进展学习班和足踝外科进展学习班）。

◎ 医疗业务发展

1957 年，张学义教授开展了自体皮肤关节成形术，少数用于手指关节功能改善。

1958 年，蔡适哲、陈国瑞教授等设计研制了套接式小血管吻合器，在动物实验的基础上用于临床断肢再植，1966 年通过鉴定，由新华医疗器械厂生产，获得山东省科委科技奖，并发表于 1965 年 11 月刊的《中华外科杂志》上。

1962 年，完成第一跖骨截骨治疗拇外翻手术。

1965 年，陈国瑞教授完成了山东省首例前臂离断再植手术。

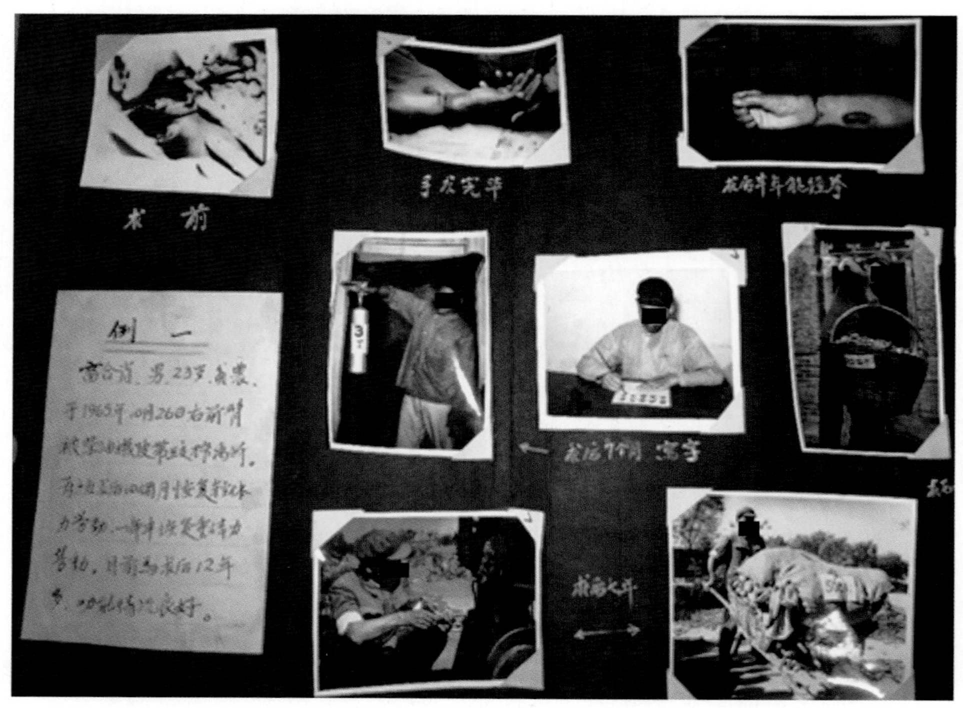

山东省内首例前臂再植

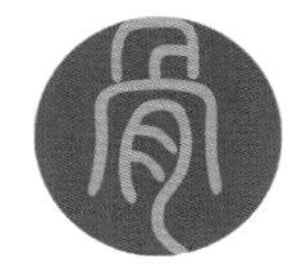

1970 年，陈国瑞教授协助外院完成了踝上离断再植手术。

1971 年，山东省内首例断指再植成功。

1972 年，陈国瑞教授成功地进行了肩胛胸间完全离断再植手术。

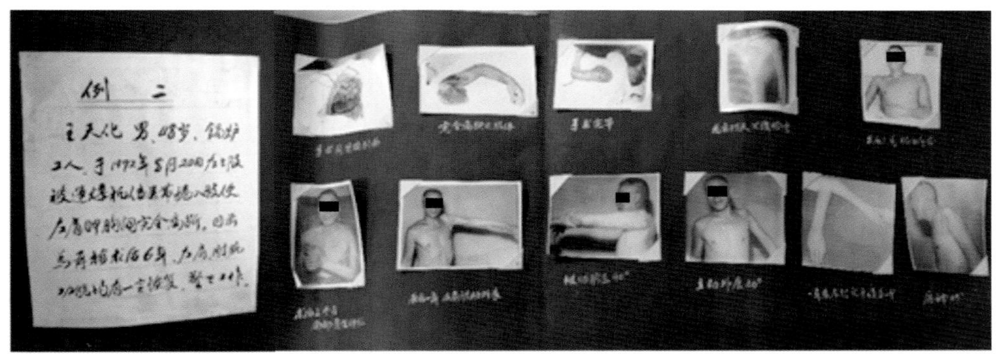

肩胛胸间完全离断再植

1972 年 8 月，陈国瑞教授成功地为一位 3 岁患儿的上臂完全离断进行了再植手术。

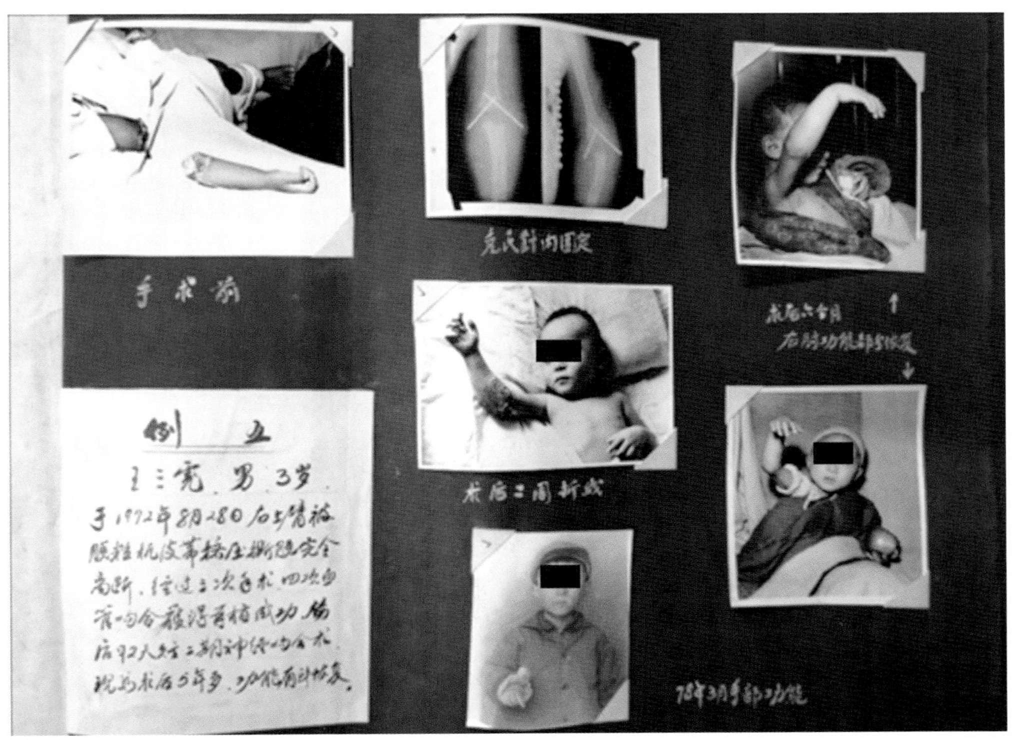

儿童上臂离断再植

1973 年，陈国瑞教授成功完成了多指离断再植手术。

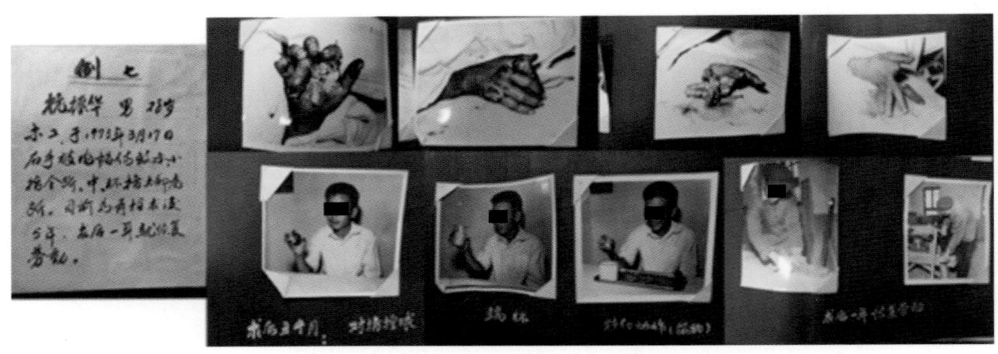

多指离断再植

1973 年 4 月，陈国瑞教授完成了一例踝关节离断再植手术。

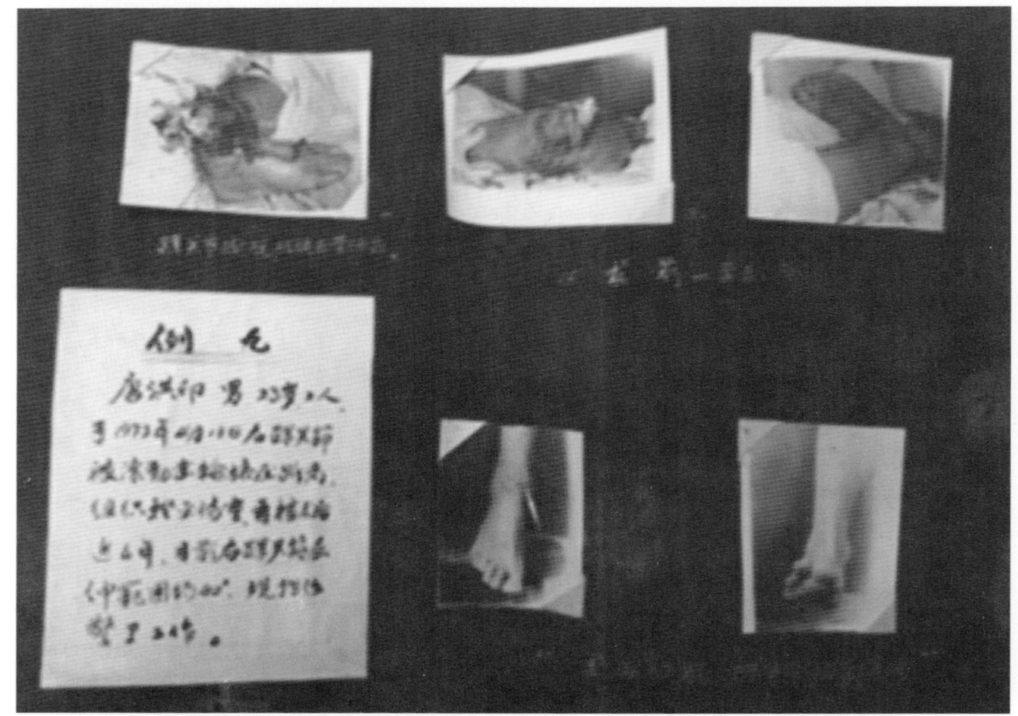

踝关节离断再植

1975 年，陈国瑞教授成功完成了示指中节完全离断再植手术。

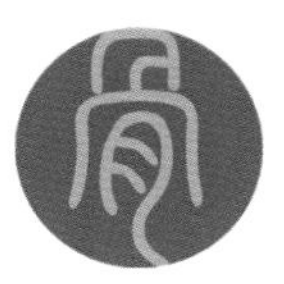

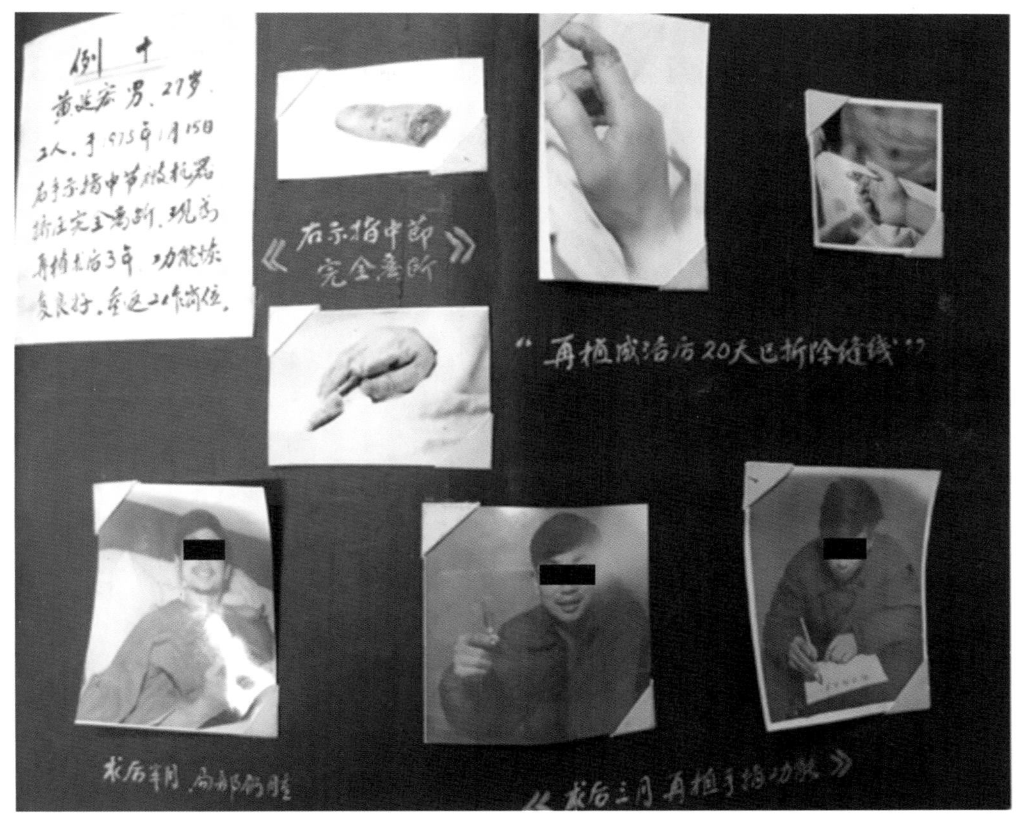

示指中节离断再植

1984 年，完成了前臂逆行岛状皮瓣修复手套脱套伤，自体植骨移植再造拇指，游离肩胛骨皮瓣修复足背皮肤及第一跖骨缺损的手术。

1987 年，完成了腓肠肌内外侧头肌皮瓣修复小腿前部缺损的手术。

1991 年，完成了前臂骨间动静脉皮瓣及掌长肌腱修复手背皮肤肌腱缺损，双侧带蒂腹股沟皮瓣修复阴茎皮肤脱套伤，腹股沟轴心交叉骨皮瓣修复前臂皮肤骨缺损的手术。

1992 年，开展了膝内侧转移皮瓣修复膝关节软组织缺损髌骨裸露的手术。

1994 年，开展了带蒂腓动脉（穿支）皮瓣修复足跟皮肤缺损的手术。

1995 年，开展了小腿完全离断再植术。

2011 年 11 月，手足外科成立。

2011 年 11 月 13 日，手足外科首例拇指断指再植术完成，手术者为朱磊。

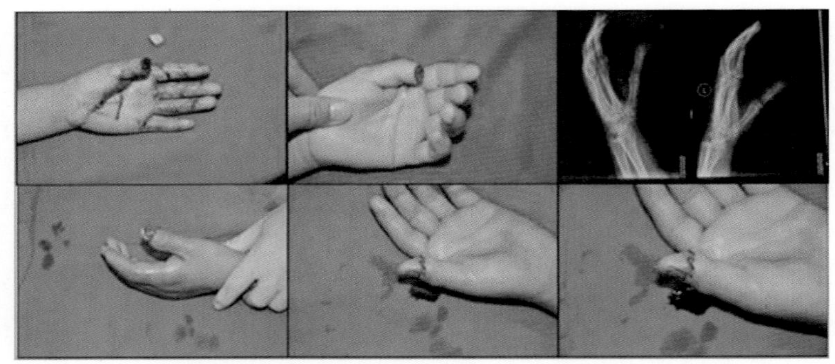

拇指断指再植

2011 年 11 月 13 日，手足外科首例指动脉岛状瓣移植修复术完成，手术者为朱磊。

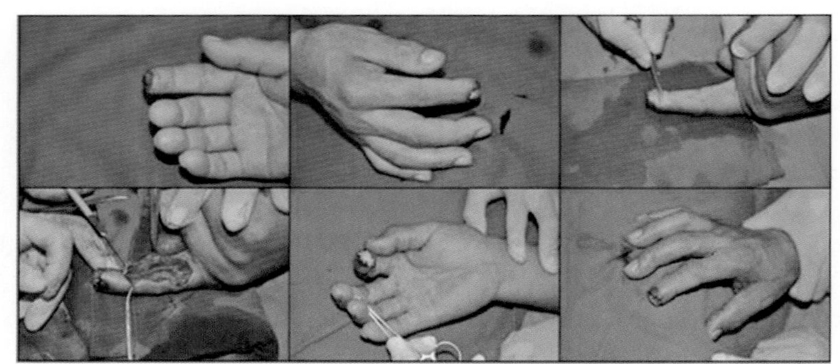

指动脉岛状瓣移植修复

2011 年 11 月 14 日，手足外科首例四指离断再植术完成，手术者为许庆家。

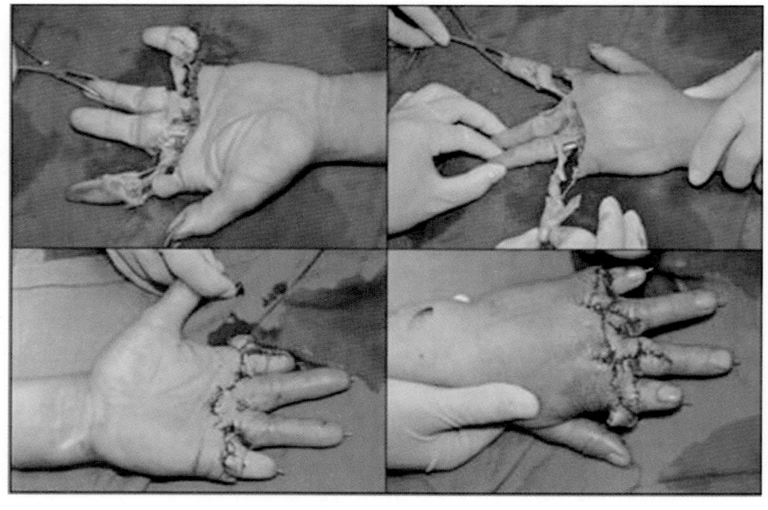

四指离断再植

2011 年 11 月 28 日，手足外科首例断掌再植术完成，手术者为许庆家和朱磊。

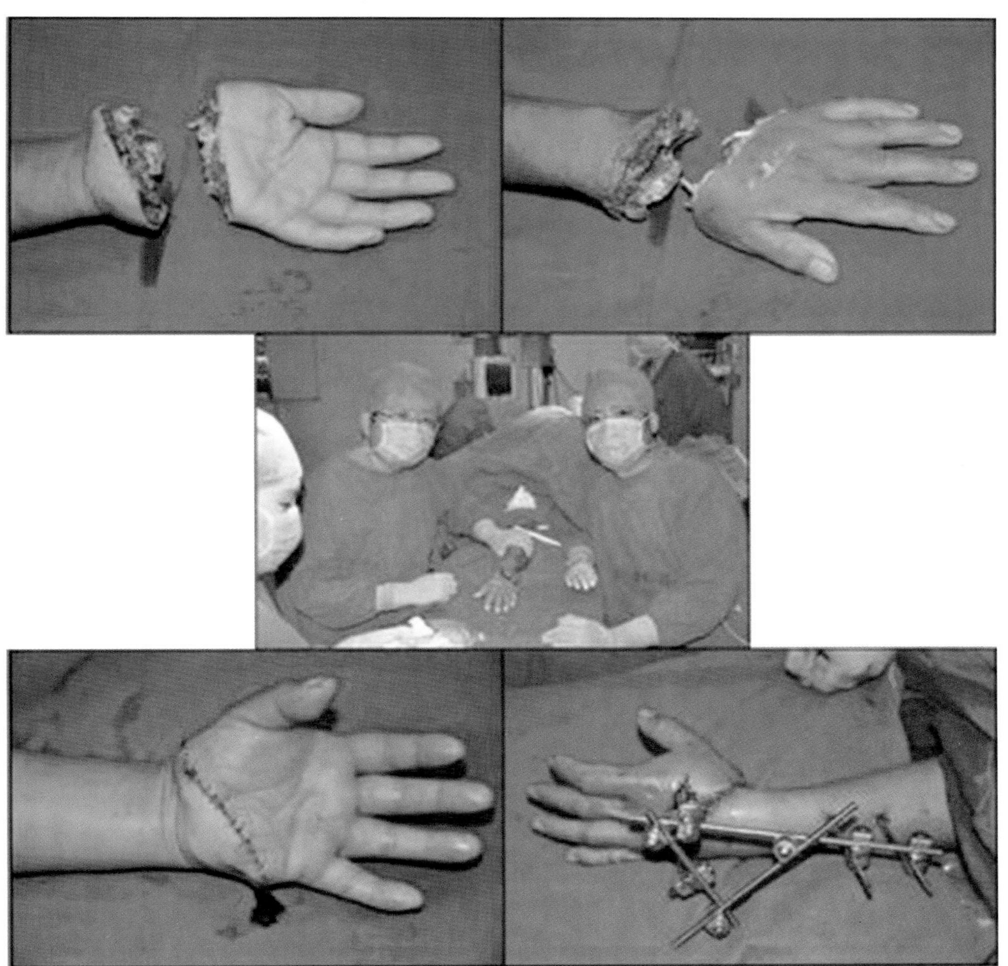

断掌再植

2011 年 11 月 30 日，手足外科首例 B–C 法治疗先天重复拇指畸形手术完成，手术者为朱磊。

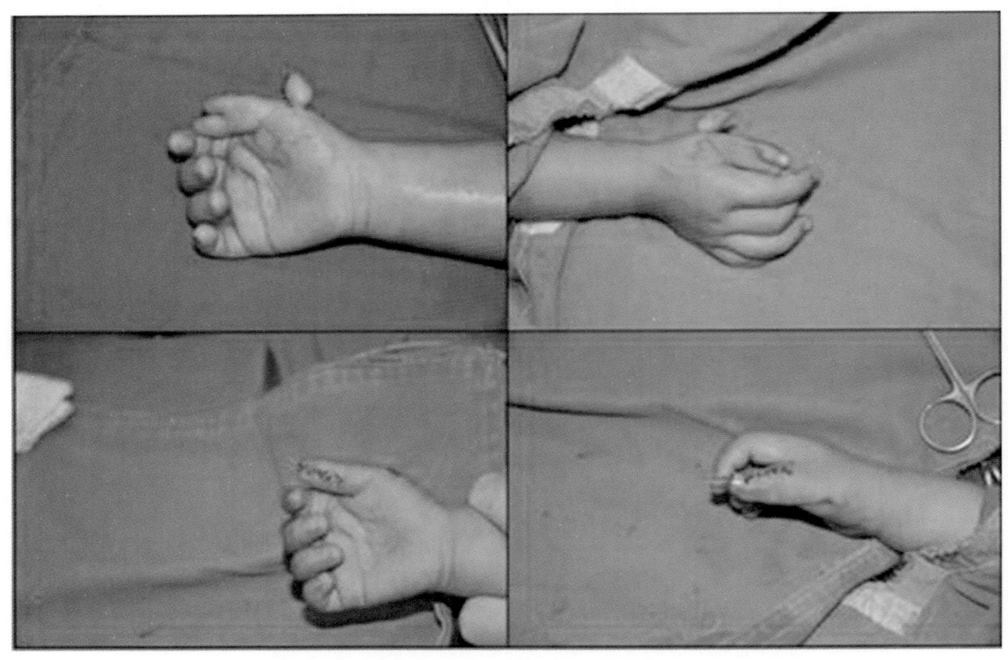

B-C 法治疗重复拇指畸形

2011 年 12 月 3 日，手足外科首例拇指尺侧指动脉穿支皮瓣修复术完成，手术者为朱磊。

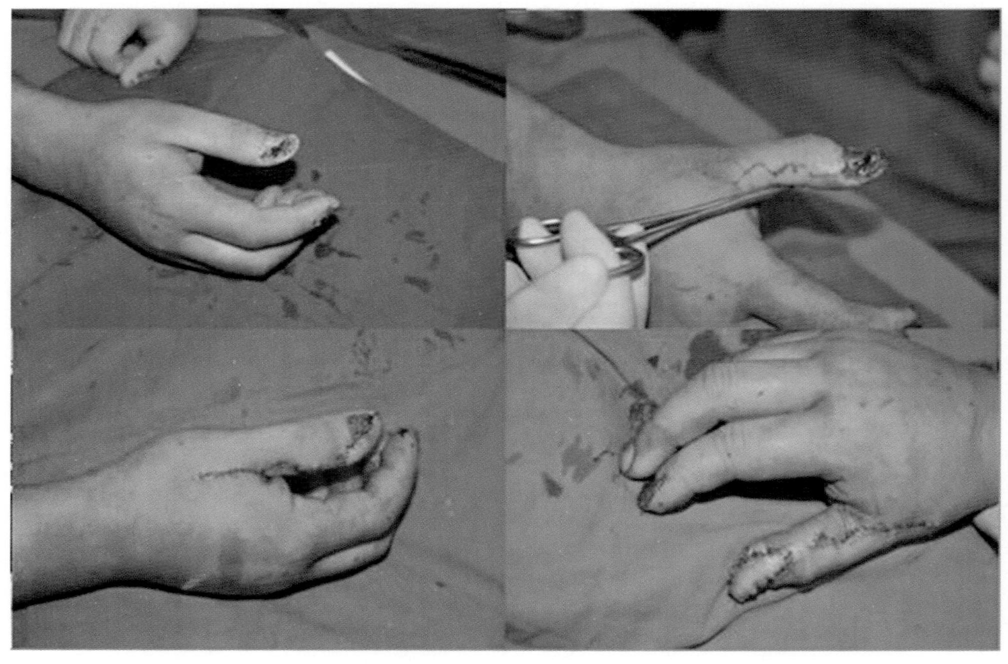

拇指尺侧穿支皮瓣

2011 年 12 月 8 日，山东大学齐鲁医院首例游离指动脉皮瓣、第一例游离踇趾腓侧皮瓣术完成，手术者为朱磊。

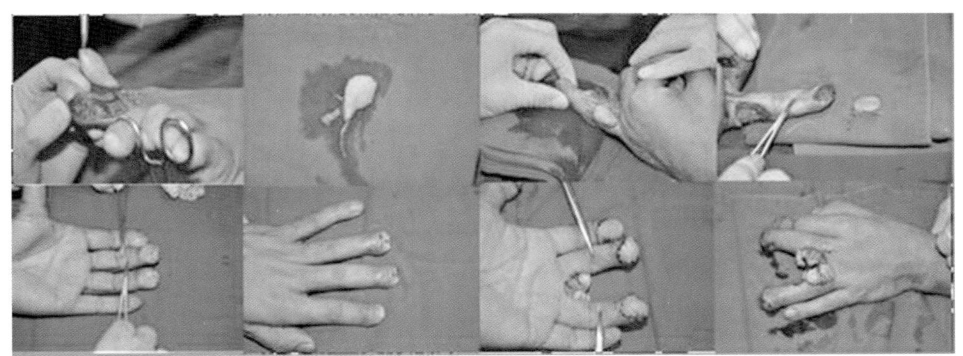

游离指动脉皮瓣、游离踇趾腓侧皮瓣

2011 年 12 月 10 日，手足外科首例游离股前外侧皮瓣修复术完成，手术者为许庆家。

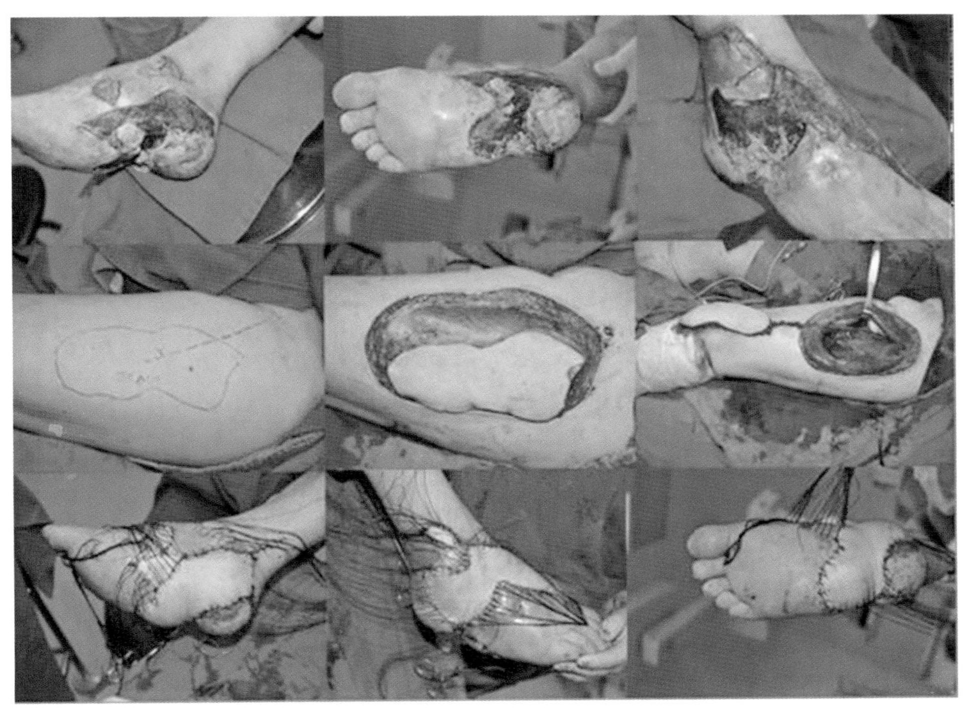

游离股前外侧皮瓣

2011 年 12 月 13 日，山东大学齐鲁医院首例拇指缺损全形再造术完成，手术者为朱磊。

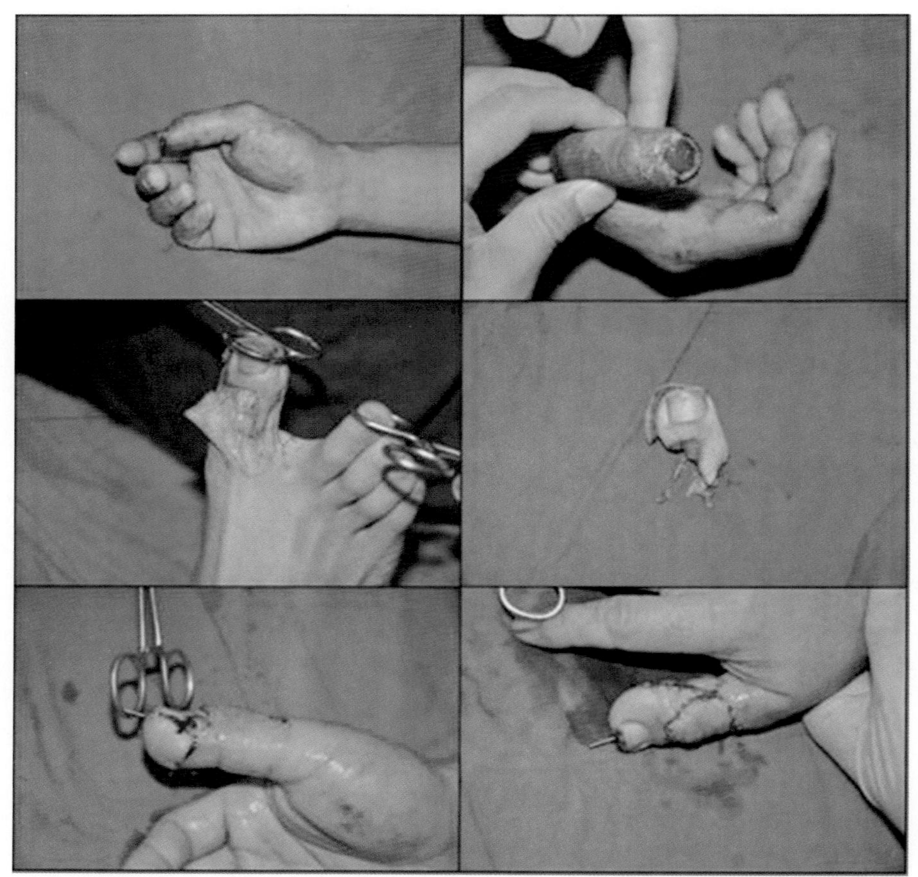

拇指缺损全形再造

2011 年 12 月 19 日，手足外科首例胫前动脉穿支皮瓣修复术完成，手术者为许庆家。

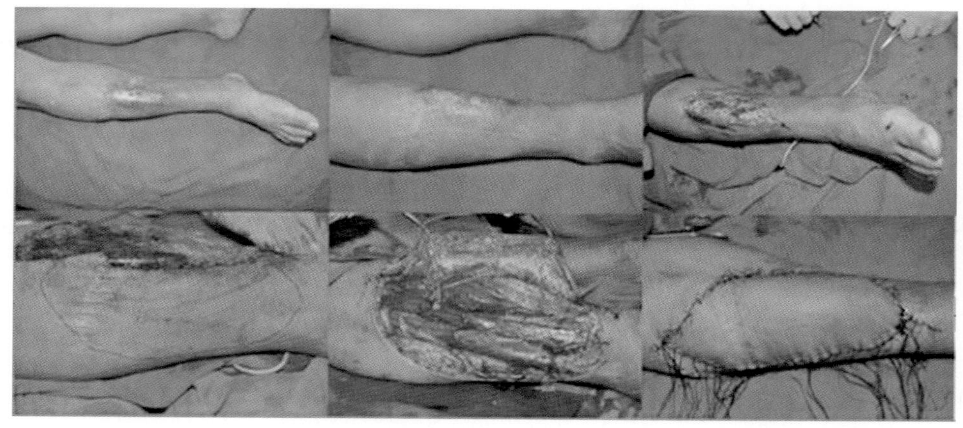

胫前动脉穿支皮瓣

2011 年 12 月 20 日，手足外科首例多趾断趾再植术完成，手术者为许庆家。

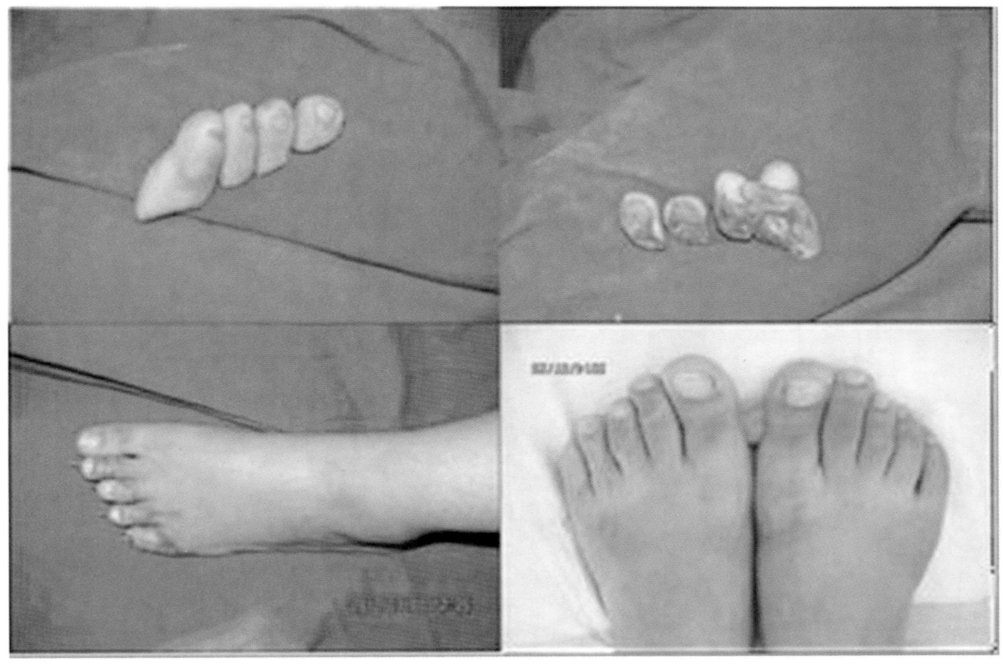

多趾离断再植

2011 年 12 月 22 日，拇指全形再造术完成，手术者为朱磊。

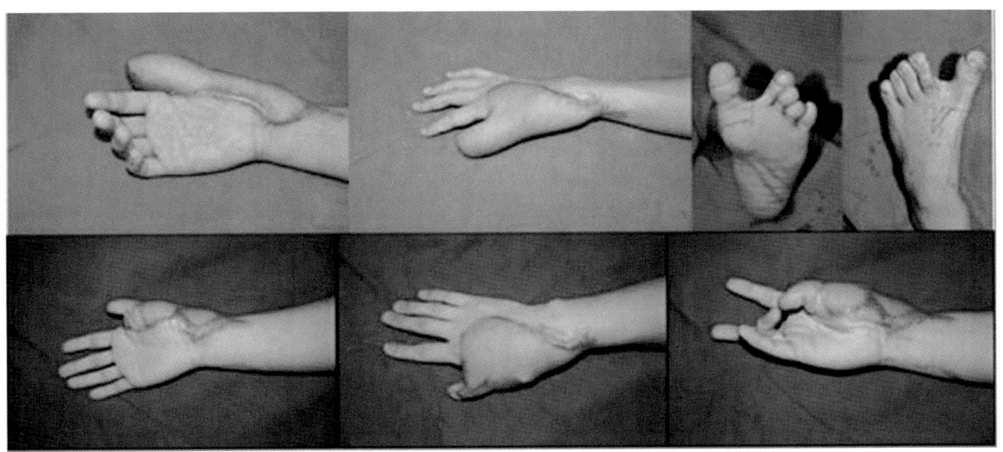

拇指全形再造

2011 年 12 月 29 日，Chevron+Akin 截骨治疗拇外翻手术完成，手术者为许庆家。

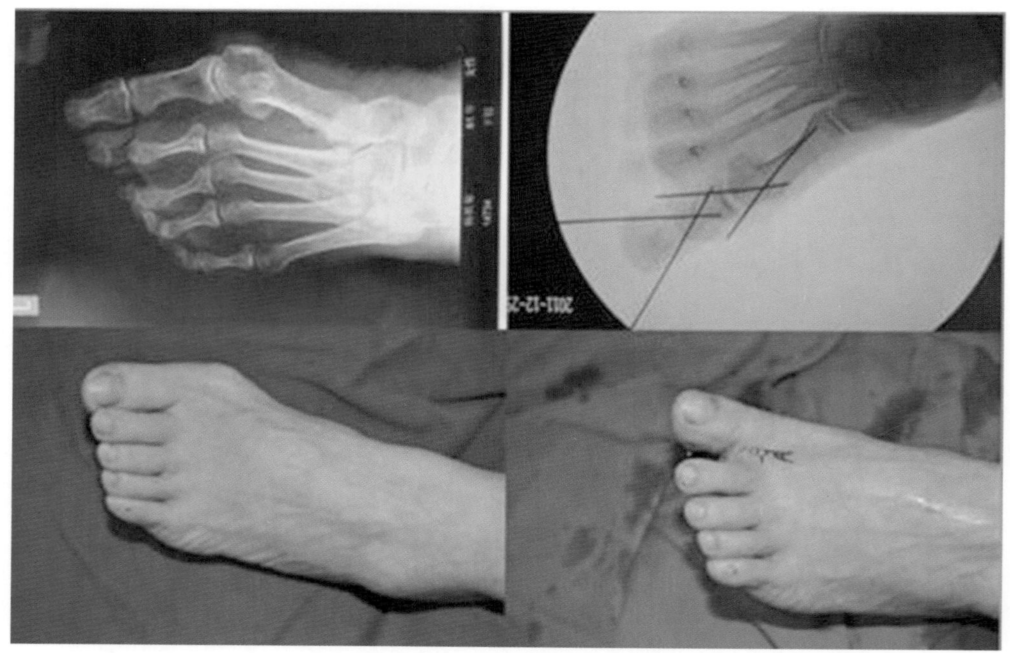

Chevron、Akin 截骨治疗拇外翻

2012 年 3 月 30 日，山东大学齐鲁医院首例寄养指联合游离第二跖趾关节移植再造术完成，手术者为朱磊。

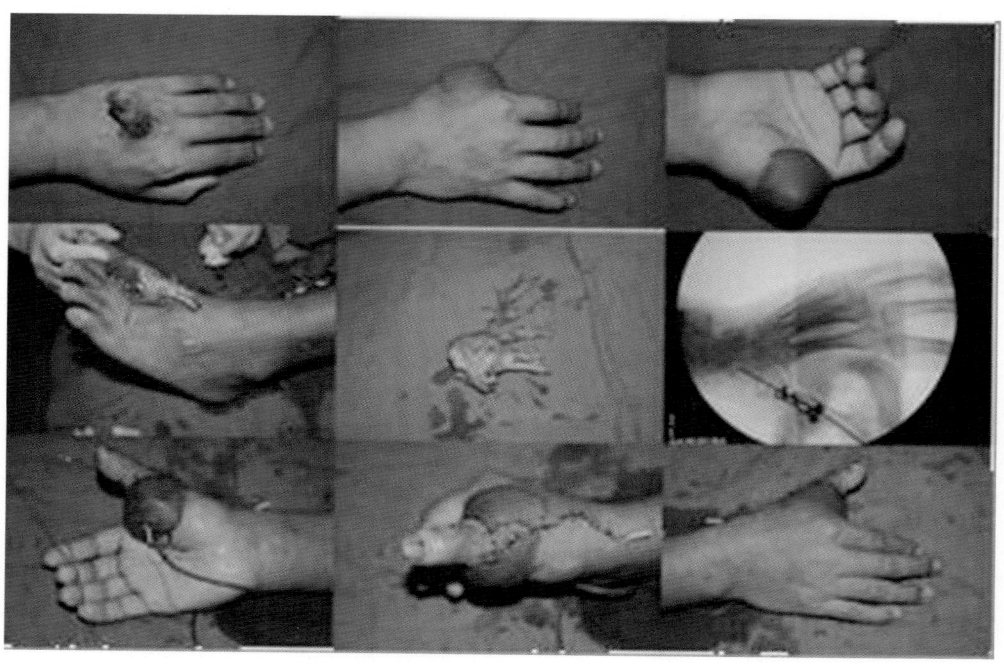

寄养指联合游离第二跖趾关节移植术

2012 年 2 月 8 日，手足外科首例带蒂足底内侧皮瓣修复术完成，手术者为许庆家。

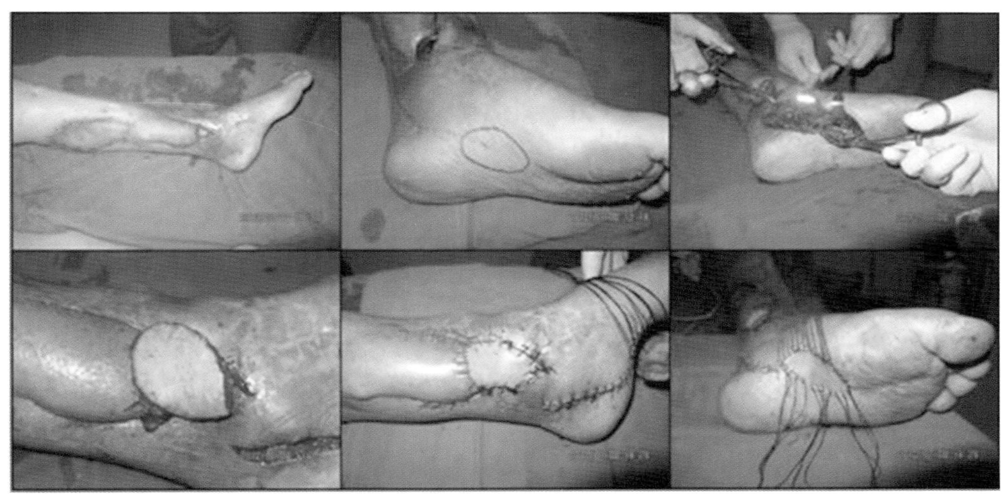

带蒂足底内侧皮瓣修复术

2012 年 5 月 22 日，手足外科首例耳朵再植术完成，手术者为许庆家和朱磊。

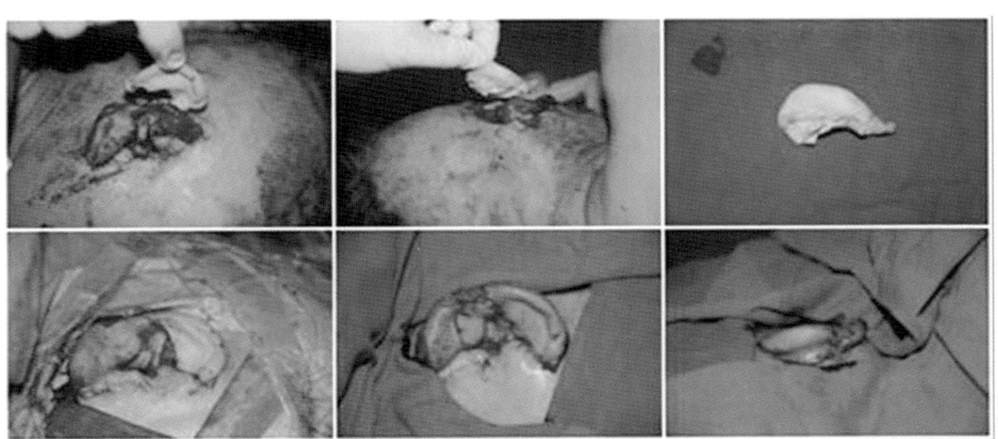

断耳再植

2012 年 7 月 5 日，手足外科首例阴茎再植术完成，手术者为许庆家和林俊豪。

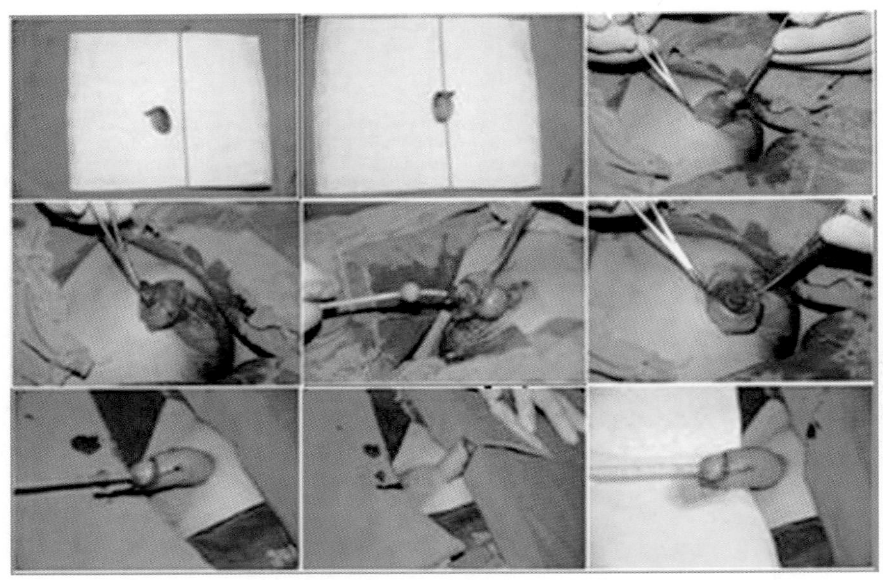

阴茎再植

2012 年 8 月 15 日，山东大学齐鲁医院首例示指全形再造术完成，手术者为朱磊。

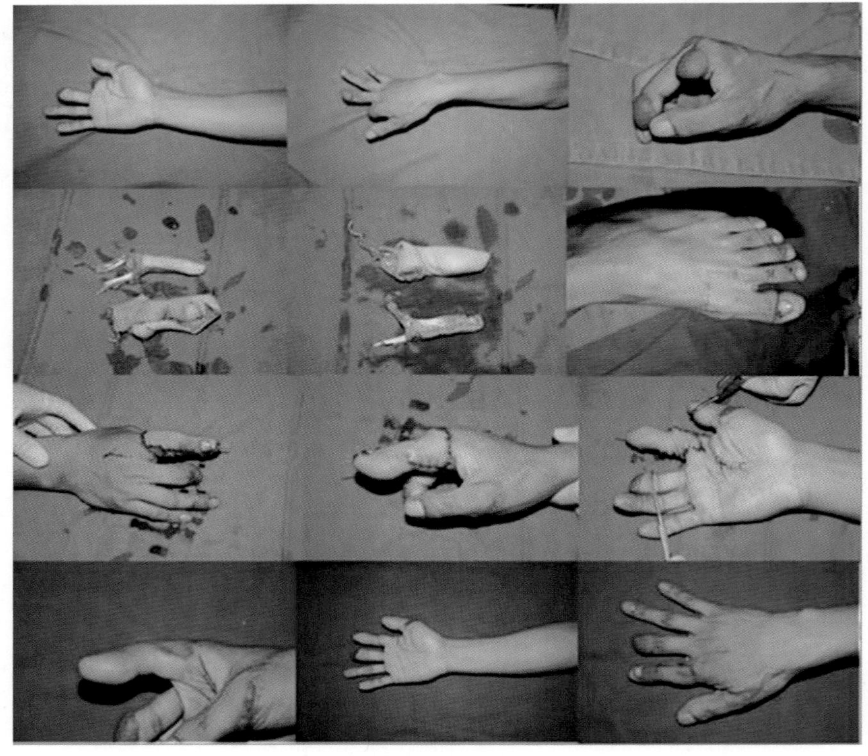

示指全形再造

2013 年 3 月 5 日，山东大学齐鲁医院首例游离髂骨瓣修复距骨骨软骨损伤手术完成，手术者为朱磊和裴艳涛。

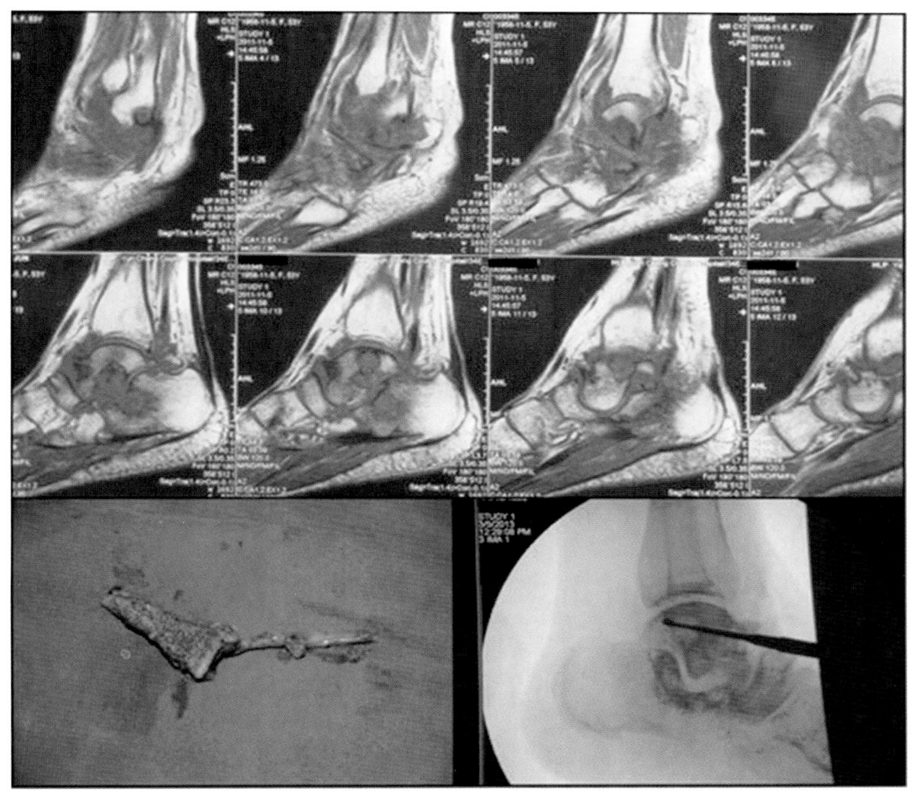

游离髂骨瓣修复距骨骨软骨损伤

2013 年 3 月 8 日，山东大学齐鲁医院首例游离足趾关节的手术完成，手术者为许庆家和裴艳涛。

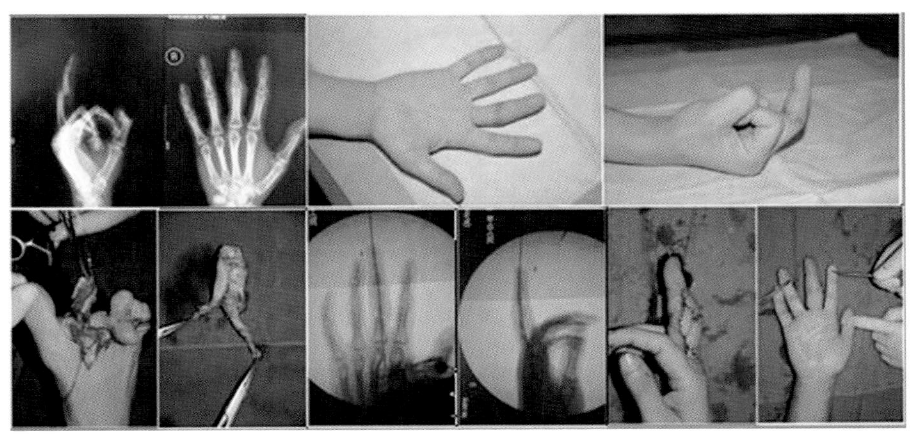

游离足趾关节修复指间关节

2013 年 4 月 26 日，手足外科首例双侧跖骨外架骨延长术完成，手术者为许庆家。

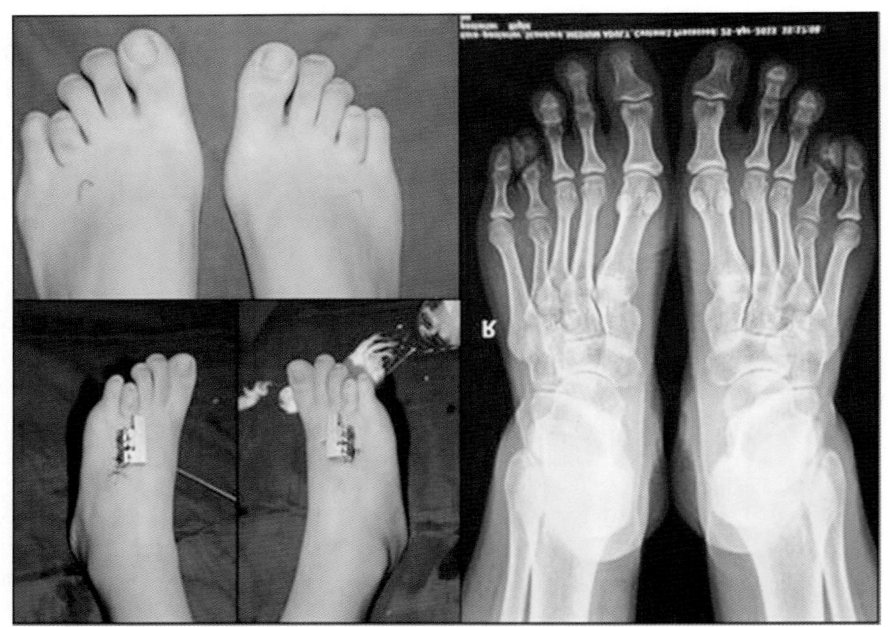

跖骨外架骨延长

2013 年 5 月 8 日，手足外科首例采用伊利扎罗夫（Ilizarov）技术纠正马蹄内翻足的手术完成，手术者为许庆家。

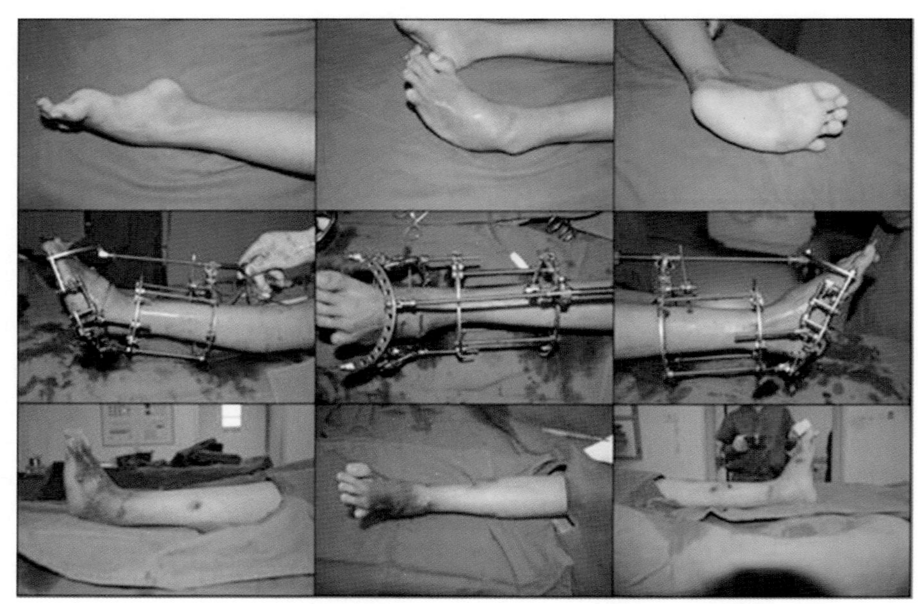

Ilizarov 技术纠正马蹄内翻足

2014 年 3 月 10 日，山东大学齐鲁医院首例小关节镜辅助内生软骨瘤切除术完成，手术者为朱磊。

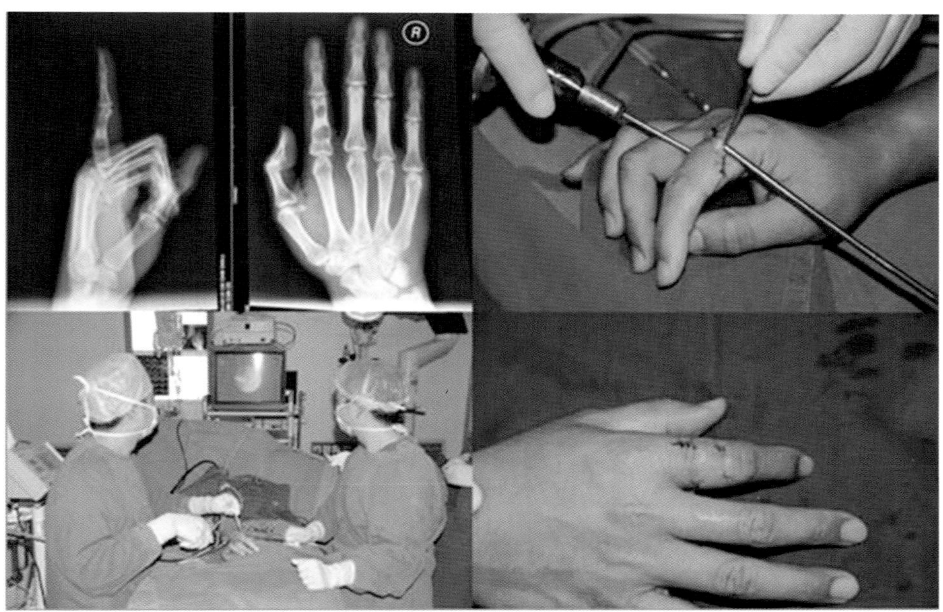

小关节镜辅助内生软骨瘤切除术

2014 年 6 月 6 日，手足外科首例双足离断再植成功完成，手术者为朱磊和裴艳涛。

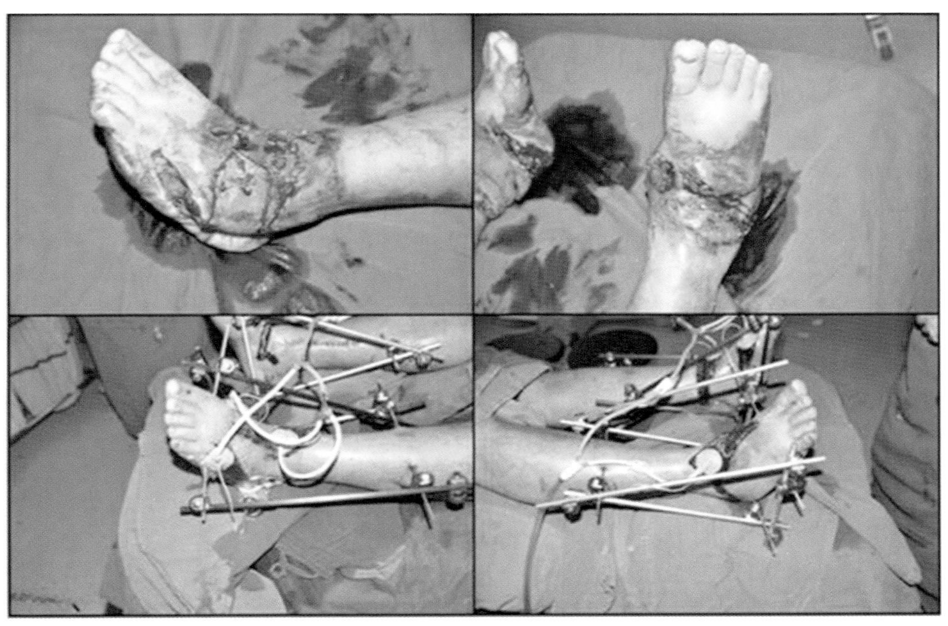

双足离断再植

2015 年 3 月 12 日，山东大学齐鲁医院首例全头皮撕脱再植成功完成，手术者为许庆家和崔宜栋。

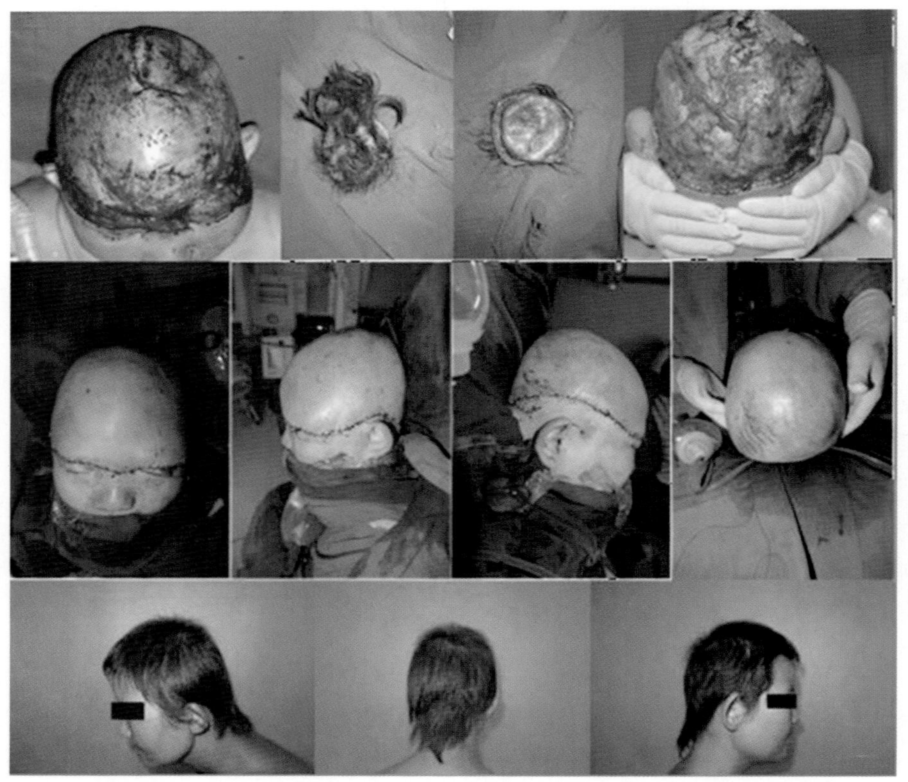

头皮再植

2015 年 4 月 17 日，山东大学齐鲁医院首例腕关节镜下 TFCC 缝合修复术完成，手术者为朱磊和裴艳涛。

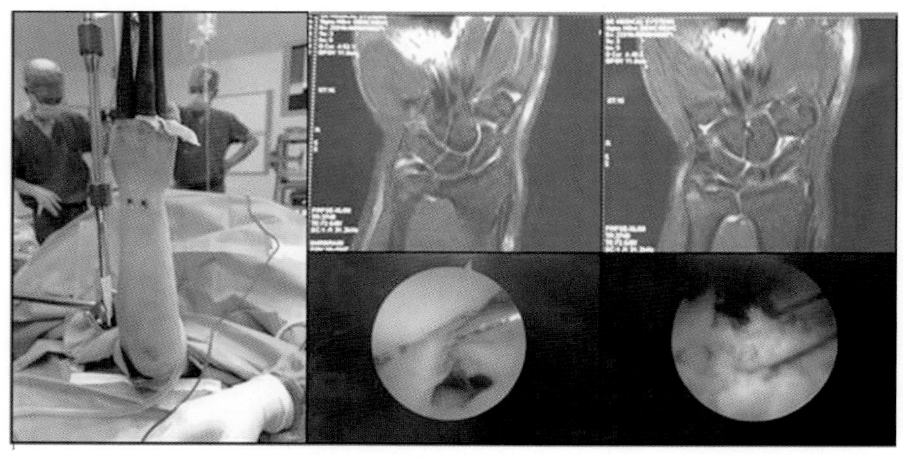

关节镜下 **TFCC** 修复

2016 年 4 月 26 日，关节镜辅助下正中神经松解治疗腕管综合征手术完成，手术者为朱磊和王俊涛。

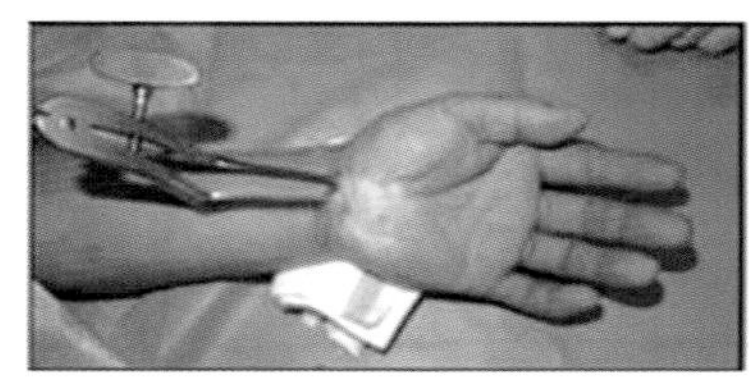
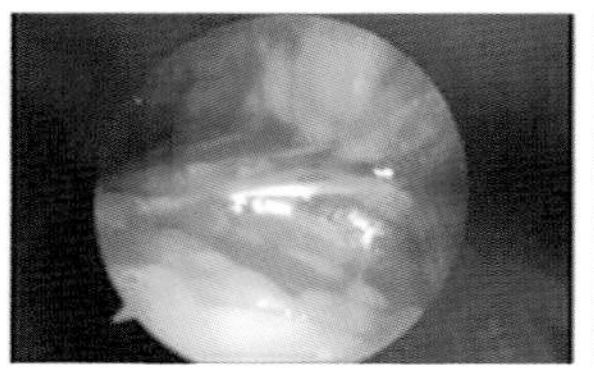
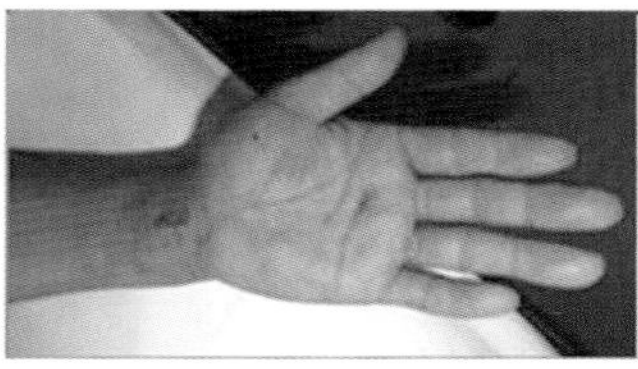

关节镜辅助下正中神经松解治疗腕管综合征

2016 年 9 月 5 日，山东大学齐鲁医院首例游离髂骨瓣移植修复月骨缺血坏死手术完成，手术者为朱磊和王俊涛。

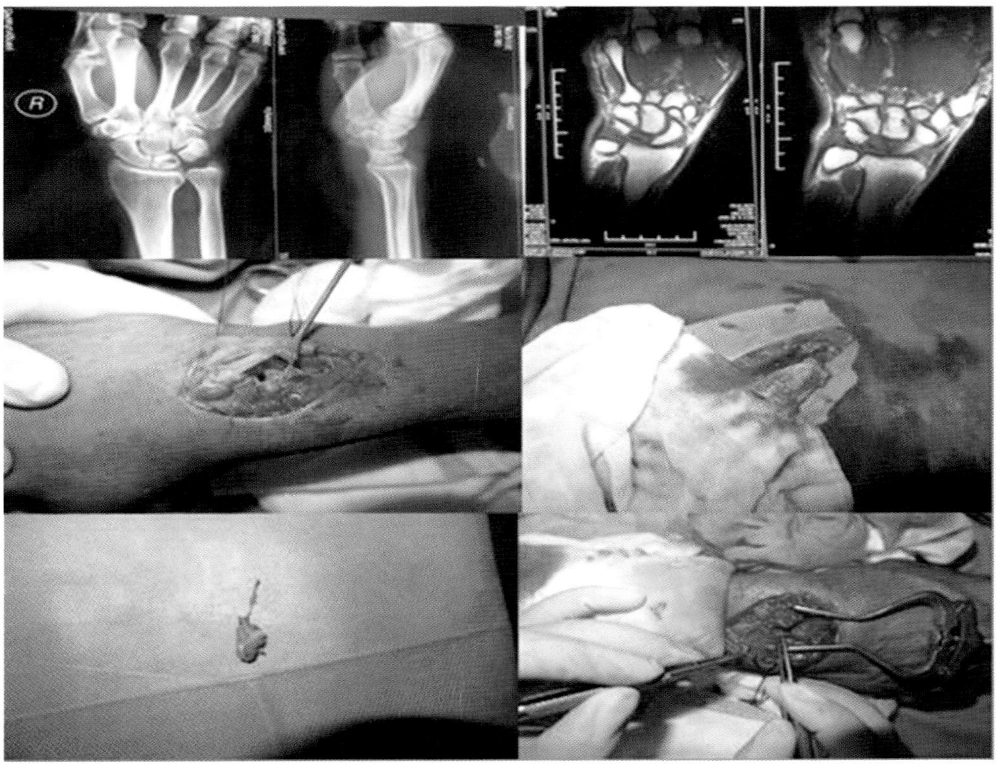

游离髂骨瓣移植修复月骨缺血坏死

2016 年 9 月 6 日，山东大学齐鲁医院首例皮肤深低温保存回植手术完成，手术者为朱磊、王刚、张虹。

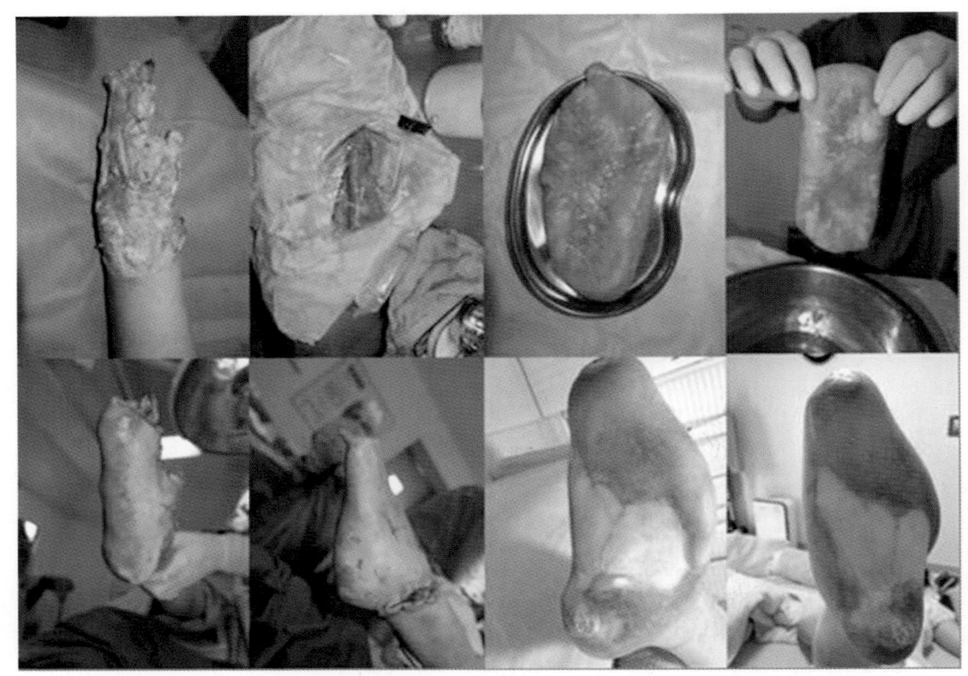

皮肤深低温保存回植

2017 年 8 月 29 日，手足外科首例关节镜下跟腱止点清理术完成，手术者为许庆家。

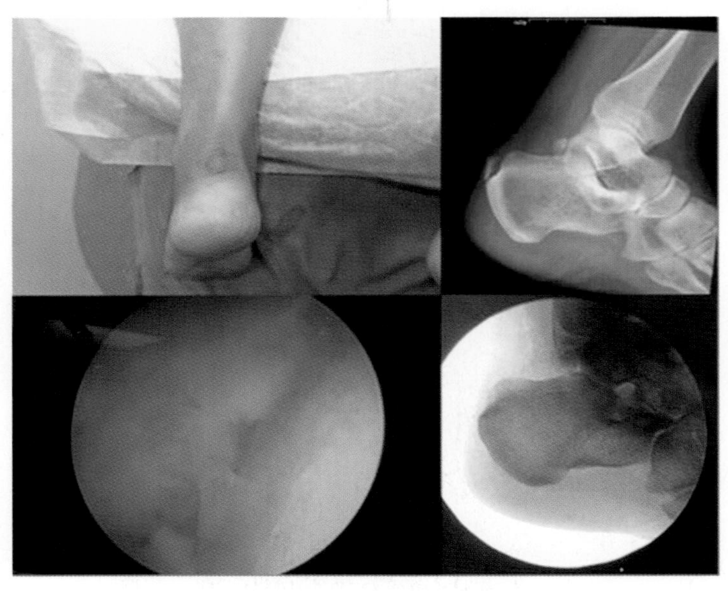

关节镜下跟腱止点清理

2017 年 5 月 9 日，山东大学齐鲁医院首例示指指尖深低温保存回植术成功完成，手术者为朱磊和许庆家。

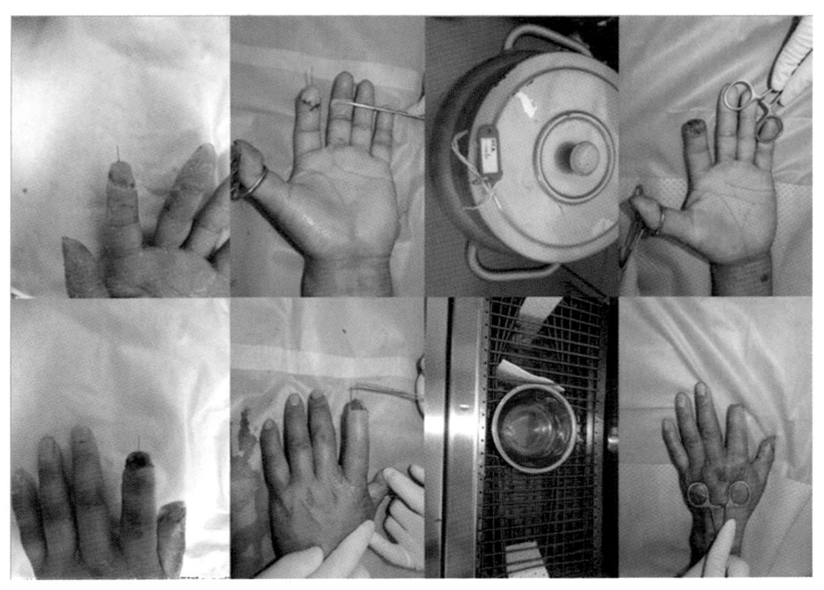

示指指尖深低温保存回植

2017 年 8 月 26 日，山东大学齐鲁医院首例 InboneⅡ踝关节置换术完成，手术者为朱磊和许庆家。

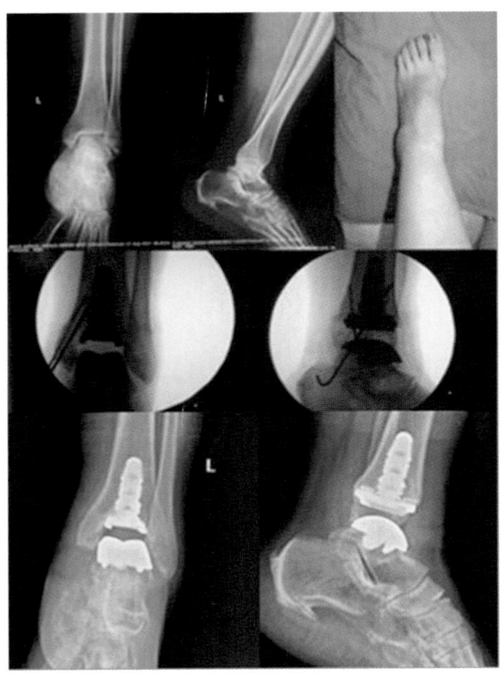

InboneⅡ踝关节置换术

2017 年 9 月 25 日，山东大学齐鲁医院首例胫骨横搬技术治疗下肢慢性溃疡创面手术完成，手术者为许庆家。

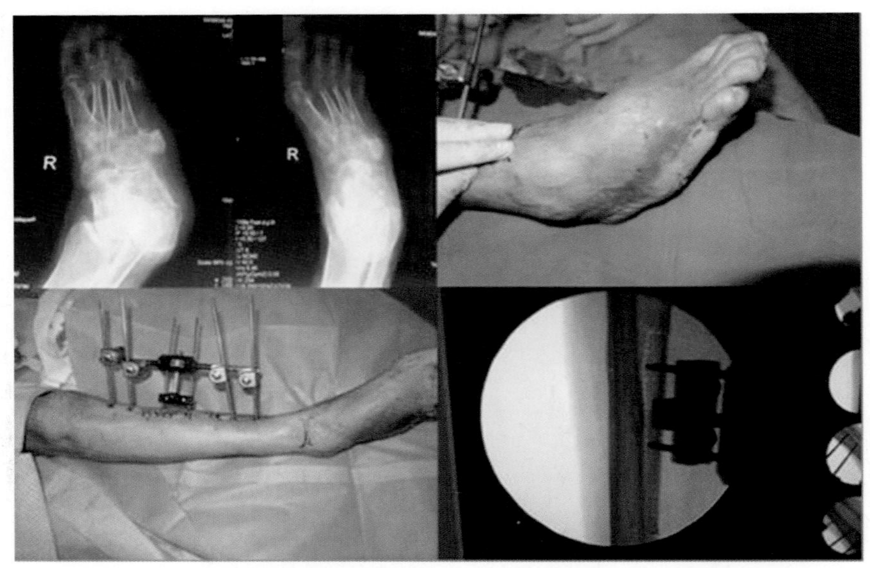

胫骨横搬技术治疗下肢慢性溃疡创面

2018 年 3 月 3 日，山东大学齐鲁医院首例拇指深低温保存回植术成功完成，手术者为朱磊和裴艳涛。

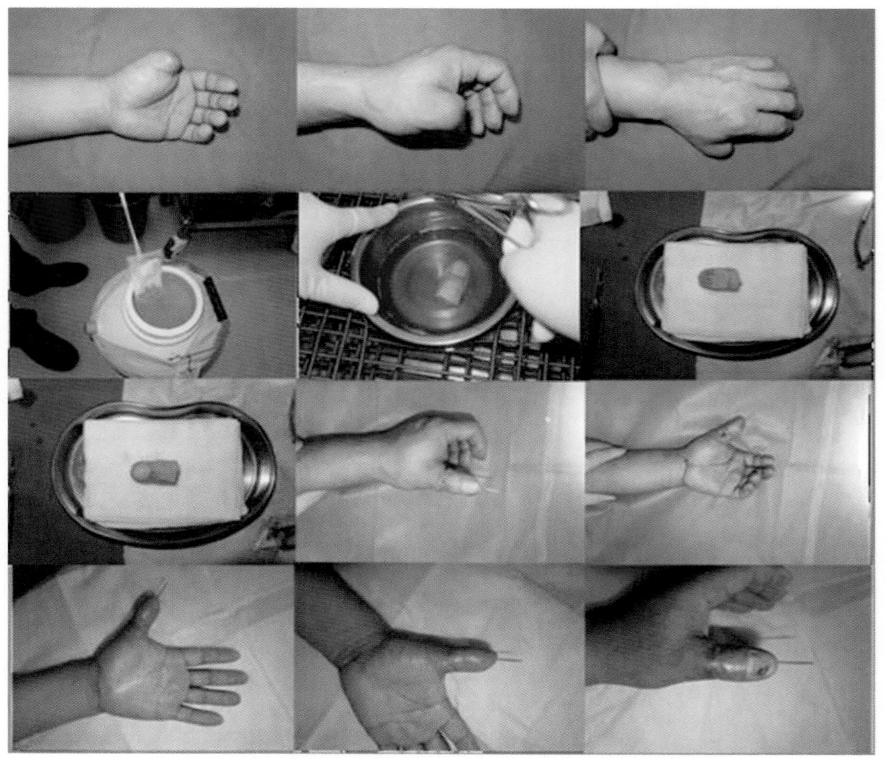

拇指深低温保存回植

2018年5月15日，山东大学齐鲁医院首例第一腕掌关节炎关节镜探查清理术完成，手术者为朱磊。

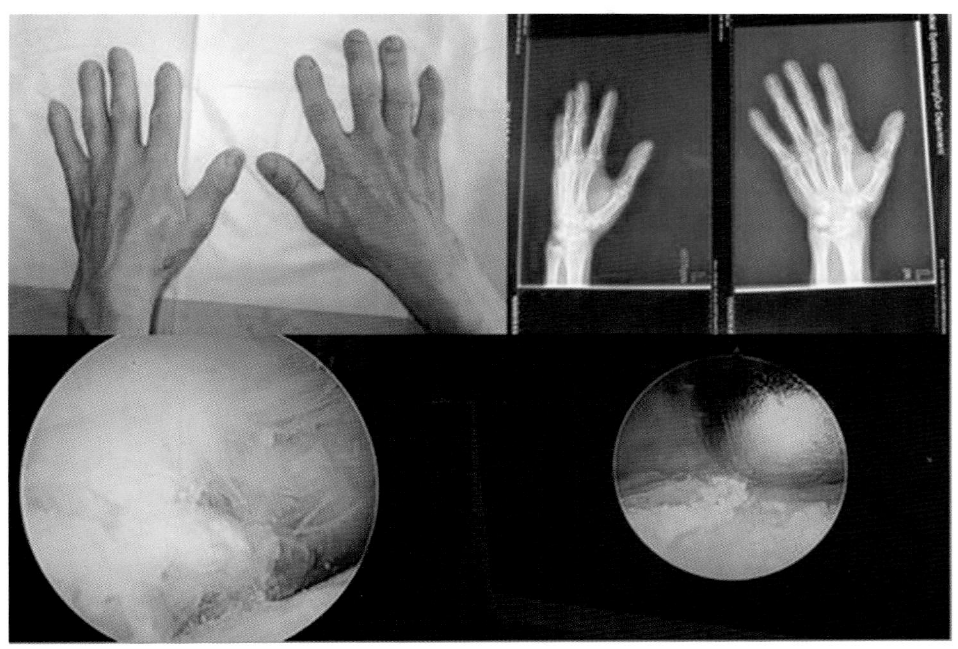

腕掌关节炎关节镜探查清理

2018年5月25日，山东大学齐鲁医院首例3D打印技术联合内固定应用于治疗夏科式关节病的手术完成，手术者为许庆家和王刚。

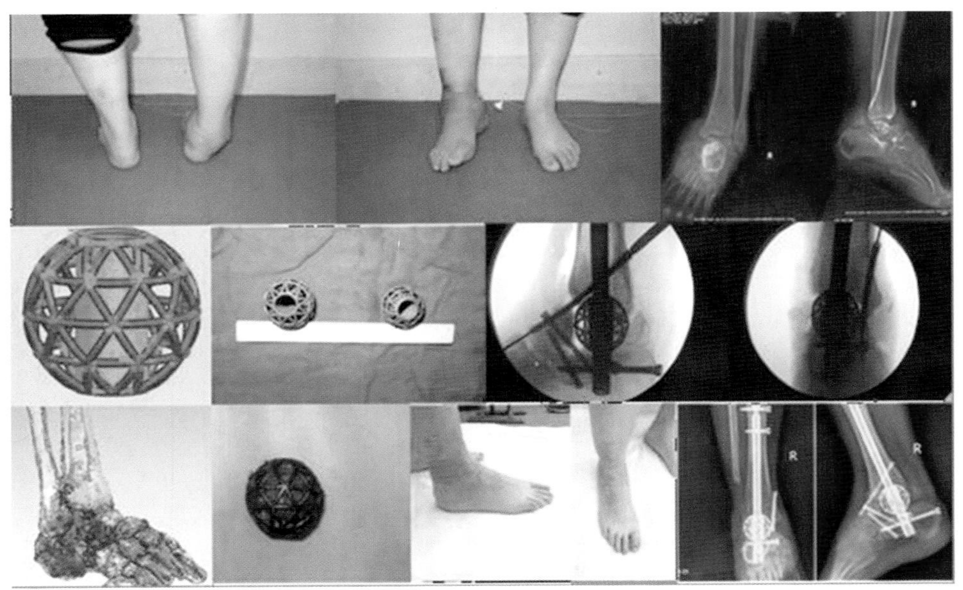

3D打印技术联合内固定应用于治疗夏科式关节病

2018 年 8 月 3 日，山东大学齐鲁医院首例关节镜辅助桡骨远端骨折复位内固定术完成，手术者为朱磊和裴艳涛。

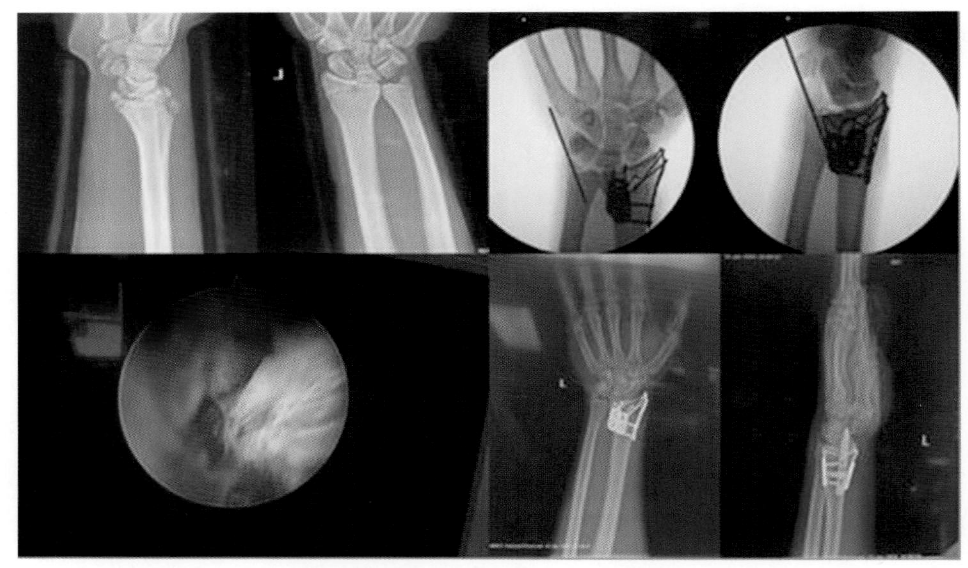

关节镜辅助桡骨远端骨折复位内固定

2019 年 1 月 18 日，山东大学齐鲁医院首例健侧颈七转位修复臂丛神经根性撕脱伤的手术完成，手术者为裴艳涛。

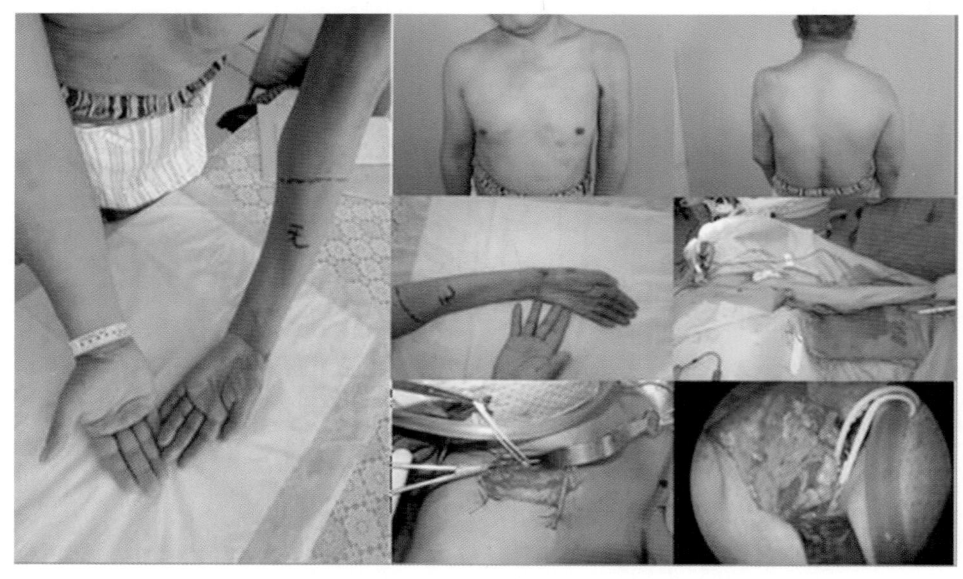

健侧颈七转位修复臂丛神经根性撕脱伤

2019 年 4 月 22 日，手足外科首例双小腿离断再植术成功完成，手术者为许庆家、林俊豪、张虹、刘奔。

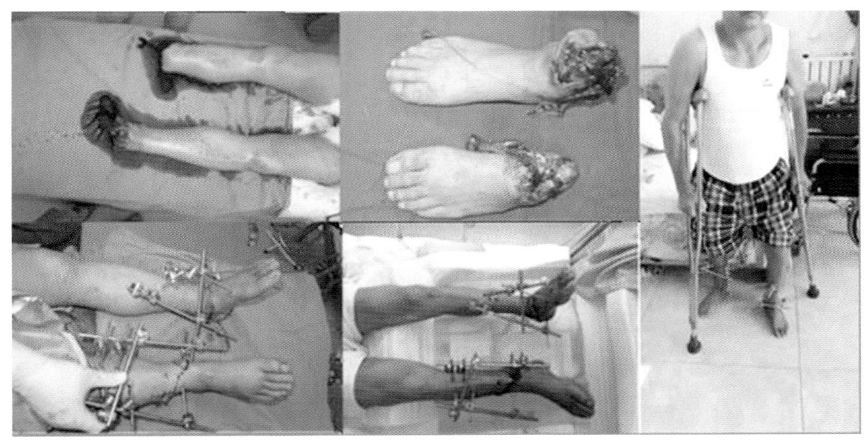

双小腿离断再植

2019 年 5 月 10 日，山东大学齐鲁医院首例跟骨外架延长术完成，手术者为许庆家。

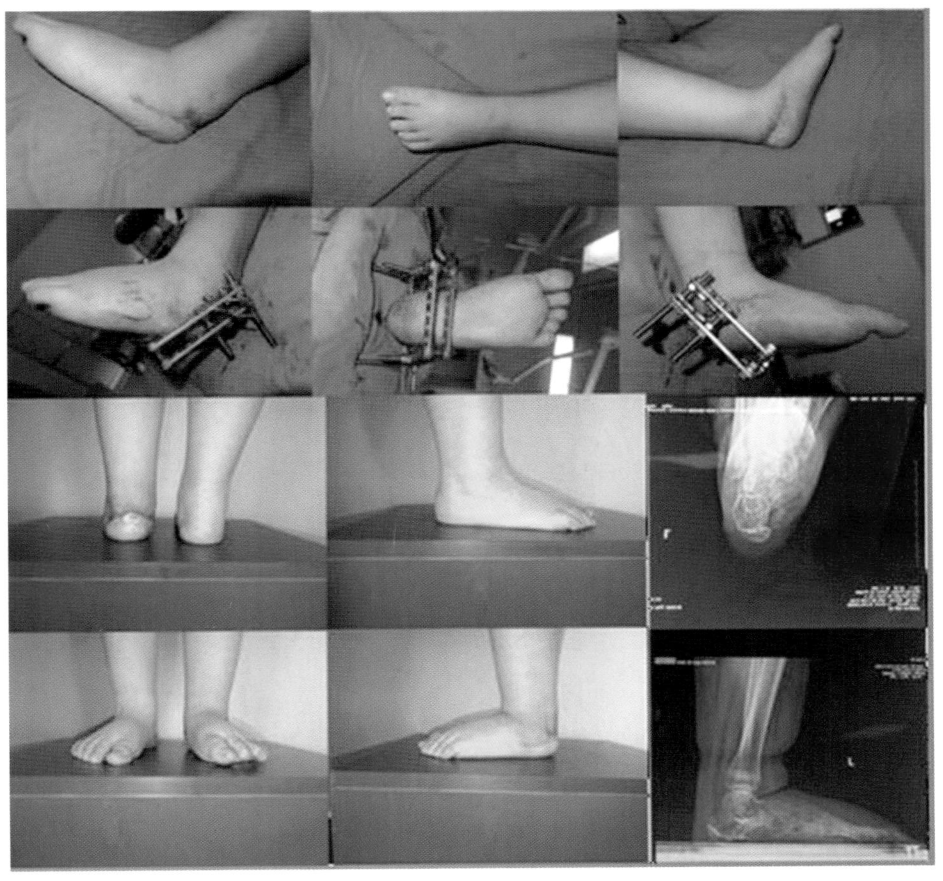

跟骨外架延长术

2019 年 10 月 9 日，手足外科首例双上肢离断再植术成功完成，手术者为朱磊、许庆家、崔宜栋、刘奔。

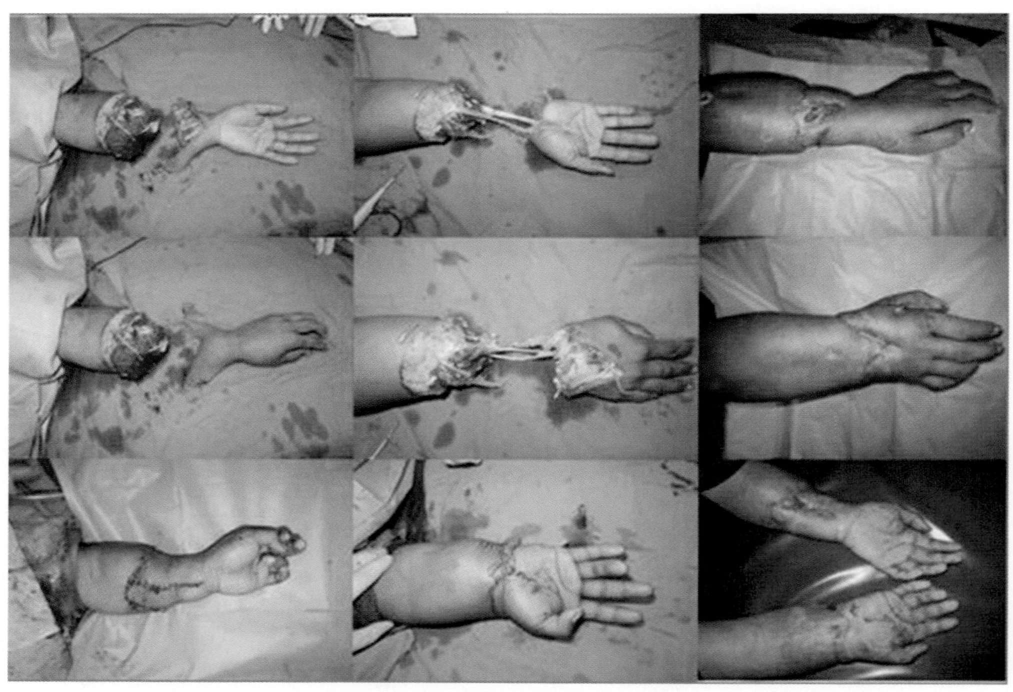

双上肢离断再植

2020 年 8 月 25 日，山东大学齐鲁医院首例关节镜下 TFCC（ⅠD 型）修复术完成，手术者为朱磊和裴艳涛。

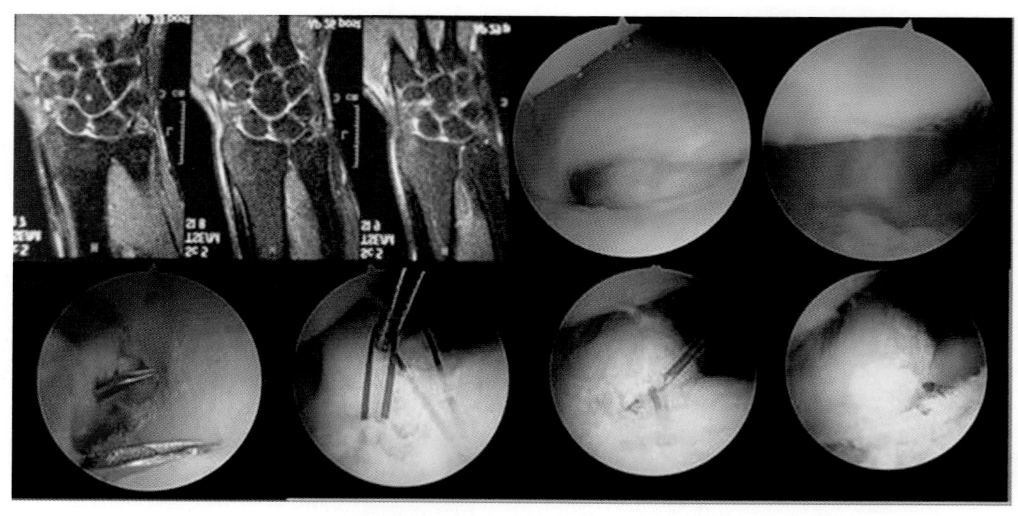

关节镜下 TFCC（ⅠD 型）修复

2021 年 1 月，山东大学齐鲁医院首例 3D 打印距骨半髁置换术完成，手术者为许庆家和崔宜栋。

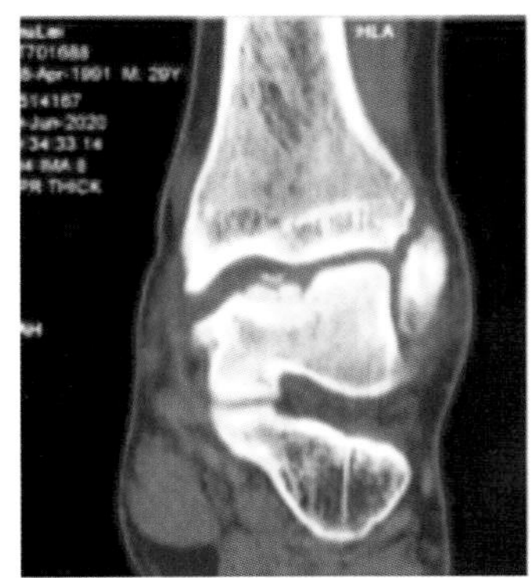
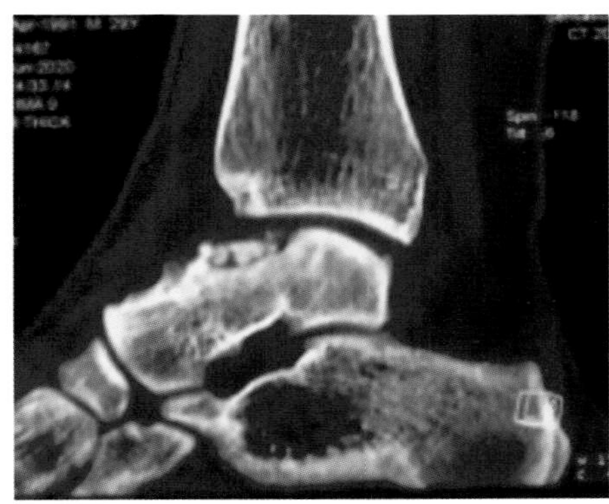
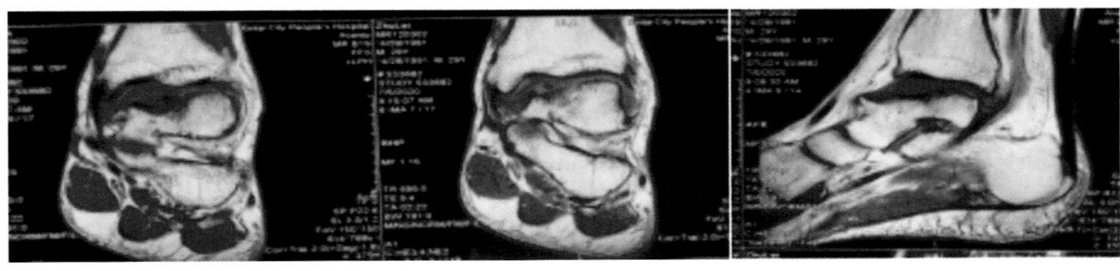
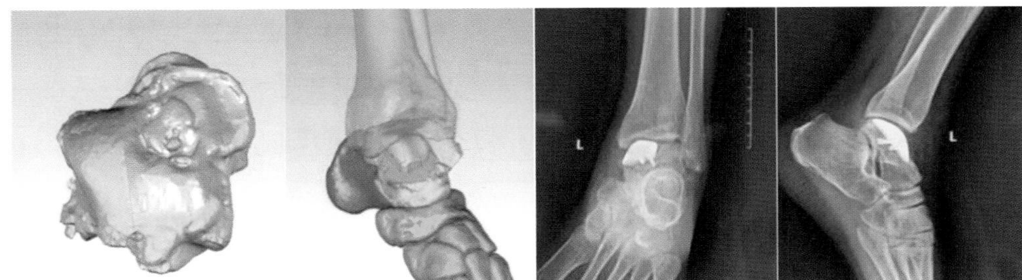

3D 打印距骨半髁置换术

◎ 科研与学术交流活动

（一）获奖情况

崔宜栋于 2013 年获“朱家恺血管吻合大赛”二等奖。

崔宜栋的作品《我院成功救治一例 RH 阴性血型前臂撕脱离断患者》于 2013 年获 2013 年度《山东大学齐鲁医院报》优秀作品奖。

2014 年，手足外科获“疑难危重抢救成功病例奖”优秀奖。

2015 年，手足外科获“疑难危重抢救成功病例奖”二等奖。

2018 年，手足外科获“疑难危重抢救成功病例奖”三等奖。

2020 年，手足外科获“疑难危重抢救成功病例奖”三等奖。

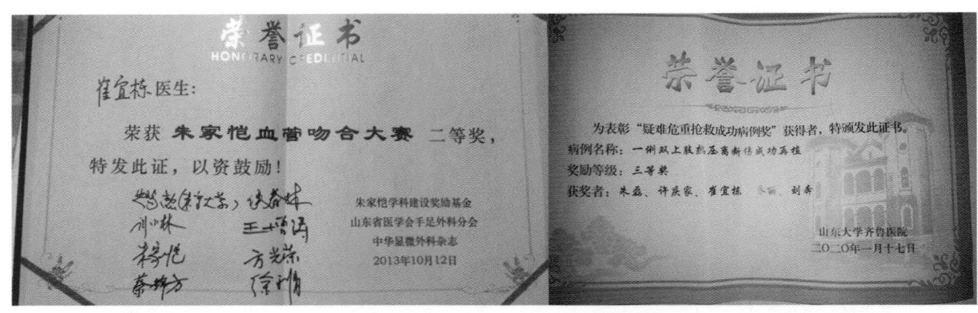

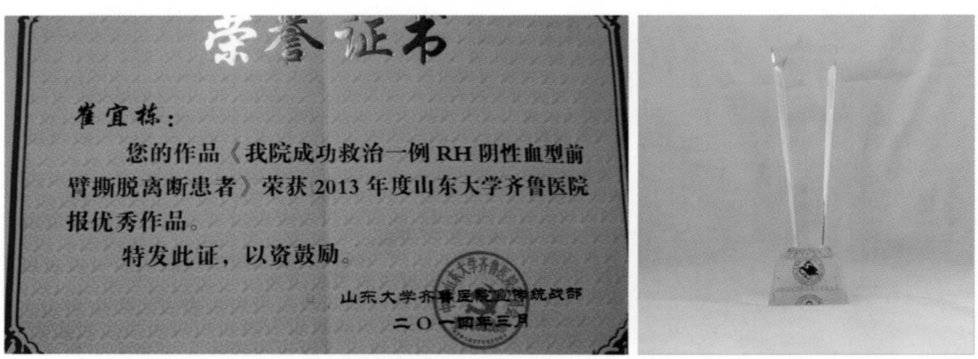

相关荣誉证书及奖杯

（二）专利成果

许庆家、朱磊、乔丽、廉炜、张虹：
一种多功能输液架，实用新型专利，专利号：ZL201721901745.0。

（三）研究课题

课题名称	课题编号	授予单位及等级	时间	负责人
褪黑素对胶质瘤细胞迁移及侵袭的影响及机制研究	81302189	国自然青年基金	2012 年	王俊涛
血管内皮细胞保护剂对大鼠跨区穿支皮瓣成活的影响及机制研究	2015GSF118117	山东省重点研发项目	2015 年	朱磊
PDGF 通路对胶质瘤干细胞自我更新及致瘤能力的调节及机制研究	BS2013YY005	山东省省博士基金	2013 年	王俊涛
显微外科融合入骨科学的探索	2016QLJY06	山东大学齐鲁医院教学改革项目	2016 年	朱磊

续表

课题名称	课题编号	授予单位及等级	时间	负责人
显微外科技术教学的探索和实践	qlyxjy-201732	山东大学齐鲁医学部教学改革与研究项目	2017年	朱磊
PBL案例情景教学在手外科临床实习教学中的应用探索	qlyxjy-201947	山东大学齐鲁医学部教学改革与研究项目	2019年	崔宜栋
人类皮肤组织低温保存方法和临床应用移植等关键技术的研究	—	山东大学横向课题	2020年	朱磊
胫骨横向牵张技术通过激活SDF-1-/CXCR-4轴在治疗糖尿病足溃疡中的机制研究	—	山东大学横向课题	2020年	许庆家

（四）学术论文汇总

1. 中文论文

蔡适哲，陈国瑞，尹延生. 介绍一种小血管吻合牵引翻转器[J]. 中华外科杂志，1965，11：1016-1018.

陈国瑞. 断肢（指）再植的几点体会[J]. 山东医药，1978，10：3-5.

陈国瑞. 周围神经损伤在诊断中的几个问题[J]. 山东医药，1979，1：20-21.

陈国瑞. 手部开放性损伤的急症处理[J]. 山东医药，1982，6：35-37.

陈国瑞，陈增海. 外伤性畸形足的治疗（附34例报告）[J]. 山东医药，1989，6：16-17.

陈国瑞，张力，孙刚. 足副舟状骨25例报告[J]. 山东医药，1998，7：57.

崔宜栋，李筠，朱磊，等. 显微外科技术融入骨科教学的探索和实践[J].中国继续医学教育，2019，11（36）：34-36.

秦泗河，张永红，朱磊，等. Ilizarov技术治疗成人僵硬型马蹄内翻足临床诊疗专家共识（2019版）[J].中华骨与关节外科杂志，2019，12（11）：841-847.

崔宜栋，许庆家，朱磊，等. 涡轮增压在游离股前外侧皮瓣中的应用[J].中华整形外科杂志，2017，33（5）：384-386.

朱磊，王俊涛. 皮瓣在手部创面修复及重建中的应用[J].现代实用医学，2017，29（10）：1261-1263.

孙玉亮，林俊豪，朱磊，等. 自体皮肤冷冻保存回植技术在上肢脱套伤治疗中的应用[J].山东大学学报（医学版），2018，56（9）：35-40.

王俊涛，朱磊. 山东地区云南白药胶囊临床不良反应集中监测研究[J].中国新药杂志，2019，28（6）：703-711.

王书亮，许庆家，朱磊. Ilizarov 外固定技术在胫骨感染性骨不连治疗中的应用[J].山东医药，2016，56（11）：84-85.

许庆家，朱磊，丁自海，等. 游离腓动脉穿支皮瓣在四肢软组织缺损修复中的应用[J].中华显微外科杂志，2014，37（4）：413-414.

崔宜栋，李筠，许庆家，等. 螺钉联合锚钉在融合法治疗Ⅱ型疼痛性副舟骨中的效果[J].足踝外科电子杂志，2018，5（4）：26-29.

2. 外文论文

Juntao Wang，Junhao Lin，Lei Zhu，et al. Cryopreservation and transplantation of amputated finger[J].Cryobiology，2020，92（2）：235-240.

Zhu L，Lin ZW，Wang G，et al. MicroRNA-495 downregulates AQP1 and facilitates proliferation and differentiation of osteoblasts in mice with tibial fracture through activation of p38 MAPK signaling pathway[J]. Sci Rep，2019，9：16171.

Zhu L. The feasibility and patient comfort for excision of enchondromas of the hand under local anaesthesia and without a tourniquet[J]. Hand Surg Eur Vol，2019，44（9）：991-992.

Liu Ben，Xu Qingjia，Zhu Lei，et al. Recombinant human growth hormone treatment ofmice suppresses inflammation and apoptosis caused by skin flapischemia-reperfusion injury[J].Journal of Cellular Biochemistry，2019，120（10）：18162-18171.

Zhu L，Xu Q，Jia T，et al. Outcome of free digital artery perforator flap transfer for reconstruction of fingertip defects[J]. Indian J Orthop，2014，48（6）：594-8.

Xu Q，Zheng X，L，Ding Z，et al. Anatomical Study of the Descending Genicular Artery Chimeric Flaps[J]. Invest Surg，2020，33（5）：422-427.

J. Wang，G. Li，A. Hao，et al. High glucose-induced expression of inflammatory cytokines and reactive oxygen species in cultured astrocytes[J]. Neuroscience，2012，202：58-68.

Wang Juntao，Hao Aijun，Li Gang. Granulocyte-colony stimulating factor promotes proliferation，migration and invasion in glioma cells[J].Cancer Biology and Therapy，2012，13（6）：389-400.

Wang Juntao，Hao Aijun，Li Gang，et al. Melatonin suppresses migration and invasion via inhibition of oxidative stress pathway in glioma cells[J].Journal of Pineal Research，2012，53（2）：180-187.

Wang Juntao，Zhu Lei，Xu Qingjia. Schwannoma of Left Great Toe：A Case Report[J]. Chin J Microsurg，2015，38（3）：253.

（五）主办、承办的会议及学习班等

2014 年，第一届显微外科基础技术培训班举办。

2014 年，全国足踝外科新技术学习班暨第一届山东省足踝外科论坛举办。

2015 年，第一届显微外科技术模拟训练班（省级）举办。

2015 年，第二届显微外科基础技术培训班（国家级）举办。

2016 年，首届山东省外固定（Ilizarov 技术）肢体延长与重建论坛举办。

2016 年，第一届腕关节镜技术新进展学习班（国家级）举办。

2016 年，第一届踝关节镜技术进展学习班（国家级）举办。

2016 年，第二届显微外科技术模拟训练班（省级）举办。

2016 年，第三届显微外科基础技术培训班（国家级）举办。

2016 年，Steps 2 Walk 首届中国 Fellowship 高级班举办。

2017 年，第一届足踝外科进展学习班（省级）举办。

2017 年，山东省首届显微外科监护管理培训班举办。

2017 年，山东省医学会骨科学分会足踝外科学组学术会议召开。

2017 年，足踝联盟全球教育计划之中国行——足踝部创伤后关节炎与畸形的处理学术活动举办。

2017 年，第二届腕关节镜技术新进展学习班（国家级）举办。

2017 年，第二届踝关节镜技术进展学习班（国家级）举办。

2017 年，第三届显微外科技术模拟训练班（省级）举办。

2017 年，第四届显微外科基础技术培训班（国家级）举办。

2018 年，山东省医学会手外科学分会第三届委员会第一次全体委员会议召开。

2018 年，山东省医学会手外科学分会 2018 高峰论坛暨青年委员会工作会议召开。

2018 年，第二届足踝外科进展学习班（省级）举办。

2018 年，第三届腕关节镜技术新进展学习班（国家级）举办。

2018 年，第三届踝关节镜技术进展学习班（国家级）举办。

2018 年，第四届显微外科技术模拟训练班（省级）举办。

2018 年，第五届显微外科基础技术培训班（国家级）举办。

2019 年，第一届手部先天性畸形诊治进展学习班（省级）举办。

2019 年，第一届四肢穿支皮瓣解剖与临床应用培训班（中华医学会级）举办。

2019 年，第三届足踝外科进展学习班（省级）举办。

2019 年，第四届腕关节镜技术新进展学习班（国家级）举办。

2019 年，第四届踝关节镜技术进展学习班（国家级）举办。

2019 年，第五届显微外科技术模拟训练班（省级）举办。

2019 年，第六届显微外科基础技术培训班（国家级）举办。

2019 年，山东省第十二次手外科学学术会议召开。

2019 年，山东省足踝外科学术会议暨第七届 Steps 2 Walk 中国 Fellowship 高级班全国学术会议召开。

2014 年，全国足踝外科新技术学习班暨第一届山东省足踝外科论坛举办。

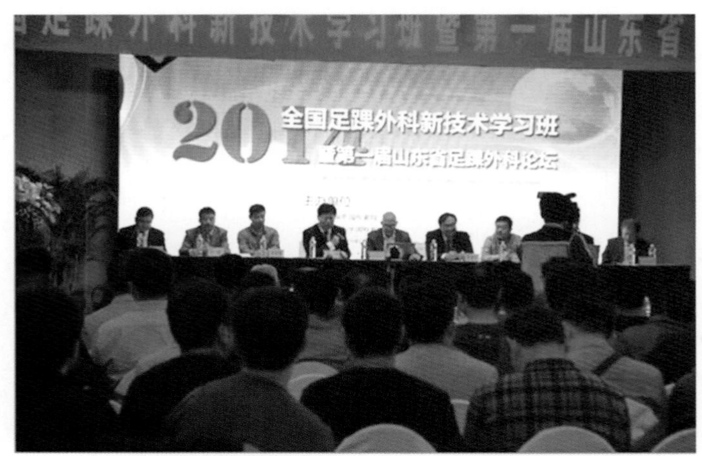

全国足踝外科新技术学习班暨第一届山东省足踝外科论坛

2016 年，山东省医学会骨科学分会足踝外科学组成立。

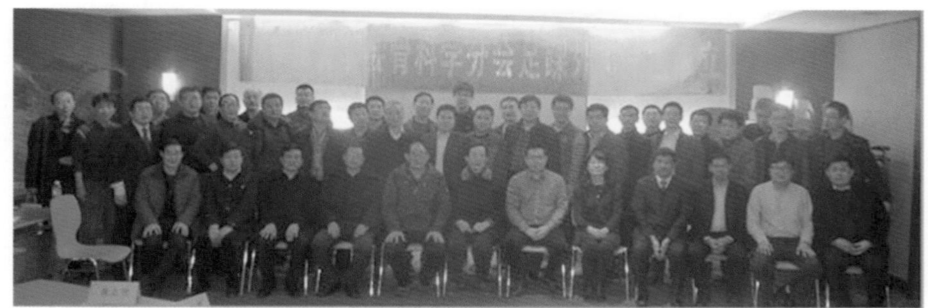

山东省医学会骨科学分会足踝外科学组成立

2016 年，首届山东省外固定（Ilizarov 技术）肢体延长与重建论坛举办。

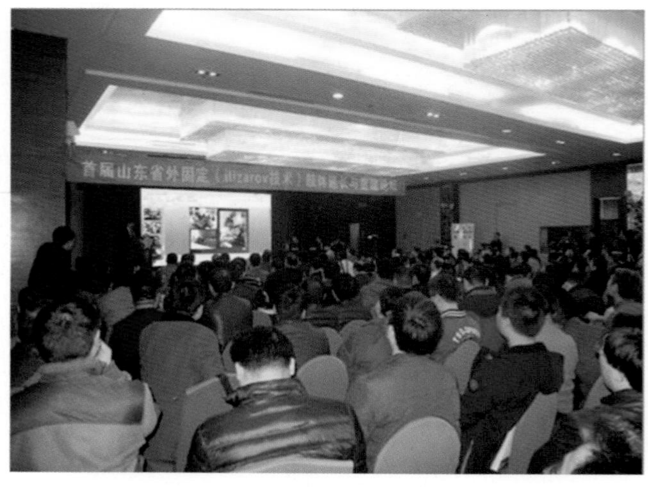

首届山东省外固定（**Ilizarov** 技术）肢体延长与重建论坛

2017 年，山东省医学会骨科学分会足踝学组学术会议暨足踝外科联盟全球教育计划之中国行——足踝部创伤后关节炎与畸形的处理举办。

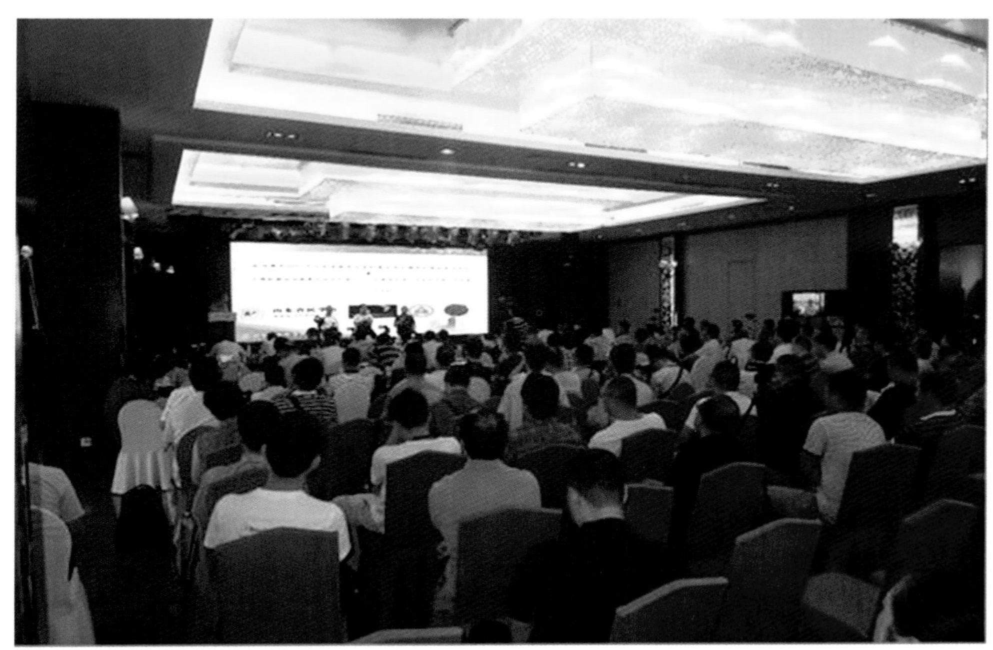

山东省医学会骨科学分会足踝学组学术会议暨足踝外科联盟全球教育计划之中国行
——足踝部创伤后关节炎与畸形的处理

2017 年，山东大学齐鲁医院手足外科建科六周年科庆系列学术活动成功举办。

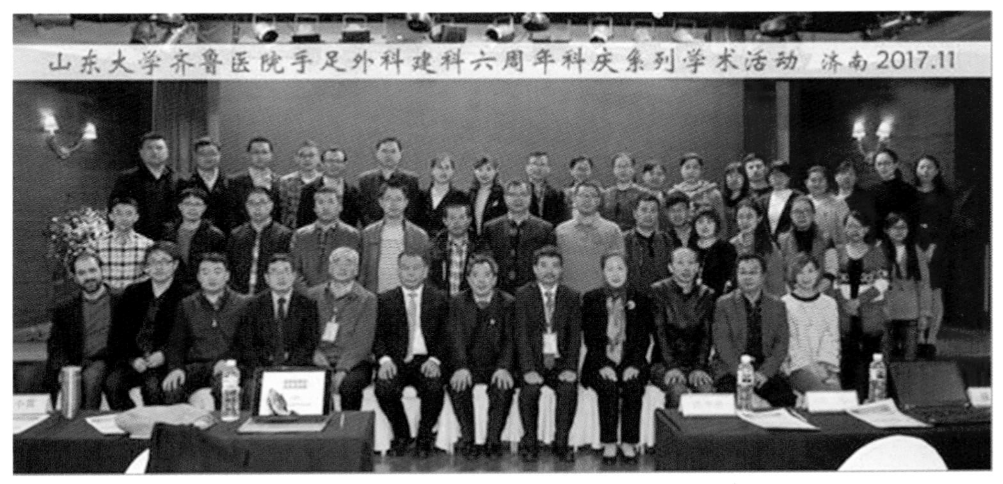

建科六周年举行系列学术活动

2018 年，山东省医学会手外科分会第三届委员会——第一次全体委员会议举办。

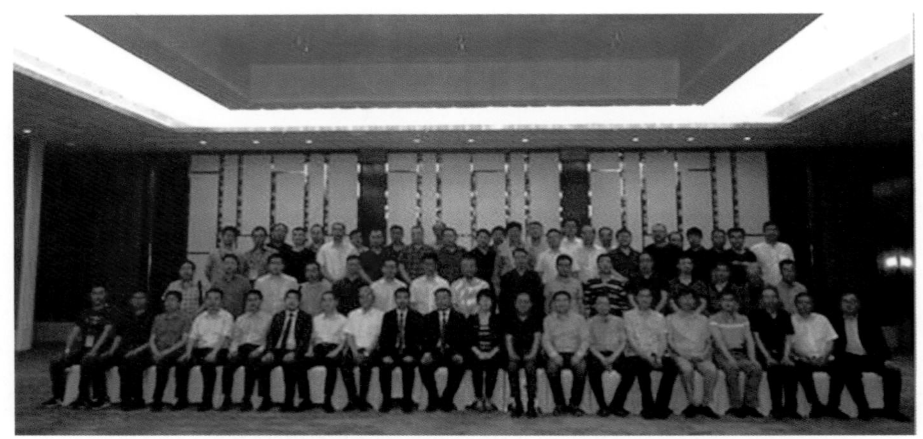

山东省医学会手外科分会第三届委员会——第一次全体委员会议

2018 年，山东省第十一次手外科学术会议召开。

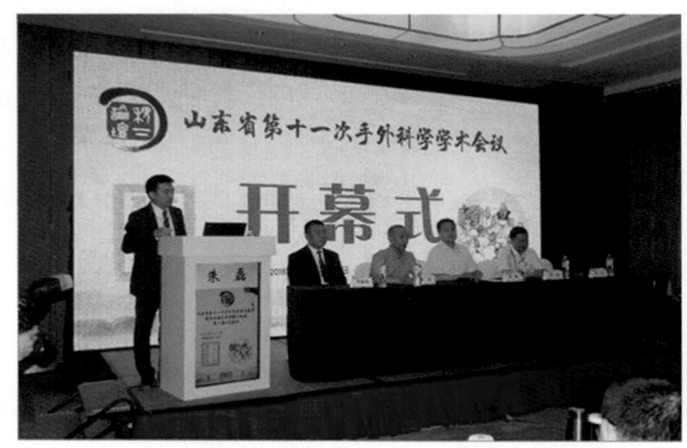

山东省第十一次手外科学术会议

2019 年，山东省第十二次手外科学术会议/山东省第三次显微外科学术会议召开。

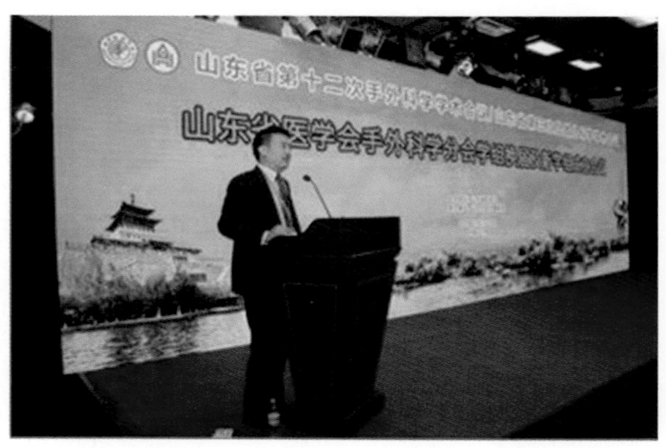

山东省第十二次手外科学术会议/山东省第三次显微外科学术会议

2017 年，山东省足踝外科学术沙龙活动成功举办。

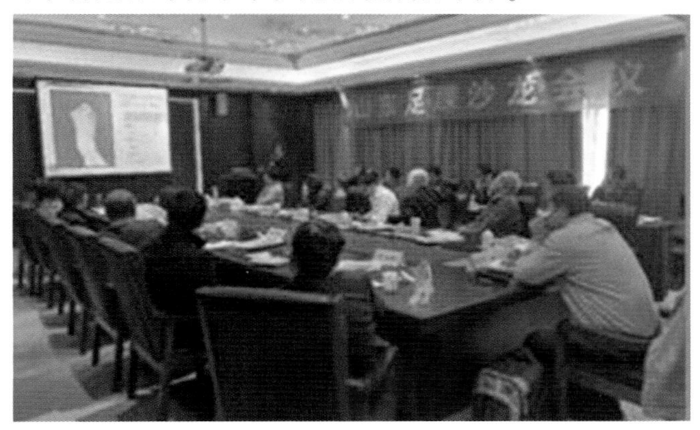

山东省足踝外科学术沙龙

2018 年 3 月，山东足踝学术沙龙会议——烟台站成功召开。

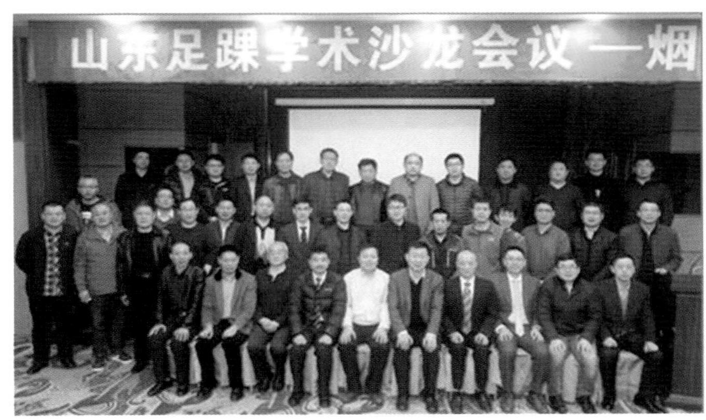

足踝外科学术沙龙（烟台站）

2018 年 4 月，山东省足踝外科学术沙龙（菏泽站）暨鲁西南足踝外科高峰论坛举办。

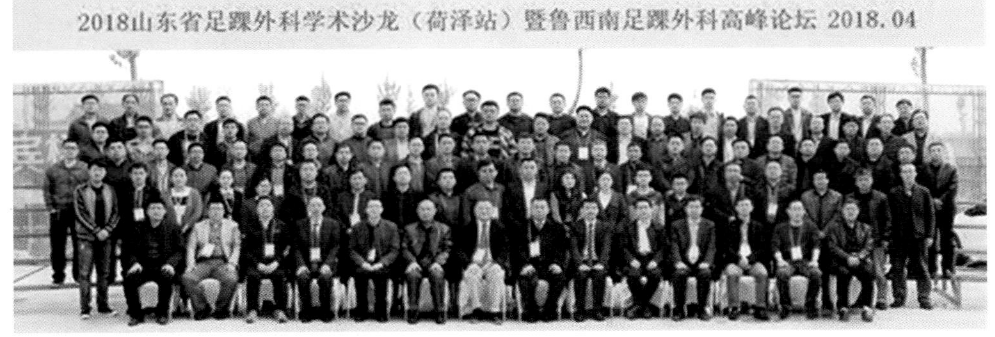

山东省足踝外科学术沙龙（菏泽站）暨鲁西南足踝外科高峰论坛

2018 年 7 月，山东省足踝外科学术沙龙（济南站）暨足踝创伤治疗新进展论坛举办。

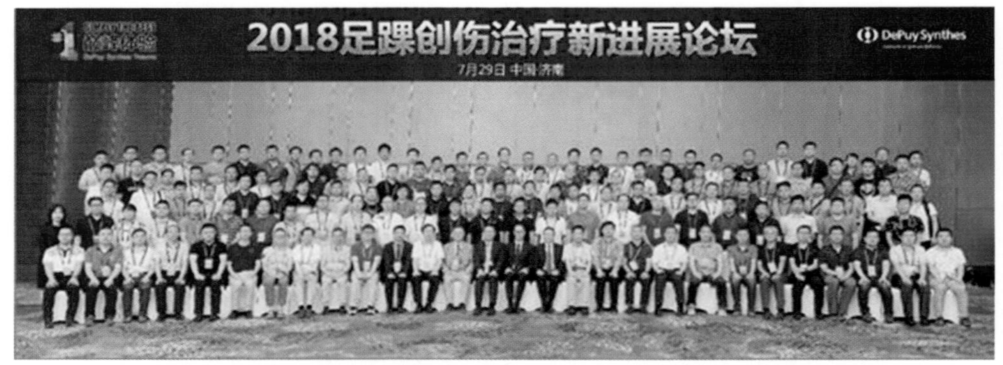

山东省足踝外科学术沙龙（济南站）暨足踝创伤治疗新进展论坛

2018 年 10 月，山东省足踝外科学术沙龙（青岛站）活动成功举办。

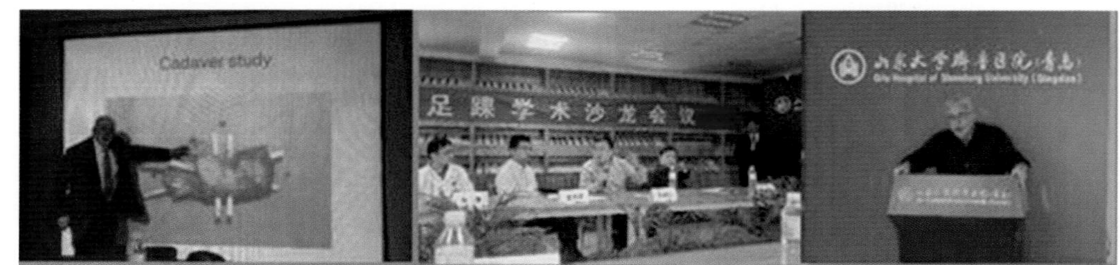

山东省足踝外科学术沙龙（青岛站）

2019 年 3 月，足踝创新技术中外专家交流会召开。

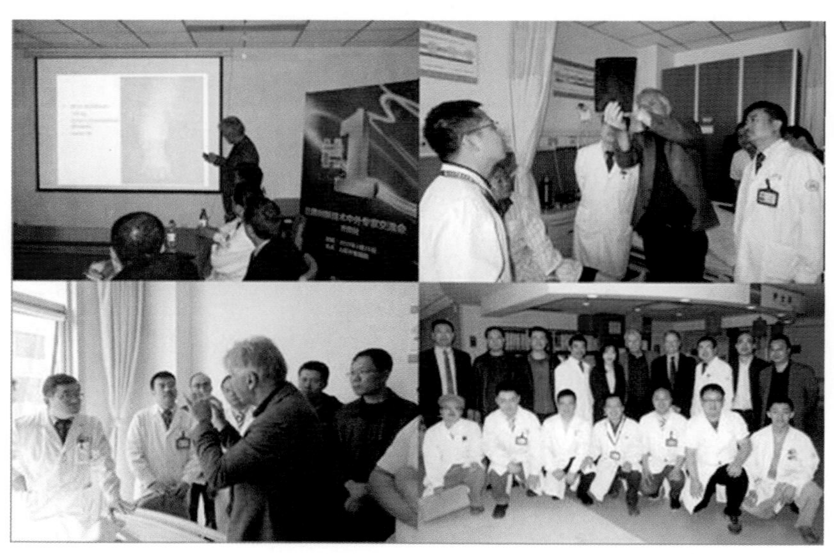

足踝创新技术中外专家交流会

2017 年，第二届齐鲁踝关节镜技术进展学习班举办。

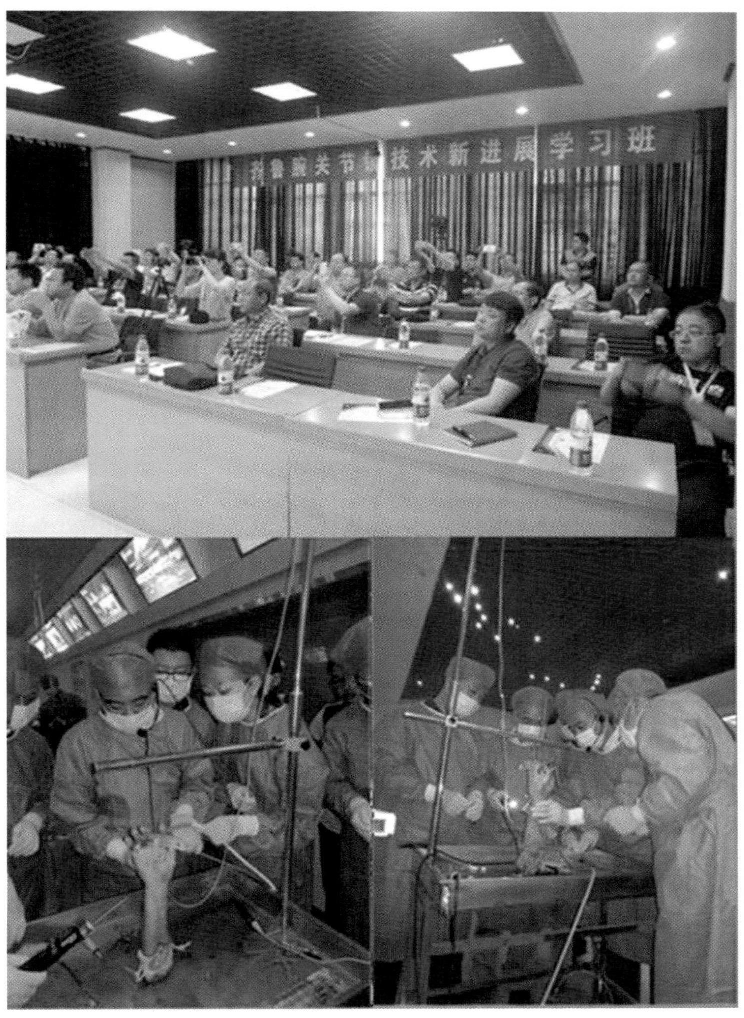

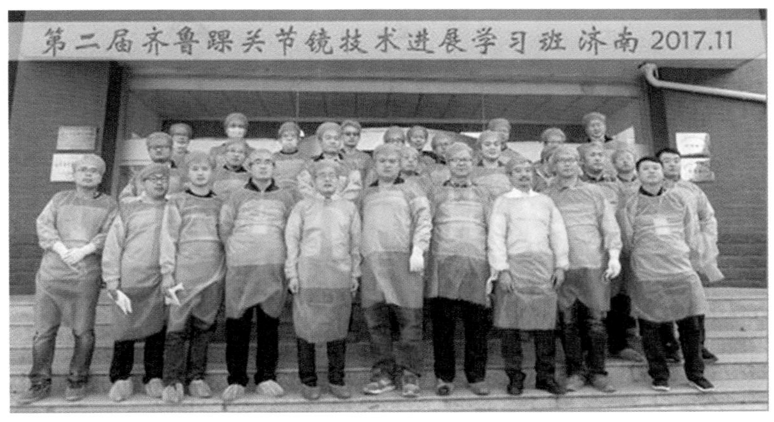

第二届齐鲁腕/踝关节镜技术进展学习班

2018 年，第三届齐鲁踝关节镜技术进展学习班举办。

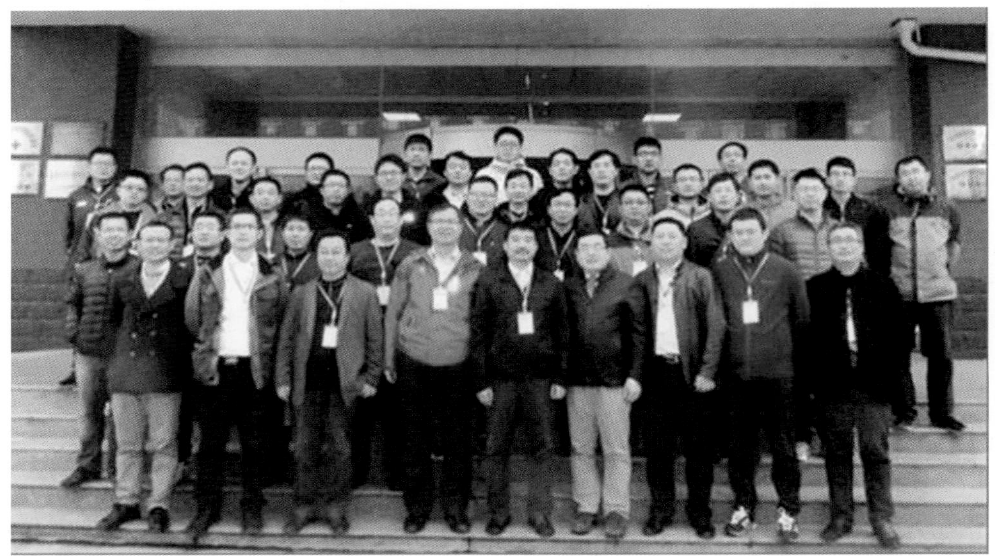

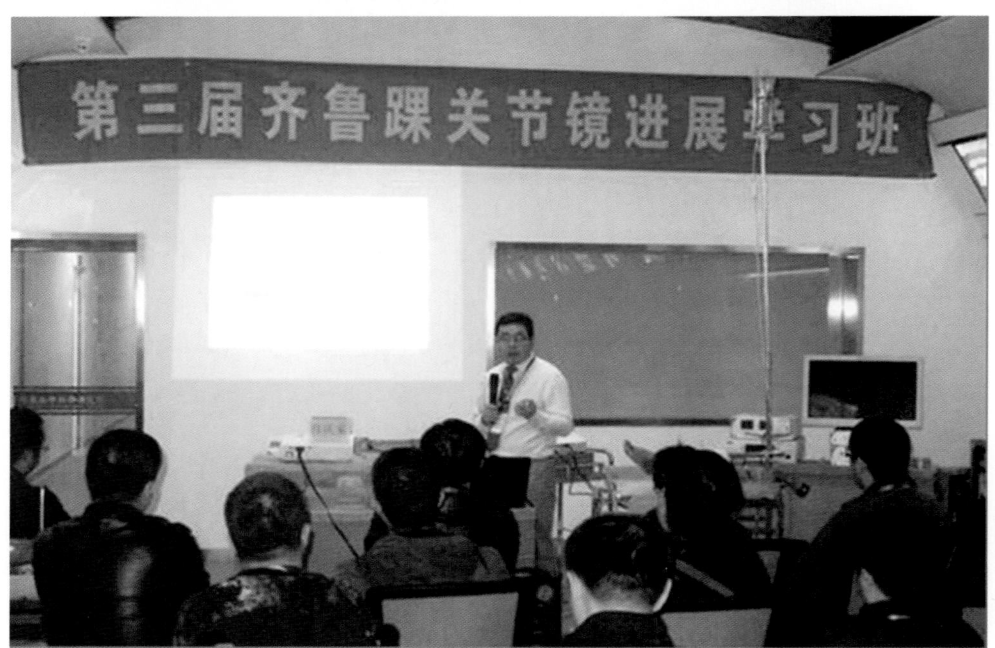

第三届齐鲁踝关节镜技术进展学习班

2019 年，第四届齐鲁腕关节镜技术进展学习班举办。

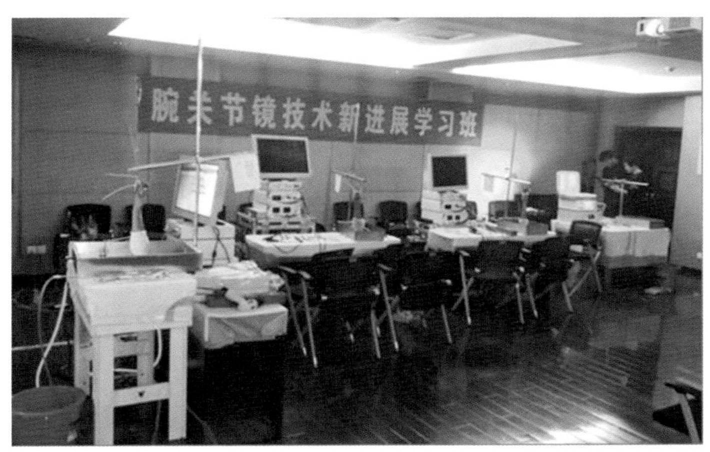

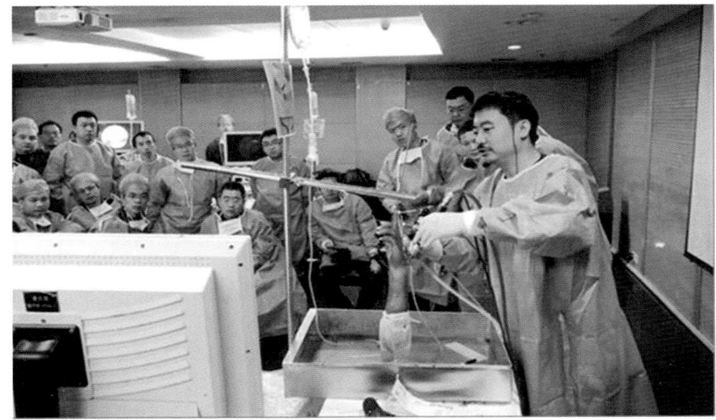

第四届齐鲁腕关节镜技术进展学习班

2019 年，第四届齐鲁踝关节镜技术进展学习班举办。

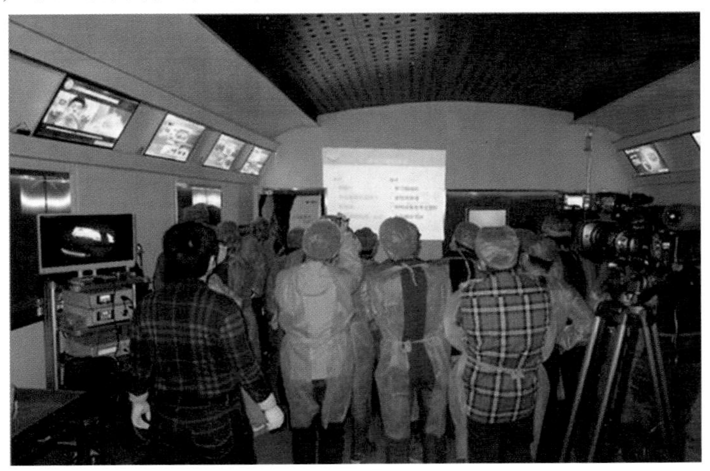

第四届齐鲁踝关节镜技术进展学习班

自 2014 年开始，先后举办过多期显微外科技术模拟培训班。

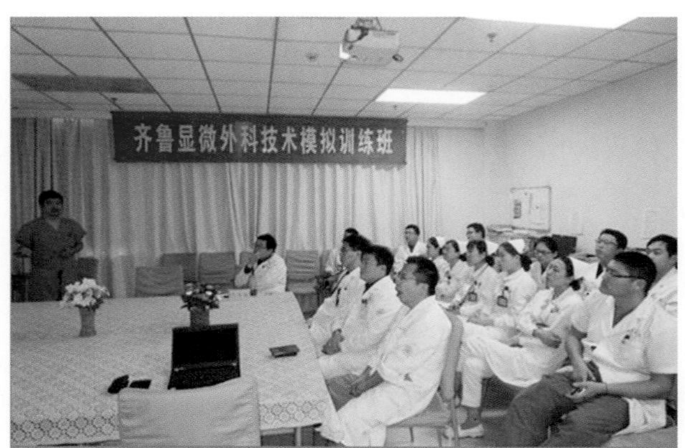

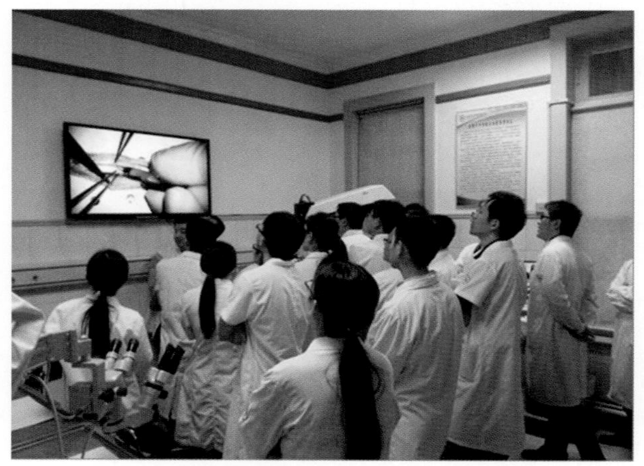

齐鲁显微外科技术模拟训练班

自 2016 年开始举办“全国爱足日”义诊活动。

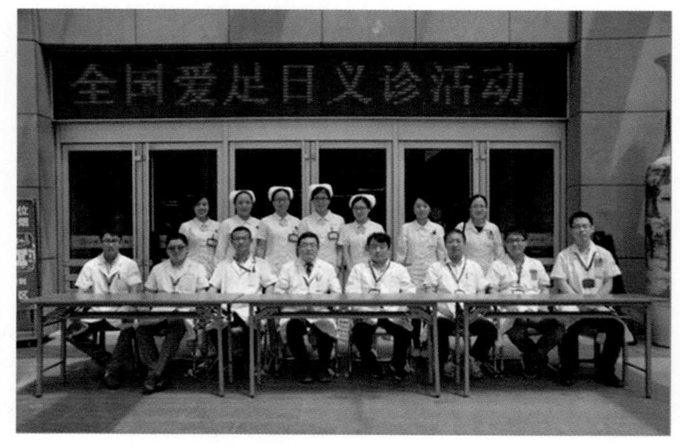

“全国爱足日”义诊活动（一）

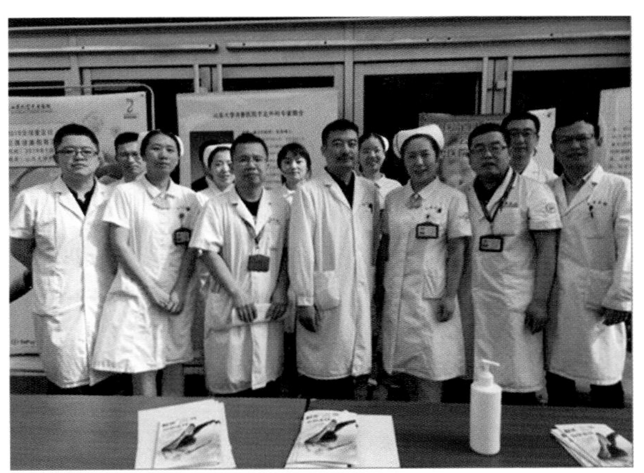

“全国爱足日”义诊活动（二）

2016 年，科室对周边地区社区及医院开展爱心义诊活动。

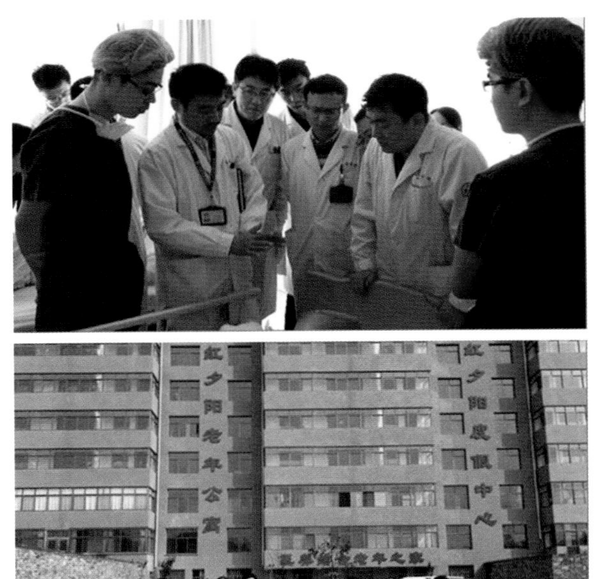

对周边地区社区及医院开展爱心义诊活动

◎ 社会卫生工作及医疗技术指导

许庆家主任于 2018 年 4 月至 2018 年 5 月对口帮扶支援陕西省清涧县人民医院，王天奇护士于 2020 年 2 月 7 日至 4 月 6 日参加了抗击新型冠状病毒肺炎疫情的援鄂医疗队。

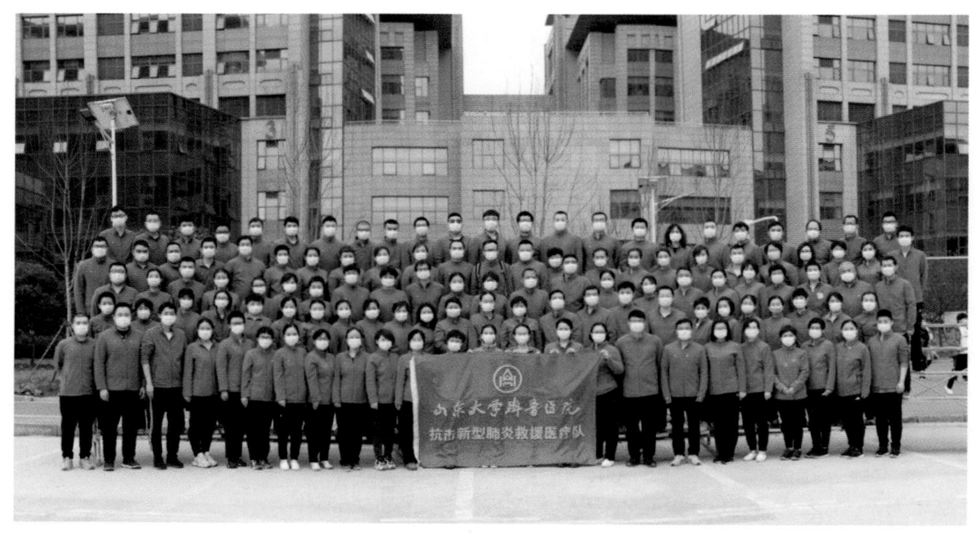

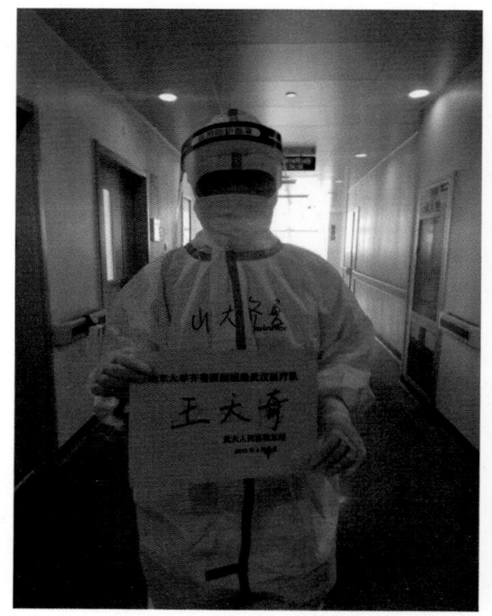

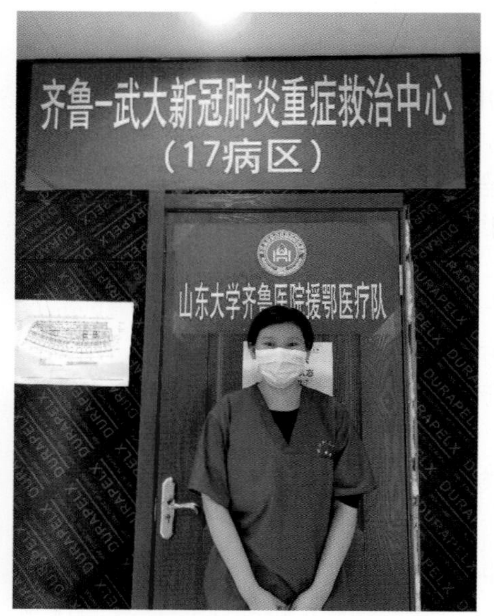

援鄂抗击新型冠状病毒肺炎

◎ 科室成员简介

朱　磊

朱磊，男，汉族，1975 年 11 月出生，山东泰安人，中共党员，目前为山东大学齐鲁医院手足外科主任，骨科副主任，主任医师。

【教育背景】

1993 年 9 月至 2000 年 7 月在山东医科大学临床医学专业（七年制）学习，

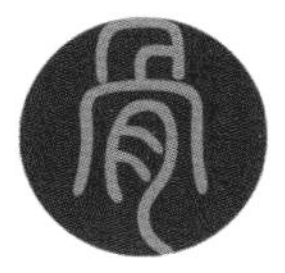

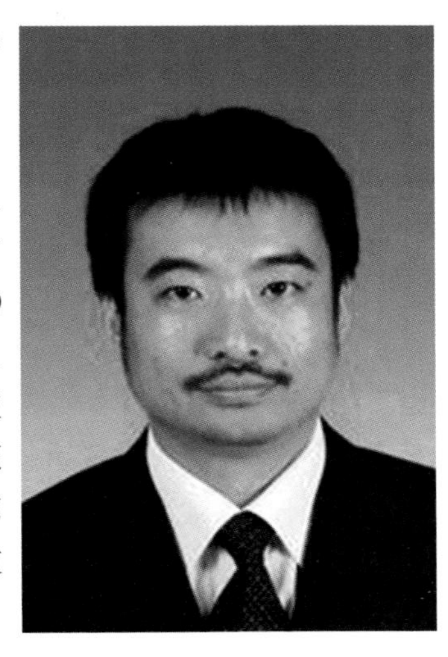

2010 年 9 月至 2014 年 12 月在山东大学齐鲁医学院学习，获骨外科学博士学位。

【工作经历】

2000 年 9 月至 2003 年 9 月为山东省立医院手足外科住院医师。2003 年 10 月至 2009 年 9 月为山东省立医院手足外科主治医师。2009 年 10 月至 2011 年 10 月为山东省立医院手足外科副主任医师。2011 年 11 月至今为山东大学齐鲁医院手足外科主任，骨科副主任。2015 年 8 月至 2015 年 10 月为美国哈特福德医院访问学者。2015 年 11 月至 2015 年 12 月赴美国巴尔的摩足踝外科中心学习，师从迈尔森（Myerson）教授。2018 年 10 月为亚太腕关节镜协会年度 fellow。

【工作专长】

专注于手足显微外科专业发展，完成了山东大学齐鲁医院首例腕关节镜、拇手指再造、冷冻手指再植、游离关节移植、对侧颈七神经转位等创新手术，能够开展断指（肢）再植、手足复杂创伤修复重建、四肢先天畸形矫正、腕踝关节镜微创治疗、外周神经损伤修复及功能重建、骨坏死血运重建等手术，其中包括吻合直径在0.3 mm以下血管的游离穿支皮瓣移植；在组织深低温冷冻保存回植、手指再造、四肢大面积创面修复、腕关节损伤治疗等方面有较深造诣。

【学术兼职】

中华医学会手外科学分会委员（第八届 2016~2019 年，第九届 2019 年至今），中华医学会显微外科学分会委员（第十届 2018 年至今），中华医学会骨科学分会足踝学组委员（第七届 2018 年至今），中国医师协会手外科医师分会委员，中国医师协会显微外科医师分会委员，中国医师协会骨科医师分会外固定与肢体重建专业委员会委员（第一届 2013~2016 年，第二届 2017 年至今），中华足踝继续医学教育学院常委，山东省医学会手外科学分会主任委员（第三届 2019 年至今），山东省医学会显微外科学分会副主任委员（2016~2020 年），山东省医学会显微外科学分会候任主任委员（2020 年至今），山东省医师协会手足外科学分会副主任委员，山东省医学会骨科分会足踝学组第一届组长（2016~2019 年），山东康复医学会手足康复分会第一届主任委员（2019 年至今），美国足踝外科协会（AOFAS）国际委员，中文手外科医师联合会（ACU）执委，亚太腕关节镜协会（APWA）委员，《中华显微外科学杂志》编委（第九届 2015~2018 年，第十届 2019 年至今），《中华解剖与临床杂志》编委；《足踝外科电子杂志》编委，山东大学齐鲁医学院杰出青年医师。

【个人感言】

大道至简，敬畏生命。

许庆家

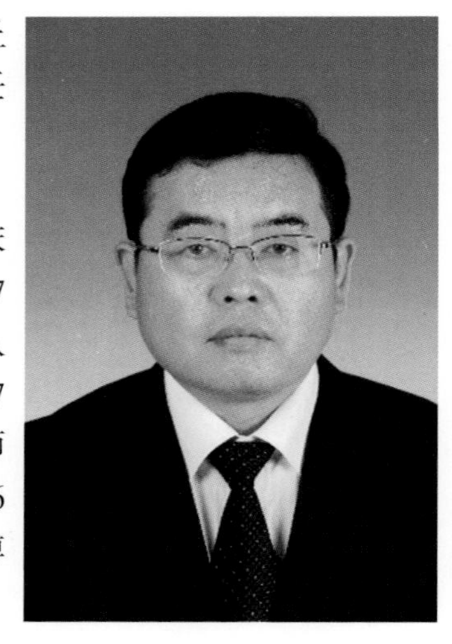

许庆家，男，1971 年 3 月出生，山东济南章丘人，九三学社社员，目前为山东大学齐鲁医院副主任医师，手足外科副主任。

【教育背景】

1989 年 9 月至 1994 年 7 月在山东医科大学临床医学系学习，获学士学位。1997 年 9 月至 1999 年 7 月在山东医科大学小儿外科学专业攻读研究生，师从王建伟教授，获硕士学位。1999 年 9 月至 2002 年 7 月在山东大学医学院小儿外科学专业攻读研究生，师从陈雨历教授，获博士学位。2011 年 7 月至 2015 年 6 月在南方医科大学师从丁自海教授，为临床解剖学博士后。

【工作经历】

1994 年 7 月至 1997 年 7 月为济南市第五人民医院外科住院医师。2002 年 7 月至 2010 年 10 月为山东省立医院手足外科主治医师。2010 年 10 月至 2011 年 10 月为山东省立医院手足外科副主任医师。2011 年 11 月至今为山东大学齐鲁医院手足外科副主任。2017 年 2 月至 2017 年 8 月赴美国杜克大学担任访问学者，师从马克·伊斯利教授。2018 年 4 月至 2018 年 5 月对口帮扶支援陕西省清涧县人民医院。

【工作专长】

专注于手足显微外科专业发展，完成了山东大学齐鲁医院首例踝关节置换创新手术，能够开展断指（肢）再植、手足复杂创伤修复重建、四肢先天畸形矫正、腕踝关节镜微创治疗、前中后足及踝关节畸形矫正、骨坏死血运重建等高难度手术。在四肢创面修复、足踝部先天畸形、足踝部创伤畸形、踝关节关节镜微创治疗等治疗方面有较深造诣。

【学术兼职】

美国足踝外科协会（AOFAS）国际委员（2017 年），中华医学会骨科学分会足踝学组青年委员（2018 年），中国医师协会骨科医师分会足踝外科工作委员会委员（2015 年第一届，2018 年第二届），中国中西医结合协会骨科分会足踝外科学组委员（第一届），山东省医学会手外科学分会副主任委员兼足踝外科学组组长（2019 年），山东省医学会骨科学分会足踝外科学组副组长（2016～2019 年），山东省医学会显微外科学分会副主任委员（2016 年至今），山东康复医学会手足康复分会第一届副主任委员（2019 年至今），《中华显微外科学杂志》编委（第九届 2015～2018 年，第十届 2019 年至今），《足踝外科电子杂志》编委。

【个人感言】

认认真真做事，踏踏实实做人。

第四篇 山东大学齐鲁医院骨科教学与在职培训志

◎ 1949～1999 年

山东大学齐鲁医院骨科承担着山东大学医学院临床医学专业骨科部分的授课、见习、实习等教学工作，每学期均有任务。教学对象包括医学系（含英语班）、口腔系、卫生系、护理系、夜校及卫生学校。部分教师属学校外科学总论教研室编制，有课时任教，无课时在骨科临床工作，每年接受见习学生和实习学生平均各 120 人。

进修医师培养工作：1957 年曾举办骨科医师进修班（全国性，为期 1 年），当时主要由米嘉祥医师负责，结合天津医院骨科进修班的经验进行临床骨科专业医师的培养提高工作。此后，每年均有进修医师培养任务，期限 1 年，一般平均每次 8 人，学员主要来自山东省内的市、县及厂矿企业的医院。进修期间，对学员按住院医师的标准安排工作，亦承担相应的教学工作（带见习学生和实习学生等）。另外，科室还经常举办专题讲座，在进修结束前进行测验，以保证学习质量。

研究生培养工作：早在 1956 年，赵常林教授即招收副博士研究生 1 名，后因“文化大革命”，研究生培养工作被迫中止。1983 年重新开始招收骨科硕士研究生，由张学义、王永惕任导师，1985 年陈国瑞亦开始担任研究生导师。至 1999 年，医院骨科共培养硕士研究生 16 名，其中为青海医学院代培养 1 名，另有在职研究生 1 名。

骨科亦很重视科内在职人员的培训工作，除在 1952 年派人赴天津医院参加骨科学习班外，20 世纪 80 年代以后，还不断派人至北京（如积水潭医院等）、上海进修，参加关节镜、显微外科、脊柱外科等学习班，提高了业务素质。

◎ 2000～2020 年

医学生教学：2000～2020 年，科室每年承担山东大学医学院临床医疗系五年制、六年制（英语班）、七年制（本硕连读班），以及口腔系、卫生系、护理系、夜大、专修科、护理专科班等的课堂授课、临床见习和实习任务。对实习医生均实施目标化管理，入科教育、出科考试实现了规范化，并建立了统一的试题库；见习生均由专人脱产带教，以确保教学质量。教学工作取得了丰硕成果，带教医护人员多次获优秀荣誉称号。

研究生教学工作：1998 年，汤继文晋升为博士生导师，共培养硕士研究生 4 名，培养博士研究生 25 名，博士后 2 名。2000 年之前，科室的硕士研究生导师有宫良泰、李建民、王韶进、李牧；2000 年之后，先后又有郑燕平、李明、孙刚、杨志平、戴国锋、陈允震、贾玉华、潘新、刘新宇、程雷、刘培来、司海朋、李昕等任硕士研究生导师。2004 年，李建民被遴选为博士生导师。2000～2009 年，科室先后培养出博士研究生 8 名，其中统招博士 4 名，在职博士 4 名；硕士研究生 50 名，其中统招硕士 42 名，在职硕士 8 名。2009 年以来，又有聂林、程雷、刘新宇、潘新、刘培来、司海朋等被遴选为博士生导师。2010 年以来，科室共培养硕士研究生 300 余名，同时担任山东大学医学院、护理学院的本科课堂教学工作，担负起了医学院七年制、六年制、五年制临床专业学生的见习和实习任务。

进修医师培训工作：1986～2019 年，山东省全省各地共有 518 名医师到山东大学齐鲁医院骨科进修，科室定期举办专题讲座，对进修医师进行相关的技能培训和理论讲授。

医师规范化培训工作：自 2014 年山东大学齐鲁医院招收第一批规培医师开始，每年到骨科进行规培的医师近 100 名。骨科带教老师在科室内会不定期地举办针对规培医师的培训课程和实际操作工作站等，大大提高了规培医师的理论水平和操作技能。

第五篇
山东大学齐鲁医院（青岛院区）骨科志

◎ 发展概况

山东大学齐鲁医院（青岛院区）骨科中心成立于2013年12月26日，与济南院区一体化发展，由国内著名骨肿瘤专家李建民教授作为学科带头人并担任骨科中心主任，其前身是青岛市骨伤科医院（成立于1959年），目前拥有床位211张，共设置骨肿瘤科、脊柱外科、手足外科、关节外科、创伤骨科、小儿骨科6个亚专业及具有传统医学特色的整复门诊。为了实现专业化发展，科室于2015年6月设置了运动医学科（由关节外科分出）。李建民教授担任骨科中心主任，副主任由郑燕平（常务副主任）、张增方、万连平、张鹏担任。其中，骨肿瘤科主任为李建民，副主任为吴玉仙（2016年担任）；关节外科主任为万连平，副主任为张鹏、张亦军；运动医学科主任为张亦军（2015年担任）；脊柱外科主任为郑燕平，副主任为张强、张炳磊；小儿骨科副主任为许洪涛；手足外科主任为张增方，副主任为刘金伟（2017年7月调入，并于2018年10月担任副主任）；创伤骨科主任为吕夫新，副主任为刘涛、连军（2016年担任副主任，主管整复门诊）。

现将2014年至今的科室发展情况简述如下：

2014年3月，夏海鹏分配到脊柱外科。

2014年4月，李宏韬分配到小儿骨科。

2014年8月，张路分配到小儿骨科。

2015年2月6日，董晓光离职。

2015年6月，纪伟分配到关节外科。

2016年，张亦军、吕秉仑、庄建、孙伟、姜文晓调离关节外科。

2016年5月，尤少裕副主任医师退休。

2016年6月，李萌分配到脊柱外科从事脊髓监护。

2016年8月，周超分配到脊柱外科。

2017年3月，逄成退休。

2017年4月，刘鹏分配到手足外科。

2017年8月，刘金伟由广东佛山调入手足外科，陈西民离职，林涛分配到关节外科。

2017年10月，侯晓升分配到小儿骨科，高伟离职。

2017年11月，张鑫离职。

2018年4月，甘煜东分配到运动医学科。

2018年6月，刘涛兼任急诊外科副主任。

2018年10月，赵志慧分配到脊柱外科专业。

2018年11月，胡义明退休，并返聘于创伤骨科。

2018年12月，刘金伟任手足外科副主任。

2019年1月，张继孔分配到骨肿瘤科骨与软组织肿瘤外科专业。

2019年7月，姬广伟于分配到小儿骨科，修高飞、陈凯分配到整复门诊专业。

2019年12月，耿立杰退休。

山东大学齐鲁医院（青岛院区）骨科中心现有医师76名，其中主任医师8名，副主任医师21名，主治医师38名，住院医师9名；有山东大学教授2名，博士生导师2名，博士后1名，博士7名，硕士27名；技师1名；护士57名，其中主管护师7名，护师28名，护士22名。自开诊以来，济南院区关节外科的李明主任和手足外科的朱磊主任、许庆家副主任会定期来青岛院区坐诊、手术。自2018年以来，关节科的戴国锋副主任、刘培来副主任，脊柱外科的刘新宇副主任也会定期来青岛院区，分别在运动医学专业、关节专业、脊柱专业坐诊及开展手术，为支持青岛院区骨科中心的发展做出了贡献。中心年均门诊量117600万余人次，年均手术量4500余台次。中心于2016年和2019年分别获评为青岛市A类重点学科和B类重点学科并获得资助，利用资助资金，有3人分别前往美国和法国进修学习，2人获得国内进修学习机会。2018年，北京协和医院的邱贵兴院士工作站落户青岛院区骨科中心。

目前，中心拥有脊柱外科手术显微镜、脊柱内镜、各种关节镜设备、G型臂及术中CT机、导航系统、神经运动与体感2诱发电位监测、三维运动捕捉分析系统、扭转全电子动态试验设备等先进的医疗设备。

◎ 医疗业务发展

山东大学齐鲁医院（青岛院区）在2014~2020年开展的新手术有：

2014年1月20日，郑燕平完成了院内首例威尔茨（Wiltse）入路工作通道下行MIS-TLIF手术。

2014年1月，许洪涛开展了Graf超声技术行发育性髋关节脱位的早期筛查及早期采用Pavlic吊带治疗。

2014年3月12日，李晓辉、李当科在山东省内率先开展了保留旋前方肌治疗桡骨远端骨折的手术。

2014年4月14日，李建民完成了青岛市首例软骨肉瘤半骨盆切除及假体置换术。

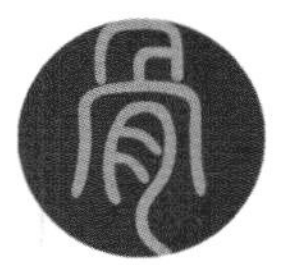

2014 年 7 月 15 日，郑燕平完成了院内首例颈椎人工椎间盘置换术。

2014 年 8 月 13 日，郑燕平完成了院内首例胸椎和腰椎后凸畸形/胸椎和腰椎后路 VCR 截骨矫形钛网植骨融合内固定术。

2014 年 9 月 25 日，张亦军完成了山东省内首例复发性肩关节脱位合并巨大肩盂骨缺损的喙突转位手术。

2015 年 4 月 1 日，郑燕平完成了院内首例齿状突发育畸形、寰枢椎脱位经口咽前路寰弓切除、齿状突切除、椎管减压+后路寰枢椎固定植骨融合内固定术。

2015 年 10 月 22 日，刘涛开展了山东省内首例双反牵引治疗胫骨平台。

2015 年 11 月 17 日，郑燕平、闫峻完成了院内首例胸椎骨折，经多裂肌间隙入路，骨折复位+伤椎内植骨融合内固定术。

2015 年 12 月 15 日，张增方、刘得恒完成了环式外固定架踝上截骨治疗踝关节炎的手术。

2016 年 2 月 23 日，刘涛在国内首次应用腕管位透视法治疗桡骨远端骨折。

2016 年 2 月 23 日，郑燕平完成了院内首例经皮穿刺囊袋扩张椎体后凸成形术。

2016 年 8 月 23 日，吕夫新应用骨搬运法治疗胫骨骨缺损，为青岛市首例。

2016 年 9 月 5 日，李建民完成了青岛市首例骨盆肿瘤切除 3D 打印骨盆假体置换术。

2016 年 12 月 6 日，郑燕平完成了院内首例显微镜辅助下颈椎前路减压融合内固定术（ACDF）。

2017 年 2 月 28 日，孙伟在青岛市率先开展了髋关节镜观察术。

2017 年 3 月 21 日，郑燕平完成了院内首例颈椎后凸畸形一期前后路减压矫形固定及融合内固定术。

2017 年 4 月 18 日，许洪涛完成了超声引导下儿童肱骨髁上骨折闭合复位克氏针固定术。

2017 年 7 月 6 日，张亦军完成了全国首例前交叉韧带翻修联合胫骨高位截骨术。

2017 年 7 月 9 日，李建民完成了青岛市首例 3D 打印椎体多节段颈椎置换术。

2018 年 1 月 11 日，张亦军完成了山东省内首例肩关节镜下阔筋膜补片技术修复巨大不可修复肩袖撕裂。

2018 年 3 月 11 日，李建民完成了青岛市首例膝关节肿瘤切除 3D 打印股骨外髁假体关节部分置换术。

2018 年 10 月 22 日，李建民完成了青岛市首例腰椎整块切除、3D 打印人工椎体置换术。

2017 年 10 月 16 日，刘金伟完成了接力皮瓣修复软组织缺损的手术。

2018 年 11 月 27 日，郑燕平完成了院内首例椎间孔镜下髓核摘除、射频消融、神经根松解术。

2018 年 12 月 25 日，郑燕平、周超、夏海鹏完成了院内首例胸椎和腰椎骨折，经多裂肌外侧间隙入路，骨折复位+球囊扩张经椎弓根椎体内植骨融合内固定术。

2018 年，孔杰等在青岛市率先系统化地应用三维数字化术前设计技术治疗复杂关节周围畸形的髋膝关节炎。

2018 年，张鹏率先在青岛市开展了通过髋关节外科脱位技术股骨颈旋转截骨术治疗股骨头坏死。

2019 年，郑燕平、周超、夏海鹏完成了院内首例伤椎植骨技术（应用自行设计的伤椎植骨器伤椎内植骨）。

◎ 教学与在职培训

在医学生、进修医师和研究生的教学培养工作方面，山东大学齐鲁医院（青岛院区）骨科中心承担了多所医学院校临床骨科部分的授课、实习等教学工作，每学期均有任务，教学对象来自包括山东大学医学院临床医学专业、卫生专业、护理专业、夜大学及卫生学校的学生。每年接受实习学生平均 80 余人，对实习、进修人员均实施目标化管理，规范化入科教育和出科考试，并建立了统一的试题库，实习生和进修医师均由专人带教，以确保教学质量。几年来，共培养研究生 20 余名，接收进修医师 10 余名。中心会定期举办专题讲座，对进修医师进行相关技能培训和理论讲授。中心的教学工作取得了丰硕的成果，带教医护人员也多次获得优秀荣誉称号。

◎ 科研与学术交流活动

2018 年，利用青岛市重点学科资助资金和医院配套资金，山东大学齐鲁医院（青岛院区）骨科中心创建了骨科生物力学实验室和三维步态分析实验室，拥有细胞培养、分子生物学实验所需的仪器设备。目前，标本库正在筹建中，生物样本库已建成，可完成分子生物学、细胞学实验、动物实验和基因监测等绝大部分实验，大部分实验内容可在该实验室完成。

骨科中心所完成的科研项目均应临床上的需要而设立，或承接上级课题，完成后又应用于临床，推动了专业技术的提高。研究成果以论文、专著或专利的形式发表，历年来获奖成果共计有 11 项，发表在各级杂志上的论文共计有 70 余篇，其中全国性杂志论文 45 篇，SCI 论文 19 篇，主编或参编学术著作 2 部，获得专利 29 项。

（一）获奖情况

李建民的“骨肉瘤治疗的基础和临床研究”获 2015 年山东省科学技术二等奖。

张强的“微创经皮椎弓根螺钉结合伤椎固定治疗胸椎和腰椎骨折”获 2015 年山东省科技厅三等奖。

郑燕平、刘新宇、阎峻获 2019 年山东省医学科技奖科技创新成果三等奖。

甘煜东的“导航模板在骨与关节的应用基础研究”获 2019 年青岛市科技进步二等奖。

程坤的“胫骨髁间隆突孔的发现以及与之相关侵袭性肿瘤隐匿突入行为的阐述”获 2017 年第十届《中华骨科杂志》论坛基础骨病组三等奖。

程坤的“膝关节肿瘤复发机制新研”获2019年第十二届《中华骨科杂志》论坛基础骨病组一等奖。

王宝山获2015年全国中青年骨科医师手术标准化大赛（二期）全国总决赛三等奖。

亢世杰获2016年骨科全能挑战赛全国总决赛亚军，并获2018年骨科全能挑战书全国总决赛第四名。

刘涛获2019年中国医师协会骨科医师分会首届手术大赛三等奖。

林静获2019年山东省健康教育创意大赛（第一期）优秀奖，2020年山东省健康教育创意大赛（第二期）三等奖，骨科人文关怀模式病房创建实践山东省一等奖。

脊柱小儿骨科护理团队获加速康复护理最佳实践案例大赛山东省一等奖。

（二）主编及参编专著

李建民等主编的《脊柱肿瘤外科治疗手术技巧》于2014年由人民军医出版社出版。

姜文晓主编的《常见足踝损伤的诊疗及足踝关节镜技术》于2016年由科学技术文献出版社出版。

（三）专利成果

李建民：

3D打印人工椎体内固定装置，实用新型专利，专利号：ZL201820741693.3。

郑燕平：

组合式骨水泥螺钉，发明专利，专利号：ZL201920099904.2。

丛伟：

一种医疗外科用镊子快速清洗装置，发明专利，专利号：ZL201621209187.7。

一种可升降式医疗手术照明装置，发明专利，专利号：ZL201720747078.9。

袁百胜：

一种便于操作的脊柱外科吸引器，发明专利，专利号：ZL20720721967.8。

韩磊祥：

一种脊柱外科用碎骨器，发明专利，专利号：ZL2018211265550。

一种脊柱外科用复位器械，发明专利，专利号：ZL201821126844.0。

王大伟：

一种新型骨科助行器，发明专利，专利号：ZL201821126629.0。

一种骨科用骨钉，发明专利，专利号：ZL201821126843.6。

纪玉清：

一种双锁定固定块及双锁定个体化内固定装置，实用新型专利，专利号：ZL201721452283.9。

张鹏：

一种髋关节扭矩测量系统，发明专利，专利号：ZL201420626069.0。
一种关节置换术用调节器及其使用方法，发明专利，专利号：ZL201610481453.x。
一种外旋调整器，发明专利，专利号：ZL201610482245.1。
一种全膝关节置换截骨用校正器，实用新型专利，专利号：ZL201620648704.4。
一种膝关节置换截骨用外旋调整器，实用新型专利，专利号：ZL201620648001.1。
一种关节置换用校正器，发明专利，专利号：ZL201610481448.9。
跟骨牵引复位器 发明专利，专利号：ZL200910186891.3。
一种测量装置，实用新型专利，专利号：ZL201420626040.2。
一种髋关节扭矩测量系统，实用新型专利，专利号：ZL201420626069.0。

孔杰：

一种校正器及其使用方法，发明专利，专利号：ZL201610479389.1。
一种股骨外旋截骨调整器，发明专利，专利号：ZL201610482424.5。
一种打孔装置，发明专利，专利号：ZL201510973246.1。
一种调整器，发明专利，专利号：ZL201610479390.4。
一种打孔过线装置，发明专利，专利号：ZL201510970681.9。
一种打孔过线装置，实用新型专利，专利号：ZL201521077653.6。
一种打孔过线装置，实用新型专利，专利号：ZL201521077335.X。

刘泽淼：

一种骨科医生用骨折复位定位器，实用新型专利，专利号：ZL201721342757.4。

庄建：

一种用于骨科的脚踝按摩装置，实用新型专利，专利号：ZL201821759453。
一种可折叠的骨科克氏针定位导向器，发明专利，专利号：ZL201810051904.5。
一种骨科康复按摩装置，发明专利，专利号：ZL201810199948。

姜文晓：

一种骨科手臂按摩装置，发明专利，专利号：ZL201810276428.7。
一种双波同步肌肉放松器，实用新型专利，专利号：ZL201620743238.8。
一种骨科用医用康复设备，实用新型专利，专利号：ZL201620783864.X。
一种可调式外展中立位支架装置，实用新型专利，专利号：ZL201820780779.7。
一种骨科手臂按摩装置，发明专利，专利号：ZL201810276428.7。

甘煋东：

用于膝关节置换的导航模板制作方法及导航模板，发明专利，专利号：ZL201110107341。

许洪涛：

一种弹性髓内钉折弯装置，实用新型专利，专利号：ZL201820799549.5。

黄东生：股骨颈导针导向装置，实用新型专利，专利号：ZL2016208139892。

股骨颈导针导向装置，发明专利，专利号：ZL201610611991.6。

一种抗生素骨水泥链珠及其制备模具，实用新型专利，专利号：ZL201920366597.X。

鲍飞龙：

一种尺骨冠状突解剖接骨板，发明专利，专利号：ZL201610618770.1。

亢世杰：

一种抗生素链珠制作设备，实用新型专利，专利号：ZL201821695876.2。

桡骨远端骨折钢板复位角度调节器，实用新型专利，专利号：ZL201822159206.5。

王宝山：

一种骨科创伤测量尺，实用新型专利，专利号：ZL201920577079.2。

杨斌：

一种跟骨载距突导向器，实用新型专利，专利号：ZL201920006348.X。

一种跟腱缝合组件，实用新型专利，专利号：ZL201721718820.X。

一种跟腱缝合固定架，实用新型专利，专利号：ZL201721717276.7。

朱朝晖：

一种具有透气效果的拐杖，发明专利，专利号：ZL201810493542.5。

赛佳明：

下胫腓联合稳定性术中检测装置，发明专利，专利号：ZL201910243783.9。

跟骨闭合外翻截骨融合导向器，实用新型专利，专利号：ZL20192084146.3。

一种多向可扩展重建钢板，实用新型专利，专利号：ZL201920409445.3。

宋晓峰：

一种骨块复位钩，实用新型专利，专利号：ZL201920460708.3。

陈东亮：

一种治疗指掌骨撕脱骨折的新型克氏针，实用新型专利，专利号：ZL201920513982.2。

曹光岩：

多功能拐杖，实用新型专利，专利号：ZL201320188145. X。

一种外科医用烤灯，实用新型专利，专利号：ZL201420872482. 5。

王卫南：

一种治疗骨风湿的中药贴及其制备方法，发明专利，专利号：ZL20130727095. 2。

一种创伤骨科用伤口冲洗装置，实用新型专利，专利号：ZL201820508543. 8。

宋涛：

一种单、双排冰袋固定装置，实用新型专利，专利号：ZL201520228321. 7。

一种便捷输液装置，实用新型专利，专利号：ZL201920424476. 6。

一种腰部骨伤用护理床，实用新型专利，专利号：ZL201920424457. 3。

林静：

一种颈椎牵引床，实用新型专利，专利号：ZL201620419593. X。

郝军平：

一种骨科护理用助行器，实用新型专利，专利号：ZL2018 20266905. 7。

（四）研究课题

近年来，山东大学齐鲁医院（青岛院区）骨科中心积极参加各类学术活动，交流学术经验，共同提高业务水平。2017 年，骨科中心成功晋级青岛市重点学科项目 A 类，目前共承担了国家自然科学基金研究项目 2 项，青岛市科技惠民重点项目 1 项，获得青岛市级科研成果 1 项，以及院长基金 4 项，柔性人才基金 3 项，重点基金 3 项，青年基金 4 项。

2013～2020 年骨科中心科研成果一览表

课题名称	课题编号	授予单位及等级	时间	负责人
MARK2 在骨肉瘤肿瘤干细胞化疗耐药中的作用及分子机制研究	81672655	国家自然科学基金面上项目	2017 年	李建民
寰枢椎脱位模型构建与后路动态固定系统治疗的可行性研究	81572215	国家自然科学基金面上项目	2016 年	郑燕平
新型设计的脊柱椎弓根螺钉与钉道不同部位强化的生物力学研究及机制探讨	19-6-1-8-nsh	青岛市科技局科技惠民重点项目	2016 年	郑燕平

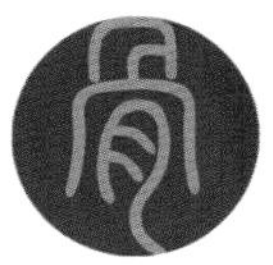

续表

课题名称	课题编号	授予单位及等级	时间	负责人
髋-脊柱综合征患者脊柱-骨盆生物力学改变及手术治疗的疗效分析	13-1-3-61-nsh	青岛市科技局	2015年	张鹏
踝关节骨折内固定生物力学及有限元分析	WJZD179	青岛市卫健委项目	2014年	郑良孝

（五）学术论文汇总

1. 中文论文

纪玉清，吴玉仙，袁百胜，等. 经皮椎弓根钉内固定联合伤椎置钉治疗无神经症状 MagerlA3 型胸腰椎爆裂骨折[J].中国骨与关节损伤杂志，2020，35（7）：706-708.

程坤，杨强，李秋尧，等. 膝关节周围孔道结构与肿瘤复发的相关性[J].中华骨科杂志，2020，40（6）：325-334.

吴玉仙，纪玉清，李建民，等. 保留棘突行全椎板截骨回植在胸腰椎管内原发肿瘤手术治疗中的应用[J].中华解剖与临床杂志，2019，24（3）：227-231.

吴玉仙，李建民，杨强，等. 3D 打印导板辅助多节段椎弓根螺钉置入在颈椎管内原发肿瘤手术中的应用[J].中华骨与关节外科杂志，2018，11（7）：498-502.

纪玉清，吴玉仙，李建民，等. 3D 打印截骨导板在股骨远端骨肉瘤肿瘤切除、假体重建术中的应用[J].中国骨与关节杂志，2018，7（7）：547-551.

程坤，王光辉，杨强，等. 胫骨髁间隆突孔的发现及其与侵袭性肿瘤隐匿突入行为的关系[J].中华骨科杂志，2018，38（6）：346-352.

吴玉仙，纪玉清，李建民，等. 3D 打印辅助术前设计在髋臼周围软骨肉瘤切除与半骨盆假体置换术中的应用[J].中国骨与关节损伤杂志，2018，33（2）：120-123.

李玉椿. 长链非编码 RNA H19 对骨肉瘤顺铂化疗敏感性的影响及机制[J].中国老年学杂志，2017，37（24）：6043-6046.

吴玉仙，纪玉清，李建民，等. 椎管内肿瘤切除术后切口并发症的相关因素分析[J].中国骨与关节损伤杂志，2016，31（3）：251-253.

纪玉清，张强，郑燕平，等. 椎间盘镜下 B-Twin 椎间植骨融合术治疗高位腰椎间盘突出症[J].中国骨与关节损伤杂志，2015，30（1）：69-71.

周超，田永昊，郑燕平，等. 经椎间孔腰椎椎体间融合术治疗单节段退变性腰椎滑脱的疗效分析[J]. 山东大学学报（医学版），2015，53（12）：71-75.

刘新宇，原所茂，田永昊，等. 两种经椎间孔椎体间融合治疗单节段腰椎退行性疾病的疗效比较[J]. 中华创伤杂志，2015，31（006）：507-511.

刘新宇，原所茂，田永昊，et al. 微创经椎间孔腰椎椎体间融合术内固定相关并发症及对策[J]. 中华骨科杂志，2016，36（22）：1426-1434.

赵永生，李强，历强，等. 骨水泥弥散类型对治疗骨质疏松性椎体压缩骨折的影响[J].中国骨伤，2017，30（5）：446-452.

曲文庆，张俊勇，董圣杰，等. 术前合并症对老年晚期骨性踝关节炎关节融合术疗效影响[J]. 中华老年骨科与康复电子杂志，2017，3（5）：290-295.

刘金伟，杨斌，刘得恒，等. 跟骨内侧定位导向器辅助与徒手置入载距突螺钉治疗移位的跟骨关节内骨折的疗效比较[J].中华创伤杂志，2020，37（1）：1083-1089.

刘金伟，朱朝晖，张增方，等. 跟骨内侧定位载距突螺钉导向器的研制与初步评价[J].中国临床解剖学杂志，2019，37（6）：691-696.

张增方，刘得恒，朱朝晖，等. 切线位片在第 5 跖骨基底撕脱骨折诊断中的应用[J].中华创伤骨科杂志，2016，18（9）：760-765.

刘得恒，张增方，刘金伟，等. 腓骨短肌腱联合腱鞘外筋膜瓣修复跟腱并皮肤缺损[J].中华显微外科杂志，2018，41（2）：148-152.

郑燕平，周超. 腰椎后外侧融合术在腰椎退变性疾患手术中应用的再认识[J].山东大学学报（医学版），2019，57（5）：18-22.

夏海鹏，郑燕平，周超，等. 骨形态发生蛋白结合后外侧融合在腰椎退行性疾病手术中的应用[J]. 山东大学学报（医学版），2019，57（5）：62-66.

刘鹏辉，郑燕平，阎峻，等. 退变性腰椎滑脱患者多裂肌萎缩与滑脱程度相关性研究[J]. 中华骨科杂志，2020，40（2）：82-87.

陈东亮，张增方，郑良孝，等. VAC 联合 PRP 凝胶技术治疗足外伤后创面的效果[J].青岛大学学报（医学版），2020，56（1）：101.

陈东亮，郑良孝，朱朝晖，等. 骨折间隙直视下复位固定后踝移位骨折[J].中国矫形外科杂志，2020，28（2）：177-181.

赛佳明，马学晓，邱晨生，等. 慢病毒 GV115-AIF siRNA 重组表达系统的构建及鉴定[J].现代生物医学进展，2016（9）：1636-1638.

赛佳明，马学晓，邱晨生，等. 慢病毒载体 GV115 介导 Caspase-3 siRNA 转染人椎间盘髓核细胞的生物学效应[J].中国脊柱脊髓杂志，2015（12）：1090-1094.

赛佳明，马学晓，邱晨生，等. 慢病毒介导生存素基因转染反分化早期和晚期椎间盘髓核细胞生物学效应的比较[J].中国骨与关节损伤杂志，2015，30（9）：66-69.

赛佳明，马学晓，邱晨生，等. 慢病毒 GV115-caspase-3 siRNA 重组表达系统的构建及鉴定[J].医学研究杂志，2015，44（11）：75-79.

赛佳明，陈东亮，江晓路. BMP 2-海藻酸钠-壳聚糖微球对骨折愈合影响[J].青岛大学医学院学报，2016（1）：36-39.

赛佳明，郑良孝，于良宁，等. Tightrope 系统捆绑弹性固定下胫腓分离新技术的初步研究[J].中华创伤骨科杂志，2020，22（10）：901-907.

鲍飞龙，刘涛，高伟，等. 骨块特异性固定技术在复杂桡骨远端骨折中的应用[J].实用骨科杂志，2016，22（11）：1024-1028.

鲍飞龙，刘涛，亢世杰，等. 传统切开复位内固定与双反牵引微创复位经皮内固定治疗胫骨平台骨折的临床疗效对比[J].中华创伤骨科杂志，2017，19（10）：22-28.

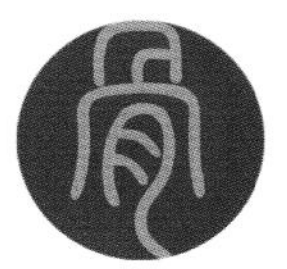

鲍飞龙，刘涛，亢世杰，等. 双反牵引装置治疗 Schatzker 分型Ⅴ、Ⅵ型胫骨平台骨折的优势[J].中华老年骨科与康复电子杂志，2018，4（5）：266-270.

鲍飞龙，刘涛，亢世杰，等. 一种新型尺骨冠状突解剖接骨板设计及临床意义[J]. 中华创伤骨科杂志，2019，21（10）：63-67.

鲍飞龙，赵志慧，亢世杰，等. 肘关节后内侧旋转不稳定损伤的影像学特征及临床意义[J].中国骨与关节杂志，2020，9（10）：794-800.

高升焘，万连平，张鹏，等. 股神经阻滞下手法松解术治疗全膝关节置换术后僵硬[J]. 中华关节外科杂志（电子版），2020，14（0）：504-507.

姜文晓，张亦军. 关节镜下半月板成形术治疗盘状半月板的术后疼痛研究[J]. 中华关节外科杂志（电子版），2020，14（3）：1-5.

高升焘，万连平，张鹏，等. 全髋关节置换术中骨盆旋转对髋臼假体角度的影响[J]. 中华关节外科杂志（电子版），2017，11（1）：65-69.

张鹏，孔杰，刘泽淼，等. 全髋关节置换后外侧结构重建前后的生物力学变化[J]. 中华关节外科杂志（电子版），2014，8（6）：779-783.

张鹏，孔杰，高升涛，等. 全髋关节置换术对下腰痛的影响[J]. 临床骨科杂志，2015，18（6）：679-681.

高升焘，万连平，张鹏，等. 股神经阻滞下手法松解术治疗全膝关节置换术后僵硬[J]. 中华关节外科杂志（电子版），2020，14（4）：504-507.

2. 外文论文

Xia L Z, Zheng Y P, Xu H G, et al. Effect of anterior cervical discectomy and fusion on adjacent segments in rabbits [J]. International Journal of Clinical & Experimental Medicine, 2014, 7（11）: 4291.

Du W, Wang C, Tan J, et al. Management of subaxial cervical facet dislocation through anterior approach monitored by spinal cord evoked potential. [J]. Spine, 2014, 39（1）: 48-52.

Zhao Y, Liu Y, Zheng Y. Osteoporosis and related factors in older females with skeletal pain or numbness: a retrospective study in East China. [J]. Journal of International Medical Research, 2013, 41（3）: 859.

Zheng Y, Yang X, Liu X. Surgical treatment of thoracic disc herniations using a modified transfacet approach[J]. Indian Journal of Orthopaedics, 2014, 48（2）: 158.

Sun X, Zhang J, Qu X, et al. Arthroscopic posterior cruciate ligament reconstruction with allograft versus autograft[J]. Archives of Medical ence, 2015, 11: 395-401.

Wei Du, Chunhong Zhao, Jingjie Wang, et al. Comparison of rivaroxaban and parnaparin for preventing venous thromboembolism after lumbar spine surgery [J]. J Orthop Surg Res, 2015, 10: 78.

Zhang G, Bi H, Gao J, et al. Inhibition of autophagy and enhancement of endoplasmic reticulum stress increase sensitivity of osteosarcoma Saos - 2 cells to cannabinoid receptor agonist WIN55, 212-2[J]. Cell Biochemistry & Function, 2016,

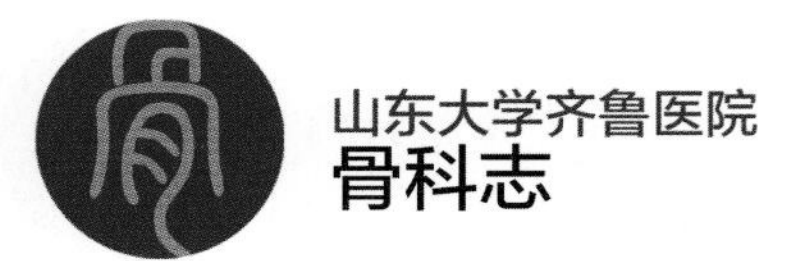

34 (5): 351-358.

Zhou C, Tian Y H, Zheng Y P, et al. Mini - invasive Transforaminal Lumbar Interbody Fusion through Wiltse Approach to Treating Lumbar Spondylolytic Spondylolisthesis[J]. Orthopaedic Surgery, 2016, 8 (1): 44-50.

Xing Lu, Xing - Lin Zhang, Kai Chu, et al. Targeting Integrin - β1 Impedes Cytokine-Induced Osteoclast Differentiation: A Potential Pharmacological Intervention in Pathological Osteolysis [J]. Tropical Journal of Pharmaceutical Research, 2016, 15 (2): 299-305.

Yanguo Wang, Zheng Wang, Dalei Shi, et al. Metformin induces apoptosis of osteosarcoma U2OS and 143B cells through the mitochondria-dependent

pathway and potentiates the anti-neoplastic activity of cisplatin in vivo[J]. Int J Clin Exp Med 2017, 10 (4): 6604-6612.

Donghua Hang, Fan Li, Wenjun Che, et al. One - Stage Positron Emission Tomography and Magnetic Resonance Imaging to Assess Mesenchymal Stem Cell Survival in a Canine Model of Intervertebral Disc Degeneration[J]. Stem Cells and Development, 26 (1): 1334-1343.

Yin J, Han L, Cong W. Alpinumisoflavone rescues glucocorticoid-induced apoptosis of osteocytes via suppressing Nox2 - dependent ROS generation [J]. Pharmacological Reports, 2017: 270-276.

Cong W, Zhou C, Yin J. Alpinumisoflavone inhibits osteoclast differentiation and exerts anti - osteoporotic effect in ovariectomized mice [J]. Biomedicine & Pharmacotherapy, 2017, 93: 344-351.

Liu X, Yuan S, Tian Y, et al. Comparison of percutaneous endoscopic transforaminal discectomy, microendoscopic discectomy, and microdiscectomy for symptomatic lumbar disc herniation: minimum 2-year follow-up results[J]. Journal of Neurosurgery Spine, 2018: 28 (3): 317-325.

Xu Z, Zheng Y. Percutaneous endoscopic debridement and irrigation for thoracic infections[J]. Revista Da Associação Médica Brasileira, 2018, 64 (6): 518-524.

Xu, Wang, Zheng. Screening for key genes and transcription factors in ankylosing spondylitis by RNA-Seq. [J]. Experimental & Therapeutic Medicine, 2018, 15 (2): 1394-1402.

Yuan B, Ji W, Fan B, et al. Association analysis between thrombospondin-2 gene polymorphisms and intervertebral disc degeneration in a Chinese Han population [J]. Medicine, 2018, 97 (2): e9586.

Yuan B, Ji W, Xia H, et al. Combined analysis of gene expression and genome binding profiles identified potential therapeutic targets of ciclopirox in Ewing sarcoma[J]. Molecular Medicine Reports, 2018, 17 (3): 4291-4298.

Xu Z, Zhang K, Wang Q, et al. MicroRNA-124 improves functional recovery and

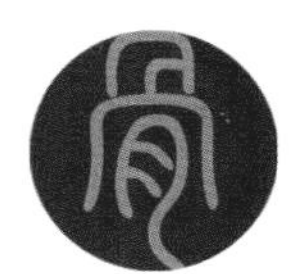

suppresses Bax-dependent apoptosis in rats following spinal cord injury[J]. Molecular Medicine Reports, 2019, 19 (4): 2551-2560.

Wang J, Liu X, Sun B, et al. Upregulated miR-154 promotes ECM degradation in intervertebral disc degeneration[J]. J Cell Biochem. 2019, doi: 10. 1002/jcb. 28471.

Qu W, Wang Z, Zhao H, et al. Comparison of the Outcome of Stabilization of the Lateral Ligament Combined with Joint Debridement for Ligamentous Moderate Neutral Ankle Osteoarthritis[J]. Journal of the American Podiatric Medical Association, 2020, 110 (2): Article_ 7.

Li C, Yuan B, Yu X, et al. SLC19A1 May Serve as a Potential Biomarker for Diagnosis and Prognosis in Osteosarcoma[J]. Clinical Laboratory, 2020, 66 (11).

Cheng DL, Liu JJ, Zhang ZF. 'Panel-pin' technique for mallet fractures[J]. Journal of Hand Surgery (European Volume), 2020, 45: 995-997.

Wenxiao Jiang, Jian Zhuang, Yijun Zhang, et al. The effect of platelet-rich plasma in the treatment of external humeral epicondylitis and an analysis of the influencing factors [J].Int J Clin Exp Med, 2020, 13 (6): 3866-3874.

Yudong Gan, Jian Zhuang, Wenxiao Jiang, et al. Application of Personalized Navigation Templates to Oxford Single Condylar Replacement in a Chinese Population[J]. The Journal of Knee Surgery, 2020, 13 (3): 3810-3816.

Wenxiao Jiang, Yijun Zhang, Ye Huang, et al. Effect of Hepatic Kinase B1 (LKB1) on Osteogenic Differentiation of Bone Marrow Mesenchymal Stem Cells During Senescence[J].Journal of Biomaterials and Tissue Engineering, 2020, 10 (2): 246-251.

Shen FF, Li G, Jiang HF, et al. Primary breast diffuse large B-cell lymphoma in a patient with systemic lupus erythematosus: A case report and review of the literature[J]. Medicine, 2020, 99 (33): 1-5.

Liu T, Fei-long Bao, Jiang T, et al. Acromioclavicular Joint Separation: Repair Through Suture Anchors for Coracoclavicular Ligament and Nonabsorbable Suture Fixation for Acromioclavicular Joint[J]. Orthopaedic Surgery, 2020, 12 (5): 1362-1371.

Feng Lei Shi, Li Xia Ren. Up regulated miR-374a-3p relieves lipopolysaccharides induced injury in CHON-001 cells via regulating Wingless-type MMTV integration site family member 5B Molecular and Cellular Probes [J]. Mol Cell Probes, 2020, 6 (51): 101541.

Lin T, Liu JB, Xiao BJ, et al. Comparison of the outcomes of cannulated screws vs. modified tension band wiring fixation techniques in the management of mildly displaced patellar fractures[J]. BMC Musculoskelet Disord, 2015, 16: 282.

Lin T, Liu J, Yang S, et al. Relation between the development of osteoporosis and osteonecrosis following glucocorticoid in a rabbit model[J]. Indian J Orthop, 2016, 50 (4): 406-413.

Liu Y J, Li W, Chang F, et al. MicroRNA-505 is downregulated in human osteosarcoma and regulates cell proliferation, migration and invasion[J]. Oncol Rep, 2018, 39 (2): 491-500.

Kong J, Wan LP, Liu ZM, et al. MiR-1301 promotes adipogenic and osteogenic differentiation of BMSCs by targeting Satb2[J]. Eur Rev Med Pharmacol Sci, 2020, 24 (7): 3501-3508.

Gao ST, Yu YM, Wan LP et al. LncRNA GAS5 induces chondrocyte apoptosis by down-regulating miR-137[J]. Eur Rev Med Pharmacol Sci, 2020, 24 (21): 10984-10991.

（六）对外交流学习活动

许洪涛于 2016 年 7 月 1~31 日自费赴美国费城儿童医院学习。

袁百胜于 2016 年 8~10 月自费赴美国罗斯曼（Rothsman）骨科医院学习。

高升焘于 2017 年 8 月 1~23 日赴德国柏林布赫赫利奥斯诊所（HELIOS Klinikum Berlin-Buch）担任访问学者。

张亦军于 2017 年 12 月 1~22 日赴加拿大戴尔豪斯大学医学院附属医院学习，2019 年 5 月 1~10 日赴日本船桥矫形外科中心学习。

纪玉清于 2019 年 1 月至 2020 年 1 月赴美国梅奥医学中心骨外科学习（青岛市重点学科资助基金资助）。

甘煜东于 2019 年 1 月至 2020 年 1 月赴密苏里大学（哥伦比亚）骨科实验室担任访问学者（青岛市重点学科资助基金资助）。

孙伟于 2019 年 8 年 31 日至 2019 年 11 月 2 日赴法国巴黎体育诊所（Clinique du sports）担任访问学者（青岛市重点学科资助基金资助）。

刘涛于 2014 年 10~11 月赴香港中文大学威尔斯亲王医院学习。

陈西民（2017 年离开医院）于 2014 年 2~8 月赴北京积水潭医院小儿骨科学习。

范明于 2014 年 7~12 月赴北京积水潭医院小儿骨科学习。

于会林于 2015 年 3~8 月赴北京儿童医院小儿骨科学习。

江涛于 2015 年 5~7 月赴北京积水潭医院学习。

刘金伟于 2015 年 8 月至 2016 年 1 月赴北京积水潭医院学习。

黄东生于 2015 年 10~12 月赴北京积水潭医院学习。

姜文晓于 2015 年 10 月 1 日至 2016 年 4 月 6 日赴北京大学第三医院运动医学研究所学习。

杨斌于 2016 年 3~8 月赴北京同仁医院学习。

李萌于 2016 年 8 月 20 日至 10 月 1 日赴南京鼓楼医院学习脊柱外科术中神经电生理监护技术。

陈剑于 2017 年 9 月至 2018 年 3 月赴上海市第六人民医院学习（青岛市重点学科资助基金资助）。

周超于 2019 年 6 月 1~30 日赴广东三九脑科医院学习。

胡樵于 2019 年 9 月至 2020 年 3 月赴陆军军医大学重庆新桥医院学习（青岛市重点学科资助基金）。

（七）主办、承办的会议及学习班等

骨肿瘤科协助济南院区骨科及骨肿瘤科多次举办国家级和省级会议，并于2016~2019年每年召开齐鲁骨肿瘤论坛，在青岛地区反响良好。

2014年8月28~30日，院士论坛举办。

2014年11月7日，胸椎高峰论坛举办。

2015年4月21日，山东省微创学组年会召开。

2015年7月24~26日，山东省第十三次骨科学学术会议召开。

2015年7月25~26日，第19届全国骨盆与髋臼骨折诊疗新进展学习班举办。

2015年9月12日，青岛市首届小儿骨科会议召开。

2016年6月24~26日，2016年全国足踝外科学术研讨会召开。

2016年7月22日，第28届全国脊柱脊髓学术会议召开。

2016年9月17日，全国下肢运动损伤新技术学习班暨齐鲁运动医学高峰论坛举办。

2016年10月7日，山东省继教项目——第五届齐鲁关节外科论坛举办。

2016年12月3日，齐鲁小儿骨髋关节筛查新进展沙龙举办。

2017年4月26日，第三届山东省微创学会骨科分会微创学组年会召开。

2017年7月20~23日，山东省第十四次骨科学学术会议召开。

2017年9月9日，齐鲁运动医学高峰论坛举办。

2017年10月27~29日，山东省复杂桡骨远端骨折诊治学习班举办。

2017年12月15日，山东省继教项目——第六届齐鲁关节外科论坛举办。

2018年6月29日，CAOS胸腰椎专业委员会2018年学术会议暨山东省医学会骨科分会微创学组年会召开。

2018年7月14日，保膝中国行青岛站-山东省继教教育项目举办。

2018年8月24~26日，中华医学会骨科分会青年委员会肩肘学组论坛暨2018年山东省继续医学教育复杂肘关节骨折脱位治疗学习班举办。

2018年9月23日，齐鲁运动医学高峰论坛举办。

2018年12月8日，齐鲁肩关节镜培训班举办。

2018年12月14日，国家级继续教育项目第七届齐鲁关节外科论坛举办。

2019年6月14~16日，中华医学会骨科分会青年委员会肩肘学组论坛暨2019年山东省继续医学教育项目复杂肩部骨折脱位诊治学习班举办。

2019年8月9~12日，国家级继续教育项目第八节齐鲁关节外科论坛暨齐鲁关节外科新进展学习班举办。

2019年9月19日，齐鲁运动医学高峰论坛举办。

2019年11月30日，山东省医学会运动医疗分会上肢运动创伤学组换届暨肩肘微创技术高峰论坛召开。

2019年12月11日，山东省第三届部分膝关节置换会议召开。

◎ 科室成员简介

山东大学齐鲁医院（青岛院区）骨科中心的学科带头人李建民教授、郑燕平教授等前文已经介绍过，在此不再赘述。

张增方

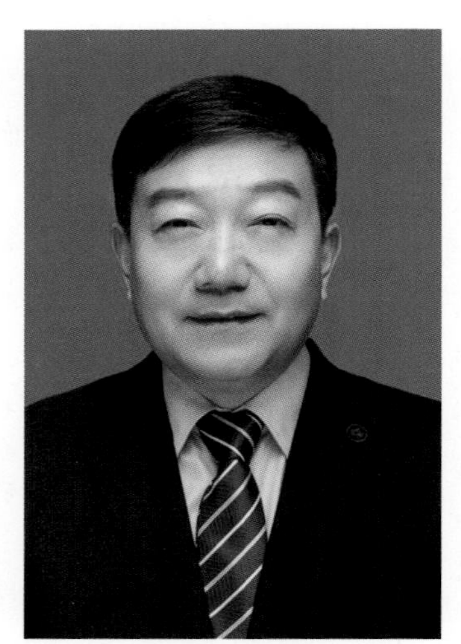

张增方，男，1965 年 2 月出生，河北高邑人，中共党员，目前为山东大学齐鲁医院青岛院区党委副书记，纪委书记，主任医师。

【教育背景】

1980 年 9 月至 1983 年 7 月在承德医学院学习。2003 年 9 月至 2007 年 7 月在青岛大学医学院学习，获学士学位。

【工作经历】

1983 年 7 月至 2001 年 7 月在河北省峰峰矿务局总医院工作，历任住院医师、主治医师、副主任医师。2001 年 8 月至 2013 年 12 月在青岛市骨伤科医院工作，历任副主任医师、主任医师。2013 年 12 月至今在山东大学齐鲁医院（青岛院区）任山东大学齐鲁医院（青岛院区）党委副书记、纪委书记，骨科中心副主任，主任医师。

【工作专长】

手足畸形的矫正治疗尤其拇外翻、马蹄内翻足、平足症等畸形矫治，手足踝部骨折、软组织损伤修复、皮瓣移植、手指再植与再造、手足部损伤晚期功能重建。

【学术兼职】

青岛市医学会骨科分会足踝学组组长，山东省医学会骨科学分会足踝学组委员，中华足踝医学教育学院常务委员，中国医疗保健国际促进会（医促会）骨科分会足踝学组委员，中华医学会青岛市显微外科学会副主任委员，中国研究型医院学会足踝医学专业委员会委员。

【个人感言】

一分耕耘，一分收获。

万连平

万连平，男，1963 年 11 月出生，山东青岛人，中共党员，目前为山东大学齐鲁医院（青岛院区）主任医师。

【教育背景】

1984 年 9 月至 1988 年 7 月在青岛医学院（现青岛大学医学部）学习，获学士

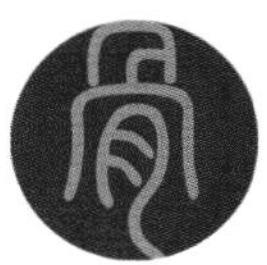

学位。

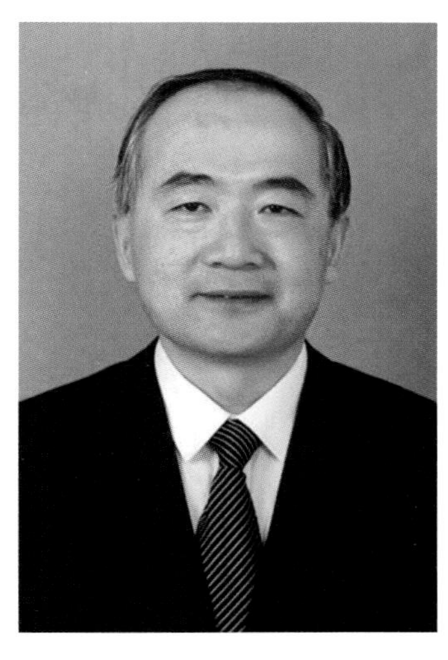

【工作经历】

1988 年 9 月至 2013 年 12 月在青岛市骨伤科医院工作，历任住院医师、主治医师、副主任医师、主任医师。2013 年 12 月至今在山东大学齐鲁医院（青岛院区）任骨科中心副主任、关节外科主任，主任医师。

【工作专长】

青岛市关节外科专业领军人物，对骨性关节炎、类风湿性关节炎、股骨头缺血坏死、强制性脊柱炎、关节周围畸形等疾病的诊断治疗积累了丰富的经验，擅长髋、膝人工关节置换技术，保留膝关节手术、保留髋关节手术、人工关节置换翻修技术。

【学术兼职】

青岛市骨科学会关节学组组长、青岛市骨科学会副主任委员、山东省医学会骨科学分会第九届委员会关节学组委员、山东卫生人力资源管理协会医院感染管理专业委员会常务委员、首届中国研究型医院学会膝关节翻修技术与器材研究学会委员、中国老年医学会骨与关节分会第一届委员会委员、中国研究型医院学会关节外科学专业委员会强直髋研究学组委员、中国医学协会骨科医师分会关节外科专家工作委员会委员、《中华关节外科杂志（电子版）》第三届编辑委员会委员。

【个人感言】

业精于勤。

张 鹏

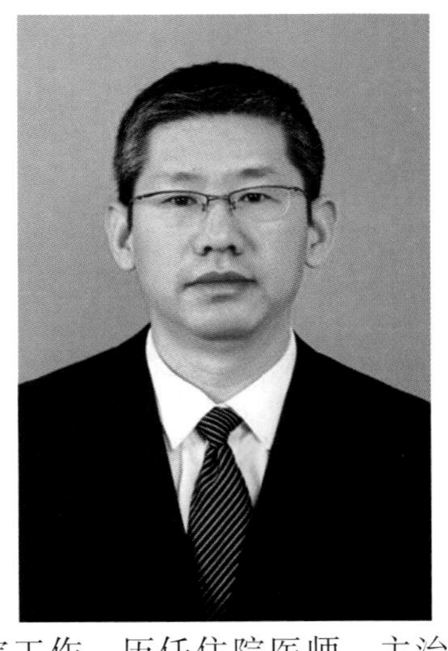

张鹏，男，1969 年 8 月出生，山东章丘人，中共党员，目前为山东大学齐鲁医院（青岛院区）主任医师。

【教育背景】

1988 年 9 月至 1993 年 7 月在青岛医学院（现青岛大学医学部）学习，获学士学位。1999 年 7 月至 2001 年 7 月攻读青岛大学医学院（现青岛大学医学部）骨科硕士研究生，师从陈伯华教授，获医学硕士学位。2012 年 7 月至 2015 年 7 月攻读青岛大学医学院博士研究生，师从王英振教授，获医学博士学位。

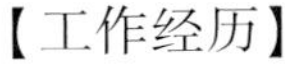

【工作经历】

1993 年 9 月至 2013 年 12 月在青岛市骨伤科医院工作，历任住院医师、主治医师、副主任医师、主任医师。2013 年 12 月至今在山东大学齐鲁医院（青岛院区）任职骨科中心副主任、关节外科副主任，主任医师。

【工作专长】

从事关节外科工作，对骨性关节炎、类风湿性关节炎、股骨头缺血坏死、强制性脊柱炎、关节周围畸形等疾病的诊断治疗积累了丰富的经验。擅长髋关节、膝关节人工关节置换手术、人工关节置换翻修手术，保留膝关节截骨矫形治疗膝关节炎、髋关节发育不良和股骨头缺血坏死的保髋治疗。

【学术兼职】

中华医学会骨科分会骨科康复学组委员，中国医师协会显微外科分会委员，中国康复医学会骨与关节委员会委员，中国医药教育协会骨科学会关节外科分会委员，中国老年医学会山东省老年病学会脊柱关节病学组常委，山东省疼痛学会骨科分会副主任委员，山东省骨科学会中西医结合学组副组长，青岛市医学会骨科学分会副主任委员。

【个人感言】

诚实为人，踏实做事。

吕夫新

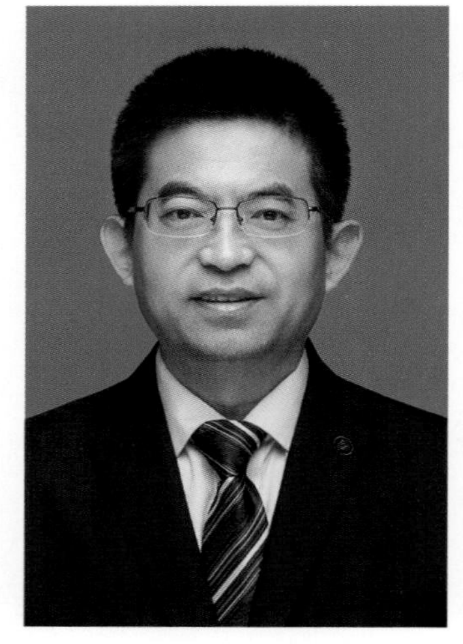

吕夫新，男，1968 年 11 月出生，山东枣庄人，中共党员，中国民主同盟盟员，青岛市市北医卫副主委，目前为山东大学齐鲁医院（青岛院区）主任医师。

【教育背景】

1988 年 9 月至 1993 年 7 月在青岛医学院（现青岛大学医学部）学习，获学士学位。1998～2001 年在山东省中医学院攻读在职研究生学位。

【工作经历】

1993 年 8 月至 2013 年 12 月在青岛市骨伤科医院创伤骨科工作，历任住院医师、主治医师、副主任医师、主任医师。2013 年 12 月至今在山东大学齐鲁医院（青岛院区）任主任医师。

【工作专长】

创伤骨科，擅长骨盆髋臼骨折的手术治疗，四肢关节内骨折的手术治疗，骨不连、骨感染的返修治疗，尤其是微创治疗有丰富的经验。率先开展了骨盆髋臼的新鲜及陈旧骨折，四肢骨折的微创治疗，四肢干骺端骨折的髓内钉治疗，骨不连、感染性骨髓炎的骨搬运手术。

【学术兼职】

青岛市医学会创伤外科学专科分会主任委员，青岛市医学会创伤外科学专科

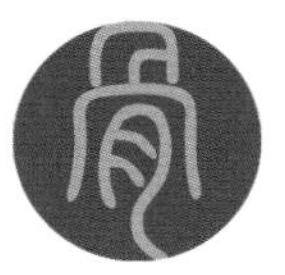

分会青年委员会主任委员，山东省康复医学会骨与关节分会副主任委员，中国医药教育协会骨科规范化培训山东基地副主任委员，SICOT 中国部创伤学会委员，中国医师协会创伤外科分会多发伤专委会委员，中国医促会骨科分会创伤骨科学组委员，中国医促会骨科分会骨盆髋臼学组委员，山东省医师协会急诊创伤医师分会常委，山东省医师协会急诊创伤老年组副组长，山东省医学会创伤外科分会委员，山东省医师协会第十届骨科学分会创伤学组委员，AO 讲师团山东区讲师，山东省创伤救治联盟常委。

【个人感言】

患者伤后的功能康复是我毕生的追求。

许洪涛

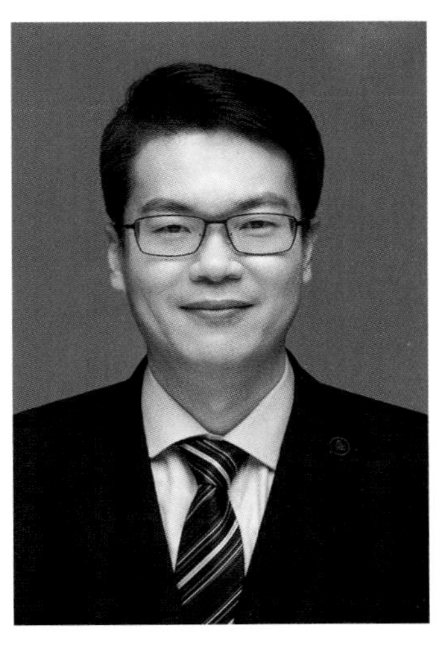

许洪涛，男，1975 年 5 月出生，山东淄博人。中共党员，目前为山东大学齐鲁医院青岛院区骨科中心小儿骨科副主任，副主任医师。

【教育背景】

1994 年 9 月至 1999 年 7 月在青岛大学医学院（现青岛大学医学部）学习，获学士学位。2007 年 6 月至 2010 年 6 月在青岛大学医学院攻读骨科硕士研究生，师从叶发刚教授，获硕士学位。

【工作经历】

1999 年 8 月至 2013 年 12 月在青岛骨伤科医院工作，历任住院医师，主治医师，副主任医师。2013 年 12 月至今在山东大学齐鲁医院（青岛院区）骨科中心小儿骨科主持工作，任副主任，副主任医师。

【工作专长】

儿童四肢骨折与关节疾病，先天性和后天性畸形诊断和治疗，发育性髋关节脱位（DDH），髋内翻畸形，肌性斜颈，儿童股骨头坏死（Perthes 病）、脑瘫后遗症的诊断和治疗，各种四肢畸形，骨与关节创伤后遗症的诊断治疗。

【学术兼职】

中华医学会骨科分会小儿创伤与矫形学组委员，中国医师协会骨科分会小儿骨科工作委员会，中国医师协会骨科分会骨与关节发育畸形和残疾预防工作委员会委员，中国医师协会小儿骨科委员会肢体矫形与重建学组委员，中国骨科菁英会小儿骨科学组会员，中国研究型医院骨科创新与转化专业委员会儿童骨科学组委员，中国中西医学会骨伤科分会第八届委员会小儿骨科专家委员会委员，中国残疾人康复协会第四届肢体残疾康复专业委员会青年委员，第四届肢体残疾康复专业委员会儿童青少年学组委员。山东省小儿外科委员会小儿骨科学组委员，青岛市罕见病委员会委员，青岛市小儿外科委员会委员。

【个人感言】

越努力，越幸运。

张亦军

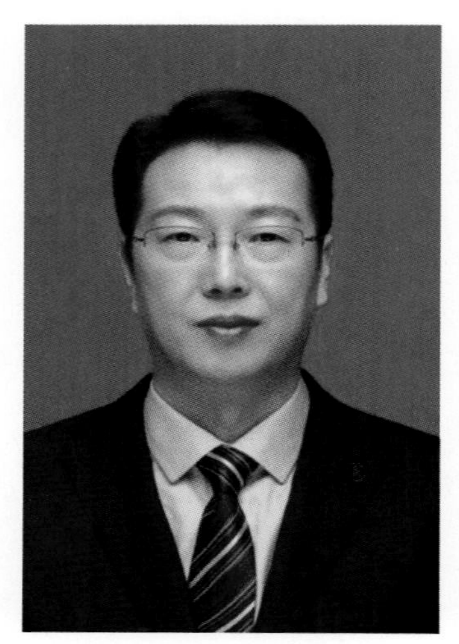

张亦军，男，1968 年 11 月出生，山东枣庄人，中共党员，主任医师，山东大学齐鲁医院（青岛院区）运动医学科主任。

【教育背景】

1987 年 9 月至 1992 年 7 月就读于青岛医学院（现青岛大学医学部）临床医疗专业，获学士学位。2018 年 2 月至 2020 年攻读潍坊医学院人体解剖与组织胚胎学在职硕士研究生，获硕士学位。

【工作经历】

1992 年 7 月至 2013 年 12 月就职于青岛市骨伤科医院，任住院医师、主治医师、副主任医师，2013 年 12 月至今就职于山东大学齐鲁医院（青岛院区），主任医师。

【工作专长】

擅长运动创伤、骨关节病、类风湿性关节炎的诊治，精通关节镜微创技术及人工关节置换，特别在肩关节慢性病损及运动损伤方面积累了丰富经验，开展了肩关节镜下微创治疗撞击综合症、肩袖损伤等退行性疾患，以及复发性肩关节脱位、SLAP 损伤等肩关节运动损伤。

【学术兼职】

中华医学会第三届运动医疗分会下肢运动创伤学组委员，中华医学会第四届运动医疗分会足踝工作委员会委员，中国医药生物技术协会骨组织库分会委员，中国残疾人康复协会肢体残疾康复专业委员会运动损伤重建与康复学组委员，中国研究型医院学会运动医学专业委员会委员，国际膝关节外科、运动创伤学会会员，山东省医学会运动医学分会副主任委员、上肢运动创伤学组组长，山东省医师协会运动医学分会副主任委员，山东省疼痛医学会第一届运动医学专业委员会委员，青岛市运动医学分会副主任委员、上肢运动创伤学组组长，青岛市解剖学会临床应用解剖学专业委员会副主任委员。

【个人感言】

医道从德。

第六篇
山东大学齐鲁医院骨科护理志

第一章　济南院区骨科护理志

山东大学齐鲁医院是一所具有100多年悠久历史的老院。1952年10月全国高等院校院系调整前为教会医院（私立医院），调整后转变为全民所有制的人民医院。齐鲁医院骨外科专业最早创立于1949年，开始只是在外科体制下开设门诊，收治患者住院，直到1954年年底健康楼启用，北三病房成为骨外科专业病房，开放床位37张，初步形成了独立的专科，骨外科护理工作才有了自己发展的起点。

百年风雨，世纪沧桑，山东大学齐鲁医院骨外科护理工作紧随医院护理工作的改革变迁，曲折发展，历经功能制护理、责任制护理、系统化整体护理、优质护理服务等模式，逐步形成了独具特色的“加速康复外科”（ERAS）理念下的医护一体化，对患者行院前干预-围手术期安全管理-院外康复全周期的安全管理，这是目前与延伸护理、优质护理服务有机结合的最先进、最完备的护理理念，是山东大学齐鲁医院护理工作的标杆和名片。

◎ 临床工作与专业发展

（一）1954~1989年

1954年年底，健康楼的北三病房成为骨外科专科病房，开放床位37张，护理人员8人，骨外科护理工作有了自己发展的起点。1954~1989年骨科护理工作在王素莲、徐翠萍、于荣芬、王云芬、王秀芬、潘文英几任护士长的严格管理与带领下，逐渐建立、恢复并健全落实了各项护理制度，统一了操作规程，狠抓三基训练，使护理人员的专业理论、专业技能及抢救水平不断提高，从最初的生活照护、功能制护理逐渐转变为责任制护理，初步形成了人才培养规划，采取了多种措施加强护理队伍的自身建设，临床护理、专科护理逐渐向高水平迈进，由以完成任务为中心转变为以患者为中心，使患者得到了全身心的关怀。

（二）1989~2011 年

1989 年年底，新病房大楼投入使用，骨外科整体搬迁到西三病房，开放床位 47 张，拥有护理人员 12 人。为了满足临床需求，为患者提供更加优质、高效、便捷的临床服务，逐步增加床位至 77 张。1989~2011 年，科室护理工作先后在付元珍、谭成云、郭公英、刘巧慧护士长的带领下，秉承“以人为本，以患者为中心”的理念，结合专科特色与发展，实施人性化的优质护理服务，通过多形式、多举措，更好地将专科护理特色融入到责任制整体护理中，持续改进服务质量，系统化整体护理工作得到了持续蓬勃的发展。

1993 年，医院为争创三甲积极做准备，科室护理工作在原有的基础上加大管理力度，高标准，严要求，组织护士认真学习基础理论及专科护理知识 600 题，训练了 22 项技术操作，安排骨干护士参加医院组织的护理知识竞赛和技术操作大比武，乔丽参加了由山东省卫生厅委托护理部录制的 22 项护理技术操作录像，并在全省范围内推广使用。1994 年，经过全院共同努力，顺利通过了三甲医院评审，取得了优异的成绩，并由于护理工作的突出表现而得到了评审方及院方的高度赞誉。

2000 年 4 月，创伤骨科成立，位于新病房大楼的东一病房，开放床位 35 张，护理人员 13 人，闫琰担任病区护士长。2003 年，医院首次以全院公开竞聘的方式选拔护士长，刘巧慧经层层选拔脱颖而出，接任西三病房护士长，在她的带领下，骨科护理工作迈上了一个新的台阶，开启了硕果累累的新篇章。2006 年，张世君经全院公开竞聘走上了护理管理岗位，担任东一病房护士长，通过不断细化岗位职责，优化工作流程，改进服务模式，科室护理质量得到了显著提升。

2007 年 4 月 25 日，骨科病房经过内部选拔，推选出王霞、韩莎莎代表骨科病房参加山东大学齐鲁医院“安全式静脉留置针技术操作大比武”，并以满分的成绩获得并列第一名。2008 年 4 月 15 日，王霞、韩莎莎在山东省卫生厅组织的全省 44 家综合医院护理技能大赛中再次脱颖而出，荣获“团体一等奖”，展示了山东大学齐鲁医院护理队伍的高素质、高水平。此后，骨科护士连续多年获得山东省省级及院级护理操作大赛的奖项，在山东大学齐鲁医院骨科护理工作的荣誉史上竖立起了一座座里程碑。

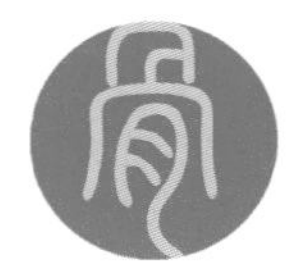

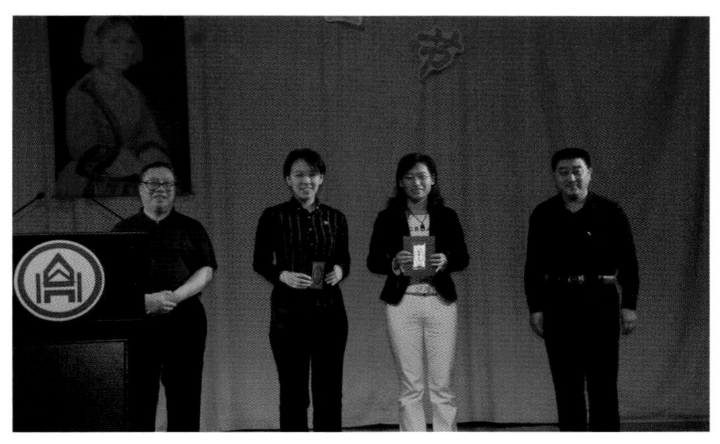

在山东省卫生厅组织的综合医院护理技能大赛中，韩莎莎（左二）和王霞（右二）荣获“团体一等奖”

“苟利国家生死以，岂因祸福避趋之”。抗击非典，抗震救灾，每遇突发事件，总有骨科人挺身而出奔赴一线的身影。2003 年，面对肆虐的非典疫情，面对已知的危险和未知的死亡，刘巧慧护士长主动提出去发热门诊，把即将要参加中考的孩子放在家中，无所畏惧，忘我工作。2008 年汶川地震发生后，戴国锋教授、孙刚教授和刘巧慧护士长踊跃请战，尤其是刘巧慧护士长在出发的第二天得知女儿要做面部手术后，仍然舍小家为大家，迅速投入到抗震救灾的第一线。在长达 1 个月的时间里，她急灾区人民之所急，为灾区人民热忱服务的事迹受到了灾区群众的一致好评，为山东大学齐鲁医院护理人员树立了良好的形象。

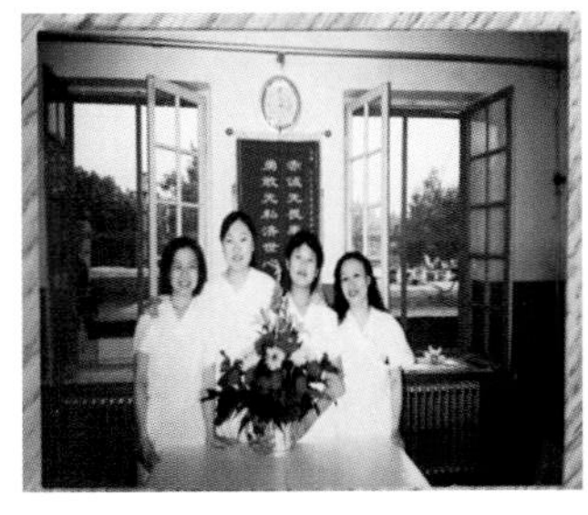

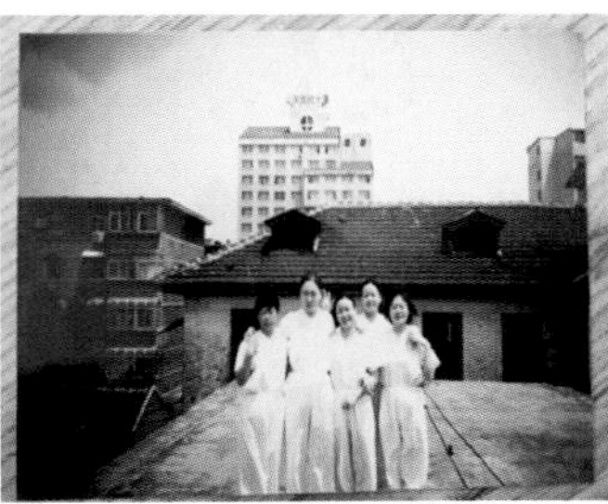

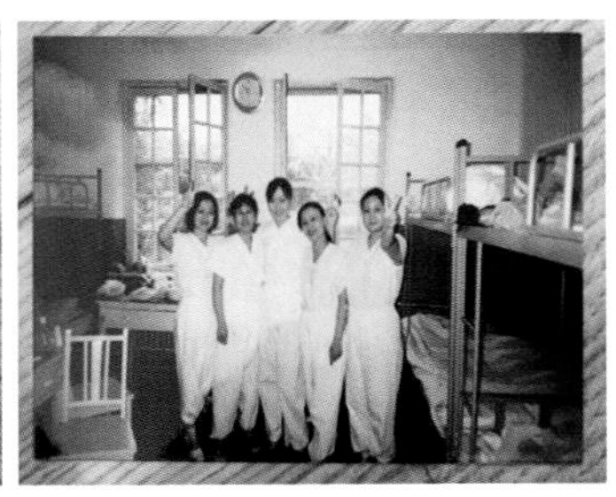

刘巧慧在抗击非典中留影

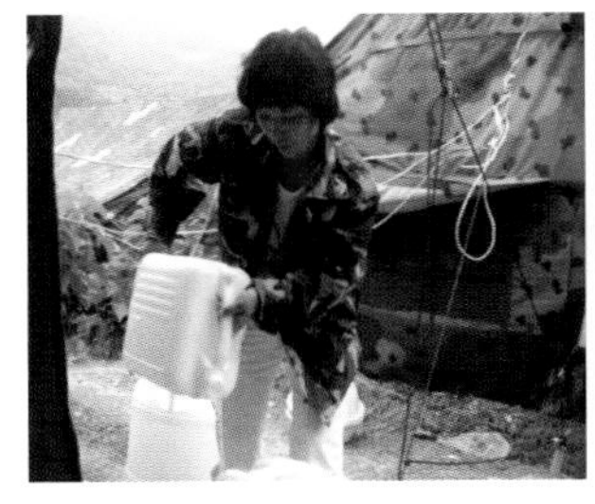

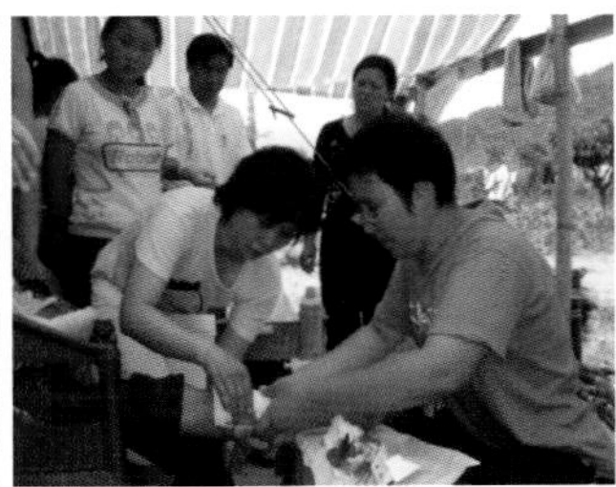

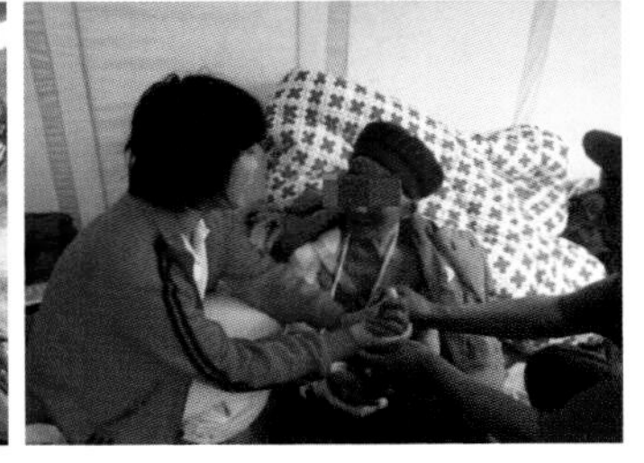

刘巧慧在抗震救灾中工作场景

他山之石，可以攻玉，通过采取“走出去，请进来”的模式，山东大学齐鲁医院骨科护理部门拓宽了学习路径，提高了护理质量。2010 年，刘巧慧护士长和张世君护士长去邵逸夫医院进修护理管理，意在开拓思路，学习新理念，将所学知识运用于临床护理工作中，以便更好地为患者服务，护理质量持续提升。至 2011 年，骨外科 2 个病区总床位数达到了 135 张，护理人员达到了 55 人。

（三）2011 年 7 月至今

2011 年 7 月，所有的骨科病区均搬迁到华美楼。至 2020 年，骨外科已发展成“一院三区”（中心院区、东院区、青岛院区）的模式，中心院区细分为脊柱骨科、关节骨科、肿瘤骨科、创伤骨科、手足外科 5 个亚专科，由此形成了 5 个骨外科护理单元：F6B、F7B、F7C、F7D、F8B。共开放床位 290 张，拥有护理人员 127 人。

自“优质护理服务示范工程”活动于 2010 年启动以来，基于骨科专业特点，各病区进一步推进深化优质护理服务，不断创新实践形式，围绕管理、质量、安全、服务、绩效，以患者为中心，把基础护理、患者评估、病情观察、治疗康复以及健康指导融为一体，结合形式多样的延伸护理，为患者提供全程、全面、无缝隙的护理服务。2019 年，通过国家卫健委审核批准成为山东省骨科专科护士培训基地，刘巧慧护士长也于 2012 年担任齐鲁医院大外科总护士长。

◎ 科室组成

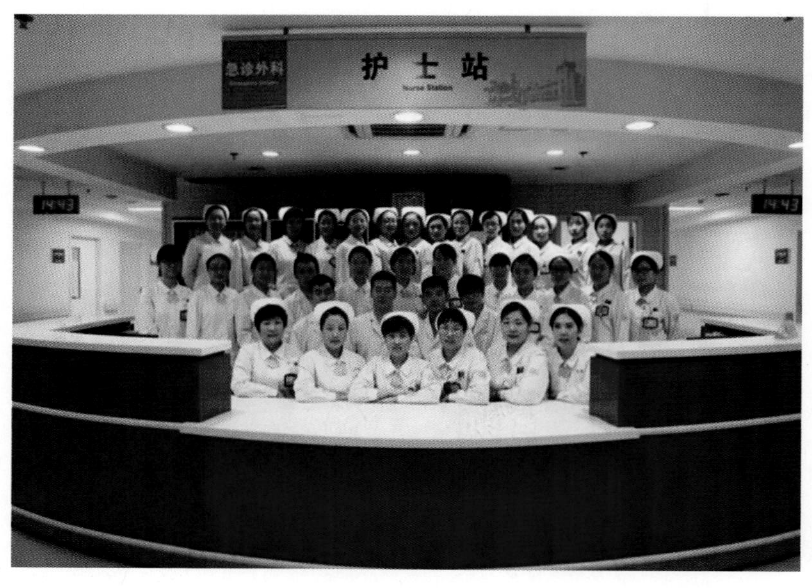

F6B 创伤骨科护理人员合影

F6B 创伤骨科位于华美楼 6 层 B 区，开放床位 57 张，其中重症监护床位 9 张。科室目前有护士 30 人，石萍担任病区护士长，李元元担任带教老师，戴彦君担任带教助教。科室护理人力资源构成如下：

学历：硕士 1 人，在读研究生 2 人，本科学历 27 人。

职称：副主任护师 1 人，主管护师 2 人，护师 24 人，护士 3 人。

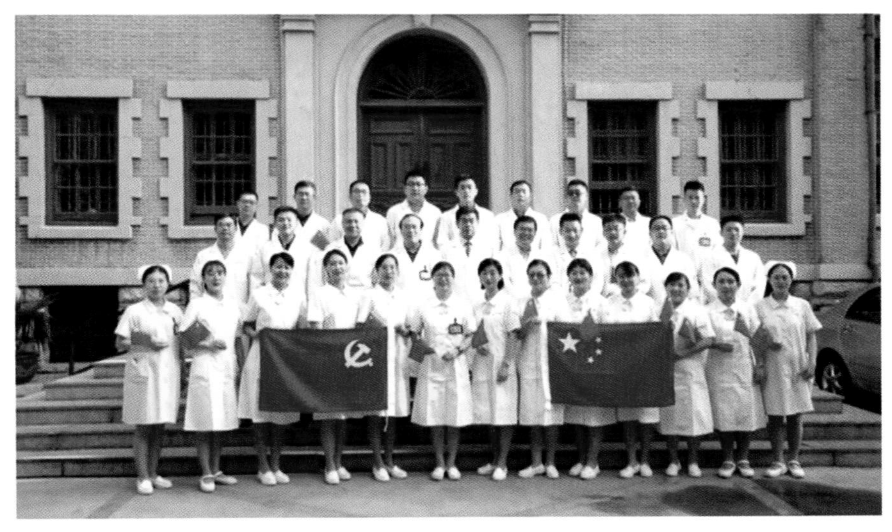

F7B 骨外科一区医护人员合影

F7B 骨外科一区位于华美楼 7 层 B 区，属脊柱骨科、关节骨科亚专科病房，开放床位 57 张。科室目前有护士 22 人，张世君担任病区护士长，王海霞、王宁担任带教老师。科室护理人力资源构成如下：

学历：硕士 2 人，本科 20 人。

职称：副主任护师 1 人，主管护师 5 人，护师 14 人，护士 2 人。

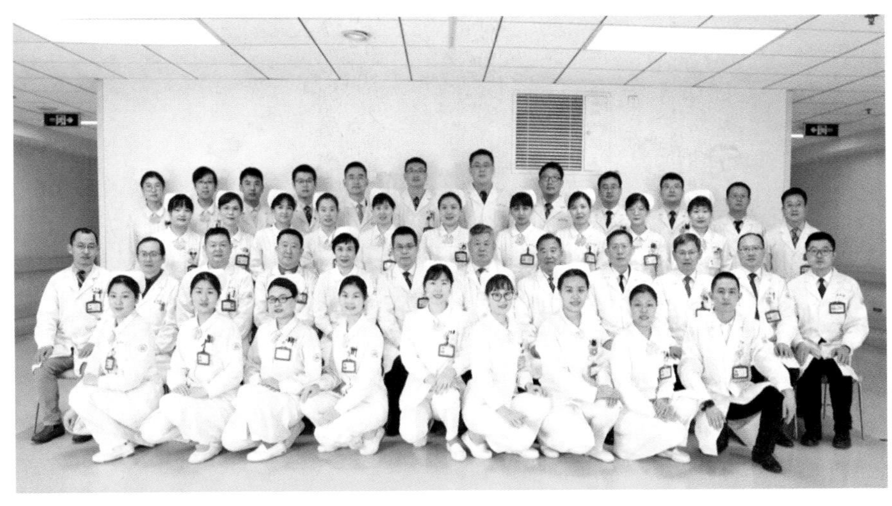

F7C 骨外科二区医护人员合影

骨外科二区（F7C）位于华美楼 7 层 C 区，属脊柱骨科、关节骨科、肿瘤骨科亚专科病房，开放床位 62 张。科室目前有护士 29 人，刘巧慧担任病区护士长，韩莎莎、付玲玲担任带教老师，赵晓瑜担任带教助教。科室护理人力资源构成如下：

学历：本科 26 人，硕士 3 人。

职称：副主任护师 1 人，主管护师 5 人，护师 20 人，护士 3 人。

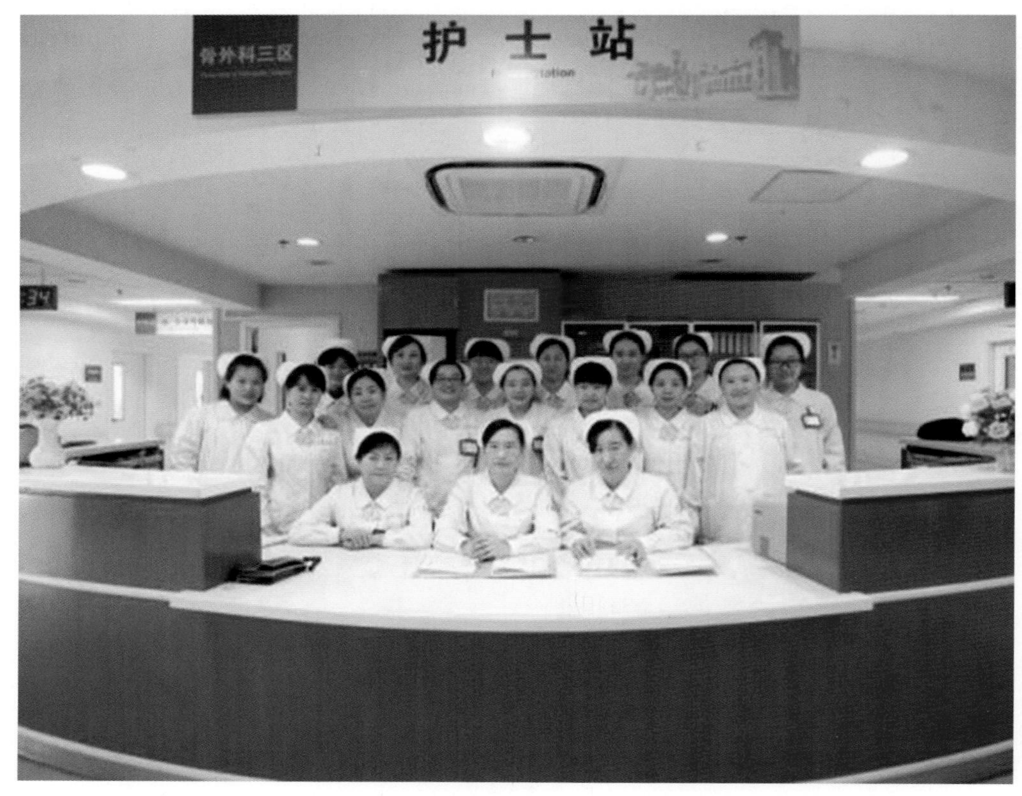

F7D 骨外科三区护理人员合影

F7D 骨外科三区位于华美楼 7 层 D 区，属脊柱骨科亚专科病房，开放床位 55 张。科室目前有护士 21 人，王霞担任病区护士长，段卫红、侯文秀担任带教老师，姜桐担任带教助教。科室护理人力资源构成如下：

学历：硕士 1 人，在读研究生 3 人，本科 17 人。

职称：主管护师 7 人，护师 11 人，护士 3 人。

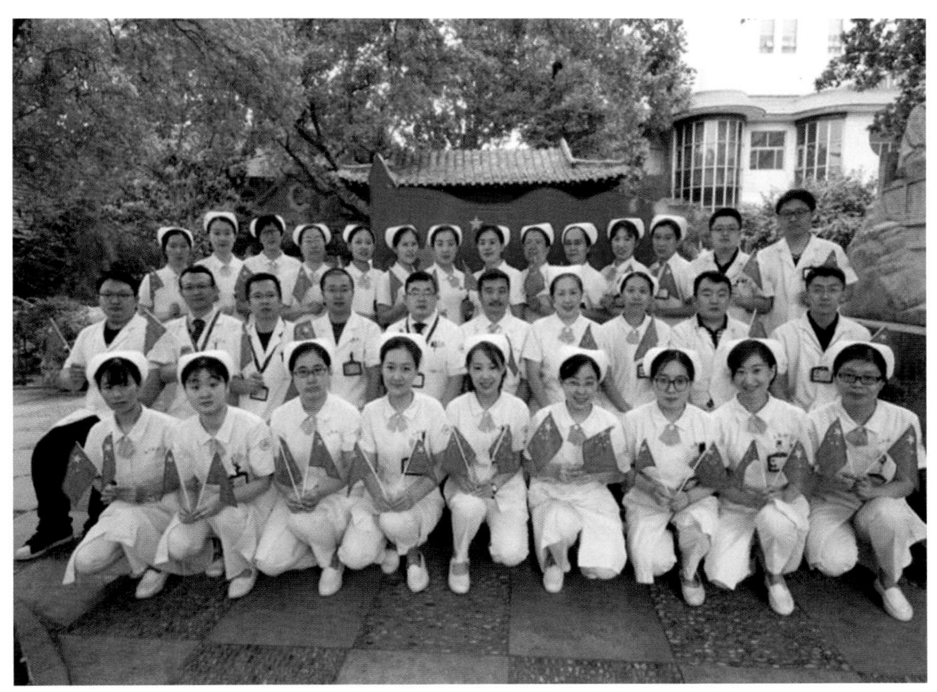

F8B 骨外科四区护理人员合影

F8B 骨外科四区位于华美楼 8 层 B 区，属手足外科亚专科病房，开放床位 52 张。科室目前有护士 25 人，乔丽担任病区护士长，廉炜、孙建担任带教老师，于晓凤担任带教助教。科室护理人力资源构成如下：

学历：本科 23 人，硕士 2 人。

职称：主管护师 5 人，护师 19 人，护士 1 人。

◎ 临床工作成就

在实现优质护理服务全面覆盖的基础上，巩固成果，充分体现专科特色，丰富服务内涵，加强健康教育，增强人文关怀意识，不断改善患者的就医体验，提高患者满意度。基于骨科的专业特点，进一步推进延伸优质护理服务，挖掘亮点，不断创新优质护理实践形式。

（一）开展优质护理服务

2011 年，科室依据科学的医学理论及诊疗护理中的实际经验，编排了一套颈腰椎保健操，向患者及其家属推广普及，并先后在“山东舜网”、国家卫生部“大众网”及相关杂志上刊登报道。根据患者的实际需求，对该套颈腰椎保健操不断推陈出新、优化改进，且在全院范围内得到了推广。

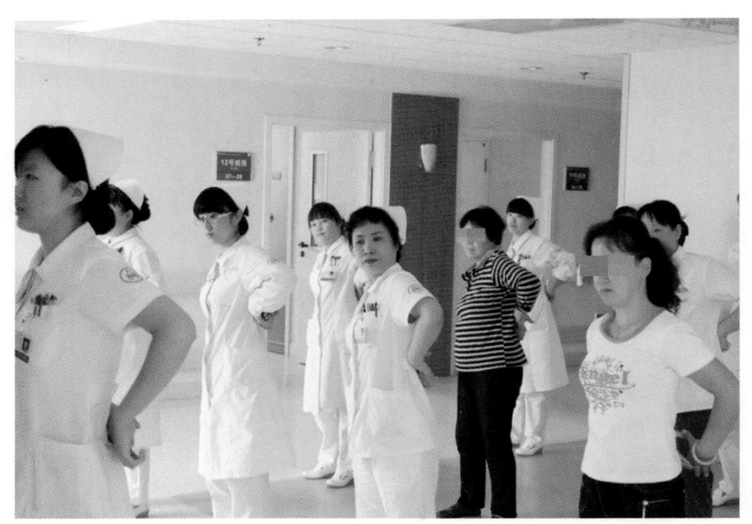

骨外科二区护士带领患者及家属做颈腰椎保健操

2012 年 6 月，山东大学齐鲁医院护理部为进一步提高护理操作技能和水平，举办了“护理技能操作大赛”，韩莎莎护士以沉着冷静、干净利落的规范操作，以总分第一名的成绩摘得桂冠，为骨外二区争得了荣誉。韩莎莎护士立足岗位，夯实基础，加强技术练兵，曾在山东省卫生厅及院级操作比赛中连续 3 年获得一等奖。教学相长，心手相传，高继红、刘哲在 2013 年山东大学齐鲁医院护理操作大比武中也分别获得了一等奖和三等奖。

寻南丁格尔足迹
弘扬人道主义精神
祝5·12国际护士节101周年

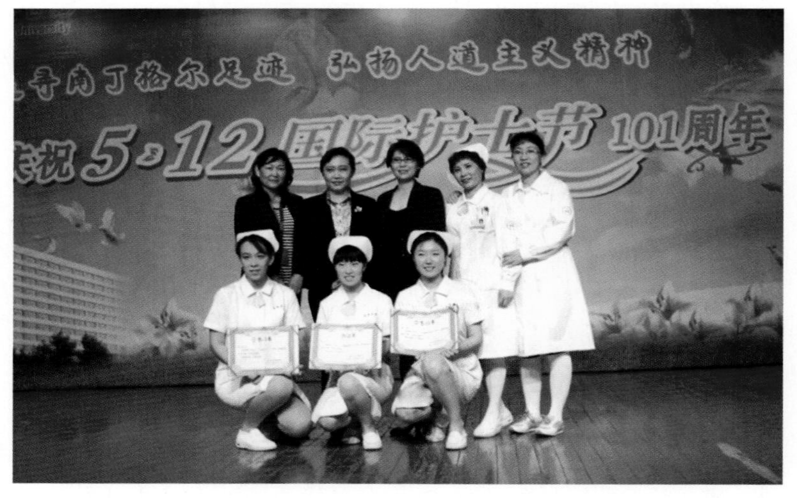

骨外科二区护士韩莎莎、高继红、刘哲与护理部主任及刘巧慧护士长合影留念

2015 年，骨外科二区将有效快捷的双向呼叫对讲系统应用于护士站值班人员与病房责任护士之间，既保障了护理工作的顺利进行，又保证了患者有一个安静的休养环境，并在全院及山东省内得到了推广普及。

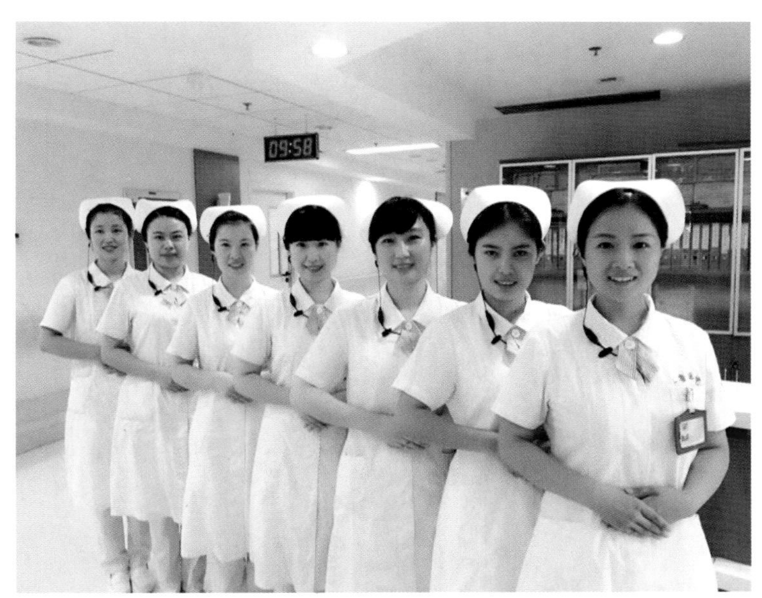

骨外科二区的护理人员佩戴对讲机的合影

2015 年，科室启用了全新的优质护理宣教模式，将多媒体互动宣教系统应用于临床，荣获“全国创新科技二等奖”，同时还添置了平板电脑，供卧床及活动不便的患者查看。结合科室及专科特点，兼容科学性、实用性及时效性，利用图片及文字资料将术前术后宣教、病种宣教等做成了多媒体形式，患者及其家属可采用触控点播的形式对所需要了解的内容进行点播，图文并茂、通俗易懂，辅以简单的书面宣教材料，强化乐宣教效果。同时，结合微信、QQ 等社交平台，对患者开展个性化的健康教育，不断更新各专科特色的教育内容和形式，把健康教育贯穿于患者入院-住院-出院全周期的护理过程中。另外，科室还举办了医患沟通联谊会，每年中秋、春节举行医患茶话会，每月召开公休座谈会，对于促进和谐的医患关系起到了不小的推动作用。

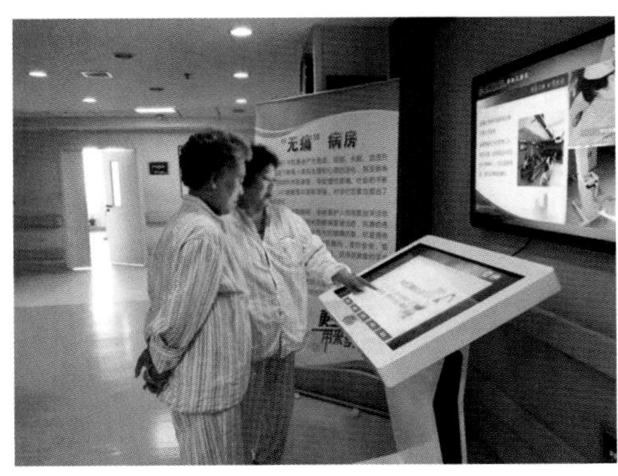

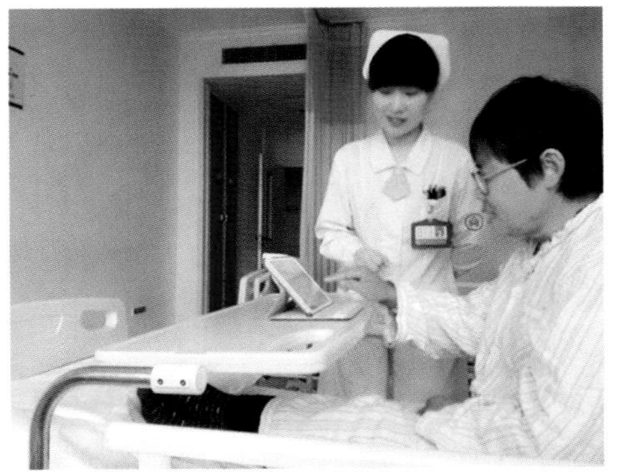

F7C 骨外科二区的多媒体宣教

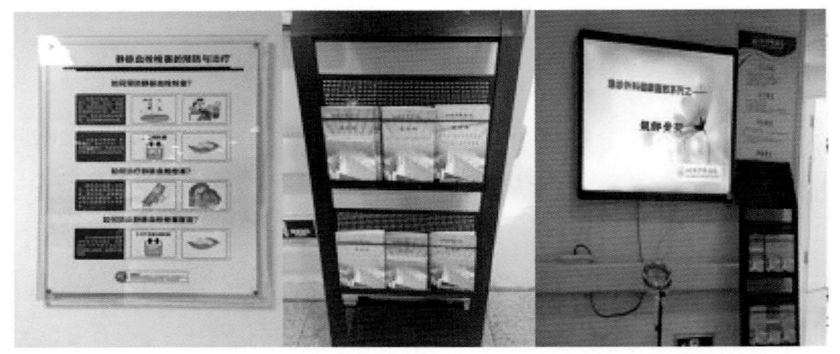

F6B 创伤骨科的多媒体宣教

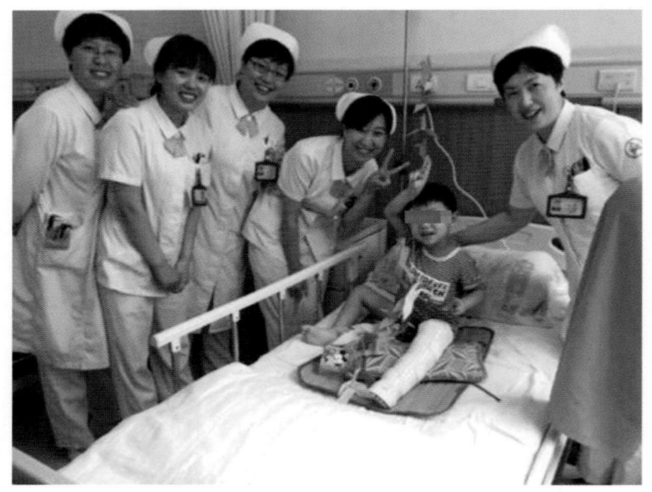

F8B 手足外科护理人员与患者的合影

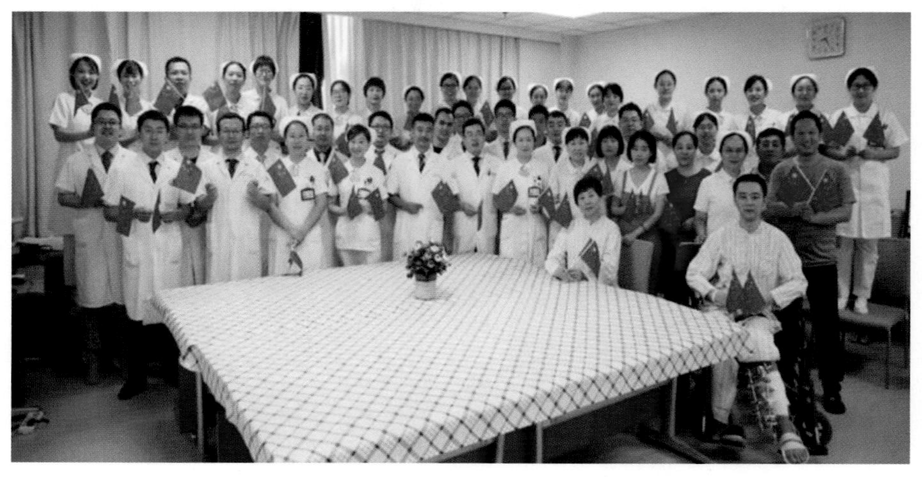

F8B 手足外科医护人员与患者的合影

2015 年 8 月，骨外科二区被评为山东大学齐鲁医院“优质护理标杆病房”。2016 年 3 月 7 日至 7 月 3 日，共有 24 名护士长前来交流学习，山东省内的多家医院也派人前来参观学习。

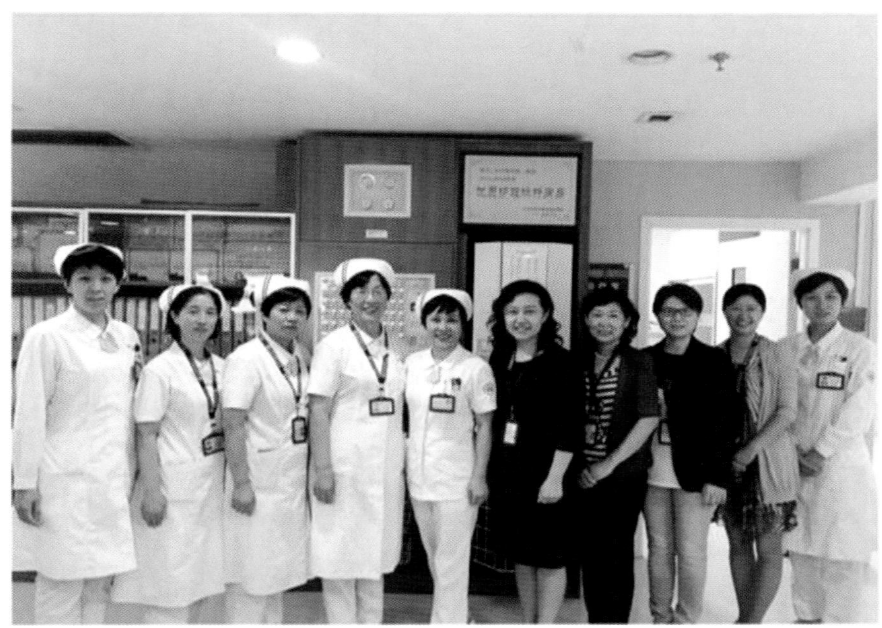

F7C 护理人员与护理部领导的合影

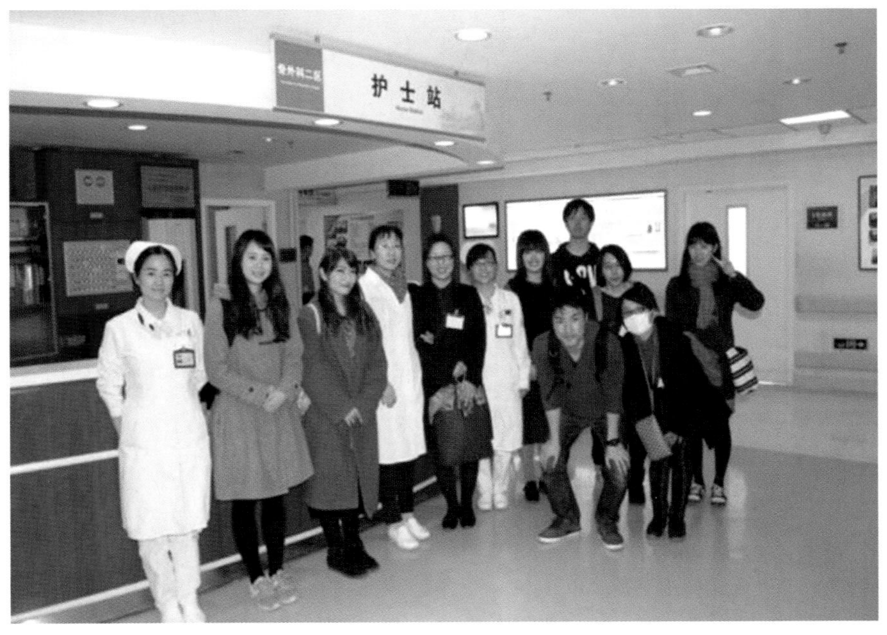

F7C 护理人员与前来交流学习的护士长合影

科室还创建了“疼痛管理病房”，加强了对围术期疼痛的规范化管理。

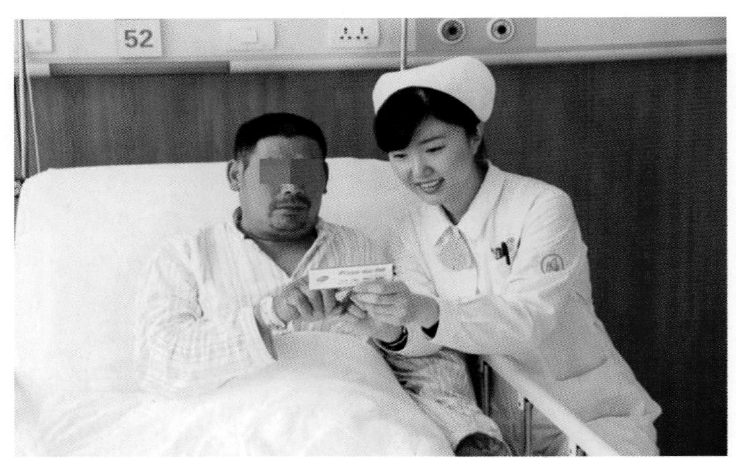

护理人员正在向患者宣教有关疼痛方面的知识

科室创建了“骨科手术加速康复围手术期血栓与疼痛管理示范病房”，建立起了规范化的骨科血栓综合管理流程。

骨外科二区是山东省内最早开展并实施“ERAS”理念系列项目的。通过推广加速 ERAS 理念，结合科室自身实际，以患者医疗服务需求为导向，并将加速 ERAS 理念继续深入应用到优质护理服务当中，在医护一体化的基础上，科室进一步实现了与麻醉、营养、康复、心理等多学科的有效协作，优化了优质护理服务的内容与形式。将 ERAS 护理模式深入应用到延伸护理中，使两者有机衔接、互相促进，进一步完善了科室的延伸护理服务，形成了患者院前干预-入院-住院-出院-院外康复全周期的护理过程；创建并开展了骨科手术加速康复围术期血液与疼痛管理示范病房、血栓规范化管理病房、骨质疏松患教课堂等规范化管理活动，获得了山东省医学会授予的“抗凝优秀中心”的荣誉称号。

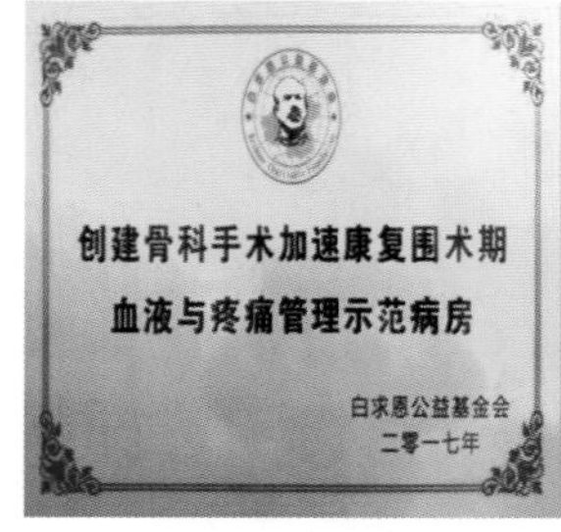

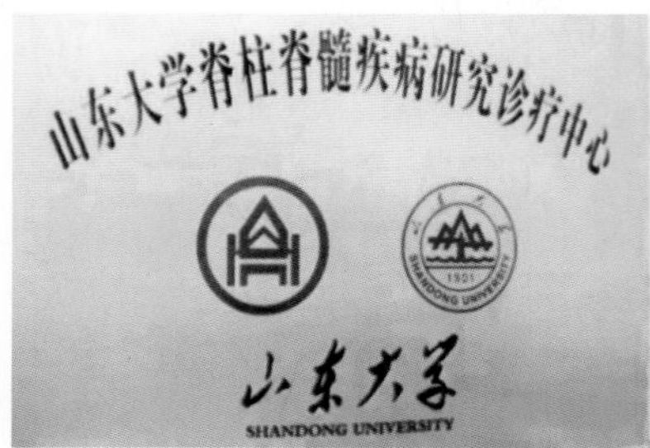

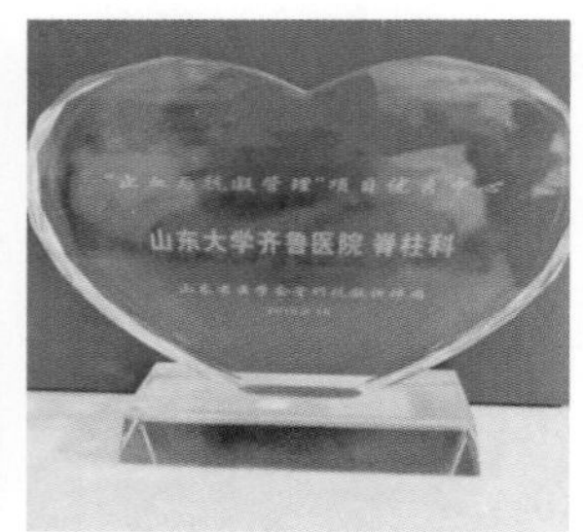

科室获得的部分荣誉

在开展上述活动的过程中，先进的经验及理念在山东省内得到了推广，为山东省内各级医院相关工作的开展与实施奠定了基础。

科室深入开展了围手术期营养支持的各项工作，术前全面完成营养筛查及基础疾病的评估，改进术前禁食时间，遵医嘱术前 2~4 小时可饮用清饮料（麦芽糊精等)，减轻患者的饥饿、口渴、紧张等不良反应，减少肠道应激反应，增加患者的舒适度，降低术后并发症的发生，缩短住院天数，降低住院费用，提高患者的满意度。2015 年，科室被中华医学会肠内肠外营养分会确立为全国首批肠内营养护理小组之一。

骨外科二区为输液患者提供了输液报警器，提高了输液的安全性，此后这也在山东省内的各级医院中得到了推广。

2018 年 7 月，骨外科二区科普作品“关爱脊柱健康，挺起中华未来脊梁”荣获中华护理学会“优秀科普使者奖”。

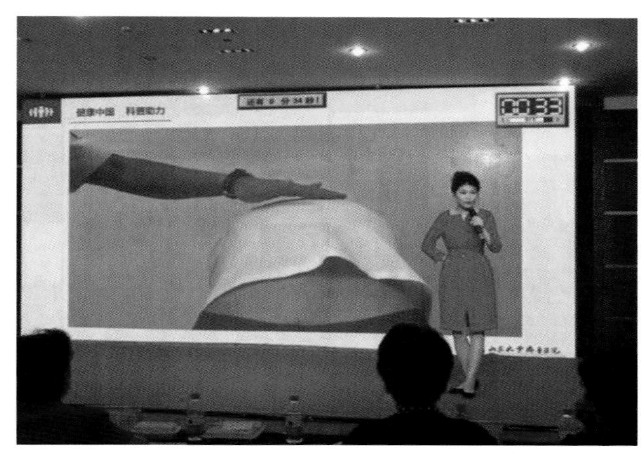

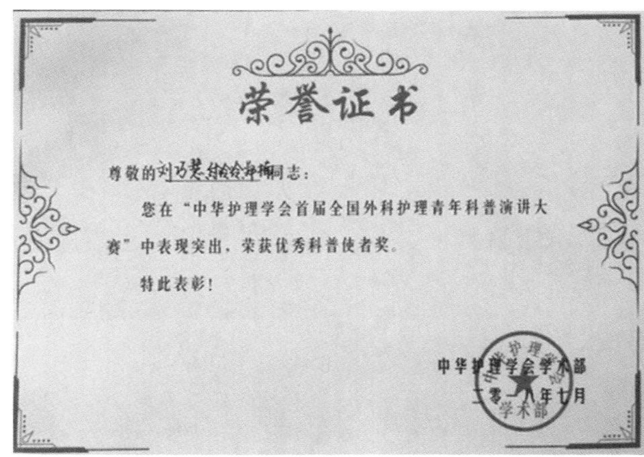

荣誉证书

尊敬的刘巧慧、付玲玲、郑楠同志：

您在“中华护理学会首届全国外科护理青年科普演讲大赛”中表现突出，荣获优秀科普使者奖。

特此表彰！

中华护理学会学术部

二零一八年七月

刘巧慧、付玲玲、郑楠荣获中华护理学会学术部颁发的“优秀科普使者奖”

2019 年，骨外科二区应用了 EISBAR 交接班模式，以保障患者安全，并在新冠肺炎重症病房里得到了成功运用。

2019 年，在三甲医院复审工作中，骨外二区代表医院迎接了检查组，检查组与护士长针对信息化管理和延伸护理的各项内容进行了访谈，王瑞雪护士针对专家提出的问题从容不迫、思维清晰、应答自如，得到了评审专家的高度赞誉。

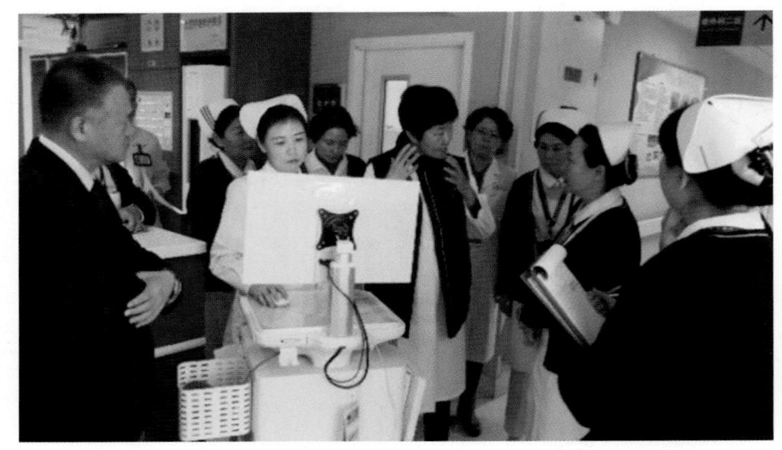

王瑞雪护士回答检查组专家的提问

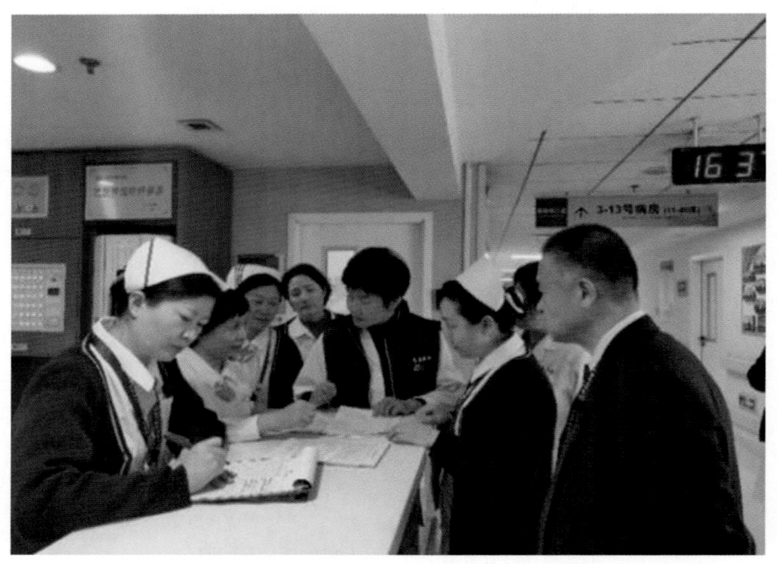

刘巧慧护士长回答检查组专家的提问

（二）救治疑难病例

建科以来，成功救治了多起疑难病例，充分体现了科室较高的医疗救治水平和护理水平。科室护理团队重视业务培训和人才培养，目前有国家级危重症专科护士 3 名，院级急诊专科护士 25 名，便携式血气分析仪资质授权操作人员 8 名，取得连续肾脏替代疗法（CRRT）资质的准入护理人员 2 名。先后开展了多模态有创压力监测、腹内压压力检测、肠内营养治疗、人工气道的管理、机械通气的应用及管理、心排量及血流动力学的监测、血液净化治疗及护理等急危重症患者救治技术，配合医师每年完成了上千例多发伤和骨创伤患者的救治工作。

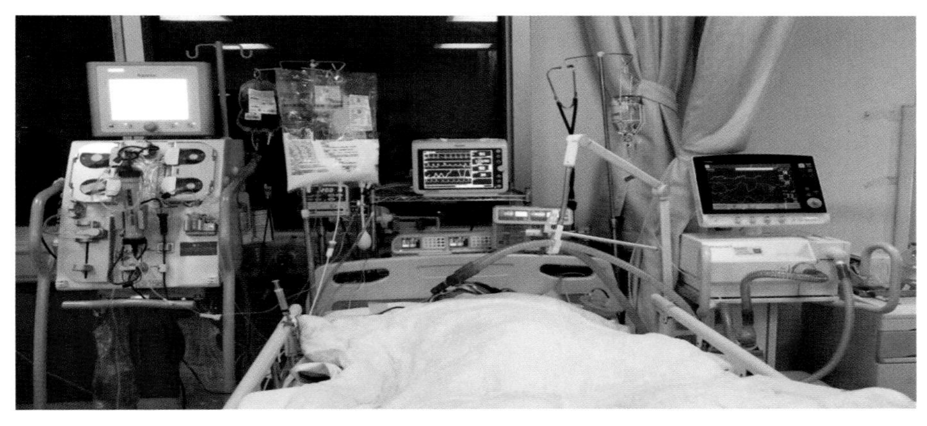

患者正在接受治疗

【典型病例 1】

2014 年 12 月 25 日，一位男性患者因下肢挤压伤收入院，急症在全麻下行半骨盆截肢术。半骨盆离断是极为危重的损伤，通过科室团队的不懈努力以及护理团队的精心护理，该患者最终康复出院。

【典型病例 2】

2016 年 6 月 14 日，科室接诊了一名钢筋贯穿伤患者。钢筋从该患者的右侧阴囊刺入，途径盆腔、腹腔、胸部、口腔、鼻窦、脑部，从头顶穿出，长约 1.5 米。由于巨大的创伤和手术应激，术后护理困难重重。急诊外科护理团队采取镇痛镇静、机械通气、气道管理、心理护理等系列护理治疗，经过 2 个多月的细心治疗护理，患者最终顺利康复出院。

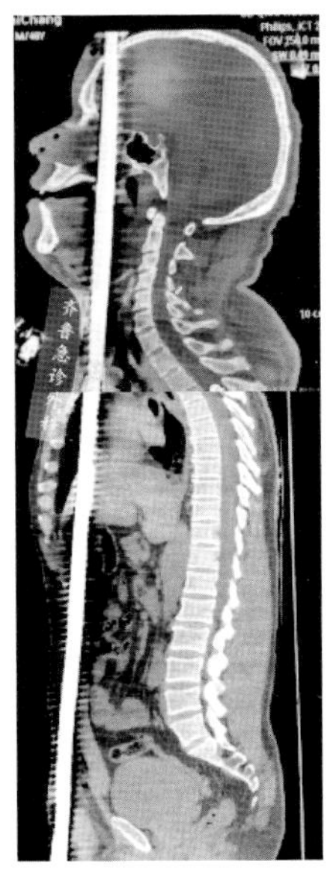

患者的影像资料

医德高尚
医术精湛
以病人为中心
以服务树信誉

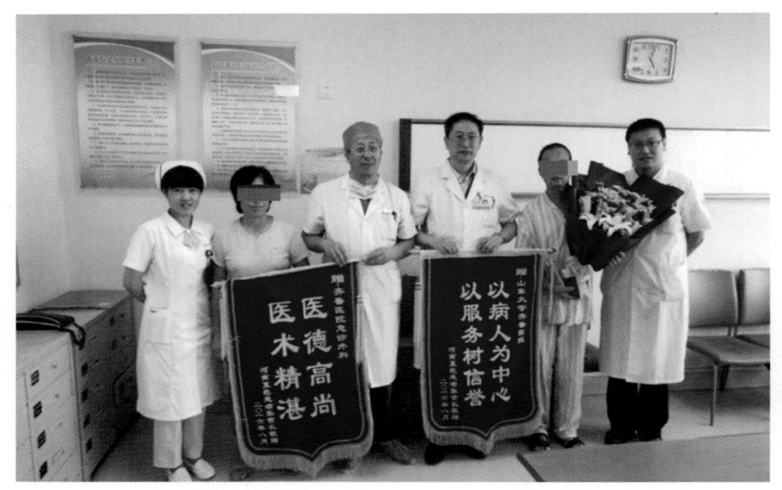

患者及家属送锦旗表示感谢

【典型病例 3】

2019 年 1 月 15 日，一位患者因车祸伤致骨盆骨折，右股骨干骨折，左足开放粉碎性骨折，肺挫伤，双侧胸腔积液，闭合腹部外伤，消化道出血伴发重度贫血。科室医护团队通过镇痛，镇静，机械通气，血流动力学监测，CRRT 等系列治疗，最终使患者转危为安。

【典型案例 4】

2019 年 8 月 13 日，青州地区一干部在抗洪救灾一线组织救援时致颈部脊柱受重伤，由直升机搭载飞往济南入住我科，于 2019 年 8 月 14 日行手术治疗，术后戴转运呼吸机返回重症监护室。术后护理难度非常大，但通过机械通气，颅骨牵引，强迫体位，最终患者康复，顺利出院。

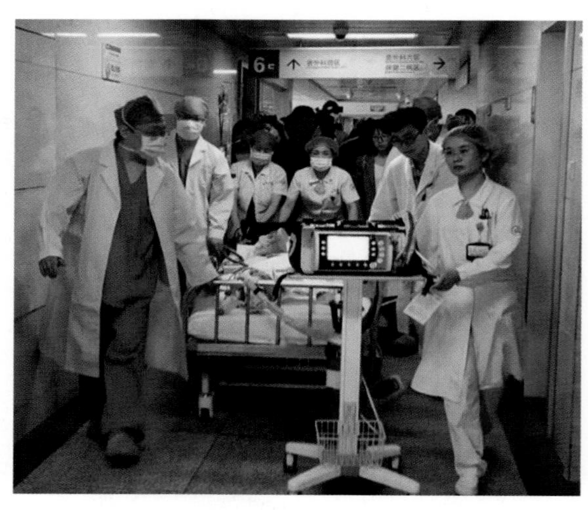

医护人员正在转运患者

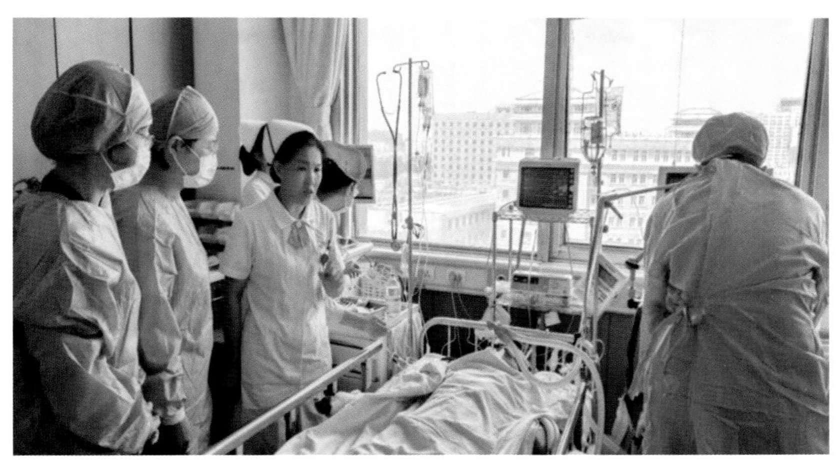

医护人员正在救治患者

（三）持续改进护理质量

为持续改进护理质量，科室积极开展护理质量持续改进项目，每年解决一个重点问题，保证护理质量与患者的安全管理水平持续提升，并多次荣获院级护理最佳实践案例优秀奖。

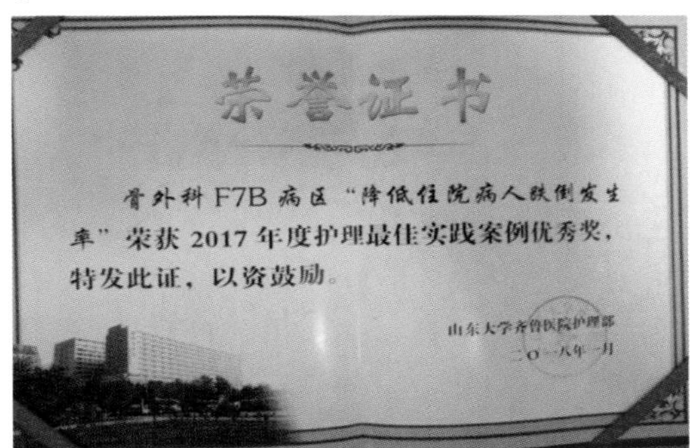

荣誉证书

骨外科F7B病区"降低住院病人跌倒发生率"荣获2017年度护理最佳实践案例优秀奖，特发此证，以资鼓励。

山东大学齐鲁医院护理部
二〇一八年一月

骨外科 **F7B** 病区"降低住院病人跌倒发生率"荣获 **2017** 年度护理最佳实践案例优秀奖

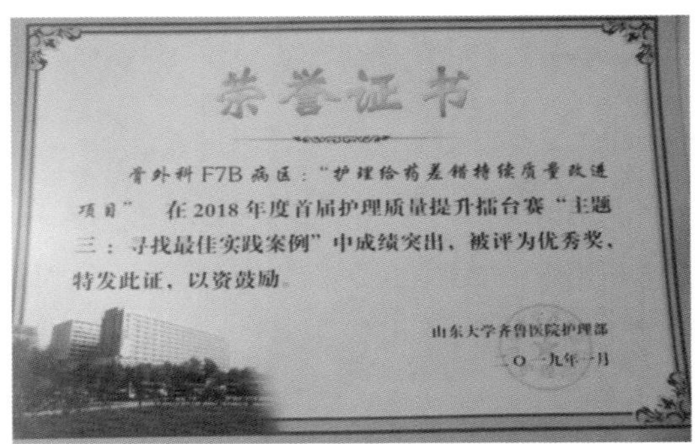

荣誉证书

骨外科F7B病区："护理给药差错持续质量改进项目" 在2018年度首届护理质量提升擂台赛"主题三：寻找最佳实践案例"中成绩突出，被评为优秀奖，特发此证，以资鼓励。

山东大学齐鲁医院护理部
二〇一九年一月

骨外科 **F7B** 病区在 **2018** 年护理部举办的首届护理质量提升擂台赛中荣获优秀奖

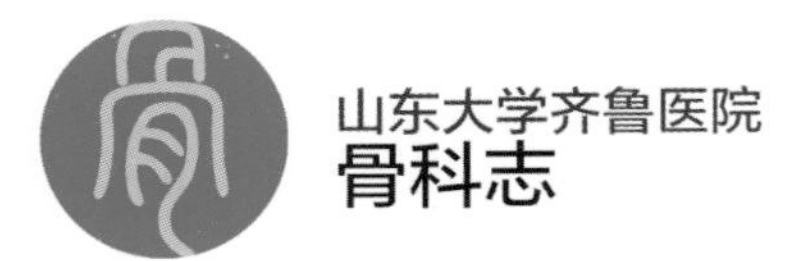

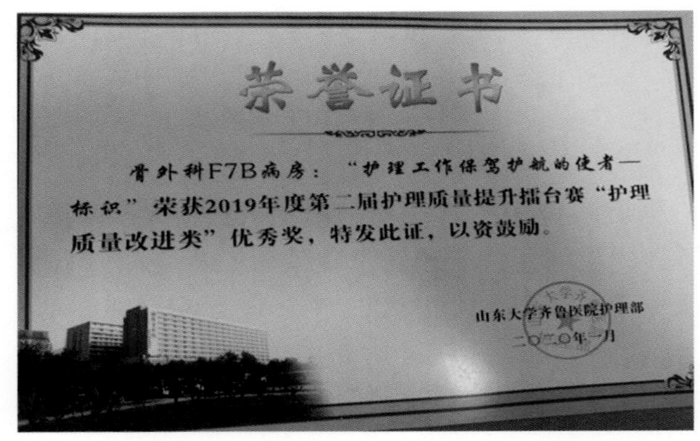

荣誉证书

骨外科F7B病房："护理工作保驾护航的使者——标识"荣获2019年度第二届护理质量提升擂台赛"护理质量改进类"优秀奖，特发此证，以资鼓励。

山东大学齐鲁医院护理部
二〇二〇年一月

骨外科 **F7B** 病房在 **2019** 年护理部举办的第二届护理质量提升擂台赛中荣获优秀奖

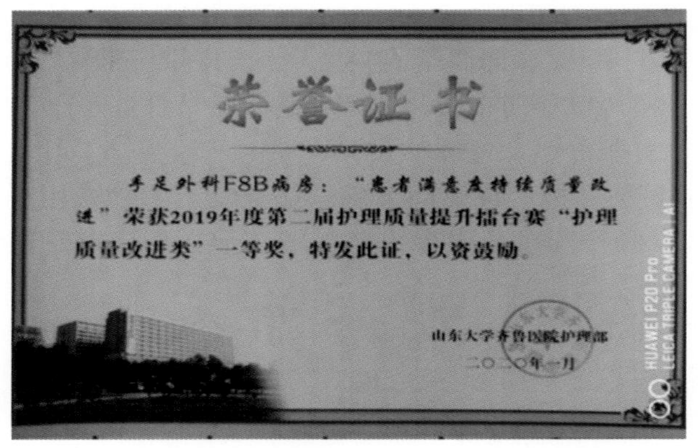

荣誉证书

手足外科F8B病房："患者满意度持续质量改进"荣获2019年度第二届护理质量提升擂台赛"护理质量改进类"一等奖，特发此证，以资鼓励。

山东大学齐鲁医院护理部
二〇二〇年一月

手足外科 **F8B** 病房在 **2019** 年护理部举办的第二届护理质量提升擂台赛中荣获一等奖

骨外科 F7C 病区在 2017～2018 年开展的研究型课题“Good 圈”获得首届山东省医院品管圈大赛一等奖、第五届全国医院品管圈大赛一等奖、首届国际品管圈大赛铜奖、亚洲医疗质量改进优秀项目一等奖，并得到了山东省及国家品质联盟的一致好评。

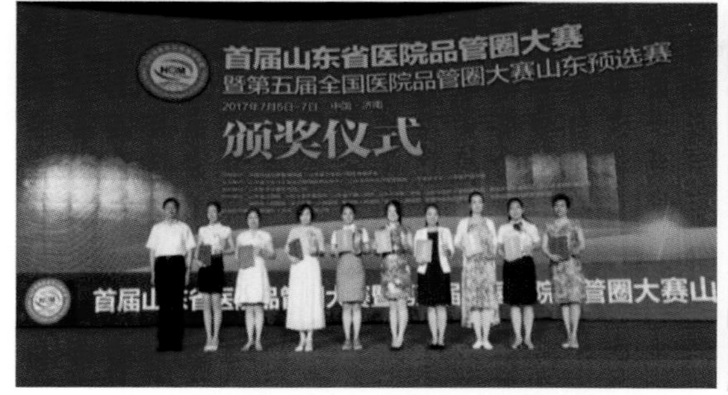

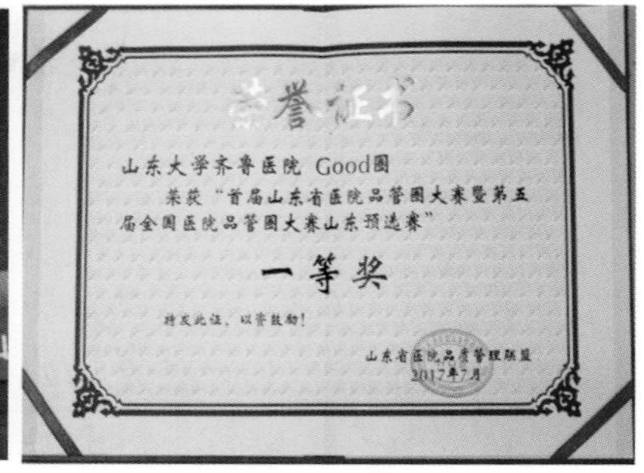

荣誉证书

山东大学齐鲁医院 Good圈

荣获"首届山东省医院品管圈大赛暨第五届全国医院品管圈大赛山东预选赛"

一等奖

特发此证，以资鼓励！

山东省医院品质管理联盟
2017年7月

骨外科 **F7C** 病区的“**Good** 圈”荣获山东省医院品管圈大赛暨第五届全国医院品管圈大赛山东预选赛一等奖

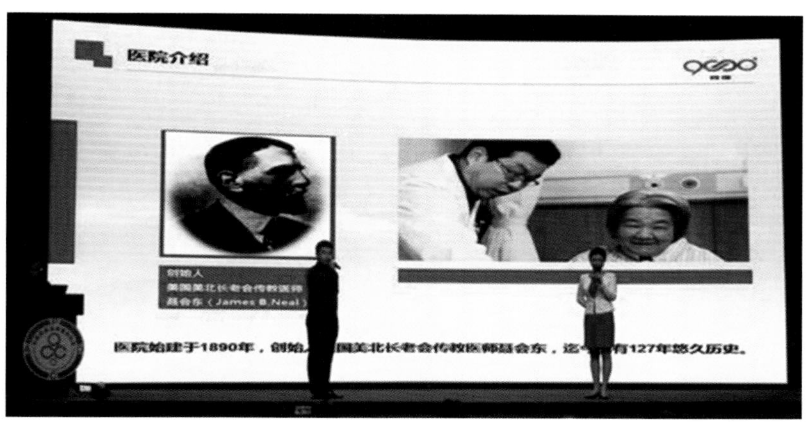

骨外科 **F7C** 病区的刘哲和姜昆在全国医院品管圈大赛中进行现场汇报

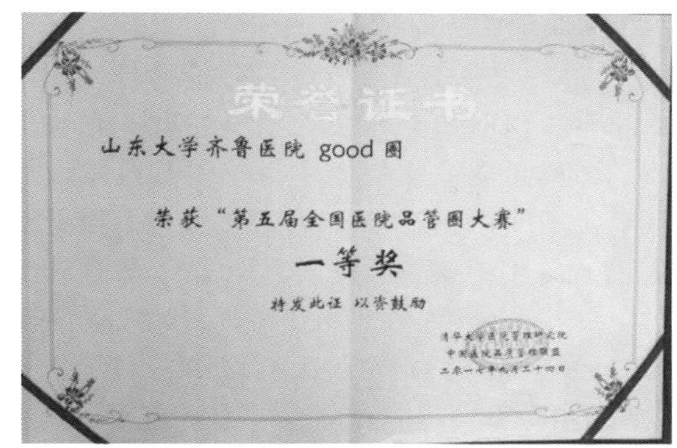

荣誉证书

山东大学齐鲁医院 good 圈

荣获“第五届全国医院品管圈大赛”

一等奖

特发此证 以资鼓励

清华大学医院管理研究院
中国医院品质管理联盟
二〇一七年九月二十四日

骨外科 **F7C** 病区的“**good** 圈”荣获“第五届全国医院品管圈大赛”一等奖

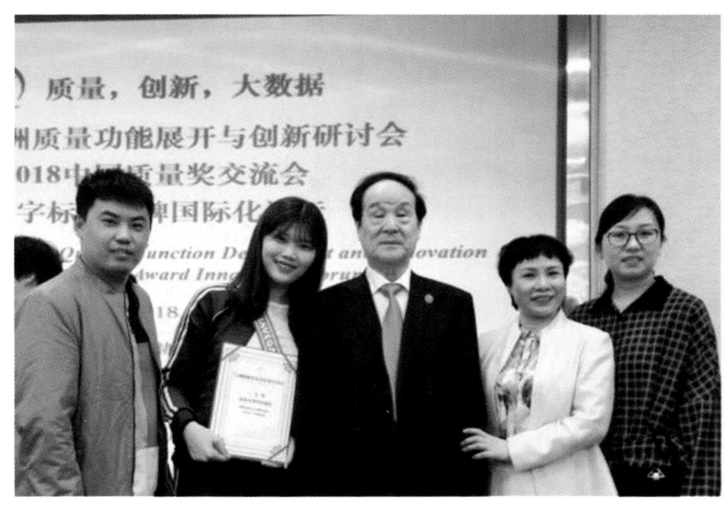

刘巧慧护士长等人与刘庭芳教授合影

亞洲醫療質量改進優秀項目
Certificate of Recognition
一等獎
山東大學齊魯醫院
構建骨科全信息鏈管理模式
提高ERAS實施效能

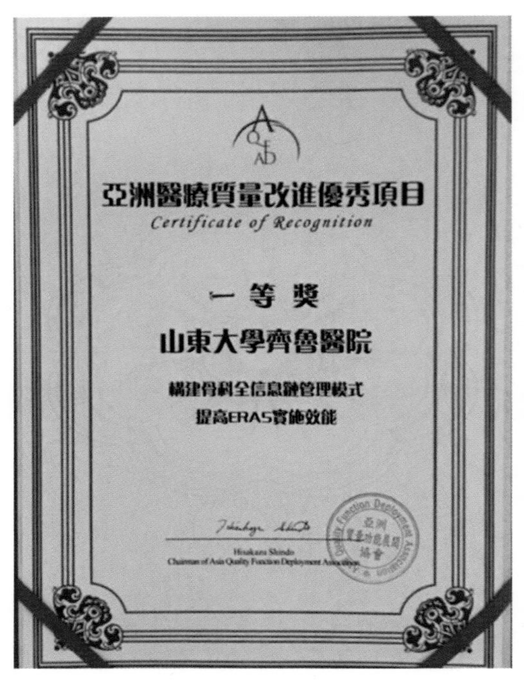

骨外科 **F7C** 病区的“**Good** 圈”荣获亚洲医疗质量改进优秀项目一等奖

通过全科室医护人员的共同努力，科室护理工作取得了令人瞩目的成绩，同时也收获了患者们的肯定和信任。

赠：齐鲁医院手足科
医德高尚
医术精湛
二〇一一年十二月

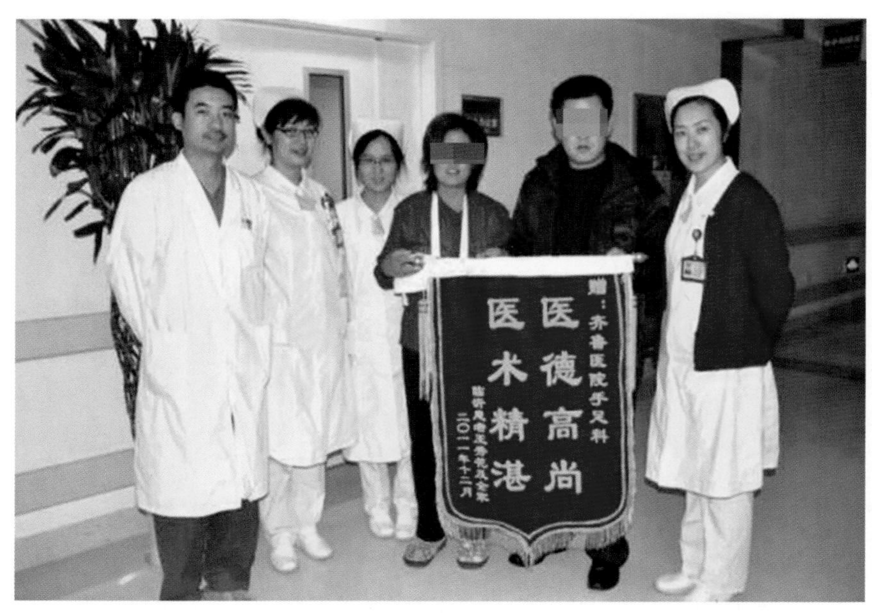

朱磊主任、乔丽护士长与患者及其家属的合影

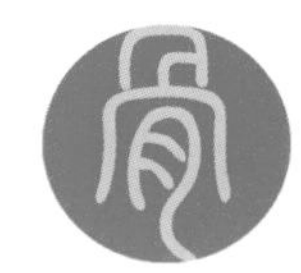

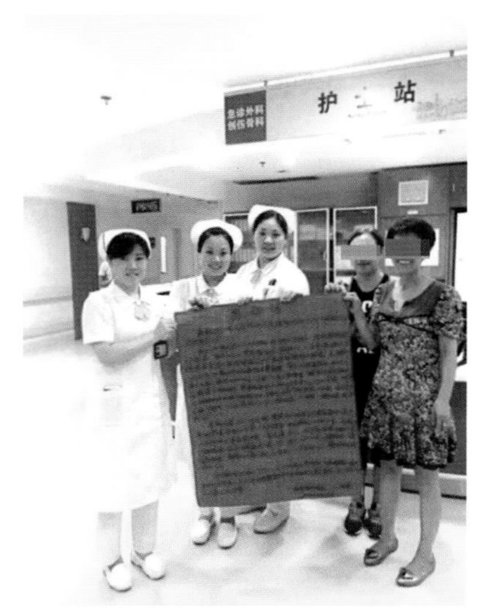

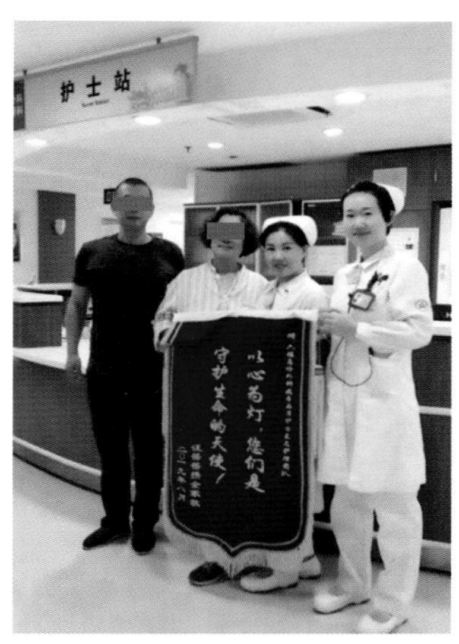

石萍护士长与患者及其家属的合影

（四）疫情防控工作

2020年新年伊始，肆虐的新型冠状病毒疫情席卷全国，这场突如其来的疫情牵动着全国人民的心。在防控新冠肺炎疫情期间，根据医院部署，科室积极做好对病区各类人员的管理工作，并针对各种突发意外事件完善了应急处置方案，毫不松懈地落实疫情防控，守好安全防线。在招募援鄂医疗志愿者时，护理人员积极报名，并写下了请战书。2020年2月，骨科护士刘峰、牛艳华、王天奇、张娜、戴彦君不畏艰险，逆行而上，勇敢地前往湖北省抗疫，体现了“齐鲁医院人”的责任和担当，充分展示了“坚定信心，不辱使命，齐鲁精神，敢打必胜”的精神，圆满完成了医疗救治任务，在抗疫“湖北保卫战”中贡献了山东力量。圆满完成援鄂任务后，牛艳华被评为“山东大学三八红旗手”，并获得了“山东大学青年突击手”的荣誉称号。

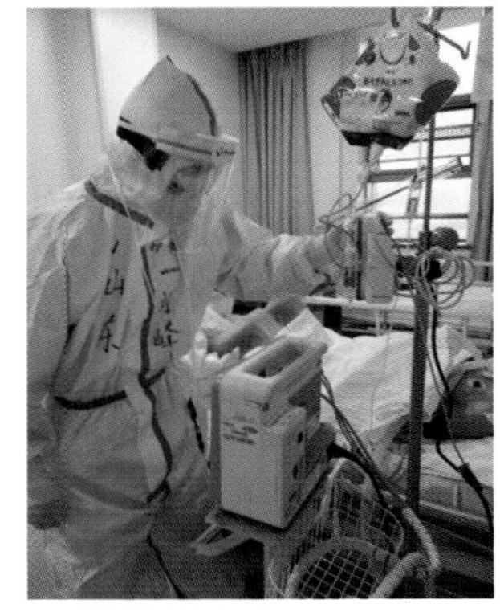

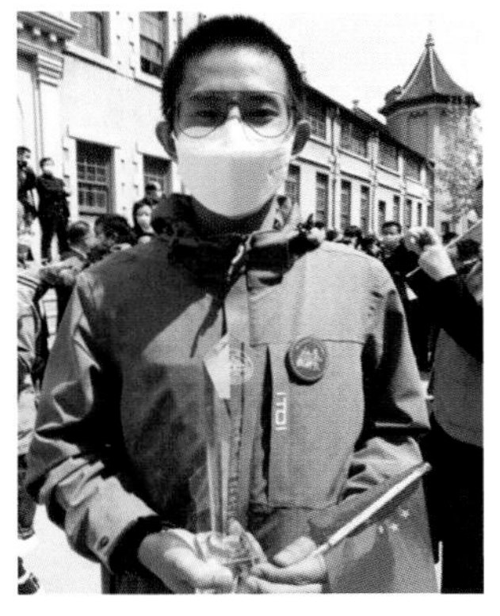

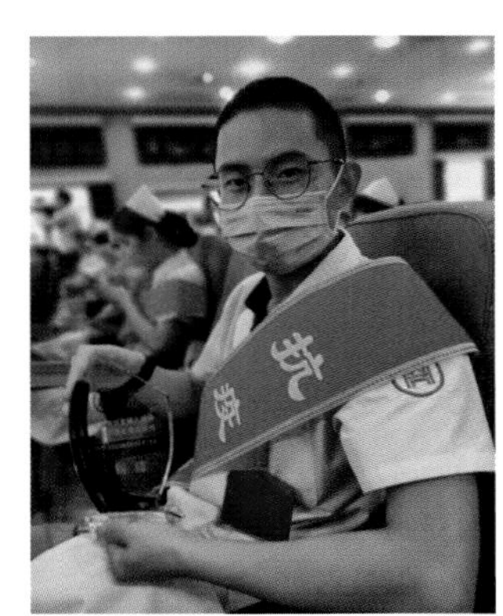

刘峰在援鄂期间留影

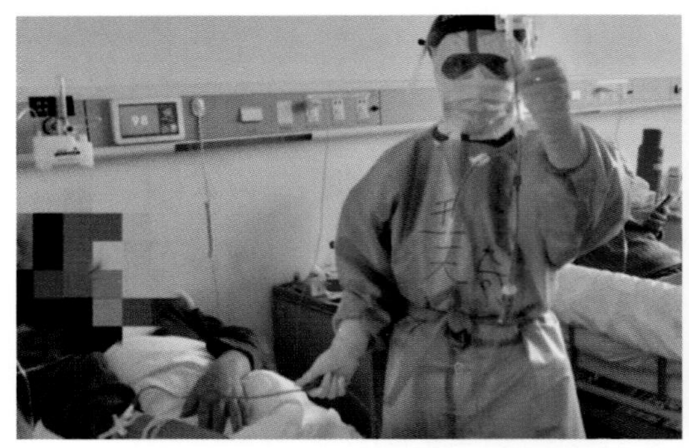

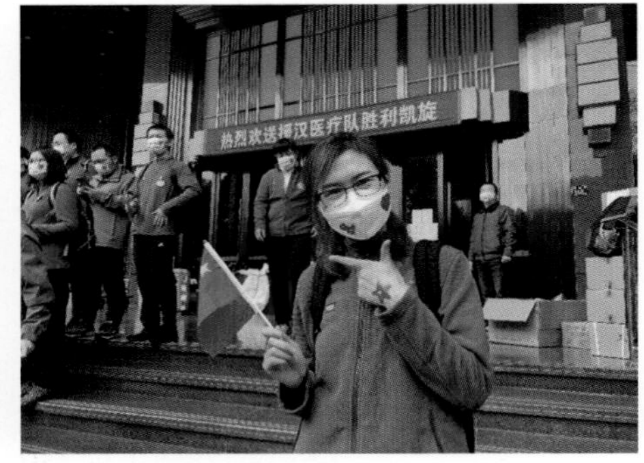

牛艳华在援鄂期间留影

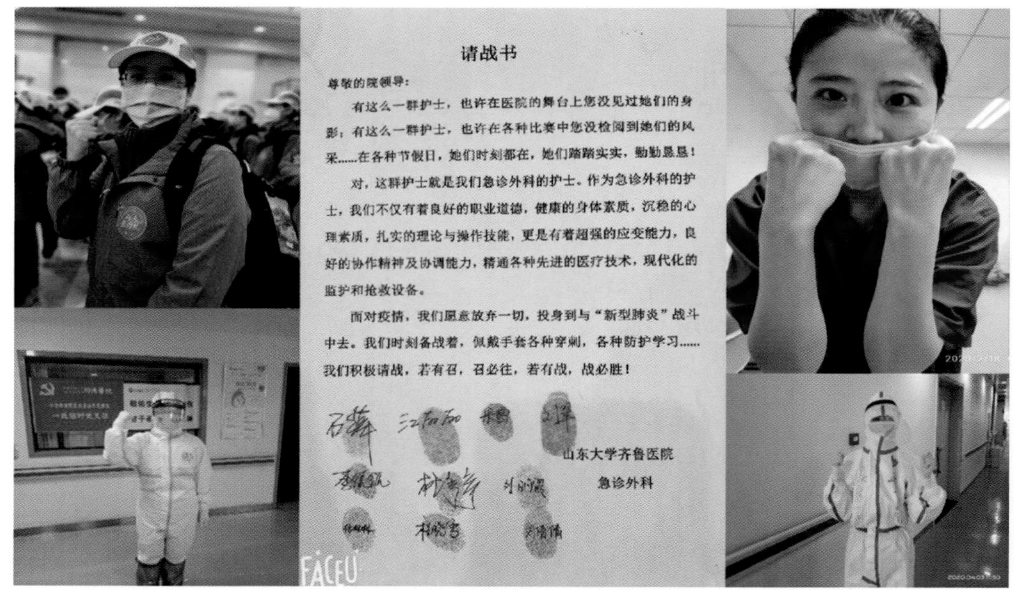

请战书

尊敬的院领导：

有这么一群护士，也许在医院的舞台上您没见过她们的身影；有这么一群护士，也许在各种比赛中您没检阅到她们的风采……在各种节假日，她们时刻都在，她们踏踏实实，勤勤恳恳！

对，这群护士就是我们急诊外科的护士。作为急诊外科的护士，我们不仅有着良好的职业道德，健康的身体素质，沉稳的心理素质，扎实的理论与操作技能，更是有着超强的应变能力，良好的协作精神及协调能力，精通各种先进的医疗技术，现代化的监护和抢救设备。

面对疫情，我们愿意放弃一切，投身到与“新型肺炎”战斗中去。我们时刻备战着，佩戴手套各种穿刺，各种防护学习……我们积极请战，若有召，召必往，若有战，战必胜！

山东大学齐鲁医院

急诊外科

骨科护理人员的请战书及在援鄂期间的留影

根据山东省新型冠状病毒肺炎疫情处置工作领导小组（指挥部）下发的《关于深入开展排查整改切实做好新冠肺炎疫情常态化防控工作的通知》，山东大学齐鲁医院积极创建了“无陪护病房”，作为标杆病房的骨外二区成为试点病房，稳步推进“无陪护病房”的创建工作，继续实施严格的病区管理措施，通过多种途径宣传普及防控知识。

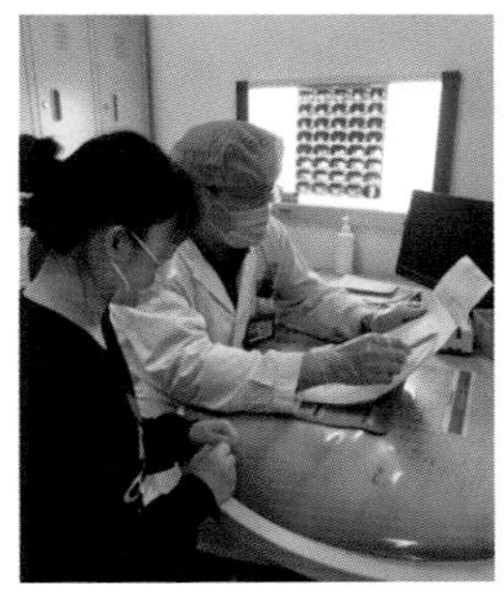
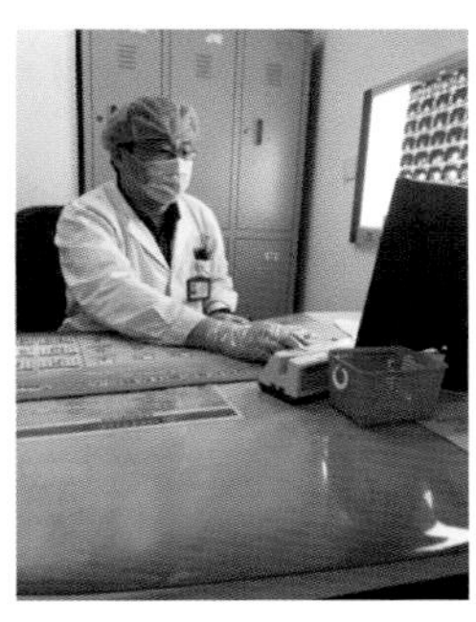
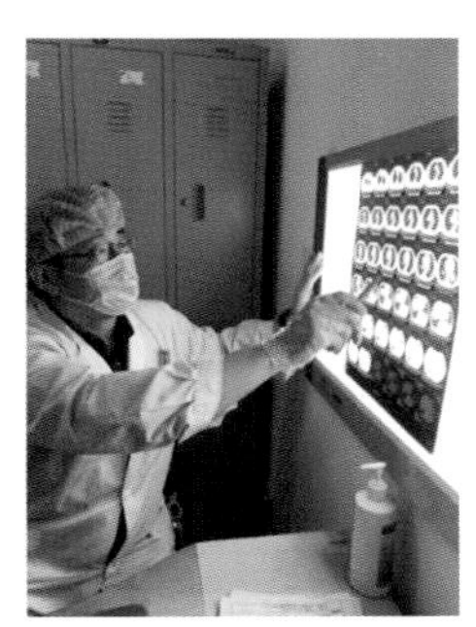

2020 年新冠疫情期间的诊疗活动

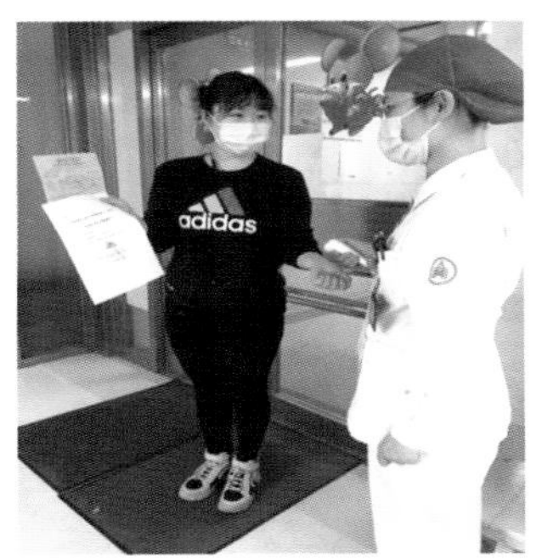

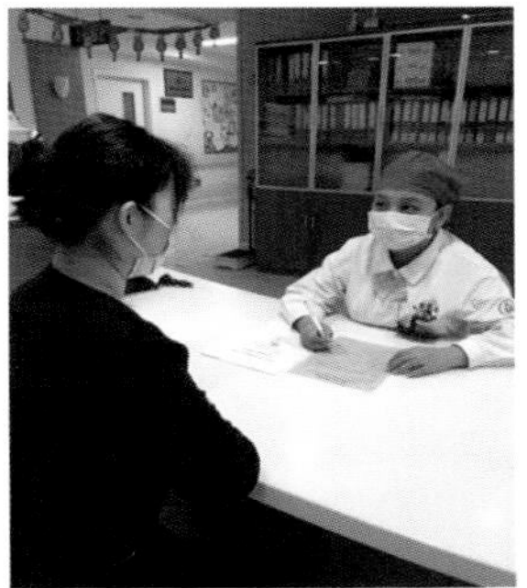
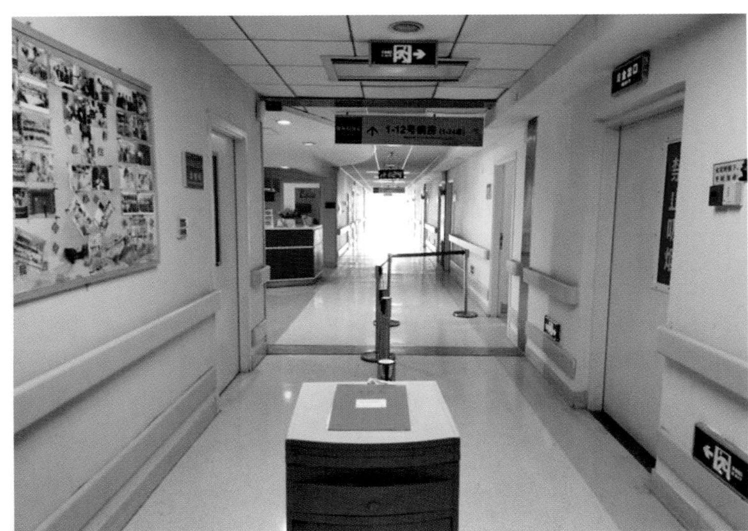

2020 年新冠疫情期间设立的急诊处置室

◎ 学术交流与专科发展

“独学而无友，则孤陋而寡闻；勤学而交流，则博学而睿智。”在山东省骨科学分会骨科主任委员李建民及山东省护理学会创伤专业委员会主任委员刘巧慧的带领下，科室充分发挥中青年力量，带领全体护士积极举办学术会议，为广大护理同仁开辟了学术交流的广阔平台，以提高优质护理服务、促进护理学科建设发展为愿景，重点、高效地传播与交流骨科护理的新理念、新技术，加强山东省内外及国内外护理学术的传播与交流，开展了形式多样的国家级及省级学术活动，申请创建了各专业委员会，积极开展工作，搭建了人才培养的广阔平台，不断提升学科影响力。

（一）主办学术会议

根据医院的发展规划和工作目标，科室紧紧围绕着“服务、质量、安全、管理、绩效”开展工作，在骨科各病区护士长的引领下，以护理质量为核心，以深化优质护理、确保护理安全为目标，创新管理方式，拓展护理工作的内涵与外延，着重开展学科建设、科研创新、学术交流等，脚踏实地地提高护理质量，持续提升整体水平，将科室及医院的前沿理念、科学的管理方法通过各种渠道进行了推广介绍。

2015 年，骨外科二区举办了关于建设“无痛病房”的知识交流参访活动。

2015 年，血栓护理巡讲学术会议召开。

2015 年，成立了山东省护理学会创伤护理专业委员会，并召开了第一次学术会议。

2016 年，山东省护理学会创伤护理专业委员会第二次学术会议召开。

2017 年，第一届加速康复与延伸护理服务新技术新进展培训班举办。

2017 年，骨外科脊柱专业副主任刘新宇副教授、大外科兼骨科护士长刘巧慧教授应邀参加怀化市武陵山片区骨科新技术高级培训班并作了专题讲座。

2017 年，山东省首届显微外科护理管理培训班举办。

2018 年，第二届加速康复与延伸护理服务新技术新进展培训班举办。

2018 年，山东省护理学会创伤护理专业委员会第三次学术会议召开。

2019 年，山东省第十五次骨科学学术会议护理分会召开。

2019 年，第三届加速康复与延伸护理服务新技术新进展培训班举办。

2019 年，山东省继续教育项目“显微手足外科围术期快速康复”活动举办。

2017~2019 年，科室连续 3 年成功成为齐鲁脊柱高峰论坛护理分会场。

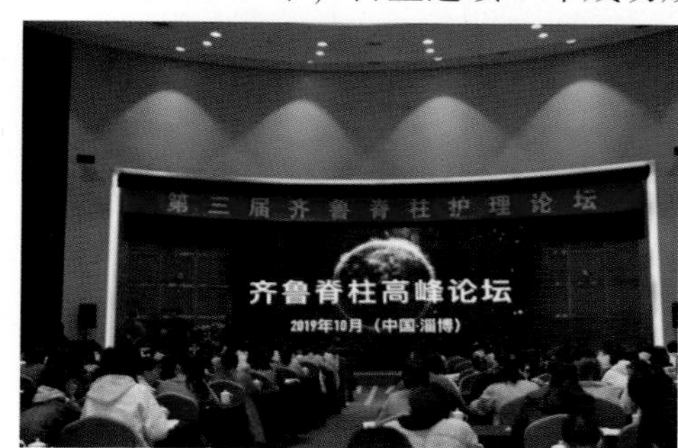

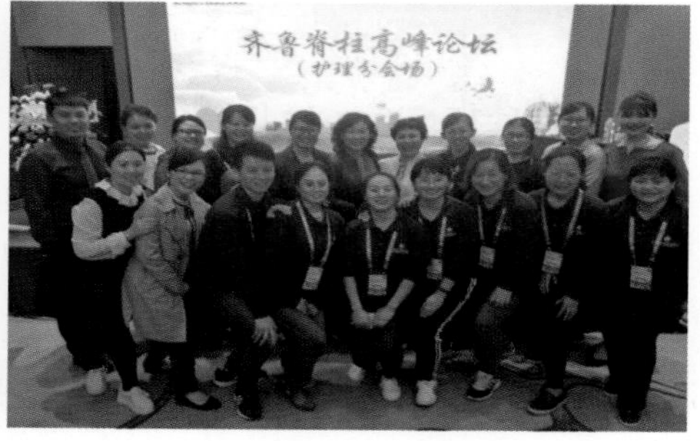

齐鲁脊柱高峰论坛

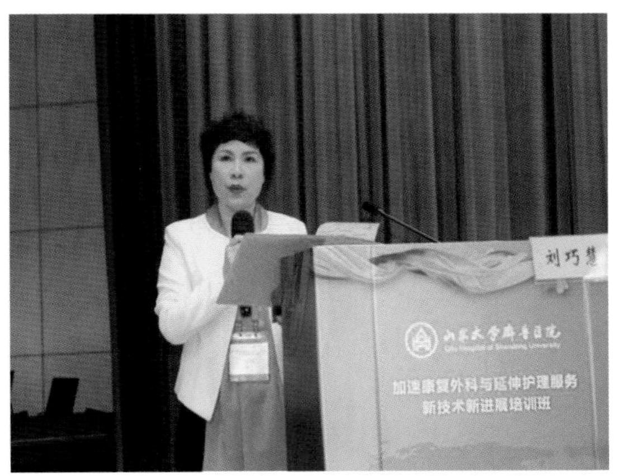

齐鲁脊柱高峰论坛护理分会场大会主席刘巧慧致辞

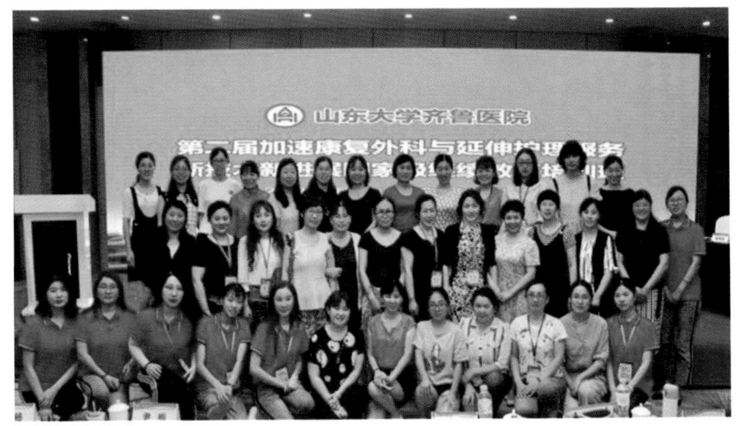

参加齐鲁高峰论坛的济南及青岛院区骨科护理人员合影留念

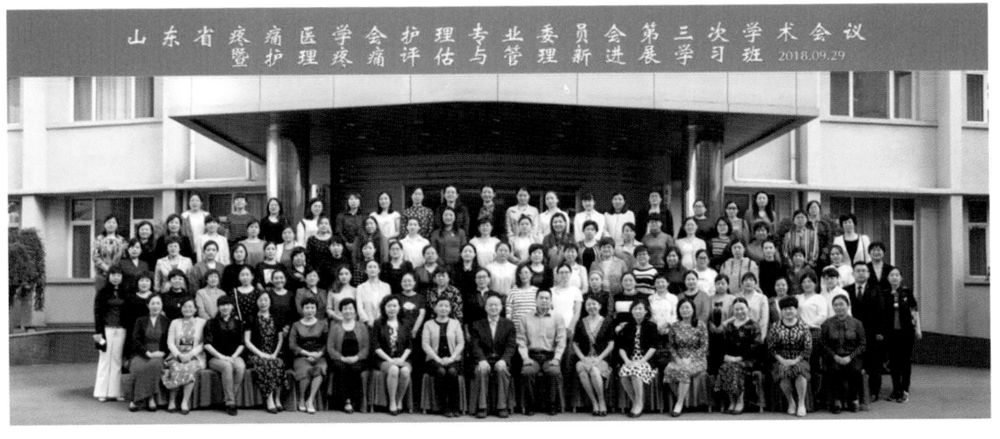

山东省疼痛医学会护理专业委员会第三次学术会议暨护理疼痛评估与管理新进展学习班合影留念

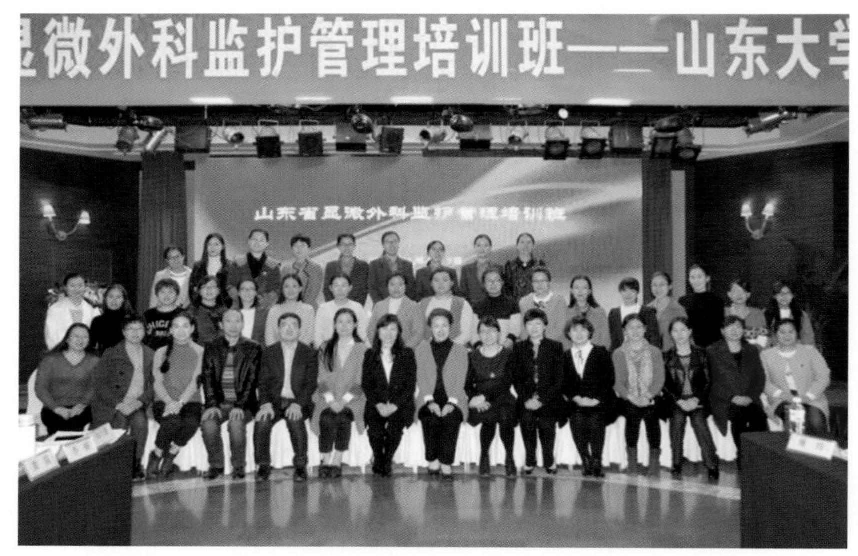

山东省显微外科监护管理培训班合影留念

(二) 参与学术交流

科室每年均积极安排护士参加全国、全省各类学术会议及培训班，采取“走出去，请进来”的模式，取人之长，补己之短，不断更新知识，拓展思路，改变理念并学以致用，不断提高团队的业务水平。护理团队中，多人曾在山东省内外的学术平台上开展过学术交流。2018 年，乔丽参加了在墨西哥召开的第 14 届国际护理信息学大会，“台湾 Tiger 模型在围术期血糖管理中的有效性”被评为优秀项目。

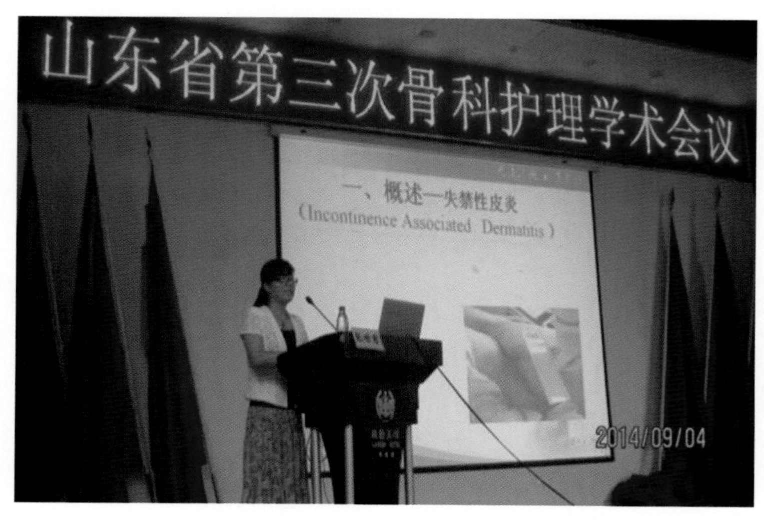

张世君护士长在山东省第三次骨科护理学术会议上授课

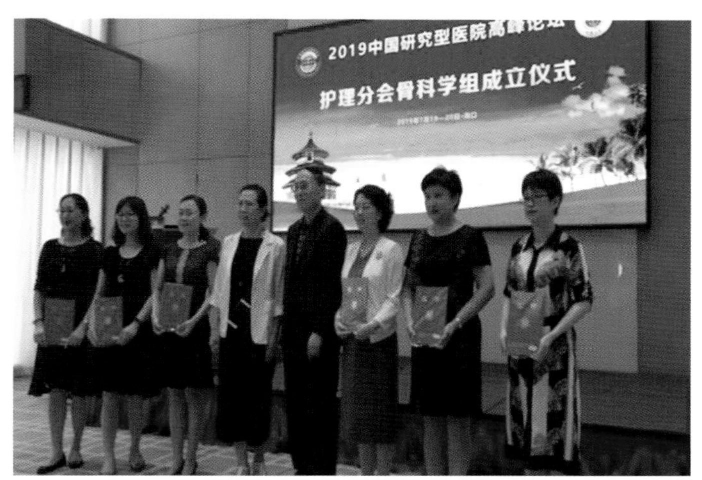

2019 中国研究型医院高峰论坛护理分会骨科学组成立仪式

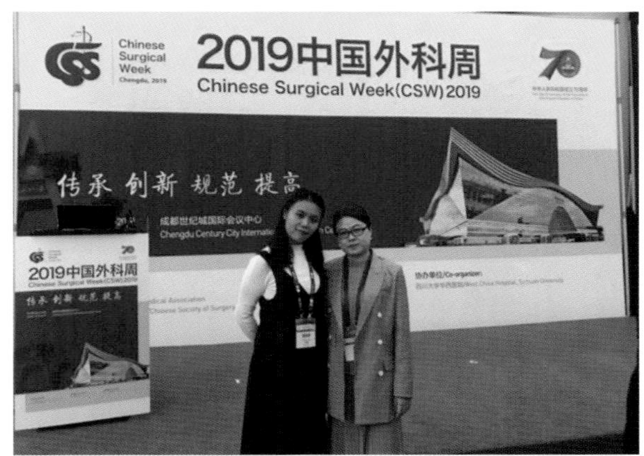

邹盼盼和王惠参加学术会议留影

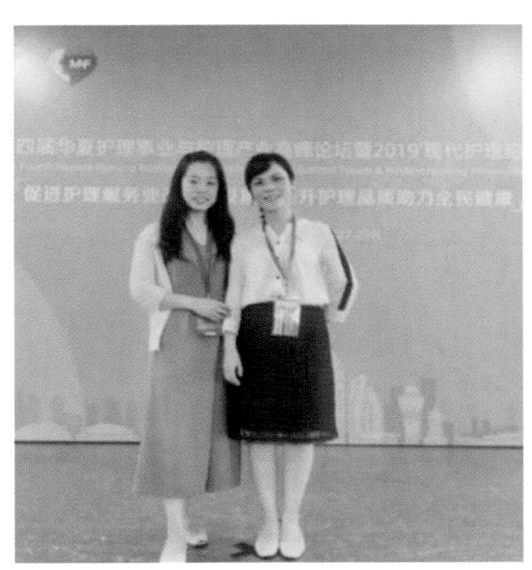

陈红霞和赵晓瑜参加学术会议留影

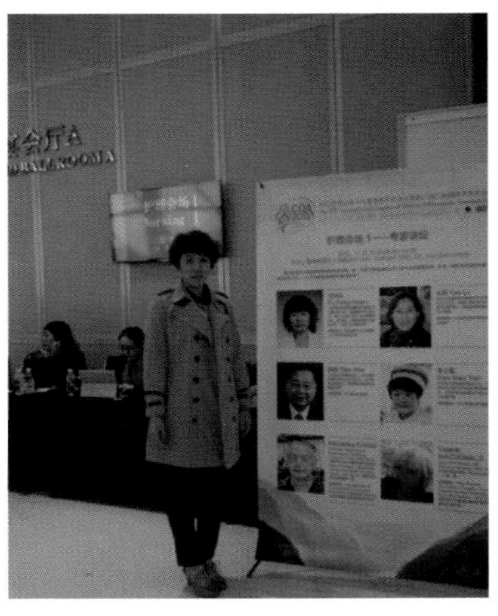

韩莎莎参加学术会议留影

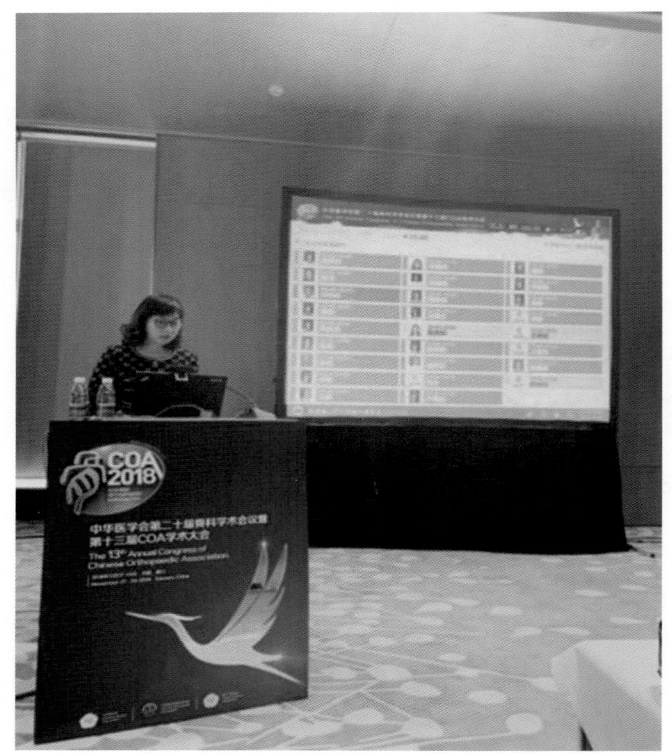

付玲玲参加学术会议

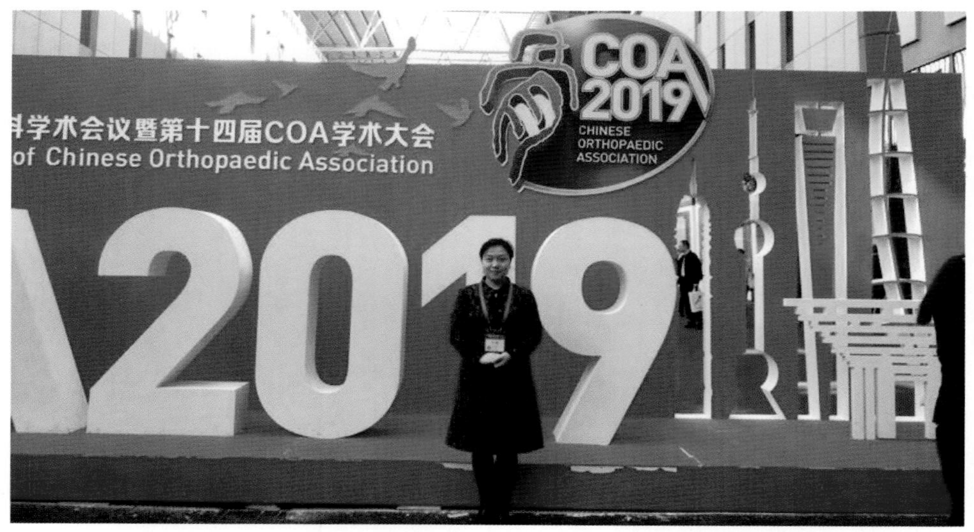

刘静参加学术会议留影

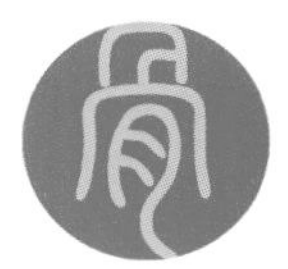

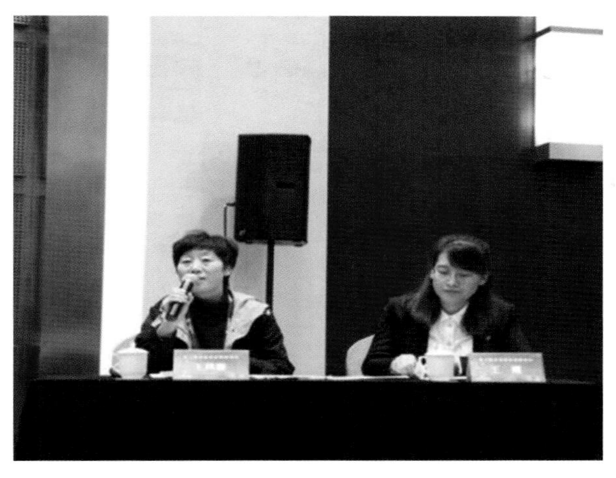

王霞护士长（右）参加学术会议

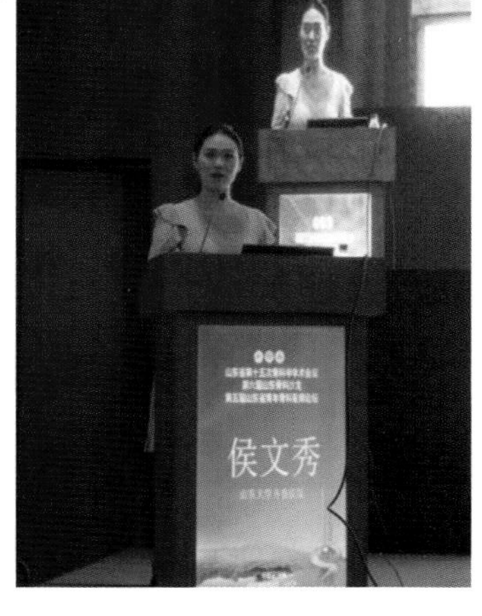

侯文秀参加学术会议

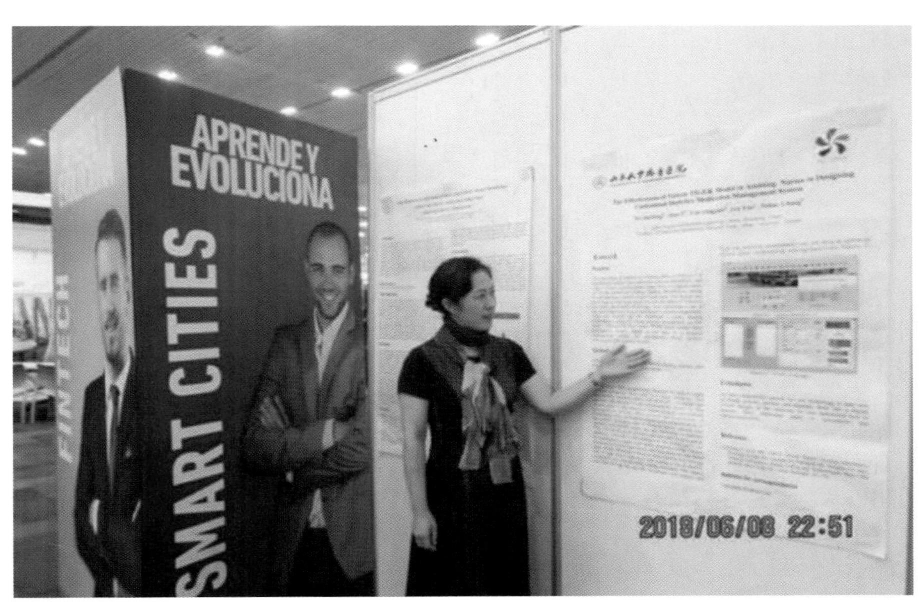

乔丽护士长参加学术会议

科室每年都会提供去全国骨科专科领先的更高级别医院的进修机会，如北京协和医院等。此外，科室还多次接待来自全国各地医院医务人员的参观学习，并有国外学者专程来到科室参观，如2016年日本和歌山县立医科大学代表团就曾来山东大学齐鲁医院骨科参观学习。

（三）专科发展

科室遵循循证医学的原则，参考最新的指南或专家共识，分别于2012年和2017年先后两次修订了骨外科护理常规，2019年三甲医院复审前做了进一步的完善与补充，并制定规范了骨外科专科技术操作流程 10 余项。2019 年 3 月，科室领衔制定了业内专家共识 1 部，同年还参编了书籍《医院内骨科静脉血栓栓塞症护理与管理》，并于 2020 年 1 月印刷出版，为护理人员的临床工作提供了理论依据。2019 年 8 月，科室被山东省医师协会授予了“优秀抗凝中心”的称号。

◎ 教学工作

科室集临床、教学、科研为一体，除承担全科室的临床护理工作外，同时还承担着山东大学、泰山医学院、山东中医药大学、滨州医学院等多所山东省内护理院校的临床护理教学工作。科室护士王霞、韩莎莎和高继红等带教老师连续多年获得院级及省级护理操作大赛一、二、三等奖，优秀的师资力量保证了骨科护理的带教质量。科室的带教老师也连续多年参与院级护理带教工作，获得了医院领导及相关部门的一致好评。通过创新教学模式，学教并举，不断提高教学质量，科室分别于 2010 年、2011 年、2014 年、2016 年获得山东大学齐鲁医院“护理优秀带教集体”称号，带教老师也连续多年获得“医院优秀带教老师”称号。

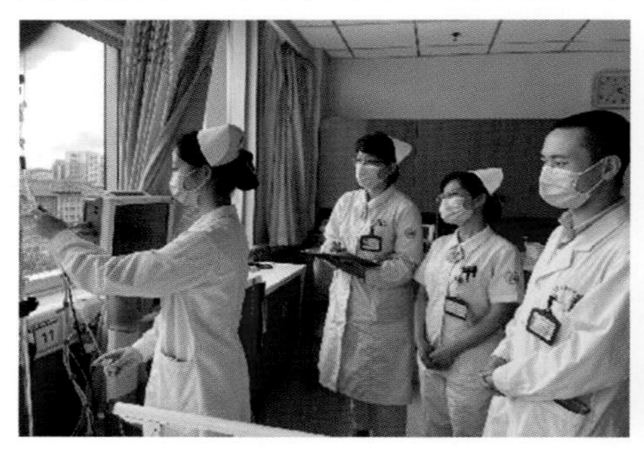

带教老师正在考核实习护生

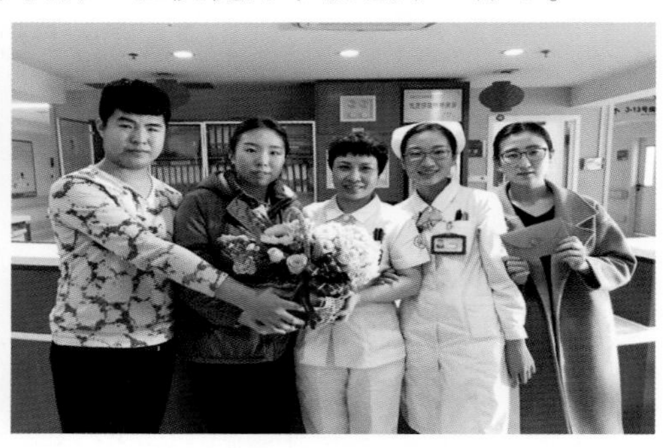

实习护生与护士长合影

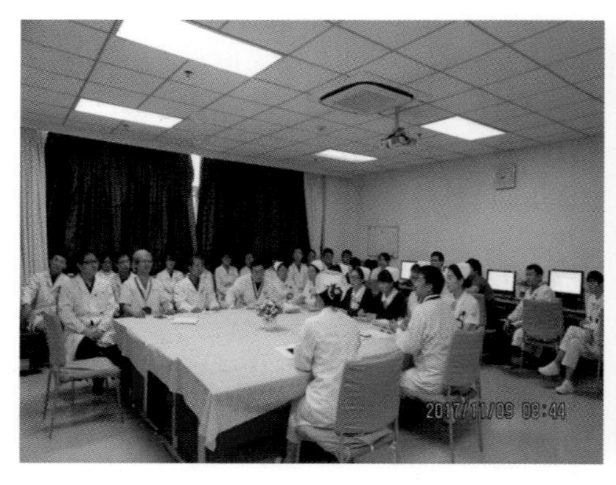

医护人员与进修医护人员的合影

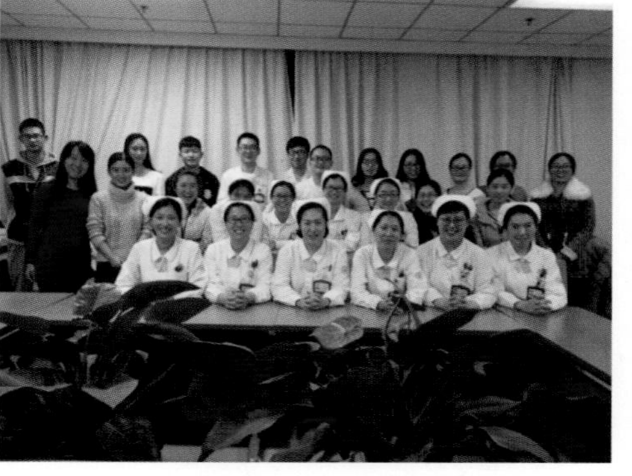

F8B 手足外科的护士与进修护士合影

此外，科室自成立以来，有来自全国多家医院的护理人员前来进修学习，大家互相交流，互相学习，共同进步。近年来，共完成山东省内外进修护士带教工作 60 余人次，获得了下级医院护理同仁的一致好评。

◎ 文化生活

工作之余，科室积极开展丰富多彩的业余活动，陶冶情操，减轻护理人员的工作压力。

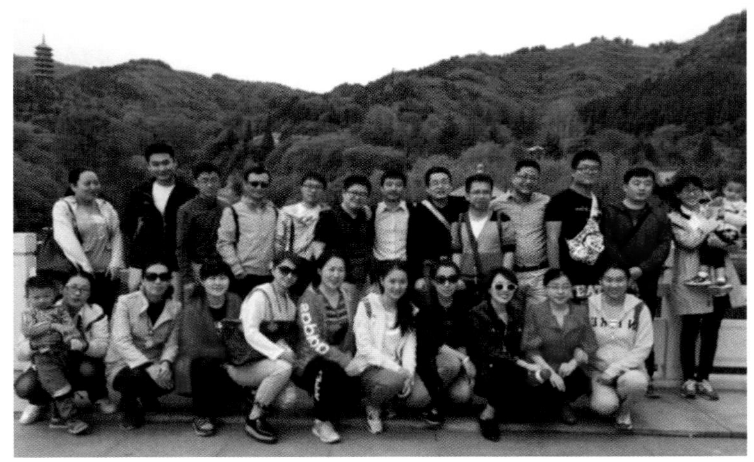

外出春游留影

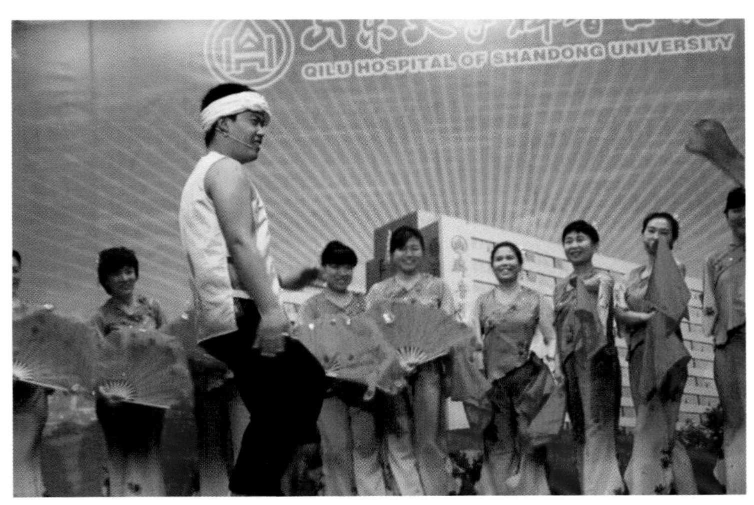

参加医院组织的文艺活动

通过动员护理人员积极参加医院举办的运动会、演讲比赛等文化活动，充分展现了“白衣天使”的风采，提高了护理人员的工作积极性和主人翁意识，激发了护理人员对护理工作的职业幸福感，提升了团队的凝聚力和向心力。在科主任及护士长的带领下，科室护理人员踊跃参加各项文体活动，在院内取得了良好的反响，是院庆活动、文艺汇演等文体活动的主要力量。

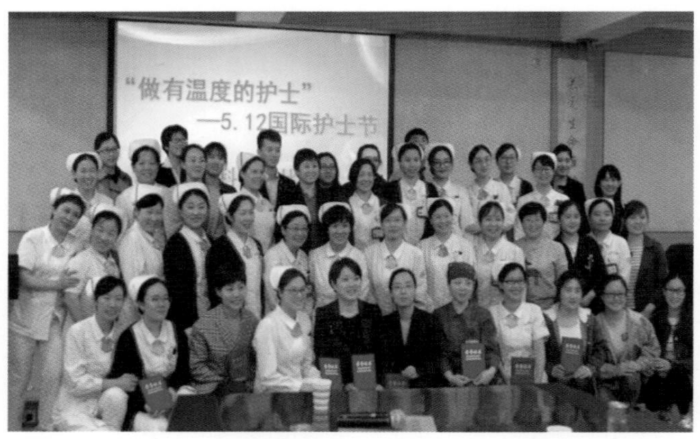

参加护理部组织的演讲比赛

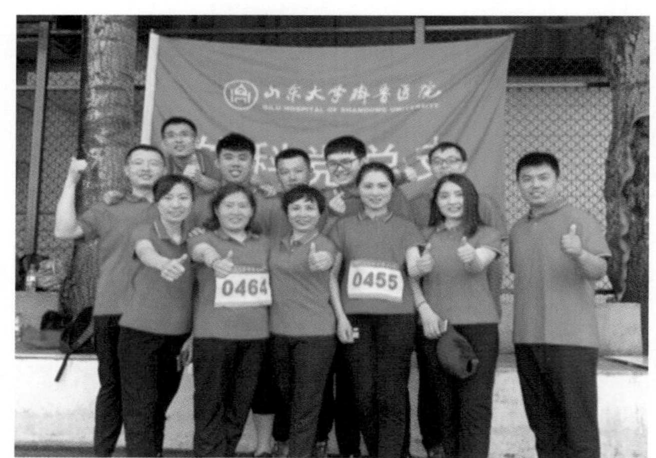

参加医院组织的运动会

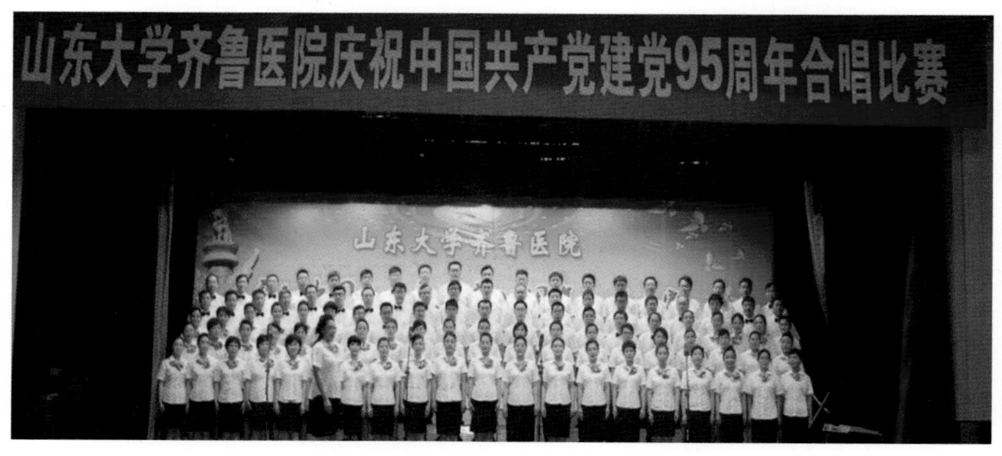

参加医院组织的合唱比赛

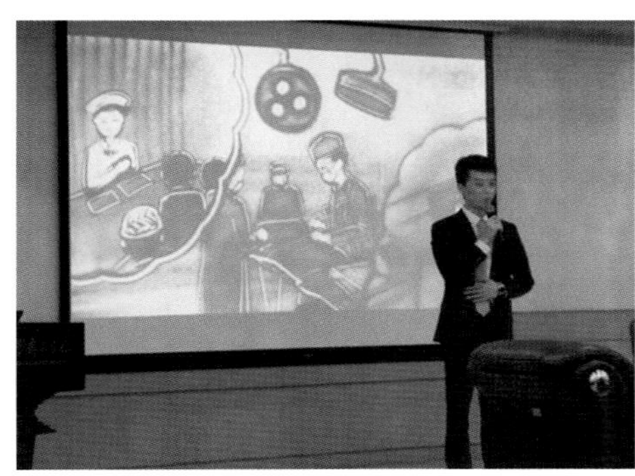

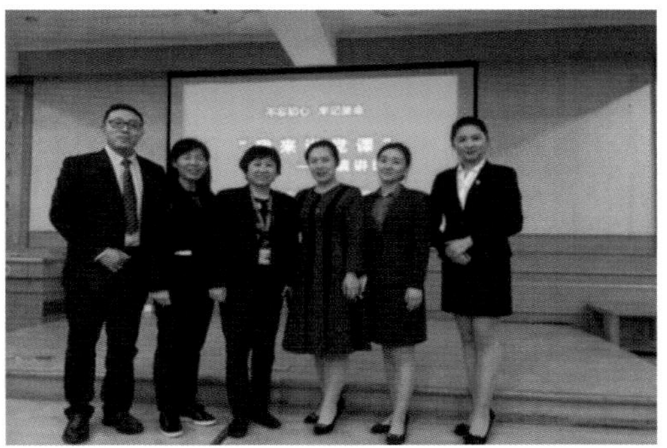

参加医院组织的演讲比赛

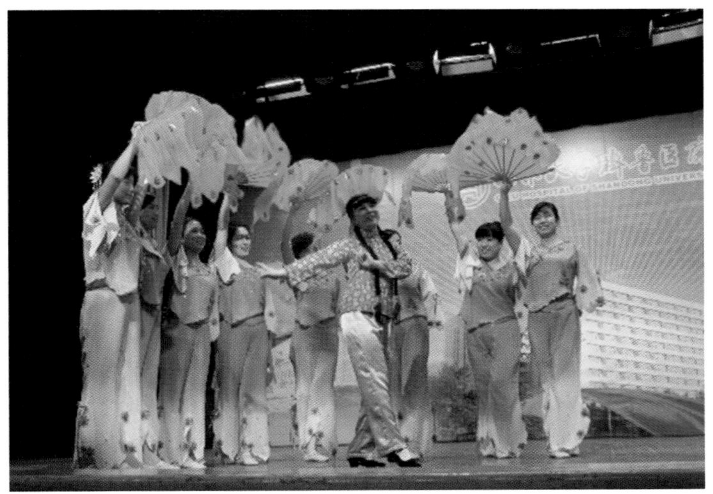

参加医院组织的文艺活动

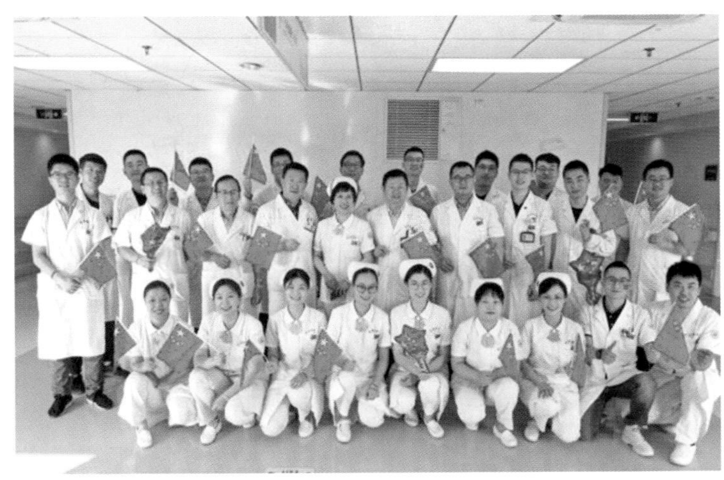

骨外科 **F7C** 病区医护人员合影

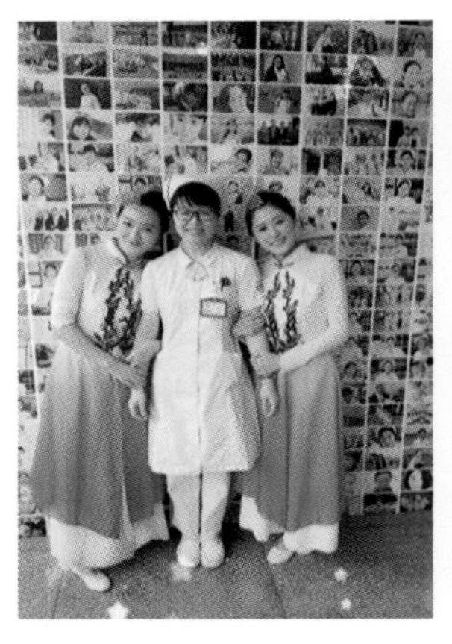

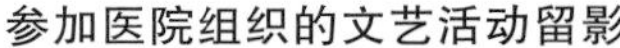
参加医院组织的文艺活动留影

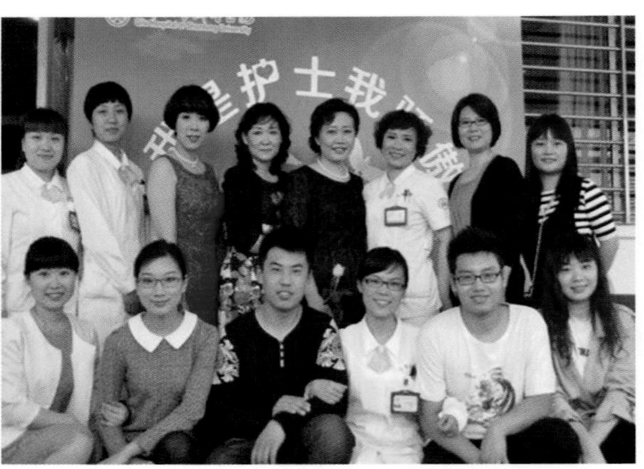
参加医院组织的活动留影

◎ 延伸护理与公益活动

科室多次举办“患教课堂”，内容涉及骨质疏松的防治、生活中如何避免跌倒、疼痛血栓的危害、本科室医护实施的快速康复措施、如何参与患者安全管理、术后康复锻炼要点等，指定责任护士轮流讲解，架起了护患沟通的桥梁。

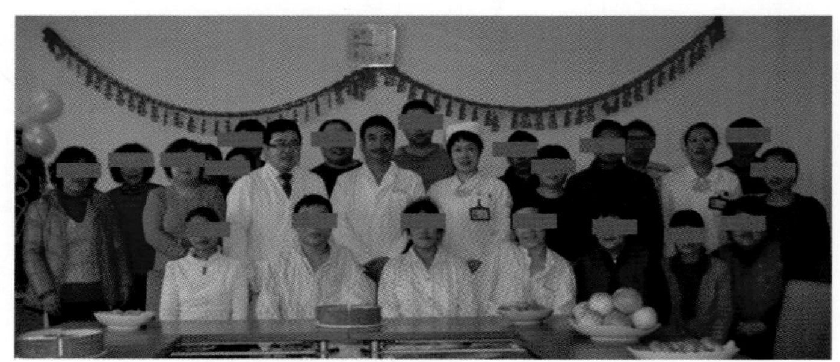
“患教课堂”的患者与医护人员合影

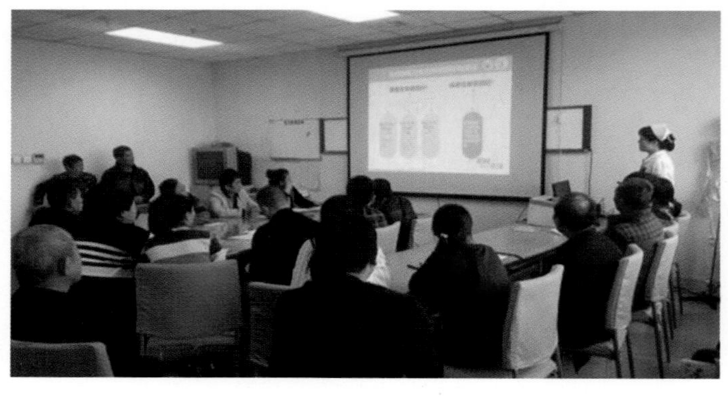
“患教课堂”上课的情景

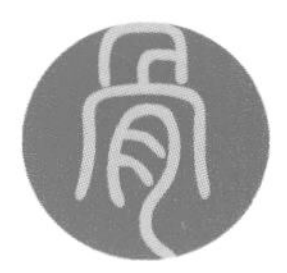

科室积极组织人员参加各项社会公益活动，如组织了多次“挺起中华未来脊梁”山东大学齐鲁医院青少年脊柱健康公益筛查系列活动、“爱足日”义诊活动、“3.12”植树节义务植树活动、“5.29 爱脚日”义诊活动、“中国疼痛周”大型义诊活动、济南市红夕阳老年公寓义诊、菏泽地区义诊、国际护士节和全国防灾减灾日“关爱生命，天使护航”护理专家义诊活动、“世界血栓日”山东大学齐鲁医院大型义诊活动等。科室骨质疏松防治小组每季度都会开展义诊活动或下基层 1 次，向广大患者发放健康手册，免费测骨密度，现场咨询答疑并建立医患沟通群，随时准备长期为群众服务。2016 年，科室手足外科病区团支部获得了“山东大学青年文明号”荣誉称号。

老年人在家如何预防跌倒

山东大学齐鲁医院医护人员送健康下基层

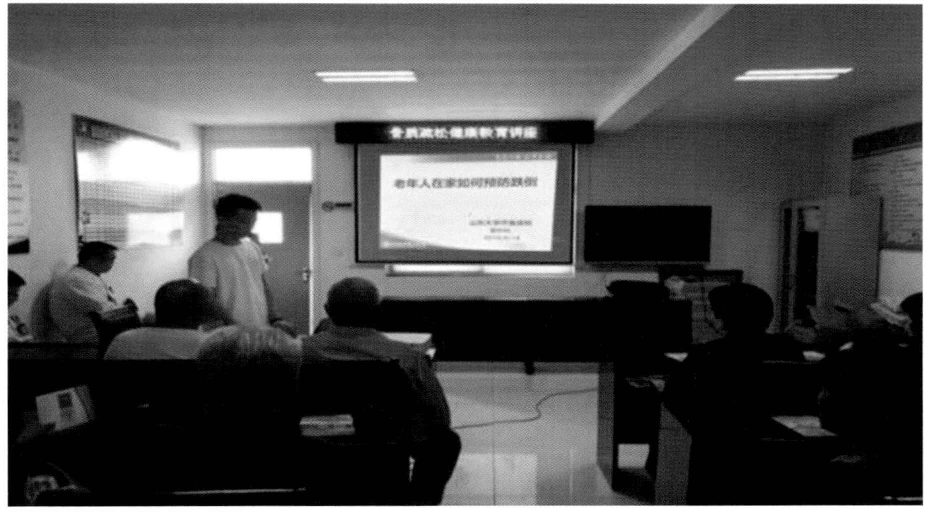

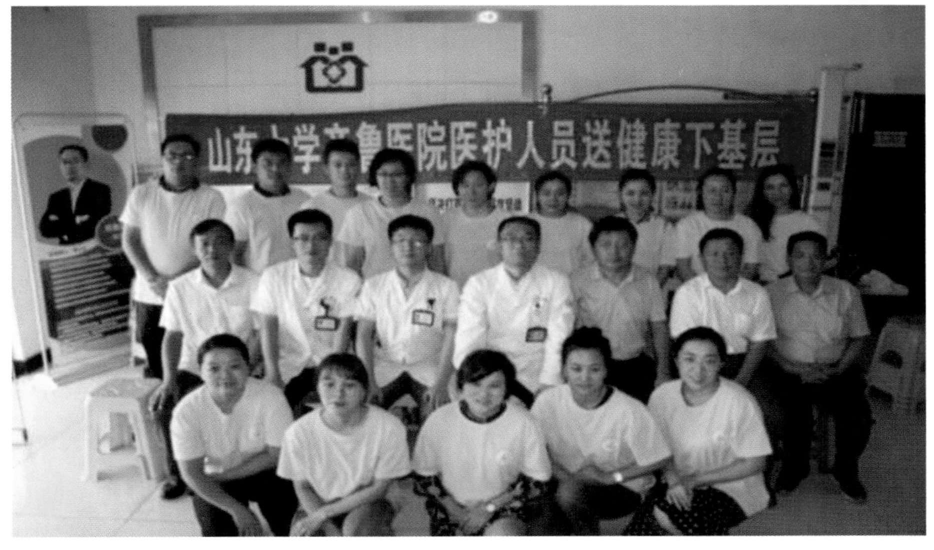

参加医院组织的公益活动（一）

志愿服务行 实践公益情
山东大学齐鲁医院外二支部

10.13“世界血栓日”山东大学齐鲁医院大型义诊活动
山东省南丁格尔志愿服务团

老年医学科

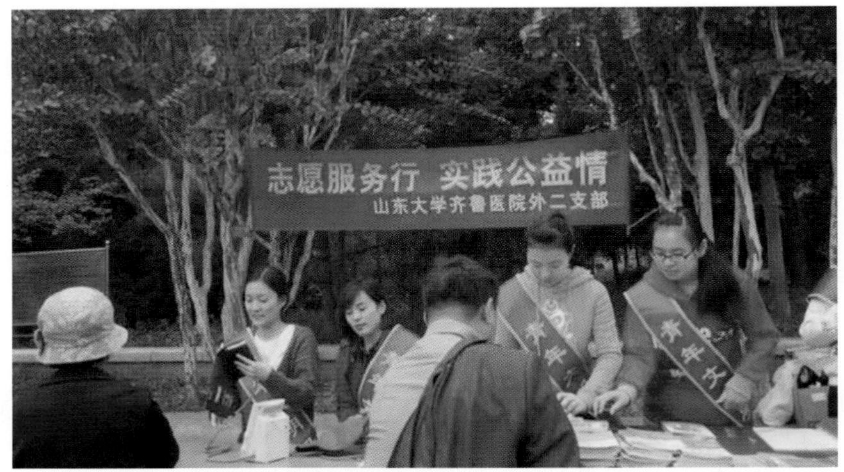

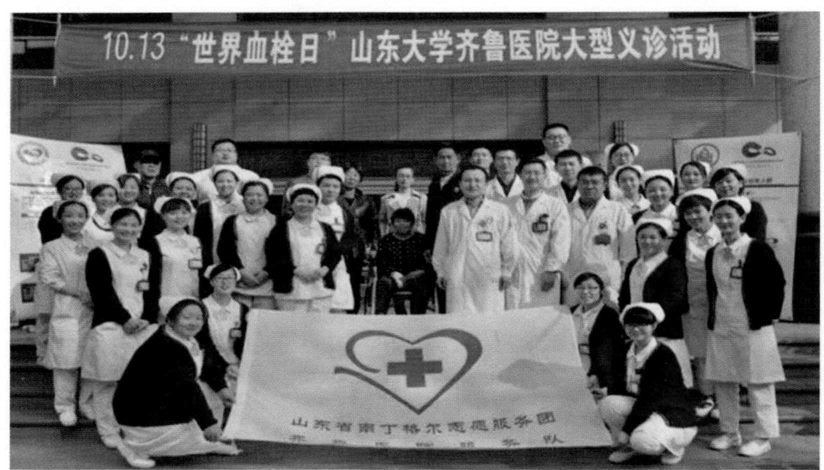

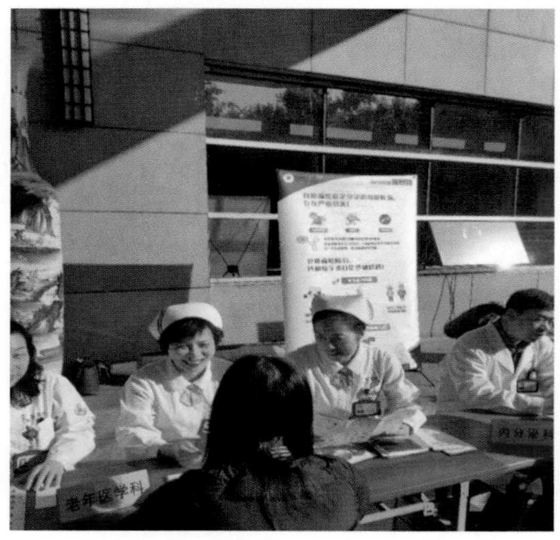

参加医院组织的公益活动（二）

中国胸痛联盟胸痛宣传月–心梗救治宣传周义诊活动
“关爱生命,守护健康”——心肺复苏急救培训进万家活动启动仪式
到医院
救心梗，开血管

中国卫生

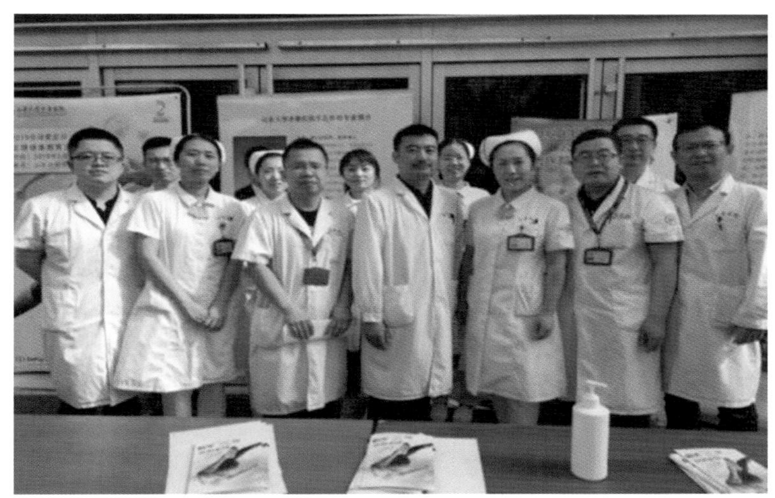

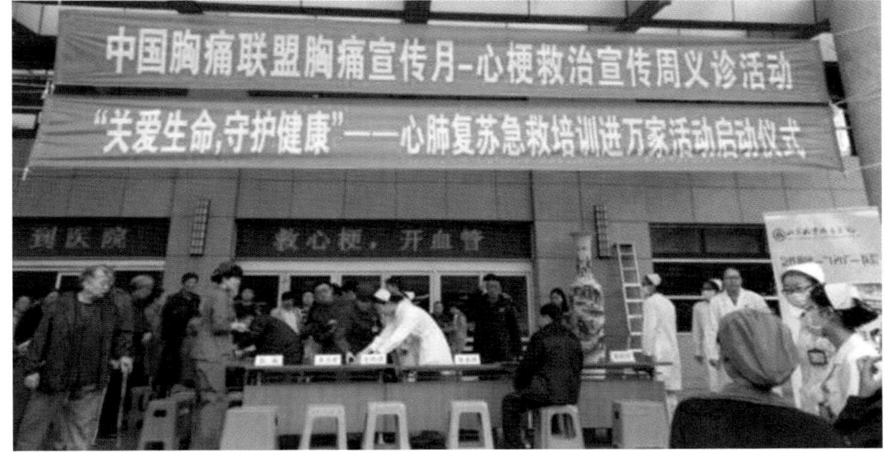

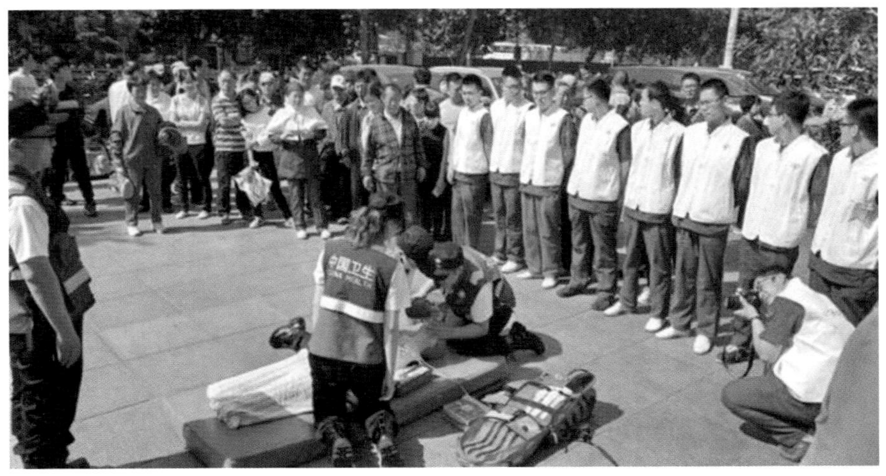

参加医院组织的公益活动（三）

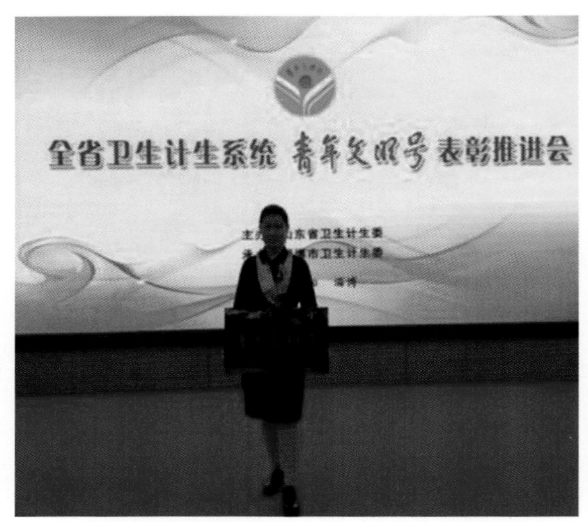

参加医院组织的公益活动（四）

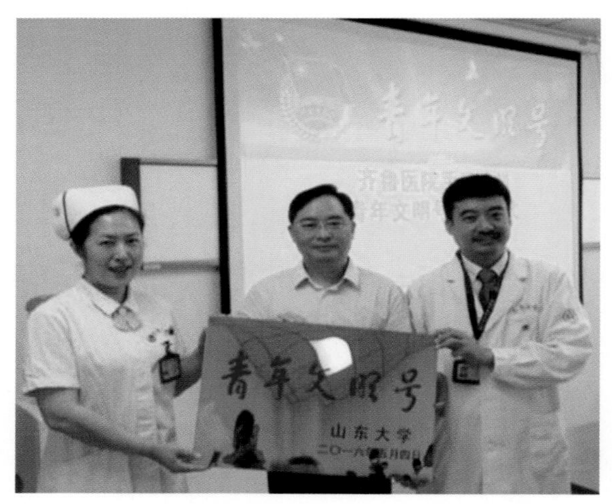

手足外科病区团支部获山东大学“青年文明号”荣誉称号

◎ 科研工作

为了推动临床护理工作的进步和学科发展，在临床工作中，科室不断发挥学科优势，掌握最新的科研理论和研究方法，采取了多项举措鼓励护理人员开展护理科研工作，如将护理科研成果纳入护理绩效年终考评和层级晋升考评中。经过多年的努力，科室的护理科研工作取得了骄人的成绩，共发表学术论文 74 篇，其中核心期刊论文 21 篇，SCI 论文 11 篇；参与编写书籍 6 本；参与省级以上研究课题 13 项，获得国家发明专利 14 项，实用新型专利 7 项。其中，乔丽及其团队 2015 年的创新项目“新型多功能洗头车的临床应用”荣获山东省第三届护理产品创新改革活动二等奖，2019 年的创新项目“一次性带刻度肛管及灌肠包”荣获山东大学齐鲁医院护理创新大赛一等奖。

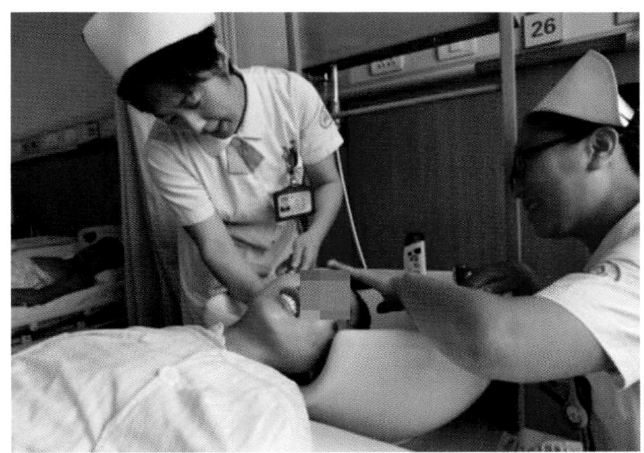

新型多功能洗头车

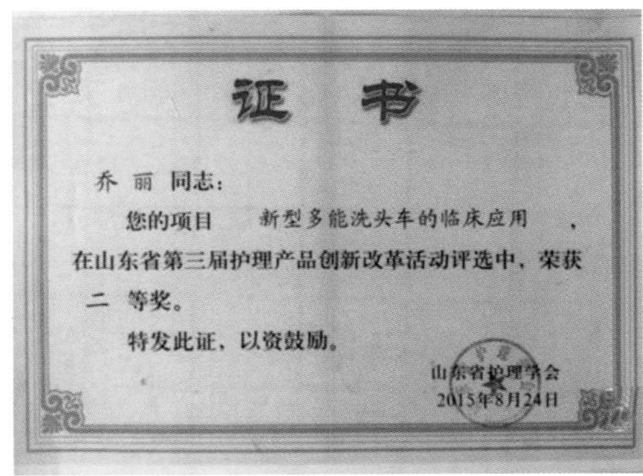

证书

乔丽同志：

您的项目　新型多能洗头车的临床应用　，在山东省第三届护理产品创新改革活动评选中，荣获二等奖。

特发此证，以资鼓励。

山东省护理学会
2015年8月24日

“新型多功能洗头车”在山东省第三届护理产品创新改革活动评选中荣获二等奖

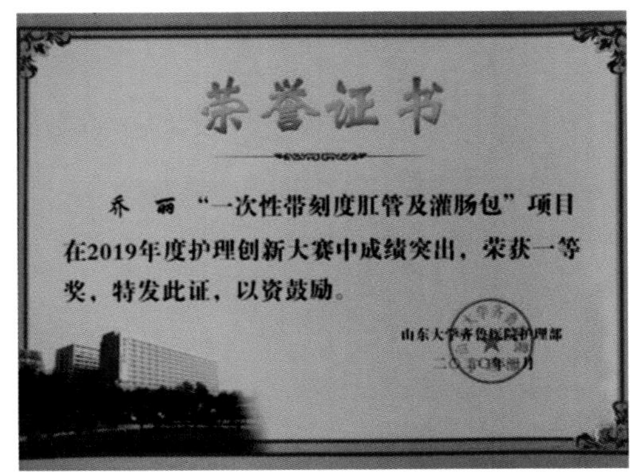

荣誉证书

乔丽“一次性带刻度肛管及灌肠包”项目在2019年度护理创新大赛中成绩突出，荣获一等奖，特发此证，以资鼓励。

山东大学齐鲁医院护理部

“一次性带刻度肛管及灌肠包”荣获 2019 年山东大学齐鲁医院护理创新大赛一等奖

◎ 科室荣誉

2008 年，科室被评为 2008 年度“两好一满意”活动示范单位。

2010 年，科室被评为“2009 年山东大学齐鲁医院优秀科研团队”。

2010 年，科室获得 2010 年度山东大学齐鲁医院 120 周年院庆歌唱比赛金奖。

2010 年，科室被评为“骨科抗感染管理先进病房”。

2010 年，科室被评为“山东大学齐鲁医院护理优秀带教集体”。

2011 年，科室被评为“2010 年度山东大学齐鲁医院优秀团支部”。

2011 年，科室被评为“2010 年度山东大学先进团支部”。

2011 年，科室再度获得“护理部先进教学集体”称号。

2012 年，科室被评为“2011 年度山东大学齐鲁医院护理先进集体”。

2012 年，科室被评为“齐鲁医院优秀带教病房”。

2013 年，科室获得 2013 年度山东大学齐鲁医院“纪念 5.12 国际护士节 101 周年-护理技能操作大赛”获团体一等奖。

2013 年，科室的“提高护理文书质量”案例在山东大学齐鲁医院护理品质管理比赛中荣获三等奖。

2014 年，科室获得“山东大学青年文明号”荣誉称号。

2014 年，科室荣获“2013 年度山东大学齐鲁医院护理服务优质奖”。

2014 年，科室被评为“2014 年度山东大学齐鲁医院优秀护理带教科室”。

2014 年，科室荣获“医院先进科室”称号。

2014 年，科室荣获山东大学齐鲁医院首届“急救杯”应急救护比赛第二名。

2015 年，科室被评为“2014 年度山东大学齐鲁医院先进集体”。

2015 年，科室荣获“分享关爱　传递快乐”首届护理视频大赛二等奖。

2015 年，科室的“‘D&N 圈’提高关节置换患者功能锻炼依从性”项目荣获 2014 年度山东大学齐鲁医院护理品管圈成果比赛二等奖。

2015 年，科室被评为“2015~2016 年度优质护理标杆病房”。

2015 年，科室获得“医院先进科室”称号。

2015 年，科室被中华医学会肠内肠外营养分会确立为“全国首批肠内营养护理小组”。

2016 年，科室获得“护理部先进教学集体”称号。

2016 年，科室被评为“2015 年度山东大学齐鲁医院先进集体”。

2016 年，科室被评为 2015 年山东大学齐鲁医院“志愿服务优秀小组”。

2017 年，科室荣获山东省首届品管圈大赛一等奖。

2017 年，科室荣获山东省第五届全国品管圈大赛一等奖。

2017 年，科室荣获全院优秀护理病历奖。

2018 年，科室因 2017 年度“降低住院患者跌倒发生率”项目而荣获护理最佳实践案例优秀奖。

2018 年，科室在 2017 年度全院护理病历评比中荣获“优秀护理病历奖”。

2018 年，科室获得“山东大学脊柱脊髓疾病研究诊疗中心”称号。

2018 年，科室获得 2017 年度“爱的支撑-脊柱畸形矫正爱心捐助公益项目指定医院”挂牌。

2018 年，科室获得 2017 年度“创建骨科手术加速康复围术期血液与疼痛管理示范病房”称号。

2018 年，科室因“优化查对环节，降低用药差错发生率”而荣获护理最佳实践案例优秀奖。

2018 年，科室病历被评为 2017 年度山东大学齐鲁医院“优质护理病历”。

2018 年，科室在 2017 年度的项目“1 例多节段胸腰椎结核伴后凸畸形患者的诊疗与护理”荣获山东大学齐鲁医院护理最佳实践案例三等奖。

2018 年，科室被评为“2017 年度山东大学先进团支部”。

2018 年，科室被评为“2018 年山东大学齐鲁医院先进集体”。

2018 年，科室被评为“2018 年山东大学齐鲁医院科研先进集体”。

2018 年，科室荣获首届国际医院品管圈大赛铜奖。

2019 年，科室获得 2018 年度“医院先进科室”称号。

2019 年，科室荣获糖尿病案例分享三等奖。

2019 年，科室被评为“2018 年度山东大学齐鲁医院先进基层党支部”。

2019 年，科室被评为“2018 年度山东大学先进团支部”。

2019 年，科室被评为“优秀带教科室”。

2020 年，科室获得 2019 年度“医院先进科室”称号。

2020 年，科室 2019 年开展的“创新交班模式 保障患者安全”项目荣获山东大学齐鲁医院第二届护理质量提升擂台赛“护理质量改进类”一等奖。

2020 年，科室 2019 年开展的“护理工作保驾护航的使者-标识”项目荣获“护理最佳实践案例优秀奖”。

2020 年，科室获得山东省医学会授予的“抗凝优秀中心”称号。

◎ 个人荣誉（省级及以上）

付玲玲：

2017 年荣获山东省首届品管圈大赛一等奖。

2017 年荣获山东省第五届全国品管圈大赛一等奖。

2018 年荣获亚洲医疗质量改进优秀项目一等奖。

2018 年荣获中华护理学会首届全国外科护理青年科普演讲大赛优秀科普使者奖。

2019 年荣获“山东大学护理学院和中医药大学优秀带教”称号。

韩莎莎：

2008 年荣获山东省卫生厅综合医院护理技能大赛团体一等奖。

2010 年荣获“山东省青年岗位能手”称号。

2018 年被山东中医药大学评为“实习教学优秀带教老师”。

赵晓瑜：

2008~2009 年荣获“山东大学优秀共青团员”称号。

张丽杰：

2013 年荣获“山东大学青年岗位能手”称号。

2014 年荣获“山东大学共青团宣传调研与网络建设工作先进个人”称号。

2016~2017 年被评为“山东大学共青团宣传调研与网络建设先进个人”。

高继红：

2013 年荣获“山东大学优秀共青团员”称号。

姜昆：

2017 年荣获山东省首届品管圈大赛一等奖。

2017 年荣获山东省第五届全国品管圈大赛一等奖。

2018 年荣获亚洲医疗质量改进优秀项目一等奖。

刘哲：

2017 年荣获山东省首届品管圈大赛一等奖。

2017 年荣获山东省第五届全国品管圈大赛一等奖。

刘英华：

2010 年荣获“山东大学工会先进个人”称号。

刘峰：

2020 年荣获“山东致公援鄂抗疫勇士”称号，其他荣誉称号还包括“山东大学 2019 年度青年突击手”“山东大学援鄂抗疫先进标兵”“山东大学新冠肺炎疫情防控工作最美家庭”，以及中共湖北省委颁发的“新时代‘最美逆行者’”荣誉称号。

马灿霞：

2013 年荣获“山东大学优秀共青团员”称号。

段卫红：

荣获“2013 年山东中医药大学实习教学优秀教师”称号。

牛艳华：

2020 年荣获“山东大学三八红旗手”称号。

2020 年荣获“山东大学青年突击手”称号。

侯文秀：

2017 年荣获“山东大学优秀共青团员”称号。

2018 年荣获“山东大学优秀共青团员”称号。

廉炜：

2015 年荣获“滨州医学院优秀带教老师”称号。

吴梦娟：

2015 年被评为“山东大学共青团宣传调研与网络建设先进个人”。

张娜：

2010 年被评为“山东大学工会积极分子”。

2011 年被评为“山东大学工会积极分子”。

2013 年被评为“山东大学工会积极分子”。

2013 年被山东中医药大学评为“实践教学优秀带教老师”。

2017 年被滨州医学院评为“实践教学优秀带教老师”。

杜亭亭：

2008 年被评为“山东大学工会积极分子”。

米雪：

2017 年被评为“山东大学工会积极分子”。

◎ 山东大学齐鲁医院骨科护士长简介

刘巧慧

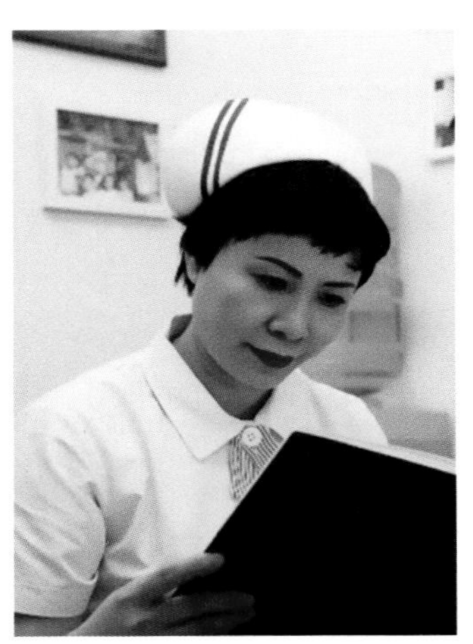

【工作经历】

1984～1985 年为消化血液病房护士。1985～1986 年为小儿外科病房护师。1986～1988 年为注射室主管护师。1988 年至今为骨科病房主任护师，山东大学齐鲁医院大外科总护士长兼骨科护士长。

【学术兼职】

中华护理学会灾害护理专业委员会委员，山东省护理学会创伤专业委员会主任委员，山东省护理学会创伤护理专业委员会青年委员会主任委员，山东省护理学会骨科专业委员会副主任委员，山东省疼痛护理研讨会理事，山东省疼痛护理专业委员会副主任委员，山东省骨科加速康复联盟副主任委员，中国残疾人康复协会、肢体残疾康复专业委员会委员，中国医药教育协会加速康复外科护理协作组委员，中国健康促进基金会委员，中国研究型学会骨科创新与转化委员会委员、骨科护理学组常务委员，中国医药教育协会加速康复外科专业委员会加速康复外科护理协作组委员，山东省医院感染管理专业委员会委员，山东省医学会血栓巡讲团讲师，山东省医学会骨科学分会护理学组委员。

【科研成果】

发表学术论文 12 篇，其中 SCI 论文 5 篇，核心期刊论文 3 篇，参编论著 2 部；获得国家发明专利 3 项，实用新型专利 2 项；参与省级课题 8 项。

【获得荣誉】

2004 年获得“山东大学及山东大学齐鲁医院非典防治先进个人”称号。

2004 年获得“全国科协抗击非典先进个人”称号。

2008 年获得“山东省三八红旗手”称号。

2008 年获得“山东省抗震救灾先进个人”称号。

2008 年获得“山东大学齐鲁医院、山东大学及省组织部支援抗震救灾优秀共产党员”称号。

2008 年因参加抗震救灾而荣立三等功。

2011 年被评为“山东大学优秀党员”。

2014 年获得山东省“最美护士”称号。

2015 年被评为山东省全省卫生计生系统“巾帼建功”竞赛活动先进个人。

2015 年荣获山东省第三届护理产品创新改革活动评选二等奖。

2018 年被评为“山东大学工会积极分子”。

2018 年被山东省护理学会评为“山东优秀护士”。

2018 年荣获中华护理学会首届全国外科护理青年科普演讲大赛优秀科普使者奖。

2019 年被评为“山东大学优秀共产党员”。

张世君

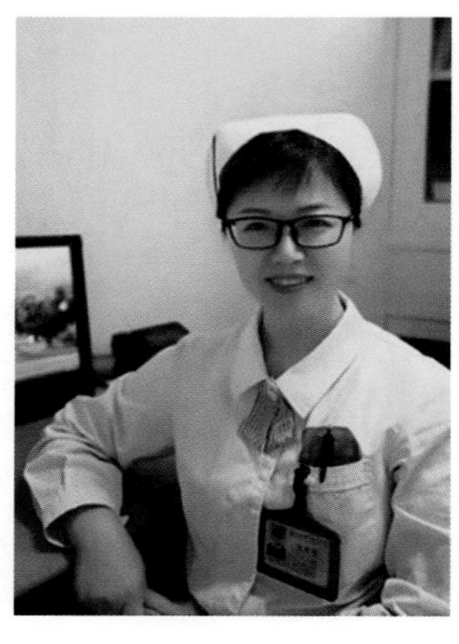

【工作经历】

1992 年 7 月至 1997 年 5 月为骨外科护士。1997 年 5 月至 1997 年 10 月为发热门诊护师。1997 年 11 月至 2003 年 2 月为血液内科护师。2003 年 2 月至 2011 年 7 月为骨创伤外科主管护师，护士长。2011 年 7 月至今为骨外科一区 F7B 病房副主任护师，护士长。

【学术兼职】

中国研究型医院学会护理分会骨科护理学组委员，山东省护理学会运动医学专业委员会副主任委员，山东省护理学会骨科分会委员，山东省医学会创伤外科学会“血栓防治讲师团”讲师，山东省医学会骨外科学会护理学组组员。

【科研成果】

发表学术论文10余篇，其中SCI论文8篇，核心期刊4篇，参编论著3部；获得国家发明专利3项；承担国家级横向研究项目2项。

王　霞

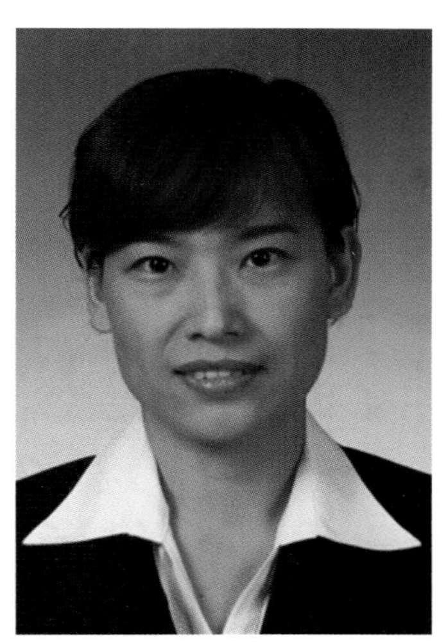

【工作经历】

1997年8月至2011年7月为山东大学齐鲁医院骨外科西三病区护士。2011年7月至今为山东大学齐鲁医院骨外科三病区副护士长。

【学术兼职】

山东省护理学会第二届骨科护理专业委员会委员，山东省护理学会首届运动医学护理专业委员会委员。

【科研成果】

发表SCI论文5篇，其中担任通讯作者1篇，担任第一作者1篇；发表中文期刊论文5篇，其中担任通讯作者1篇，担任第一作者3篇；参与国家级、省级课题4项；参与“山东省脊髓型颈椎病患者手术治疗、经济负担及生存质量分析”研究项目，获山东省软科学优秀成果奖三等奖。

【获得荣誉】

2008年参加山东省全省卫生系统护士岗位技能竞赛，获得团体一等奖和个人一等奖。

2008年被评为“山东省青年岗位能手”。

2008年评为山东省“全省卫生系统护理岗位标兵”。

2011年评为“山东大学青年岗位能手”

2007年和2019年被评为“山东大学工会积极分子”。

乔　丽

【工作经历】

1991年7月至1992年7月为山东医科大学附属医院心内科病房护士。1992年8月至2011年10月为山东大学齐鲁医院心外科重症监护病房带教老师。2011年11月至今为山东大学齐鲁医院手足外科病房护士长。

【学术兼职】

山东省护理学会创伤护理专业委员会副主任委员兼秘书，山东省疼痛医学会第三届护理专业委员会常务委员兼秘书，山东省护理学会疼痛护理专业委员会委员，山东省医学会创伤外科学分会血栓防治讲师团讲师，山东省医学会手外科学

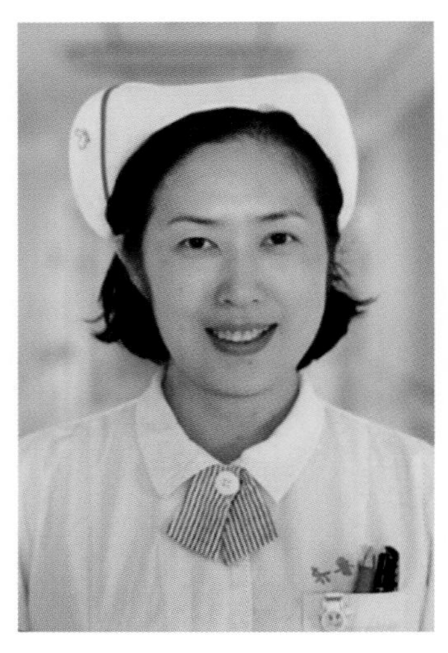

分会手足护理学组副组长，山东省医师协会急诊创伤医师分会护理专业委员会委员，山东省医学会骨科专业委员会护理学组成员，山东省康复医学会第一届手足康复分会委员，中国老年学和老年医学学会老年骨科分会护理学组委员。

【科研成果】

发表论文 3 篇；获得国家实用新型专利 4 项；先后荣获山东省第三届和第八届护理创新二等奖及一等奖；获得山东大学齐鲁医院院内课题 1 项，获得山东省医药卫生科技厅课题 1 项。

【获得荣誉】

2016 年荣获山东省第二届“齐鲁最美护士奖”称号。

2019 年荣获“山东省疼痛医学会先进工作者”称号。

石　萍

【工作经历】

1994 年 7 月至 2002 年 1 月为山东大学齐鲁医院小儿内科护士。2002 年 2 月至 2004 年 3 月为山东大学齐鲁医院心脏外科重症监护室护士。2004 年 4 月至 2005 年 4 月为山东大学齐鲁医院重症医学科副护士长。2005 年 5 月至 2008 年 4 月为山东大学齐鲁医院小儿内科护士长。2008 年 6 月至今为山东大学齐鲁医院急诊外科/创伤骨科护士长。

【学术兼职】

中华医学会创伤学分会护理学组专家库成员，山东省医师协会急诊创伤医师分会护理委员会主任委员，山东省医师协会营养学分会护理委员会委员，中国 VTE 护理预警联盟委员。

【科研成果】

发表学术论文 6 篇，其中 SCI 论文 1 篇，核心期刊 5 篇；获得国家发明专利 2 项；参与省级课题 3 项。

【获得荣誉】

2011 年被评为“山东大学工会积极分子”。

2019 年摄影作品荣获第十三届山东省护士长大会暨第二届摄影展示交流会第一名。

◎ 附：山东大学齐鲁医院骨科历任护士长一览表

姓名	任职时间	职务
王素莲	1954～1973 年	护士长
徐翠萍	1973～1979 年	1973～1976 年为副护士长 1976～1979 年为护士长
于荣芬	1979～1984 年	1979～1982 年为副护士长 1982～1984 年为护士长
王云芬	1982～1985 年	副护士长
王秀芬	1985～1989 年	护士长
潘文英	1985～1989 年	副护士长
付元珍	1989～1993 年	护士长
谭成云	1993～1994 年	护士长
郭公英	1994～2003 年	骨外科护士长
闫琰	2000～2006 年	骨创伤外科护士长
刘巧慧	2003 年至今	2003 年至 2012 年 9 月为骨外科护士长 2012 年 9 月至今为外科总护士长兼骨外科二区护士长
张世君	2006 年至今	2006 年 12 月至 2011 年 7 月为骨创伤外科护士长 2011 年 7 月至今为骨外科一区护士长
王霞	2011 年至今	骨外科三区副护士长
乔丽	2011 年至今	骨外科四区手足外科副护士长
石萍	2008 年至今	急诊外科护士长兼创伤骨科护士长

第二章　青岛院区骨科护理志

山东大学齐鲁医院（青岛院区）骨科中心护理团队秉承“以人为本，以患者为中心”的服务理念，引进了“ERAS”理念，将 ERAS 理念与骨科联手，改进了多项围手术期管理措施，严于术前，精于术中，勤于术后，旨在提供全程、全方位、无缝隙的护理服务。山东大学齐鲁医院（青岛院区）骨科中心护理团队不断深化优质护理服务，提升服务品质，打造具有专科高水平的特色护理服务品牌，改善患者的就医体验，为患者提供了舒心、安心、放心的护理服务。

山东大学齐鲁医院（青岛院区）骨科中心目前拥有专科护理人员 57 人，助理护士 1 人，护理员 1 人。其中，护士在读研究生 1 人，拥有学士学位者 18 人，拥有本科学历者 48 人，拥有专科学历者 6 人，主管护师 7 人，护师 37 人。山东大学齐鲁医院（青岛院区）骨科中心护理团队有多人在国家级及省级多个专业学组委员会担任学术兼职，是一支素质较高的专业护理团队。

◎ 护士长简介

宋　涛

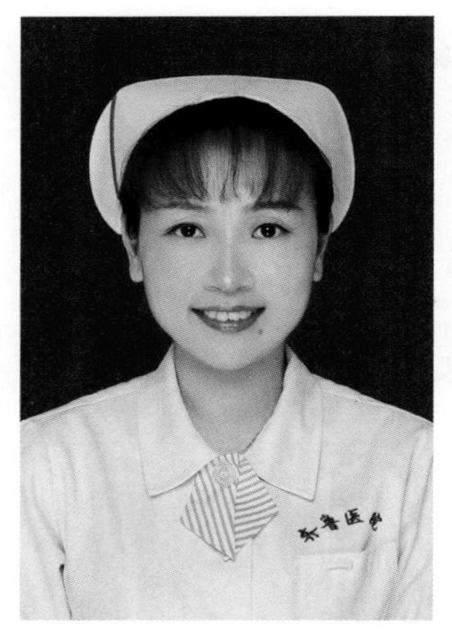

宋涛，中共党员，主管护师，本科学历，山东大学齐鲁医院（青岛院区）关节外骨肿瘤运动医学科护士长。

【工作经历】

从事临床护理工作 20 余年。

【学术兼职】

山东省医学会骨科学会第九届护理学组委员、山东省运动医学护理专业委员会第一届青年委员会委员、青岛市护理学会第一届静脉血栓栓塞症护理专业委员会委员、青岛市护理学会第一届骨科护理专业委员会委员、青岛市护理学会第二届伤口造口专业委员会委员。

【科研成果】

主编有《护理操作常规与临床应急处置》一书，发表论文数篇，国家专利 4 项。

【获得荣誉】

多次在国家级和省级学术会议上作大会发言，曾获青岛市“最美女护士”称号等。

王卫南

王卫南，中共党员，主管护师，本科学历，山东大学齐鲁医院（青岛院区）创伤手足外科护士长。

【工作经历】

从事临床护理工作 20 余年，具有较丰富的临床护理及护理管理经验。

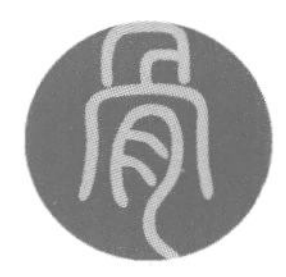

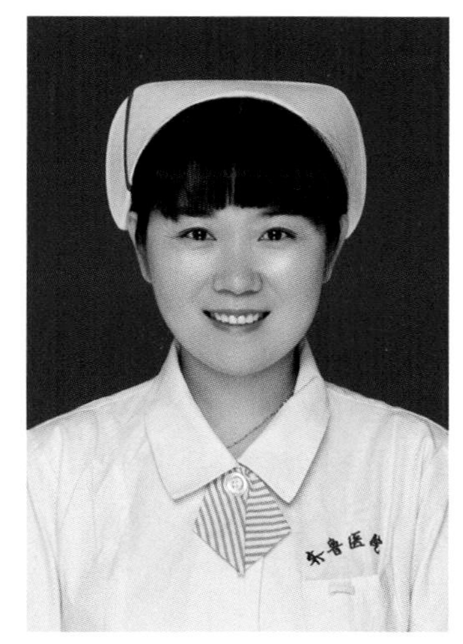

【学术兼职】

担任中华医学会骨科学分会足踝外科学组常务委员、山东省护理学会创伤专业委员会青年委员会副主任委员、青岛市护理学会外科专业委员会副主任委员。

【科研成果】

主编有《临床实用护理技术操作规范与评价标准》一书，获国家级专利2项，在核心期刊上发表论文数篇。

【获得荣誉】

多次在国家级和省级学术会议上作大会发言。

林　静

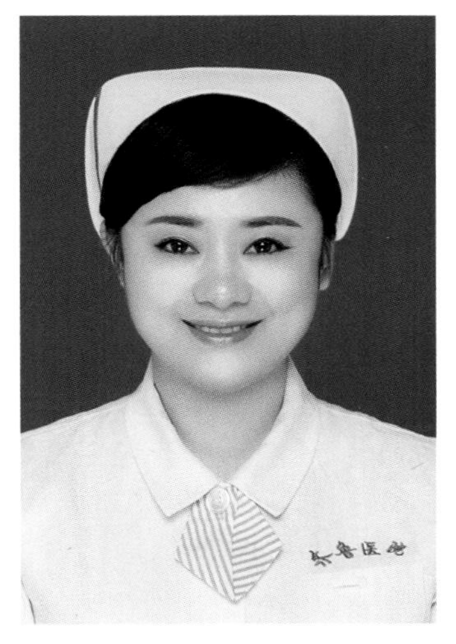

林静，中共党员，护师，本科学历，山东大学齐鲁医院（青岛院区）脊柱外科小儿骨科护士长。

【工作经历】

从事临床护理工作20余年，具有较丰富的临床护理及护理管理经验。

【学术兼职】

中国康复医学会脊髓专业委员会护理学组第二届委员会委员、中国医疗保健国际交流促进会骨科分会护理学组委员、中国老年学和老年医学学会老年骨科分会护理学组第一届委员会委员、山东省康复护理专业委员会第一届青年委员会委员、山东省骨科学分会第九届委员会护理学组委员、青岛市护理学会第一届骨科专业委员会委员、青岛市护理学会第一届疼痛专业委员会委员、青岛市快速康复外科护理专业委员会委员、青岛市护理学会外科护理专业委员会委员。

【科研成果】

主编有《现代临床全科护理》《临床实用护理技术操作规范与评价标准》等著作，获国家级专利2项，在核心期刊上发表论文数篇。

【获得荣誉】

多次在国家级和省级学术会议上作大会发言，曾荣获青岛市“护理技能操作能手”“最美护士”及“十佳护士”等称号。

◎ 专科特色

山东大学齐鲁医院（青岛院区）骨科中心护理团队以“开展快速康复，深化优质护理服务”为内涵，以“快”为先，构建起了快速康复的外科护理新模式，实施了ERAS理念系列项目。科室本着“慎于术前，精于术中，勤于术后”的原则，积极实施了一系列加速康复措施，不仅缩短了患者的住院时间，减少患者的术后并发症，节约了有限的医疗资源，而且获得了患者的普遍满意和赞誉。2019年，骨科中心派人参加山东省加速康复实践案例大赛，荣获一等奖和二等奖。

山东大学齐鲁医院（青岛院区）骨科中心护理团队与麻醉科联合成立了院内急性疼痛管理小组与无痛病房，借鉴国际疼痛管理先进经验，建立了完善的疼痛评估体系，采用了多模式镇痛、个体化镇痛等新方法，被白求恩公益基金会评为“创建骨科手术加速康复围术期血液与疼痛管理示范病房”，可使患者安全、舒适地度过围手术期和功能康复期。

山东大学齐鲁医院（青岛院区）骨科中心护理团队开展了骨科血栓管理病房建设，引入“无栓理念”，建立了系统规范的血栓管理模式，筛查患者的静脉血栓风险程度，实施有效的综合预防方案，建立了青岛市“创伤骨科血栓管理病房”，被山东省医学会授予了“抗凝优秀中心”称号。

山东大学齐鲁医院（青岛院区）骨科中心护理团队积极开展护理质量持续改进项目，以项目管理为抓手，持续改进护理质量；实施了PDCA、CQI、QCC、专案、护理循证实践等项目管理方式，进行护理质量管理，保证护理质量与患者安全管理水平持续提升。科室以数据作为支撑，规范化护理服务行为，将理论与实践相结合，把质量管理工具及理念应用到临床日常护理工作中，形成常态并持续推进，使护理服务质量得到了持续和稳步的提高。科室先后共开展护理质量改善项目113项，包括PDCA 60项、CQI 36项、QCC 15项、护理循证实践项目2项；另外还改善及优化工作流程40余项。科室曾荣获“2016年青岛市优秀质量管理小组”称号，并多次荣获院级“优秀改善项目”称号。

山东大学齐鲁医院（青岛院区）骨科中心护理团队深化人文关怀内涵，创新优质护理服务，在全面落实优质护理各项工作的基础上，不断创新服务模式，推行特色服务，深化服务内涵。在护理工作中融入亲情护理，彰显人文关怀；积极开展人文关怀护理模式试点病房建设，引进美国华生人文关怀理论，构建人文关怀护理模式，制定了“齐鲁仁爱”四则，创新服务举措，并得到了多家媒体的争相报道。科室深化优质护理服务内涵，提升护理人员的关怀能力，提高了患者的满意度，并多次受邀在国家级培训班中进行人文工作经验的交流分享。2019年，科室代表医院参加了山东省优秀人文护理案例大赛并荣获一等奖。

山东大学齐鲁医院（青岛院区）骨科中心护理团队注重优质护理，多途径延伸优质护理服务，将优质护理服务延伸到每一个工作细节中，让患者享受到全程、专业的优质护理服务，体现了“患者至上”的服务理念。通过“优质护理进家中”，医护人员为患者进行了全面、细致的体检，根据患者恢复情况进行口服药物、饮食及康复指导，对患者家属在护理方面的困惑进行讲解和指导，同时与患者家属建立起了追踪调查反馈联系，为患者的后续家庭护理提供了长期保障。

山东大学齐鲁医院（青岛院区）骨科中心护理团队在工作中护爱同行，健康相伴，责任担当，回馈社会，以爱之名传递公益力量；积极参与疫情防控，安全知识普及教育，社区义诊等公益活动，关注特殊教育学校的儿童，让更多的弱势群体感受到社会的关爱，呼吁全社会让温暖与大爱同行。

◎ 科研工作

（一）学术论文

王卫南，李小娜. 康复训练护理对尺桡骨双骨折患者临床效果及功能恢复影响分析[J].中国继续医学教育，2017，9（12）：233-234.

王卫南. 护理干预对手外伤皮瓣术后患者功能锻炼疼痛程度和 SAS、SDS 评分的影响分析[J].系统医学，2018，3（3）：184-186.

王卫南. 放松训练联合患肢抚触对踝关节骨折患者术后疼痛的缓解作用研究[J].医学食疗与健康，2019，（15）：213.

李小娜. 品管圈活动在提高下肢静脉血栓预防措施落实率中的应用[J].中国卫生产业，2018，15（23）：20-21.

赵延丽，林静. SWOT 分析法在护理人才培养策略中的应用[J].齐鲁护理杂志，2016，22（20）：99-101.

张莉，刘光辉，高永丽，等. 氨甲苯酸的配伍禁忌文献概述[J].中国药物滥用防治杂志，2016，22（3）：168-169.

张莉，宋涛，刘光辉，等. 碘伏的配伍禁忌文献概述[J].中国药物滥用防治杂志，2016，22（4）：235-235，243.

张莉，盛金凤，王晓鹏，等. 膝关节镜诊断治疗膝关节疾病围手术期护理[J].江苏中医药，2002，23（3）：20-20.

张莉，宋涛，胡晓岩. 利伐沙班致药疹一例[J].中华医学杂志，2016，96（44）：3601-3601.

宋涛，张莉，胡晓岩，等. 氨溴索所致不良反应近况文献概述[J].中国药物滥用防治杂志，2018，24（2）：112-113.

林静，杨玲，纪玉清. Halo-Vest 外固定架治疗颈椎损伤 25 例围术期护理[J].齐鲁护理杂志，2010，16（10）：85-87.

胡晓岩，张莉，季海宁，等. 盐酸托烷司琼的配伍禁忌文献概述[J].中国药物滥用防治杂志，2018，24（2）：110-111.

万伟，林静. 骨科术后预防下肢静脉血栓形成的原因分析及护理[J].中外健康文摘，2012，（30）：341-342.

江燕，林静. 俯卧位脊柱手术病人术后综合护理干预分析[J].实用临床护理学电子杂志，2019，4（20）：37.

杨玲，林静，秦文，等. 颈椎间盘置换术 12 例围术期护理[J].齐鲁护理杂志，2011，17（11）：44-45.

（二）主编及参编专著

《现代临床全科护理》，林静主编，吉林科学技术出版社 2016 年出版。

《儿科护理学》，高莹参编，人民卫生出版社 2018 年出版。

《护理操作常规与临床应急处置》，宋涛主编，吉林科学技术出版社 2019 年出版。

《康复护理专科护士培训手册》，高莹参编，科学技术文献出版社 2019 年出版。

《临床实用护理技术操作规范与评价标准》，王卫南、林静参编，山东大学出版社 2020 年出版。

（三）专利成果

王卫南：

一种治疗骨风湿的中药贴及其制备方法，发明专利，专利号：ZL20130727095.2。

一种创伤骨科用伤口冲洗装置，实用新型专利，专利号：ZL201820508543.8。

曹光岩：

一种外科医用烤灯，实用新型专利，专利号：ZL201420872482.5。

多功能拐杖，实用新型专利，专利号：ZL201320188145.X。

宋涛：

单/双排冰袋固定装置，实用新型专利，专利号：ZL201520228321.7。

一种约束手套，实用新型专利，专利号：ZL201821377071.3。

一种便捷输液装置，实用新型专利，专利号：ZL201920424476.6。

一种腰部骨伤用护理床，实用新型专利，专利号：ZL201920424457.3。

林静：

一种颈椎牵引床，实用新型专利，专利号：ZL201620419593.X。

一种小儿输液腕部止血固定装置，实用新型专利，专利号：ZL201921055922.7。

郝军平：

一种骨科护理用助行器，实用新型专利，专利号：ZL201820266905.7。

胡晓岩：

袖带式人体髋关节固定枕，实用新型专利，专利号：ZL201220574044.1。

◎ 获得荣誉

2015 年，胡晓岩在山东省第三届护理产品创新改革活动评选中荣获三等奖。

2017 年，宋涛的《一种单/双排冰袋固定装置在骨科病房的应用》被收录到《第三届中国护理质量大会护理质量项目改善项目集》中。

2017 年，胡晓岩“人体髋关节固定枕”的临床设计及应用被收录到《第三届中国护理质量大会护理质量项目改善项目集》中。

2017 年 9 月，李小娜获山东省围术期精细化管理优秀案例交流二等奖。

2019 年，科室获得山东省医学会授予的“抗凝优秀中心”称号。

2019 年 3 月，李小娜在第 13 届山东省护士长大会上被评为“基于早期预警，医护一体，爱心防栓”优秀案例。

2019 年 9 月，赵延丽参加山东省加速康复护理最佳实践案例大赛并荣获一等奖。

2019 年 9 月，李小娜获山东省加速康复护理最佳实践康复案例大赛并荣获二等奖。

2019 年 9 月，李枭萌获山东省加速康复护理最佳实践康复案例大赛并荣获二等奖。

2019 年 10 月，林静参加山东省健康教育作品创意大赛（第一期）并荣获优秀奖。

2019 年 11 月，林静参加山东省优秀人文护理案例大赛并荣获一等奖。

2020 年 5 月，林静参加山东省健康教育作品创意大赛（第二期）并荣获三等奖。

第七篇 山东大学齐鲁医院骨科前辈简介

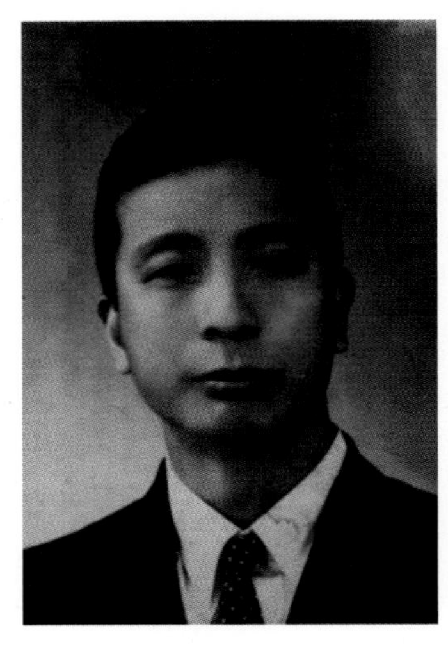

赵常林

赵常林（1905 ~ 1980），山东黄县人，骨外科专家，中国民主同盟会盟员。1930 年毕业于齐鲁大学医学院，获加拿大多伦多大学医学院博士学位。历任齐鲁大学医学院助教、讲师、副教授、教授。先后在北京协和医院、齐鲁医院、济南市市立医院从事医疗和教学工作。中华人民共和国成立后，历任山东省立第二医院院长、山东医学院外科教研室主任、山东医学院附属医院外科主任、山东医学院附属医院院长等职。曾被选为济南市人大代表、山东省人大代表、山东省政协委员及省政协第四届常委，获山东省卫生系统颁发的“先进工作者”荣誉称号。赵常林教授是我国骨外科学的开创者和奠基人之一，对骨外科医疗技术有很深的造诣，被誉为“骨科圣手”，在国内外享有盛名，是山东医学院一级外科教授，齐鲁医院外科的创始人。赵常林教授毕生勤勤恳恳地从事医学教育及临床医疗工作，为齐鲁医院的建设发展做出了很大的贡献。赵常林教授主编有《外科学》《医生丛书——外科学》《中级医生外科学》《急症外科学》等专著和教科书 5 部。

科学研究方面，赵常林教授很注重发挥集体力量，大力帮助与推动全科同仁的科研工作，对下级医生的论著都能协助完成并仔细审阅，提出详细的修改、补充意见。此外，他还对《山东医学院学报》送来的稿件认真审阅，提出具体意见，先后在国家级和国外学术刊物上发表论文 20 余篇。1956 年担任副博士生导师，为国家培养了大批专业人才，对齐鲁医院的骨外科事业的发展做出了卓越贡献。

1957 年 8 月，赵常林教授任山东医学院附属医院（现山东大学齐鲁医院）院长，兼外科、骨外科主任及山医外科教研室主任。赵常林教授的社会兼职还有中华医学会外科学会全国委员会委员、山东医药卫生学会常务理事、中华医学会济南支会会长、中华医学会济南医学会委员，并任《中华外科杂志》编委和《山东医学院学报》副主编。

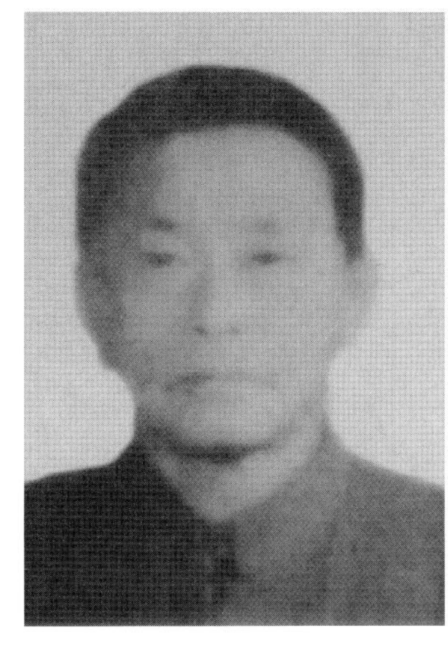

张学义

张学义（1919~2006），山东烟台人。1947 年毕业于齐鲁大学医学院，获医学博士学位。张学义先生从事骨外科医疗、教学、科研工作 40 多年，历任外科副主任、外科教研室副主任、副教授，手术学基础教研室副主任，1979 年晋升为教授，培养了硕士研究生 9 名，以及一大批骨科专业医师。张学义先生曾于 1954 年创用酒精保存异体骨的方法，在国内率先建立了酒精骨库，用于异体半关节移植治疗骨肿瘤，术后无排斥现象，效果令人满意。他开展的新技术还有氯喹啉治疗胶原病、秋水仙碱治疗腰椎间盘突出症、封闭疗法、股骨颈骨折内固定术、膝关节结核加压融合术，股骨髁上外侧“V”形截骨术治疗膝外翻、皮肤关节成形术等，均取得了令人满意的效果。他参加编著了《外科学》《急症外科学》《膝关节外科》《手术解剖学》等著作，并发表学术论文 30 余篇。

张学义教授曾任济南市市政协委员，中华医学会骨科学分会第一、第二届委员会委员，第二届山东省医学会骨科学分会主任委员，中国康复协会理事，中国康复医学会山东分会肢体伤残专业委员会顾问，1954 年加入中国民主同盟。

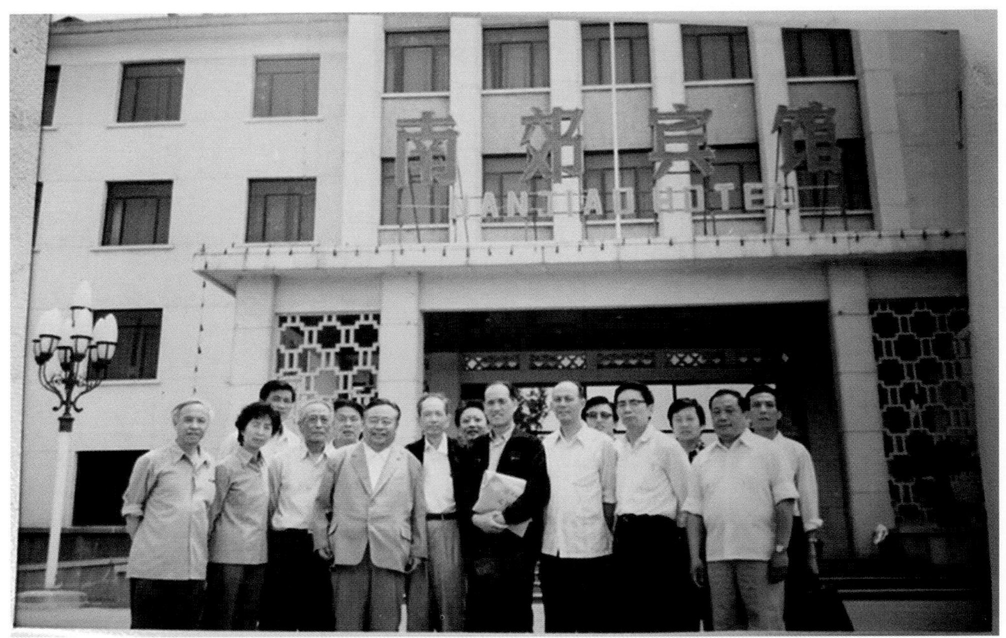

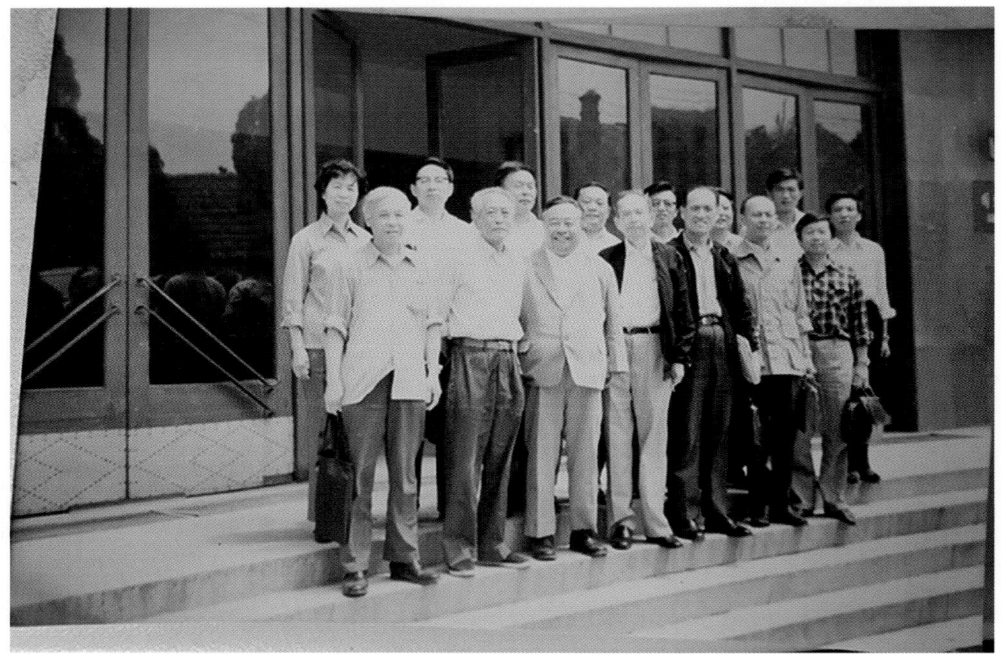

骨科前辈合影

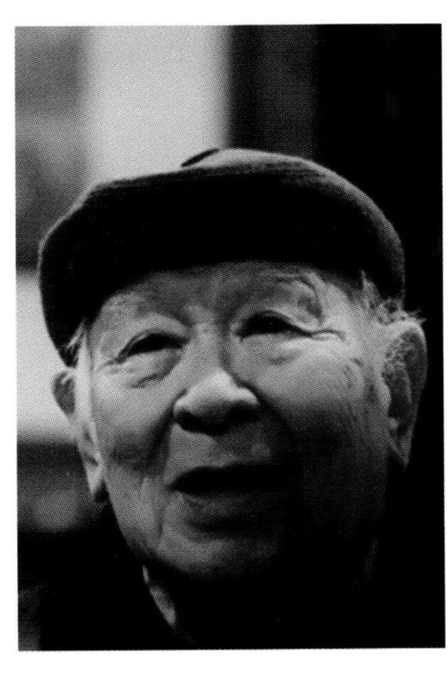

王永惕

王永惕（1927～2016），原籍江苏镇江，出生于山东青岛，齐鲁大学医学院（七年制）毕业，1954 年 4～9 月为淄博矿务局洪山医院外科医师，1954 年 10 月至 1956 年 11 月为淄博矿务局新博医院外科科室负责人，1956 年 12 月任山东医学院附属医院外科住院医师、助教，1961 年任为山东医学院附属医院外科主治医师、讲师，1971 年 9 月至 1973 年 7 月在山东医学院第一大队（枣庄临沂）工作，1979 年任山东医学院附属医院（现山东大学齐鲁医院）外科副主任医师、副教授，1986 年任山东医学院附属医院外科主任医师、教授，1987 年 7 月任山东医科大学附属医院（现山东大学齐鲁医院）骨科主任，1983 年 4 月至 1989 年 2 月为山东省政协委员。

王永惕教授熟悉多种骨科疾患，施行过各类手术，从事过手术学教学及临床骨科教学工作。20 世纪 60 年代，他注意挤压综合征与筋膜腔高压症的诊治，并在山东省内推广应用。他于 1973 年引进国外经验，开展了股方肌骨瓣移植治疗股骨颈骨折及同种半关节移植术等，在山东省内率先开展了胸椎前外侧减压术、颈椎前方减压术及植骨融合术。

王永惕教授参加编撰的书籍有《外科手术讲义》（山东医学院使用）、《急症外科手册》（上海科技出版社出版）、《膝关节外科》（人民卫生出版社出版）、《中国现代医学》（人民卫生出版社出版）、《常见肿瘤的防治》（山东科学技术出版社出版）。

王永惕教授在杂志上发表论文、综述、译文、病案报告等 30 余篇，如《股方肌蒂骨移植加内固定治疗股骨颈骨折》（《中华外科杂志》1952 年第 5 期）、《小腿筋膜腔高压症》（《山东医学院学报》1980 年第 3 期）、《股骨牵引加压固定器的临床应用》（《山东医药》1980 年第 5 期）、《综述：人工关节及其进展》（《新医学杂志》1979 年第 9 期）、《痛风性关节炎 15 例报告》（《中华骨科杂志》1983 年第 6 期）。

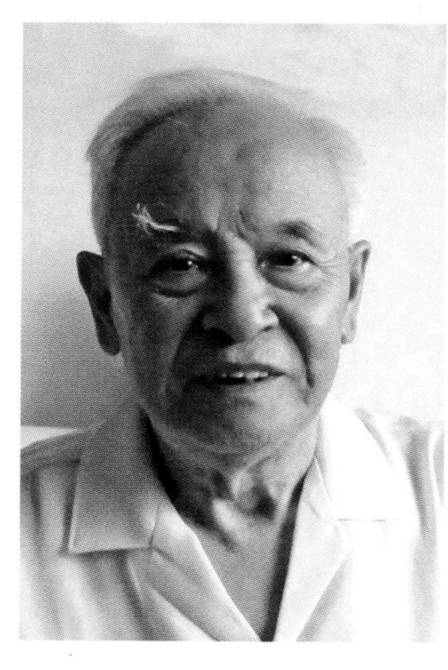

陈国瑞

陈国瑞（1931~2013），教授，硕士研究生导师，享受国务院特殊津贴。曾任山东医科大学手术教研室主任和附属医院骨科主任、教授。1931 年 11 月生于福建福清，1951 年高中毕业后考入山东医学院医疗系本科，1956 年夏毕业，因成绩优秀而留校任职，从事外科手术学与局部解剖学教学工作，兼任临床外科及科研工作。陈国瑞教授发明了 20 多项新技术。作为临床教师，他始终承担着教学和临床两方面的工作。

陈国瑞教授的临床与科研工作主要包括：

（1）断指与断肢术：继 1963 年上海市第六人民医院成功进行了全国首例断肢再植手术后，山东医学院附属医院（现山东大学齐鲁医院）也于 1964 年开始了这项研究工作。

（2）1979 年，受卫生部委托，山东省卫生厅负责组织了大型鉴定工作，对“酒精保存的异体关节移植术”进行了鉴定，成果被评为国内先进水平。

（3）1974 年 7 月，陈国瑞教授开展了股方肌骨瓣移植、股骨内定术，以提高骨折愈合和减少股骨头坏死率。至 1976 年，共在医院院内和山东省内完成 80 多例（1978 年之后未进行统计），其效果有所提高。

（4）1978 年，陈国瑞教授为一位失去双手的患者施行了前臂分叉术，为一位腓侧开放骨折感染伴骨缺损的患者在肉芽中多次植入异体骨进行治疗。

（5）陈国瑞教授的经腹膜外腰椎间盘突出摘除术效果令人满意，为山东省内领先水平。

（6）20 世纪 80 年代，陈国瑞教授开始对中老年致残率较高的颈椎病开展临床研究，主要采取颈前方入路的方法，具体方法一是主要采取病椎前切骨减压后原位回植固定术，二是胸锁乳突肌锁骨头骨瓣转位植骨术，三是减压后不植骨固定术。

（7）1980 年，陈国瑞教授开展了股骨颈骨折加压螺钉固定术，用保存的异体全膝关节移植术治疗骨巨细胞瘤取得了国内首例成功。还开展了上肢肿瘤段切除远侧肢体再接术和骨折伸肢体延长术。

（8）1989 年，陈国瑞教授开展了以带蒂阔筋膜瓣为衬垫治疗关节僵硬畸形的研究。

（9）20 世纪 90 年代，陈国瑞教授又在山东省内率先开展了经腋窝入路手术，为山东大学第二医院胸科一位胸后部复发性肋骨肿瘤患者顺利切除了肿瘤。

（10）1990 年，陈国瑞教授开展了旋转肌蒂髂骨瓣治疗股骨颈和转子部病理性骨折的研究。

（11）1992 年，陈国瑞教授开展了阔筋膜移植治疗髋关节强直畸形的研究。

（12）1997 年，陈国瑞教授开展了颈前路多节段减压原位植骨术治疗脊髓型颈椎病的研究。

陈国瑞教授先后发表论文 40 余篇，内容涵盖了断肢（指）再植、酒精保存异体关节、移植动脉瘤性骨囊瘤等；参编著作 6 部，其中《诊疗常规》《中国现代医学》《膝关节外科学》《手术解剖学》《颈肩痛》均由人民卫生出版社出版，《外科常见病的防治》由山东大学出版社出版。

社会工作方面，陈国瑞教授曾担任山东省政协委员，中国致公党济南市委员会委员兼山东医科大学支部主任委员，曾多次获“先进个人”称号；此外他还任中华医学会及中华医学会骨科学会会员，《山东医药》编委，山东省医学科学委员。

1989 年，陈国瑞教授被国家卫生部聘请参加“全国自然科学基金生物部骨科专业”评审工作，为全国评审五委员之一。此外还多次被山东省卫生厅聘请参加医学科学专业成果和基金评审工作，为山东省高等学校教师晋升职务学术水平鉴定专家，山东省老年病康复中心顾问，山东医科大学和附属医院高级职称评审委员，山东省脊柱、脊髓损伤专业委员会学术顾问，淄博市第一医院技术顾问，中国医科大学脊髓损伤防治中心临朐分院主任。

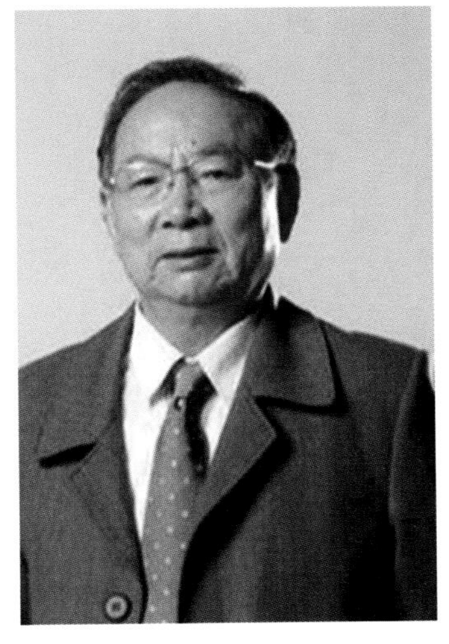

王集锷

王集锷（1938~2015），1938 年 7 月生于山东青岛，教授，主任医师，硕士研究生导师。1964 年毕业于山东医学院，1997 年 3 月从山东医科大学附属医院（现

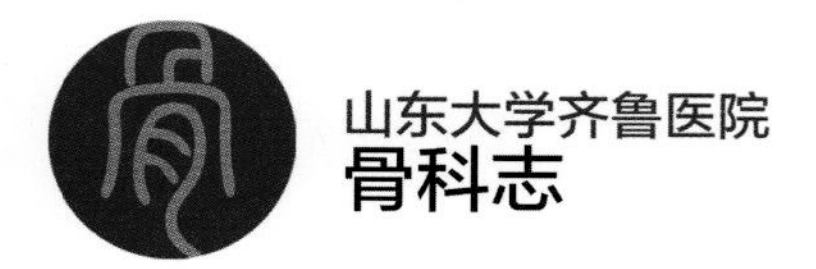

山东大学齐鲁医院）调到山东大学第二医院外科，任大外科主任兼骨科主任，1999～2007年担任骨科主任。曾担任山东骨科分会副主任委员、山东康复医学会修复重建外科学会副主任委员、山东省老年骨质疏松学会副主任委员、山东省医学会医疗事故技术鉴定专家库成员。

王集锷教授长期从事医疗、教学、科研工作，在治疗腰椎间盘突出症、骨质疏松、颈椎病、股骨头缺血坏死、骨肿瘤、复杂骨折方面具有较高的造诣，并擅长手外科、断指（肢）再植、显微外科皮瓣修复软组织缺损、血管神经损伤修复等手术。

王集锷教授先后培养硕士生10名，在骨外科领域中应用了40余种新技术，为骨外科、显微外科的发展及新技术的推广应用做出了贡献。先后主编或参编学术专著6部，发表论文多篇。从1992年起享受国务院颁发的政府特殊津贴，并荣获2008年度“山东十大杰出职工”荣誉称号。

王集锷教授从医多年来，对患者无论贫富贵贱均一视同仁，用实际行动践行着“真诚对待每位患者”的人生理想。2008年汶川大地震发生后，来自四川灾区的伤病员在山东大学第二医院治疗期间，王集锷教授不仅在治疗上力求完美，更用他的爱心温暖着每位伤病员，抚慰他们受伤的心灵，用真爱诠释了他的大医精神。

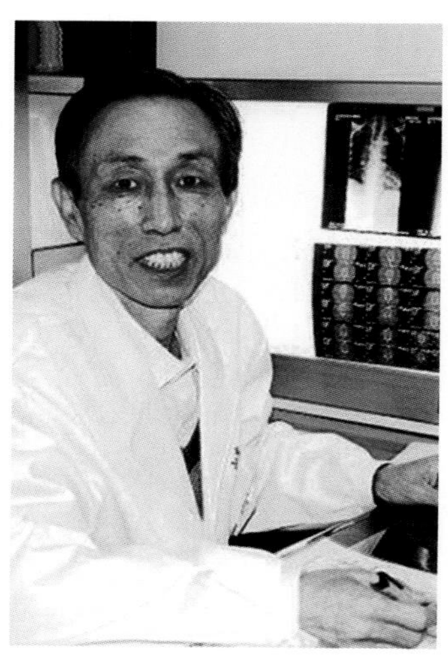

陈增海

陈增海（1951～2008），生于1951年，山东招远人，山东大学教授，硕士生导师，山东大学第二医院骨科主任，主任医师，山东省老年骨质疏松协会委员，山东省医学会骨科学会委员。陈增海教授1971年考入莱阳医学专科学校，1973年毕业，同年分配至烟台714医院，1980年调入山东医学院附属医院（现山东大学齐鲁医院）工作，1985年赴上海市第九人民医院进修学习，1997年调入山东大学第二医院。

陈增海教授从事骨外科临床、教学和科研工作数十年，积累了丰富的经验，尤其对脊柱疾病、骨关节病、骨肿瘤、矫形外科及骨创伤等的诊治有很高的造诣。

他在山东省内率先开展了脊柱侧弯、人工全髋、全膝关节表面置换和半侧骨盆切除置换等手术。先后发表论文 20 余篇，主编或参编专著 5 部。曾获山东省科技进步三等奖，被评为“全国卫生系统先进工作者”“感动山东十大健康卫士”“2007 年度山东十大新闻人物”，以及山东大学 2007 年度“十大新闻人物”和“爱岗奉献模范人物”，并被山东省人民政府记二等功一次。2007 年 12 月，陈增海教授在北京人民大会堂受到了国家领导人的亲切接见。

附 录

附录一 研究生信息

研究生入学时间	导师	姓名	目前工作单位
1962	赵常林	林圣洲	厦门市中山医院
1983	王永惕/张学义	王韶进	山东大学第二医院
1983	张学义	郑大卫	美国加利福尼亚州立大学戴维斯分校医学院
1984	王永惕/张学义	贾玉华	山东大学齐鲁医院
1985	陈国瑞	马庆军（已故）	北京医科大学第三医院
1985	陈国瑞	慕小瑜	上海市黄浦区中心医院
1985	陈国瑞	聂林	山东大学齐鲁医院
1985	王永惕	孙刚	山东大学齐鲁医院
1986	陈国瑞	迟传祥	哥伦比亚大学医学院
1986	王永惕/张学义	杨利民	青岛市市立医院
1987	陈国瑞	郑燕平	山东大学齐鲁医院
1987	王永惕/张学义/陈国瑞	于秀淳	中国人民解放军第960医院
1988	王永惕	李明	山东大学齐鲁医院
1989	陈国瑞	郑延颛	美国微宏公司
1989	王永惕	陈丹	东营胜利油田中心医院
1990	王集锷	姜军	北京大学人民医院

续表

研究生入学时间	导师	姓名	目前工作单位
1990	王永惕	戴国锋	山东大学齐鲁医院
1991	陈国瑞	徐建广	上海交通大学附属第六人民医院
1992	汤继文	张玉德	青州市人民医院
1993	陈国瑞	李文涛	复旦大学附属肿瘤医院
1993	陈国瑞	刘培亭	山东省立医院
1993	陈国瑞	刘松	山东大学第二医院
1993	陈国瑞	宋志钢	未查到
1993	汤继文	田鸿来	山东省中医药大学附属医院
1993	王集锷	李昕	山东大学齐鲁医院
1993	张达	张力	山东大学齐鲁医院
1994	聂林	杨允	山东省千佛山医院
1994	汤继文	范伟杰	湖南省衡阳市人民医院
1994	汤继文	廖明庭	江西省人民医院
1994	王集锷	郭舒亚	济南市中心医院
1994	王集锷	桑锡光	山东大学齐鲁医院
1994	张达	杜生富	胜利油田中心医院
1994	张达	罗志强	湖南长沙市立医院
1994	张达	王溱波	山东电力中心医院
1994	张达	孙庆宇	北京积水潭医院
1995	李牧	祁磊	山东大学齐鲁医院
1995	聂林	邵世坤	郑州市人民医院
1995	王集锷	席学军	济南市中心医院
1995	王集锷	潘新	山东大学齐鲁医院
1996	李建民	姜鹏翔	未查到
1996	李牧	郑绍华	山东大学第二医院
1996	聂林	胡令东	泰安荣军医院
1996	聂林	聂志红	未查到
1996	聂林	王东岳	黄台电厂医院
1996	王集锷	陈允震	山东大学齐鲁医院
1996	王集锷	李涛	淄博市中心医院

续表

研究生入学时间	导师	姓名	目前工作单位
1997	宫良泰	刘新宇	山东大学齐鲁医院
1997	李建民	李庆波	山东大学第二医院
1997	聂林	王峰	山东省立医院
1997	聂林	岳红卫	德州市人民医院
1997	聂林	周华江	济南市立四院
1997	聂林	王洪庆	未查到
1998	李明	孙岩	山东省立医院
1998	李明	赵亮	北京人力资源社会保障部
1998	李牧	张军	江苏大学附属医院
1998	宫良泰	袁振	山东第一医科大学第一附属医院
1998	聂林	毛军胜	泰山疗养院
1999	陈允震	刘海春	山东大学齐鲁医院
1999	陈允震	王琛	山东中医药大学第二附属医院
1999	宫良泰	宋若先	中国人民解放军第 960 医院
1999	李建民	迟增德	山东省千佛山医院
1999	李建民	郝延科	山东中医药大学附属医院
1999	李明	刘培来	山东大学齐鲁医院
1999	李明	刘庆福	济南长清区精神卫生中心
1999	李明	张宁	济南市人民医院
1999	李牧	徐辉	聊城市人民医院
1999	聂林	蔡余力	山东省中医院
1999	聂林	齐尚锋	山东中医药大学附属医院
1999	汤继文	顾树明	北京同仁医院
1999	汤继文	于胜吉	中国医学科学院北京肿瘤医院
1999	汤继文	张建新	山东中医药大学附属医院
1999	王韶进	王兴山	北京积水潭医院
2000	陈允震	栗向明	兰陵县人民医院
2000	宫良泰	张卫	未查到
2000	贾玉华	孙海涛	武警山东总队医院
2000	贾玉华	赵成茂	淄博市临淄区人民医院

续表

研究生入学时间	导师	姓名	目前工作单位
2000	李建民	韩勇	未查到
2000	李明	刘洪智	山东烟台毓璜顶医院
2000	李牧	刘祥清	枣矿集团枣庄医院
2000	聂林	程雷	山东大学齐鲁医院
2000	聂林	罗永忠	中国人民解放军第 88 医院
2000	聂林	冯晓雷	解放军第 456 中心医院
2000	孙刚	李慧武	上海交通大学医学院附属第九人民医院
2000	汤继文	李建民	山东大学齐鲁医院
2000	汤继文	刘晓阳	烟台毓璜顶医院
2000	汤继文	张永先	中国人民解放军第 960 医院
2000	王韶进	范克伟	山东第一医科大学第二附属医院
2000	王韶进	史东平	连云港市第一人民医院
2000	王韶进	张耀南	北京市北京医院
2000	郑燕平	李伟	未查到
2001	李建民	丰荣杰	山东省立医院
2001	李建民	杨强	山东大学齐鲁医院
2001	李明	孔庆利	云南省楚雄州人民医院
2001	李明	左振柏	青岛大学附属医院骨科
2001	李牧	司海朋	山东大学齐鲁医院
2001	李牧	高明忠	聊城市中心医院
2001	李牧	慕春黎	龙口市中医院
2001	聂林	杜宏	兖州矿务局医院
2001	聂林	杨彦才	未查到
2001	聂林	张庆国	济南市中心医院
2001	汤继文	侯勇	山东大学齐鲁医院
2001	汤继文	王相利	山东青岛市海慈医院
2001	王韶进	张化武	山东省立医院西院
2001	杨志平	霍延青	山东大学第二医院
2001	郑燕平	李小斌	山西省运城市中心医院

续表

研究生入学时间	导师	姓名	目前工作单位
2001	郑燕平	王洪彬	滕州市中心人民医院
2002	陈允震	杨子来	寿光市人民医院
2002	宫良泰	张寿涛	滨州医学院附属医院
2002	贾玉华	孙鹏飞	山东大学齐鲁医院
2002	李建民	杨强	天津大学天津医院
2002	李明	李振峰	山东大学齐鲁医院
2002	李明	张元凯	山东大学齐鲁医院
2002	李牧	陈义	安徽省安庆市立医院
2002	聂林	司萌	山东大学齐鲁医院
2002	汤继文	马胜忠	山东大学第二医院
2002	汤继文	孙卫山	山东省东营市人民医院
2002	汤继文	魏开斌	山东省泰安市中心医院
2002	王韶进	刘克贵	烟台市烟台山医院
2002	王韶进	王呈	山东大学齐鲁医院
2002	杨志平	孙广智	山东省千佛山医院
2002	郑燕平	杜伟	烟台市烟台山医院
2002	郑燕平	黎君彦	德州市人民医院
2003	陈允震	张剑锋	烟台市烟台山医院
2003	宫良泰	汲长蛟	山东中医药大学附属医院
2003	李建民	李恩惠	潍坊市人民医院
2003	李明	李德强	山东大学齐鲁医院
2003	李牧	焦谢佳	山东大学第二医院
2003	李牧	李玉华	山东大学齐鲁医院
2003	李牧	曹学伟	淄博市中心医院
2003	聂林	丛木林	山东省立医院
2003	聂林	刘奔	山东大学齐鲁医院
2003	聂林	牟卿	未查到
2003	聂林	郑良孝	齐鲁医院青岛院区
2003	潘新	王高远	安徽医科大学第一附属医院
2003	孙刚	高金亮	山东中医药大学第二附属医院

续表

研究生入学时间	导师	姓名	目前工作单位
2003	孙刚	刘磊	山东省警官医院
2003	汤继文	孙康	青岛大学医学院附属医院
2003	汤继文	闫新峰	山东省千佛山医院
2003	王韶进	孙秀江	烟台市烟台山医院
2003	郑燕平	原所茂	山东大学齐鲁医院
2003	王韶进	刘文广	山东大学第二医院
2004	贾玉华	李海涛	临沂市人民医院
2004	李建民	齐尚锋	山东中医药大学附属医院
2004	李建民	千建荣	北京丰台医院
2004	李建民	谢飞彬	厦门大学附属中山医院
2004	李明	高健	江苏省太仓市第一人民医院骨科
2004	李明	胡魁	浙江省中西医结合医院
2004	李明	周磊	山东省肿瘤医院
2004	李牧	蔡中续	东营市人民医院
2004	聂林	李涛	未查到
2004	聂林	牛福文	济宁市人民医院
2004	潘新	樊晓光	胜利油田中心医院
2004	潘新	于涛	聊城市人民医院
2004	杨志平	韩键	烟台市烟台山医院
2005	陈允震	谢斌	威海卫人民医院
2005	贾玉华	吴涛	菏泽市立医院
2005	贾玉华	赵晨	山东省青岛监狱
2005	李建民	李栋	山东省立医院
2005	李建民	张帅	山东大学齐鲁医院
2005	李建民	张永奎	山东中医药大学附属医院
2005	李建民	高春正	山东大学第二医院
2005	李建民	滕学仁	青岛市立医院
2005	李明	曹洪豪	成都大学附属医院
2005	李明	丁明	淄博市第一医院
2005	李明	张颖达	未查到

续表

研究生入学时间	导师	姓名	目前工作单位
2005	李牧	孙元亮	青岛大学附属医院
2005	李牧	张磊	山东省千佛山医院
2005	李牧	郦航洋	浙江大学附属邵逸夫医院
2005	李牧	薛敬松	未查到
2005	聂林	尹翔宇	山东大学第二医院
2005	聂林	李程	未查到
2005	聂林	马瑞	未查到
2005	聂林	王东	未查到
2005	聂林	袁永建	山东省中医院
2005	潘新	邝敦财	海南省人民医院
2005	王韶进	段元涛	济南市莱钢医院
2005	王韶进	贺业腾	山东省千佛山医院
2005	郑燕平	袁振灿	未查到
2006	陈允震	李彦明	济宁医学院附属医院
2006	陈允震	裴保安	临沂市人民医院
2006	贾玉华	李杨	山东大学齐鲁医院
2006	贾玉华	刘波	济南市第四人民医院
2006	李建民	李季	郑州市第一人民医院
2006	李建民	吕佳楠	山东大学附属生殖医院
2006	李建民	谭江威	滨州医学院烟台附属医院
2006	李建民	张喜善	山东第一医科大学第二附属医院
2006	李建民	丁川	山东省肿瘤医院
2006	李明	陈越林	淄博市第一医院
2006	李明	傅蔚聪	浙江金华中心医院
2006	李明	李俊伟	山东第一医科大学第一附属医院
2006	李明	林锦秀	淄博市第一医院
2006	李明	唐烨	博兴县中医院骨科
2006	李牧	姜云鹏	山东大学齐鲁医院
2006	李牧	翟连文	山东大学第二医院

续表

研究生入学时间	导师	姓名	目前工作单位
2006	刘培来	孙鹏程	陕西中医药大学第二附属医院西咸新区中心医院
2006	刘培来	吴程键	福建医科大学附属协和医院
2006	聂林	耿伟	聊城市人民医院
2006	聂林	梁延琛	山东省中医院
2006	聂林	曲高伟	烟台山医院
2006	聂林	孙启刚	淄博万杰肿瘤医院
2006	聂林	张海滨	广东省东莞市人民医院
2006	聂林	张震	济南市第三人民医院
2006	聂林	陶晓锐	四川省第三人民医院
2006	潘新	刘勇	莱芜市人民医院
2006	潘新	朱广铎	郑州大学第一附属医院
2006	王韶进	刘胜厚	山东大学第二医院
2006	杨志平	孟庆溪	中国人民解放军第 960 医院
2006	郑燕平	韩士（世）杰	山东省立医院
2006	郑燕平	贾龙	滨州医学院附属医院
2007	陈允震	陈剑	临沂市人民医院
2007	陈允震	丁岩	烟台市烟台山医院
2007	宫良泰	张凯	上海交通大学医学院附属第九人民医院
2007	李建民	邸楷	山东大学齐鲁医院
2007	李建民	阎峻	山东大学齐鲁医院
2007	李明	郭海涛	聊城市中医院
2007	李明	刘剑华	河南大学第一附属医院
2007	李明	王树方	滕州市中心人民医院
2007	李牧	李永刚	山东大学齐鲁医院
2007	李牧	李晓峰	山东大学第二医院
2007	李牧	张忠河	聊城市中医院
2007	聂林	王洋	上海市第六人民医院
2007	聂林	吴华国	未查到

续表

研究生入学时间	导师	姓名	目前工作单位
2007	聂林	张栋	未查到
2007	王韶进	殷庆丰	山东大学第二医院
2007	杨志平	高波	未查到
2007	郑燕平	王延国	滨州市中心医院
2007	郑燕平	苏彬	未查到
2007	郑燕平	田亚丽	未查到
2008	陈允震	赵华	山东大学齐鲁医院
2008	戴国锋	孙波	桓台县人民医院
2008	贾玉华	郭永园	山东大学齐鲁医院
2008	贾玉华	李鹏	淄博市淄川区医院
2008	贾玉华	宋华	滕州市中心人民医院
2008	李建民	卢群山	山东大学齐鲁医院
2008	李建民	殷晗	聊城市人民医院
2008	李建民	张磊	山东省千佛山医院
2008	李明	孙向阳	山东大学齐鲁医院
2008	李明	项帅	青岛大学附属医院
2008	李明	徐飞	昆明医科大学
2008	李牧	相龙占	菏泽市立医院
2008	聂林	李成林	利津县中心医院
2008	聂林	商震	未查到
2008	杨志平	段康颖	潍坊医学院附属医院
2008	杨志平	田永昊	山东大学齐鲁医院
2008	李明	展振江	肥城市中医医院
2009	陈允震	董健	临沂市人民医院
2009	陈允震	焦广俊	山东大学齐鲁医院
2009	陈允震	王洪亮	山东大学齐鲁医院
2009	陈允震	武文亮	山东大学齐鲁医院
2009	戴国锋	柴俊	湖北省襄阳市中心医院
2009	贾玉华	张江南	浙江东阳市人民医院
2009	贾玉华	周凯	东营市东营区人民医院

续表

研究生入学时间	导师	姓名	目前工作单位
2009	李建民	李昊	山东大学齐鲁医院
2009	李建民	李磊	山东省立医院
2009	李建民	张迪	山东省立医院
2009	李建民	赵勇	未查到
2009	李明	王星	菏泽市立医院医院创伤骨科
2009	李牧	王亮	山东大学齐鲁医院
2009	李牧	周珂	中国人民解放军第 960 医院
2009	聂林	高学峰	未查到
2009	聂林	郭英俊	四川华西医院
2009	聂林	谢文贵	未查到
2009	潘新	黄晓楠	菏泽市立医院
2009	潘新	孙军	淄博市骨科医院
2009	杨志平	卢建	未查到
2009	郑燕平	王磊	中国人民解放军第 960 医院
2010	陈允震	陈良	聊城市人民医院
2010	陈允震	邱实	山东大学第二医院
2010	陈允震	王凡	千佛山医院创伤骨科
2010	李建民	黄勇兄	广东省人民医院
2010	李建民	李进沛	聊城市人民医院
2010	李建民	蒋昊	山东大学齐鲁医院
2010	李建民	张益民	未查到
2010	李明	任翀旻	青岛大学附属医院
2010	李明	王鹏	济南市中心医院
2010	李明	张庆猛	山东大学齐鲁医院
2010	李明	齐小鹏	内蒙古包钢医院
2010	刘培来	赵蓬	大连市金州区第一人民医院
2010	聂林	程开源	待定
2010	聂林	王提学	济宁医学院附属医院
2010	聂林	张皓轩	山东第一医科大学第一附属医院
2010	聂林	范伟强	未查到

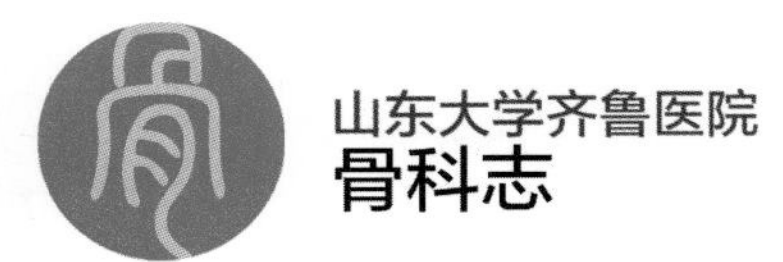

续表

研究生入学时间	导师	姓名	目前工作单位
2010	聂林	姜广宗	滕州市中心医院
2010	潘新	宁超	河北工程大学附属医院
2010	桑锡光	赵新	山东大学齐鲁医院
2010	郑燕平	王竹青	潍坊市中医院
2010	郑燕平	林江涛	未查到
2010	郑燕平	赵永生	青岛市市立医院
2011	陈允震	刘金伟	天津市天津医院
2011	陈允震	邵长生	滕州市中心人民医院
2011	陈允震	徐向彦	山东省立医院
2011	陈允震	伊广坤	济宁市第一人民医院
2011	戴国锋	尚宏伟	胶州市人民医院
2011	贾玉华	侯晓升	山东大学齐鲁医院（青岛院区）
2011	贾玉华	许超	淄博市中心医院
2011	李建民	丛梦琳	山东大学齐鲁医院
2011	李建民	郎明磊	胜利油田中心医院
2011	李建民	罗力	中山大学附属第一医院
2011	李建民	马小远	山东大学齐鲁医院
2011	李建民	秦涛	山东大学齐鲁医院
2011	李建民	孙培锋	中国人民解放军海军第 971 医院
2011	李建民	田大胜	安徽医科大学第二附属医院
2011	李建民	田吉光	山东大学齐鲁医院
2011	李建民	王俊国	青岛市海慈医疗集团
2011	李建民	王善涛	潍坊市益都中心医院
2011	李建民	朱新炜	济南市第四人民医院
2011	李建民	陈宁杰	淄博市中心医院
2011	李建民	孙鹏	山东省肿瘤医院
2011	李建民	樊强	未查到
2011	李明	鲍鲲	北京朝阳中西医结合急诊抢救中心
2011	李明	杜哲	北京大学人民医院
2011	刘培来	程义恒	烟台市烟台山医院

续表

研究生入学时间	导师	姓名	目前工作单位
2011	聂林	李经坤	山东第一医科大学第一附属医院
2011	聂林	王秉翔	山东省立医院
2011	聂林	张稳	山东省立医院
2011	聂林	李国杰	济南市中心医院
2011	聂林	任守松	滨州医学院附属医院
2011	聂林	邢德国	山东大学第二医院
2011	聂林	张兴琳	烟台毓璜顶医院
2011	聂林	赵华	山东大学齐鲁医院
2011	杨志平	刘明	东阿县人民医院
2011	郑燕平	李康	济宁市第一人民医院
2011	郑燕平	杨希重	即墨区人民医院
2012	陈允震	曹聪	临沂市中心医院
2012	陈允震	李尚志	天津市天津医院
2012	戴国锋	吴明	威海市立医院
2012	戴国锋	张金磊	潍坊市人民医院
2012	李建民	丁源	青岛市市立医院
2012	李建民	李卡	山东大学齐鲁医院
2012	李建民	李树锋	山东省千佛山医院
2012	李建民	孟思博	山东大学齐鲁医院（青岛院区）
2012	李建民	王鲁强	中国医学科学院肿瘤医院
2012	李建民	张虹	山东大学齐鲁医院
2012	李建民	赵成	贵州省六盘水市人民医院
2012	李建民	王志勇	山东大学齐鲁医院
2012	李明	Salim	山东大学齐鲁医院
2012	李明	黄传旺	聊城市人民医院
2012	李明	周垂宝	青岛市胶州中心医院
2012	刘培来	包学智	四川省凉山州中西医结合医院
2012	聂林	刘义	山东大学第二医院
2012	聂林	邵元栋	滨州市人民医院
2012	聂林	韩瑛光	未查到

续表

研究生入学时间	导师	姓名	目前工作单位
2012	聂林	王成虎	未查到
2012	聂林	张文强	山东省千佛山医院
2012	聂林	朱喆	枣庄市人民医院
2012	杨志平	王亚鹏	兰州大学第二医院
2012	郑燕平	倪建强	烟台毓璜顶医院
2012	郑燕平	周超	山东大学齐鲁医院（青岛院区）
2012	郑燕平	鲁兴	未查到
2012	郑燕平	夏良政	未查到
2012	郑燕平	张国栋	未查到
2013	陈允震	董盟	淄博市中心医院
2013	陈允震	任延军	山东省千佛山医院
2013	陈允震	宋轲	德州市人民医院
2013	陈允震	王庆石	中国人民解放军第 175 医院
2013	陈允震	张龙强	潍坊市益都中心医院
2013	陈允震	赵光宗	潍坊市益都中心医院
2013	程雷	张元强	北京协和医院（博士在读）
2013	贾玉华	唐初	湖南省湘雅常德医院
2013	李建民	曹子龙	山东大学齐鲁医院
2013	李建民	潘静波	烟台市烟台山医院
2013	李建民	孙冲	青岛大学附属医院
2013	李建民	孙其志	中国人民解放军第 960 医院泰安院区
2013	李建民	孙英华	潍坊市益都中心医院
2013	李建民	王丹	青岛妇女儿童医院
2013	李建民	张庆宇	山东省立医院
2013	李建民	周琦	山东大学齐鲁医院（青岛院区）
2013	李明	李波	山东第一医科大学第二附属医院
2013	刘新宇	王连雷	山东大学齐鲁医院
2013	聂林	王帅帅	枣庄市立医院
2013	聂林	曹松华	山东大学第二医院
2013	聂林	段向东	山东省中医院

续表

研究生入学时间	导师	姓名	目前工作单位
2013	聂林	张伟	寿光市人民医院
2013	潘新	部献雷	山东大学齐鲁医院
2013	郑燕平	王虎虎	陕西省榆林市第二医院
2013	郑燕平	刘鹏飞	未查到
2013	郑燕平	王磊升	未查到
2014	陈允震	李晓峰	山东省中医院
2014	陈允震	刘寰	山东大学（博士在读）
2014	陈允震	孙磊	泰安市中心医院
2014	陈允震	徐大霞	聊城市人民医院
2014	陈允震	杨猛	滕州市中心人民医院
2014	陈允震	张栋	苏州市相城区第二人民医院
2014	陈允震	张国强	临沂市人民医院
2014	程雷	陈斌	北京大学第三医院（博士在读）
2014	戴国锋	杨伟巍	山东大学齐鲁医院
2014	李建民	丰浩田	山东省立医院
2014	李建民	李继刚	淄博市中心医院
2014	李建民	乔原	青岛市市立医院
2014	李建民	塔里甫江·帕拉提	新疆巴音郭楞蒙古自治州人民医院
2014	李建民	刘俊滔	滨州医学院烟台附属医院
2014	李建民	马文谱	聊城市人民医院
2014	李建民	许洪涛	山东大学齐鲁医院（青岛院区）
2014	李建民	刘涛	未查到
2014	李建民	王英华	未查到
2014	李明	李仁彬	浙江大学医学院附属第二医院
2014	李明	马良	山东大学齐鲁医院
2014	李明	姚天笑	山东大学齐鲁医院
2014	李昕	符光戍	湖北省利川市人民医院
2014	聂林	贾佳霖	待定
2014	聂林	姚之肖	上海市第六人民医院
2014	聂林	张月东	泰安市中心医院

续表

研究生入学时间	导师	姓名	目前工作单位
2014	聂林	朱中蛟	滕州市人民医院
2014	潘新	王洪超	聊城市中医医院
2014	郑燕平	杭栋华	未查到
2014	郑燕平	翟永清	临沂市人民医院
2015	陈允震	孔猛	山东大学（博士在读）
2015	陈允震	柳豪	山东大学齐鲁医院
2015	陈允震	王闯	菏泽市立医院
2015	程雷	丁虹	重庆市急救中心
2015	戴国锋	贾博	上海交通大学医学院附属第九人民医院（博士在读）
2015	戴国锋	罗洋	安徽医科大学第二附属医院（博士在读）
2015	戴国锋	孙镭	山东省文登整骨医院
2015	戴国锋	谢昌达	西安市人民医院
2015	李建民	仇迎珠	淄博市中心医院
2015	李建民	李春奎	烟台山医院
2015	李建民	邵显昊	山东大学齐鲁医院
2015	李建民	袁百胜	山东大学齐鲁医院（青岛院区）
2015	李建民	陈峰	青岛大学附属医院
2015	李建民	王进	未查到
2015	李建民	刘光平	未查到
2015	李明	徐支腾	山东大学齐鲁医院
2015	李明	朱亮	重庆市綦江区人民医院
2015	聂林	刘濂	待定
2015	聂林	李纯璞	未查到
2015	聂林	魏超	未查到
2015	聂林	许文胜	内蒙古包头一附院
2015	潘新	徐为华	日照市人民医院
2015	祁磊	权宗军	临沂市第四人民医院
2015	桑锡光	李春光	山东省立第三医院
2015	郑燕平	刘子群	湖南湘雅医学院（博士在读）

续表

研究生入学时间	导师	姓名	目前工作单位
2015	郑燕平	史可强	滨州医学院烟台附属医院
2015	郑燕平	徐仲阳	未查到
2015	郑燕平	张文龙	未查到
2015	李建民	刘园桐	未查到
2016	陈允震	池海	山东省立医院
2016	陈允震	李慈	山东大学（博士在读）
2016	陈允震	任善武	海南医学院第二附属医院
2016	陈允震	于涛	聊城市人民医院
2016	陈允震	张保良	山东大学（博士在读）
2016	陈允震	赵存举	聊城市人民医院
2016	陈允震	周宏明	临沂市中心医院
2016	程雷	曹建康	山东大学齐鲁医院
2016	程雷	王少毅	山东大学（博士在读）
2016	戴国锋	刘仁洋	湖北省襄阳市中心医院
2016	贾玉华	徐鑫	协和医学院（博士在读）
2016	贾玉华	张恩浩	墨尔本大学（博士在读）
2016	李建民	楚万忠	济南市第三人民医院
2016	李建民	王刚	山东大学齐鲁医院
2016	李建民	薛诚	青岛西海岸新区人民医院
2016	李建民	李晔	未查到
2016	刘新宇	kalisi	山东大学（硕士在读）
2016	刘新宇	付兵	德州市人民医院
2016	刘新宇	高兴帅	广州中山积水潭骨科医院
2016	刘新宇	郑智信	菏泽市立医院
2016	聂林	范孟坡	聊城市第二人民医院
2016	聂林	李瑞璠	未查到
2016	聂林	亓玉彬	未查到
2016	聂林	杨稳	菏泽市立医院脊柱外科
2016	潘新	陈长军	四川大学华西医院
2016	潘新	王翕	济南市中心医院

续表

研究生入学时间	导师	姓名	目前工作单位
2016	潘新	张梦晨	天津医科大学总医院空港医院
2016	潘新	张亚运	三峡大学附属宜昌市中心医院
2016	桑锡光	Ali Salma Juma	坦桑尼亚
2016	郑燕平	郭询	西安交通大学第二附属医院
2016	郑燕平	于医波	未查到
2017	陈允震	窦新雨	山东大学（博士在读）
2017	陈允震	方文来	浙江省温州医科大学第二附属医院
2017	陈允震	李佳玮	山东大学（硕士在读）
2017	陈允震	马文政	山东大学（硕士在读）
2017	陈允震	王复案	山东大学（硕士在读）
2017	陈允震	王亮	临沂市人民医院
2017	陈允震	张禄	山东大学（博士在读）
2017	程雷	范新欢	山东大学（硕士在读）
2017	程雷	刘涛	山东大学（硕士在读）
2017	程雷	田慧超	山东大学（硕士在读）
2017	戴国锋	王龙	山东大学（硕士在读）
2017	贾玉华	马平	山东大学（博士在读）
2017	李建民	吕兆睿	山东大学齐鲁医院
2017	李建民	任万里	山东大学齐鲁医院
2017	李建民	尚家一	山东大学齐鲁医院
2017	李建民	魏贤府	山东大学齐鲁医院
2017	李建民	许良	山东省医学科学院附属医院
2017	李建民	黄晨	烟台市烟台山医院
2017	刘培来	张蒙	山东大学（硕士在读）
2017	刘新宇	陈希	北京医科大学附属第三医院
2017	刘新宇	丁志国	寿光市人民医院
2017	刘新宇	贾军	山东大学（硕士在读）
2017	刘新宇	买若鹏	华中科技大学附属同济医院
2017	潘新	王文晗	山东大学齐鲁医学院
2017	司海朋	于晨晓	山东大学齐鲁医院（硕士在读）

续表

研究生入学时间	导师	姓名	目前工作单位
2017	郑燕平	刘鹏辉	山东大学（硕士在读）
2017	郑燕平	曲文庆	未查到
2017	郑燕平	夏海鹏	山东大学齐鲁医院（青岛院区）
2018	陈允震	单宇	山东大学（硕士在读）
2018	陈允震	狄鸣远	山东大学（硕士在读）
2018	陈允震	李想	山东大学（硕士在读）
2018	陈允震	尤云昊	山东大学（硕士在读）
2018	陈允震	赵耀	山东省立医院
2018	程雷	林俊豪	山东大学齐鲁医院
2018	程雷	宋肖瑾	山东大学（硕博连读）
2018	程雷	于海超	山东大学（硕士在读）
2018	程雷	赵达旺	山东大学（硕士在读）
2018	戴国锋	程凯	山东大学（硕士在读）
2018	戴国锋	刘闯	山东大学（硕士在读）
2018	李建民	刘勇	青岛大学附属医院
2018	刘培来	李松林	山东大学（硕士在读）
2018	刘新宇	刘武博	山东大学（硕士在读）
2018	刘新宇	谭环宇	山东大学（硕士在读）
2018	刘新宇	赵钇伟	山东大学（硕士在读）
2018	刘新宇	程林	山东大学齐鲁医院
2018	潘新	徐跃	山东省千佛山医院
2018	潘新	杨瑞通	山东大学齐鲁医院
2018	司海朋	张文灿	山东大学齐鲁医院（硕士在读）
2018	郑燕平	陈鹏	山东大学（硕士在读）
2019	陈允震	Masaka	山东大学（硕士在读）
2019	陈允震	谷光辉	山东大学（硕士在读）
2019	陈允震	郝志伟	聊城市人民医院
2019	陈允震	侯德晖	山东大学（硕士在读）
2019	陈允震	张恒硕	山东大学（硕士在读）
2019	程雷	何启艇	山东大学（博士在读）

续表

研究生入学时间	导师	姓名	目前工作单位
2019	程雷	刘凯文	山东大学（硕士在读）
2019	程雷	谯勇	山东大学第二医院
2019	程雷	施杰	山东大学（硕士在读）
2019	李建民	陈垒	山东大学齐鲁医院
2019	李建民	丁昊	山东大学齐鲁医院
2019	刘培来	罗德素	山东大学（硕士在读）
2019	刘培来	苗壮	山东大学（硕士在读）
2019	刘新宇	Yakubu Ibrahim	山东大学（硕士在读）
2019	刘新宇	段文	山东大学（硕士在读）
2019	刘新宇	郭净	山东大学（硕士在读）
2019	刘新宇	张景良	山东大学（硕士在读）
2019	刘新宇	赵赓	山东大学（硕士在读）
2019	潘新	李晓峰	山东大学第二医院

附录二　进修医生信息（1986~2019 年）

报到年份	姓名	工作单位
1986	毛金祥	沂源县医院
1986	孙维明	莘县医院
1986	何登素	新汶矿莱芜医院
1986	孙兴华	肥矿黄庄医院
1986	李新	阳信县医院
1986	陈步斯	兖州矿医院
1986	汪明明	昆明铁路局广通医院
1986	陈康	中共山东省委机关医院
1986	宋钢兵	东阿县医院
1986	孙协平	茌平县医院

续表

报到年份	姓名	工作单位
1987	刘英杰	苍山县医院
1987	赵连智	陵县医院
1987	阚金庆	苍山县医院
1987	孙崇仁	山东省滨州卫生学校
1987	高太林	临邑县医院
1987	杨文友	江苏省连云港务局残工医院
1987	杨光坤	新汶矿务局禹村矿医院
1987	吴秀海	曹县医院
1987	曹国兴	中国人民解放军第 513 医院
1987	丁强	深圳第二医院
1988	李兴学	淄博市第一医院
1988	董建军	曹县医院
1988	各先光	邹平县二院
1988	张国权	庆云县医院
1988	焦绪民	茌平县医院
1988	王在进	龙口市医院
1988	杨春海	利津县医院
1989	郭强	东平县医院
1989	王东岳	山东电力医院
1989	亓昌山	济南市历下区医院
1989	赵庆惠	东阿县医院
1989	牛小林	兖矿纲山医院
1989	李学民	东营牛庄中心医院
1989	谢周英	郓城县医院
1989	薛福临	青岛市黄岛区医院
1990	李传思	夏津县医院
1990	郭建章	肥城矿业集团公司第二医院
1990	高安兴	中国人民解放军第 456 医院
1990	马康训	济南市第五人民医院
1990	范学辉	青岛胶州中心医院
1990	郑衍玉	华丰煤矿医院

续表

报到年份	姓名	工作单位
1990	史德英	阳信县医院
1990	尚清芳	胶州市医院
1990	许爱国	山东省劳改局中心医院
1990	崔明	临邑县医院
1991	魏振	枣庄煤矿中心医院
1991	郑学东	平原县医院
1991	张国宁	新疆农二师医院
1991	姜瑞云	临邑胜利油田第六医院
1991	于世功	青州市医院
1991	姚建军	滕县医院
1991	宫集祥	齐鲁石化中心医院
1991	陈文海	核工业东北地质勘探局 246 医院
1991	王学林	埠村煤矿医院
1991	成德兴	广饶县医院
1993	周金芳	陵县县医院
1993	张兴镇	德州 13 局医院
1993	李德生	曹县第二人民医院
1993	纪光	山东省劳改局中心医院
1993	汤宁	桓台县医院
1993	张志强	肥矿查庄矿医院
1993	王长文	东阿县医院
1993	魏述臣	龙矿北皂矿医院
1993	李亚国	平度市医院
1993	马德华	未查到
1994	李秀春	济阳县医院
1994	刘庆福	济南市历城区医院
1994	丁晓	寿光市盐场职工医院
1994	张黎明	东阿县医院
1994	韩卫东	安丘县人民医院
1994	王振华	莒南县人民医院
1994	韦庆申	汶上县医院

续表

报到年份	姓名	工作单位
1994	江桂红	即墨市立医院
1996	李宪笃	昌乐县人民医院
1996	李小鹏	章丘市人民医院
1996	苗传宝	沂源县人民医院
1996	刘春亮	聊城地区东昌医院
1996	刘永刚	博兴县人民医院
1996	刘冠营	济宁粮食系统医院
1996	杜明	平原县第一人民医院
1996	李端峰	济阳县人民医院
1996	刘柏华	高唐县人民医院
1996	王钦	临沭县人民医院
1996	马宗涛	章丘市中医院
1996	蒋爱民	济南荣军医院
1997	刘玉林	郯城县第二人民医院
1997	杨兆军	茌平县第二人民医院
1997	徐华	临沂市肿瘤医院
1997	杨圣明	淄博市周村区医院
1997	陈宝国	平原县第二人民医院
1997	赵成	新泰市人民医院
1997	石洪升	乐陵市人民医院
1997	唐敬孝	沂源县人民医院
1997	李学强	平原县张华分院
1998	李传仁	新疆塔城地区医院
1998	高长明	济阳县人民医院
1998	黄峰	聊城地区中医院
1998	马晓宁	章丘市人民医院
1998	徐兴才	黑龙江 854 农场医院
1998	候宪堂	东明县人民医院
1998	张立新	商河县人民医院
1998	亓洪德	莱芜市人民医院
1998	彭洪海	济南市中心医院

续表

报到年份	姓名	工作单位
1998	王立军	高唐县人民医院
1998	王新东	泰安市中医二院
1998	孙秉作	兖州矿务局兴隆矿医院
1998	张启文	莱芜市人民医院
1998	王龙昌	烟台山医院
1999	孙卫山	东营市人民医院
1999	郑伟	日照市东港区人民医院
1999	张积利	新疆哈密地区人民医院
1999	司道岭	东阿县中医院
1999	赵景才	山东煤矿工人泰山疗养院
1999	吴迪	辽宁兴城246医院
1999	董永伟	庆云县人民医院
1999	刘刚	聊城市中医院
1999	张广亮	邹平县人民医院
1999	杨皓	曹县中医院
1999	余飞	成都市脑外伤抢救中心
1999	田昭军	广饶县中医院
1999	张相恒	宁津县人民医院
2000	李全修	东明县中医院
2000	王秀廷	山东金岭铁矿医院
2000	纪荣喜	邹平县人民医院
2000	刘海彤	东平县人民医院
2000	赵明伟	青岛市第四人民医院
2000	李刚	邹平县中医院
2000	周占国	聊城中医院
2000	韩文冬	枣庄市台儿庄医院
2000	姚先杰	安徽太和中医院
2000	李学峰	兖州矿集团第三医院
2000	郑海涛	兖州矿集团南屯煤矿医院
2000	于森	泗水县人民医院
2001	林相兴	鄄城县第二人民医院

续表

报到年份	姓名	工作单位
2001	邢光杰	昌乐县人民医院
2001	王涛	胜利油田临盘医院
2001	赵清国	博兴县人民医院
2001	刘庆胜	梁山县人民医院
2001	窦庆安	兖州矿务局北宿煤矿医院
2001	刘锦辉	齐鲁石化公司中心医院
2001	邵文	青岛市城阳区人民医院
2001	曲秀岭	平原县第一人民医院
2001	刘波	临沂矿务局中心医院
2001	牟海波	牟平区医院
2001	窦文杰	菏泽市第二人民医院
2001	古恩鹏	天津中医学院第一附院
2001	丁风亚	郯城县第一人民医院
2001	徐瑞亮	泗水县人民医院
2001	郭传庄	惠民县人民医院
2001	张庆云	茌平县人民医院
2001	王泉江	东营市人民医院
2001	安志刚	滨州市立医院
2001	朱秀光	济宁市任城区中医院
2001	李寿吉	郯城县第一人民医院
2001	张金斌	兖州矿务局南屯煤矿医院
2002	陈君涛	齐河县人民医院
2002	杜军	泰安煤矿医院
2002	高向勇	博兴县人民医院
2002	刘增民	兖矿铁路运输处职工医院
2002	牛佃堂	惠民县人民医院
2002	宿红星	菏泽市第二人民医院
2002	尤利亨	泗水县第一人民医院
2002	周升新	平邑县医院
2002	栾子强	武城县医院
2002	王俊凯	龙口市南山心血管医院

续表

报到年份	姓名	工作单位
2002	潘险峰	梁山县人民医院
2002	杨彬	五莲县人民医院
2002	谷广辉	鄄城县人民医院
2002	李传锋	枣庄市台儿庄区人民医院
2002	李科泉	莱阳市中医医院
2002	刘波	济阳县医院
2002	刘双德	兖矿集团鲍店矿医院
2002	秦波	昌乐县人民医院
2002	王书海	郓城县第三人民医院
2002	张光辉	高青县中医院
2002	张雷	山东侨联医院
2002	赵建成	新汶矿业集团莱芜医院
2002	范克伟	泰安市第一人民医院
2002	岳耀升	嘉祥县医院
2002	姚树银	菏泽市第二人民医院
2002	曹文	天津市天合医院
2003	袁伟	章丘市人民医院
2003	丁建明	兖矿集团鲍店矿医院
2003	孙军	淄博集团岭子矿医院
2003	陈浩	临沭县人民医院
2003	孟海林	东平县人民医院
2003	刘加元	肥城矿业集团中心医院
2003	孟宏武	新疆塔城地区人民医院
2003	朱守新	济南化纤医院
2003	冯作强	兖矿集团兴隆矿医院
2003	李雪峰	聊城市东昌府区医院
2003	刘龙飞	昌乐县人民医院
2003	卜祥朋	济阳县人民医院
2003	贾龙	阳信县人民医院
2003	解思信	青岛铁路医院
2003	霍国森	东明县中医院

续表

报到年份	姓名	工作单位
2003	范洪山	聊城市中医院
2003	王光达	烟台毓璜顶医院
2004	张广鹰	东明县医院
2004	程军	莱芜市中医院
2004	管学庆	莱阳市第一人民医院
2004	金传峰	淄博市第四医院
2004	刘夏田	博兴县中医院
2004	齐新春	沂源县人民医院
2004	李敬玉	临沭县人民医院
2004	张本斌	邹平县中心医院
2004	孙立民	临淄区人民医院
2004	仝令杰	鄄城县医院
2004	栗威	平邑县医院
2004	马书同	武城县中医院
2005	郭显成	平原县医院
2005	罗亮	桓台县医院
2005	李永强	兖矿集团鲍店矿医院
2005	慕春黎	龙口市中医院
2005	曲文博	胜利油田孤岛医院
2005	郝传海	垦利县人民医院
2005	侯卫涛	济阳县人民医院
2005	尚飞	济南炼油厂职工医院
2005	张利	费县中医院
2005	王冠溪	博兴县第二医院
2005	李兵	兖州铁路医院
2005	温冰涛	滕州市中心人民医院
2006	梁帮山	梁山县人民医院
2006	刘洪山	胶南市人民医院
2006	乔平	章丘市人民医院
2006	吴兴	枣庄矿业集团滕南医院
2006	陈健	东营鸿港医院

续表

报到年份	姓名	工作单位
2006	刘耀辉	东营鸿港医院
2006	韩兴军	高唐县中医院
2006	刘喜全	即墨市人民医院
2006	周庆玉	泗水县人民医院
2006	高晖	兖州集团东滩煤矿医院
2006	李月权	邹平县中心医院
2006	唐骅	博兴县中医院
2006	赵鹏	费县人民医院
2006	张军	肥城市中医院
2006	高磊	定陶县中医院
2006	李钦浩	东营鸿港医院
2006	种衍学	滕州市中心医院
2006	郭建军	高唐县中医院
2006	王智勇	河北省东光县医院
2006	于国平	山东铝业公司医院
2006	翁昌荣	贵州省六盘水市人民医院
2006	温进杰	莱州市中心医院
2006	彭毛才	青海省海南州人民医院
2006	朱杰	利津县中心医院
2006	贾福森	山东侨联医院
2006	沈新	临沂市河东区人民医院
2007	高琴	临沂市中心医院
2007	王志民	兖州市第二人民医院
2007	王森	枣庄矿业集团中心医院
2007	卜明	陕西省安康市中医院
2007	刘丹	曹县人民医院
2007	祝传松	曹县中医院
2007	孙波	临邑县人民医院
2007	刘曙光	陵县中医院
2007	刘宗仁	寿光市中医院
2007	任爱国	莘县第二人民医院

续表

报到年份	姓名	工作单位
2007	芊吉强	章丘市中医院
2007	杨欢德	甘肃省玉门市第二人民医院
2007	赵海燕	高唐县人民医院
2007	刘海恩	宁阳县第一人民医院
2007	张桂生	汶上县中医院
2007	赖贞伟	重庆市城口县医院
2007	巩延德	桓台县中医院
2007	刘辉	甘肃省玉门市第二人民医院
2007	解先堂	荣成市第二人民医院
2007	刘灿果	沂源县人民医院
2007	牛光远	枣庄市泽城区人民医院
2007	李再宝	临沂市第四人民医院
2007	王成文	兖州集团第三医院
2007	白宇	广西民族医院
2007	方旭	广西民族医院
2007	张桂生	汶上县中医院
2007	孙启明	枣庄骨创医院
2008	张磊	沾化县人民医院
2008	高雷	章丘市中医院
2008	邓文学	莘县第三人民医院
2008	赵彬德	济阳县中医院
2008	展振江	肥城市中医院
2008	陈超	兖州集团兴隆庄煤矿医院
2008	王瑞国	日照市中医院
2008	殷伟	胶南市开发区医院
2008	翟光明	平邑县人民医院
2008	陈克军	沂南县人民医院
2008	刘锡银	昌乐县人民医院
2008	伍松涛	重庆市云阳县人民医院
2008	王沛广	章丘市第二人民医院
2008	谷茂兴	济宁市骨伤医院

续表

报到年份	姓名	工作单位
2008	郭洪卫	山东金岭铁矿医院
2008	唐志豪	烟台市芝医院
2008	吕爱军	庆云县人民医院
2008	赵化祥	平阴县中医院
2008	李成林	利津县中心医院
2008	陶昊	青岛大学医学院附属医院
2008	邓志勇	邹平县中心医院
2008	周鸿雕	重庆云阳县人民医院
2008	孙峰	章丘市第一人民医院
2009	李端峰	济南市中心医院
2009	王占平	茌平县人民医院
2009	任晓峰	山东省荣军医院
2009	闫学永	平邑县人民医院
2009	田青松	昌乐县人民医院
2009	周凯	东营区人民医院
2009	李国强	曹县人民医院
2009	张清波	莘县人民医院
2009	于野	青岛城阳古镇正骨医院
2009	李宝杰	山东电力中心医院
2009	张国勇	肥城市中医院
2009	王伟	济钢总医院
2009	孙木森	惠民县人民医院
2009	郑宏鼎	济宁市中医院
2009	潘伟	贵州电力职工医院
2009	黄启超	曹县人民医院
2009	张家富	莒县中医院
2009	刘晓东	济南市中区人民医院
2009	辛跃	章丘市中医院
2009	闫敏	枣庄矿业集团滕南医院
2009	刘德忠	聊城市东昌府区医院
2010	吉玉庆	沂南县人民医院

续表

报到年份	姓名	工作单位
2010	程彦飞	莒县人民医院
2010	董玮星	平邑县人民医院
2010	魏增春	日照东港区人民医院
2010	李海永	德州市中医院
2011	张树波	鱼台县人民医院
2011	张尊礼	即墨市人民医院
2011	王林恒	临沂县人民医院
2011	万戚	河南省焦作市温县人民医院
2011	孙召斌	河南省濮阳市台前县人民医院
2011	徐飞	贵州省仁怀市人民医院
2011	曹学伟	淄博矿业集团公司中心医院
2011	宋祥义	沂南县人民医院
2012	周凯	东营市东营区人民医院
2012	刘磊	桓台县人民医院
2012	于国梁	桓台县人民医院
2012	卢书峰	莱芜市中医院
2012	刘鹏	莘县人民医院
2012	赵建军	寿光市人民医院
2012	宁鹏	泰安市中心医院
2012	孙月钊	曹县第二人民医院
2012	席海港	乐陵市人民医院
2012	徐晓东	临沂市人民医院
2012	高兆峰	沾化县人民医院
2012	王晓东	桓台县中医院
2012	刘彬	日照东港区人民医院
2012	刘和祥	寿光市稻田卫中心医院
2012	侯宁	禹城市人民医院
2012	孙怀军	临淄区妇幼保健院
2012	王兴臣	高唐县中医院
2012	李再宝	临沂市第四人民医院
2012	葛吉玉	胶南市中医院

续表

报到年份	姓名	工作单位
2012	季鹏飞	齐河县人民医院
2012	潘宇朝	广东省阳江市中医院
2012	崔耀金	胶南市人民医院
2012	闫家祥	商河县中医院
2012	吕吉岚	商河县中医院
2012	李永灯	寿光市人民医院
2012	孙晓娜	济南市中医院
2013	王国锋	胜利石油管理局河口医院
2013	李智明	德州市人民医院
2013	吴新华	东营市东营区人民医院
2013	白富梁	莱芜市中医院
2013	纪京博	聊城市第三人民医院
2013	苗峰田	聊城市东昌府人民医院
2013	赵文龙	临沂市第四人民医院
2013	潘宇朝	广东省阳江市中医院
2013	刘长营	沂南县人民医院
2013	赵化刚	即墨市人民医院
2013	武磊	肥城市中医院
2013	吕昕刚	莱芜市莱城区人民医院
2013	于庆星	曲阜市人民医院
2013	朱建军	枣矿集团腾南医院
2013	闫宏宇	成武县人民医院
2013	侯丙柱	德州市中医院
2013	李海涛	临沂市人民医院
2013	李华	蓬莱市人民医院
2013	张伟	寿光市人民医院
2013	王彬	高唐县中医院
2013	高鹏	章丘市人民医院
2013	黄保良	夏津县人民医院
2013	韩磊祥	青岛市骨伤科医院
2013	许洪涛	青岛市骨伤科医院

续表

报到年份	姓名	工作单位
2013	纪玉清	青岛市骨伤科医院
2013	王光辉	青岛市骨伤科医院
2013	代洪宾	即墨市人民医院
2013	刘天宇	莒县人民医院
2013	赵玉麟	青岛市骨伤科医院
2014	程坤	山东大学齐鲁医院（青岛院区）
2014	李玉椿	山东大学齐鲁医院（青岛院区）
2014	刘夏田	博兴县中医医院
2014	马俊安	成武县人民医院
2014	孔庆迎	日照市东港区人民医院
2014	朱以海	鄄城县第二人民医院
2014	权宗军	临沂市第四人民医院
2014	孟宪辉	阳谷县人民医院
2014	狄传刚	聊城市东昌府人民医院
2014	谭玉春	平原县第一人民医院
2014	刘海明	昌乐县人民医院
2014	李保健	聊城市第二人民医院
2014	相沪昌	日照市东港区人民医院
2014	王洪宁	五莲县中医院
2014	李鹏	淄川区医院
2014	孙光雨	肥城矿业中心医院
2014	张安涛	莒县人民医院
2014	喻斌田	湖北省云梦县人民医院
2014	韩继明	章丘市中医医院
2014	周华元	临沂市中医医院
2015	孙振玉	平度市第二人民医院
2015	李洪闻	泗水县人民医院
2015	孟斌	郯城县第一人民医院
2015	孙封峰	章丘市中医医院
2015	蓝恭泉	海阳市人民医院
2015	王晓庆	鄄城县第二人民医院

续表

报到年份	姓名	工作单位
2015	张有刚	鄄城县第二人民医院
2015	于庆爱	龙口市中医医院
2015	张月东	泰安市中心医院
2015	孙磊	泰安市中心医院
2015	周晓	章丘市人民医院
2015	曹鲁	章丘市中医院
2015	任爱国	莘县第二人民医院
2015	代德勇	冠县人民医院
2015	胡毅	惠民县人民医院
2015	卢卫涛	临邑县中医医院
2015	杜春河	商河县人民医院
2015	贺卫卫	夏津县人民医院
2016	孟凡瑞	成武县人民医院
2016	李保奇	冠县人民医院
2016	杨俊贤	河南省温县人民医院
2016	郭强	郯城县人民医院
2016	李庆滨	章丘市中医医院
2016	耿庆和	北大医疗鲁中医院
2016	宋红良	肥城市中医医院
2016	李纯璞	泰安市中心医院
2016	吴清安	郯城县第一人民医院
2016	王泽平	淄博市中西医结合医院
2016	张洪良	安丘市中医院
2016	朱中蛟	滕州市中心人民医院
2016	丁祥	威海金海湾医院
2016	李敏	安丘市人民医院
2016	张才义	德州市陵城区人民医院
2016	张金叶	菏泽市第二人民医院
2016	曾文超	济宁市第一人民医院
2016	刘金峰	兰陵县人民医院
2016	杨建领	乐陵市中医院

续表

报到年份	姓名	工作单位
2016	齐占峰	聊城市东昌府人民医院
2016	耿国栋	莘县人民医院
2016	赵福昌	章丘市中医医院
2016	张弋飞	泰安市第一人民医院
2017	刘洪亮	昌乐县人民医院
2017	邓天威	冠县人民医院
2017	尹若峰	吉林大学中日联谊医院
2017	王雨	济南市历城区柳埠镇卫生院
2017	谭庆力	青岛市城阳区第二人民医院
2017	王键	曲阜市中医医院
2017	韩乐	安丘市人民医院
2017	王振兴	博兴县中医院
2017	高海波	高密市人民医院
2017	温德勇	高青县人民医院
2017	马常地	菏泽市定陶区人民医院
2017	杨稳	菏泽市立医院
2017	闫中超	临邑县中医院
2017	周洋	五莲县中医医院
2017	王闯	济南市章丘区圣井街道办事处社区卫生服务中心
2017	范孟坡	聊城市第二人民医院
2017	吴建国	沂水县人民医院
2017	赵圣华	临淄区妇幼保健院
2017	张亮	淄博市中西医结合医院
2017	张忠信	利津县中心医院
2017	耿现壮	肥城矿业中心医院
2017	桑圣广	菏泽市第二人民医院
2017	周宏明	临沂市中心医院
2017	董德鹏	青岛市城阳区人民医院
2017	徐广波	临邑县中医院
2017	林浩	威海市文登区人民医院
2017	刘昕朋	平阴县中医医院

续表

报到年份	姓名	工作单位
2018	侯国玮	北大医疗鲁中医院
2018	王亮	临沂市人民医院
2018	孙磊	泰安市中医二院
2018	王志普	曹县磐石医院
2018	贾行浩	单县海吉亚医院
2018	刘凯凯	东营市河口区人民医院
2018	蒋锴	广饶县人民医院
2018	魏鹏	金乡县宏大医院
2018	李波	新汶矿业集团有限责任公司中心医院
2018	孙峰	章丘市第一人民医院
2018	郭兴之	博兴县中医院
2018	张顺	成武县人民医院
2018	周旭	茌平县人民医院
2018	李任重	菏泽市定陶区人民医院
2018	苗峰田	聊城市东昌府区人民医院
2018	毕研钊	淄博市中西医结合医院
2018	杨畅	河南新安县人民医院
2018	王德磊	平阴县中医医院
2018	金宙	青岛市城阳区第二人民医院
2018	程坤	山东大学齐鲁医院（青岛院区）
2018	张兆斌	莘县第三人民医院
2018	杜亮	禹城市人民医院
2019	杨寿涛	德州市中医院
2019	曹栋栋	齐河县中医院
2019	崔智慧	成武县人民医院
2019	王明	肥城市中医医院
2019	杨光	邹平市中医院
2019	冯松柏	菏泽市立医院
2019	任玉鑫	德州市人民医院
2019	李海涛	菏泽市牡丹人民医院
2019	赵栋梁	淄博市临淄区妇幼保健院

续表

报到年份	姓名	工作单位
2019	张继孔	山东大学齐鲁医院（青岛院区）
2019	杨银峰	郯城县第一人民医院
2019	赵桂岩	淄博市博山区医院
2019	赵耀	山东省耳鼻喉医院
2019	廖廷凯	临清市人民医院
2019	郎明磊	胜利油田中心医院
2019	王浩	淄博莲池骨科医院
2019	梁硕福	淄博市周村区人民医院
2019	郭建利	安丘市人民医院
2019	刘海鹏	昌邑市人民医院
2019	袁文杰	聊城市东昌府人民医院
2019	郝志伟	聊城市人民医院
2019	鞠凯	沂水县人民医院